原书第 2 版

Operative Techniques in Epilepsy Surgery

癫痫外科手术技术

原著 ［美］Gordon H. Baltuch ［巴西］Arthur Cukiert 主译 栾国明 周 健

中国科学技术出版社

·北 京·

图书在版编目（CIP）数据

癫痫外科手术技术：原书第 2 版 /（美）戈登·H. 巴尔图克 (Gordon H. Baltuch)，（巴西）阿瑟·库基尔特 (Arthur Cukiert) 原著；栾国明，周健主译 . — 北京：中国科学技术出版社，2023.2

书名原文：Operative Techniques in Epilepsy Surgery, 2e

ISBN 978-7-5046-9704-2

Ⅰ . ①癫… Ⅱ . ①戈… ②阿… ③栾… ④周… Ⅲ . ①癫痫—神经外科手术 Ⅳ . ① R742.105

中国版本图书馆 CIP 数据核字 (2022) 第 132898 号

著作权合同登记号：01-2022-3312

Copyright ©2020 of the original English language edition by Thieme Medical Publishers, Inc., New York, USA

Original title:*Operative Techniques in Epilepsy Surgery, 2e*

by Gordon H. Baltuch, Arthur Cukiert

《癫痫外科手术技术》（第 2 版）由美国纽约的 Thieme Medical Publishers，Inc. 于 2020 年出版，版权归其所有。

作者：[美] 戈登·H. 巴尔图克（Gordon H. Baltuch），[巴西] 阿瑟·库基尔特（Arthur Cukiert）。

策划编辑	靳　婷　焦健姿
责任编辑	孙　超
文字编辑	汪　琼
装帧设计	佳木水轩
责任印制	徐　飞

出　　版	中国科学技术出版社
发　　行	中国科学技术出版社有限公司发行部
地　　址	北京市海淀区中关村南大街 16 号
邮　　编	100081
发行电话	010-62173865
传　　真	010-62179148
网　　址	http://www.cspbooks.com.cn

开　　本	889mm×1194mm　1/16
字　　数	504 千字
印　　张	18
版　　次	2023 年 2 月第 1 版
印　　次	2023 年 2 月第 1 次印刷
印　　刷	运河（唐山）印务有限公司
书　　号	ISBN 978-7-5046-9704-2/R·2935
定　　价	198.00 元

译校者名单

主　　译　栾国明　周　健

副 主 译　关宇光　翟　锋　王雄飞

译 校 者　（以姓氏笔画为序）

丁浩然	王　静	王国福	王梦阳	王雄飞	王增光
尹　健	朱　鹏	朱君明	任　杰	任　铭	刘长青
关宇光	买买提江·卡斯木	李少一	邱吉庆	张　尧	
张　凯	张　博	张光明	欧绍武	周　健	单永治
赵　萌	袁冠前	钱若兵	徐纪文	徐淑军	栾国明
郭　强	崔志强	梁树立	隋立森	韩一仙	鲍　民
蔡　璞	翟　锋	翟　瑄	滕鹏飞		

内容提要

　　本书引进自 Thieme 出版社，由美国宾夕法尼亚大学的神经外科教授 Gordon H. Baltuch 和巴西圣保罗癫痫中心主任 Arthur Cukiert 博士，在 Baltuch 教授与 Villemure 教授合著第 1 版的基础上，结合新的技术进展与多年临床实践经验精心打造，是一部细致全面、专注系统的癫痫外科手术技术实用参考书。相较于其他癫痫外科著作，本书著者将手术技巧与科学原理相结合，每种手术技术均"有点有面"，既有技术发展规律的系统描述，又有具体手术案例展示细节，可帮助读者更好地理解每项手术技术。全书共七篇 30 章，编排简洁、阐释明晰、图文并茂，非常适合广大同道学习癫痫外科手术时参考，是一部不可多得的癫痫手术技术案头工具书。

原书著者名单

原 著

Gordon H. Baltuch, MD, PhD
Director
Center for Functional and Restorative Neurosurgery; Professor
Department of Neurosurgery
Pennsylvania Hospital
University of Pennsylvania
Philadelphia, Pennsylvania

Arthur Cukiert, MD, PhD
Director
Clinica de Epilepsia de São Paulo; Head
Epilepsy Surgery Program
São Paulo, Brazil

参编者

P. David Adelson, MD
Director
Barrow Neurological Institute at Phoenix Children's Hospital;
Professor and Chief of Neurological Surgery
Department of Child Health
University of Arizona College of Medicine;
Adjunct Professor
Ira Fulton School of Biological and Health Systems Engineering
Arizona State University
Phoenix, Arizona;
Professor
Department of Neurosurgery
Mayo Clinic
Rochester, Minnesota

Gordon H. Baltuch, MD, PhD
Director
Center for Functional and Restorative Neurosurgery;
Professor
Department of Neurosurgery
Pennsylvania Hospital
University of Pennsylvania
Philadelphia, Pennsylvania

Jitin Bajaj, MCh
Fellow, Epilepsy and Functional Neurosurgery
Department of Neurosurgery
All India Institute of Medical Sciences
New Delhi, India

Warren W. Boling, MD
Professor and Chairman
Department of Neurosurgery
Loma Linda University Health
Loma Linda, California

Ruth E. Bristol, MD
Assistant Professor of Pediatric Neurosurgery
Barrow Neurological Institute at Phoenix Children's Hospital
Phoenix, Arizona

Vivek P. Buch, MD
Resident Physician
Department of Neurosurgery
University of Pennsylvania
Philadelphia, Pennsylvania

P. Sarat Chandra, MCh
Professor and Director
Center of Excellence for Epilepsy and Magnetoencephalography
Department of Neurosurgery
All India Institute of Medical Sciences
New Delhi, India

Gerardo Conesa Bertran, MD, PhD
Director
Department Neurosurgery
Hospital del Mar
Barcelona, Spain

Patrick Connolly, MD, MBA
Section Chief, Neurosurgery, Virtua Health
Department of Neurosurgery
University of Pennsylvania
Philadelphia, Pennsylvania

G. Rees Cosgrove, MD, FRCSC
Director, Epilepsy and Functional Neurosurgery
Department of Neurosurgery
Brigham and Women's Hospital
Boston, Massachusetts

Massimo Cossu, MD
Consultant Neurosurgeon
"Claudio Munari" Epilepsy Surgery Center
ASST Grande Ospedale Metropolitano Niguarda
Milan, Italy

Arthur Cukiert, MD, PhD
Director
Clinica de Epilepsia de São Paulo;
Head
Epilepsy Surgery Program
São Paulo, Brazil

Robert F. Dallapiazza, MD, PhD
Assistant Professor
Department of Neurosurgery
Tulane University
New Orleans, Louisiana

Ignacio Delgado-Martínez, MD, PhD
Director, Neurotechnology Unit
Galgo Medical SL
Barcelona, Spain

Antonio De Salles, MD, PhD
Professor Emeritus
Department of Neurosurgery and Radiation Oncology
University of California, Los Angeles;
HCor Neuroscience
Los Angeles, California

Katherine L. Dickerson, PhD
MD Candidate
School of Medicine
Stanford University
Stanford, California

Shabbar F. Danish, MD, FAANS
Associate Professor
Department of Neurosurgery
Rutgers University
New Brunswick, New Jersey

Georg Dorfmüller, MD
Chief
Division of Pediatric Neurosurgery
Department of Neurosciences

Rothschild Foundation Hospital
Paris, France

Roy W. R. Dudley, MD, PhD, FRCSC
Assistant Professor
Department of Pediatric Surgery;
Department of Neurology and Neurosurgery
McGill University
Montreal, Quebec, Canada

W. Jeffrey Elias, MD
Professor
Department of Neurological Surgery
University of Virginia
Charlottesville, Virginia

Jean-Pierre Farmer, MD, CM
Professor
Department of Pediatric Surgery;
Department of Neurosurgery;
Department of Surgery;
Department of Oncology
McGill University
Montreal, Quebec, Canada

Bruno Fernandes de Oliveira Santos, MD, MSc
Neurosurgeon
HCor Neuroscience;
São Paulo, Brazil;
Professor of Medicine
Universidade Federal de Sergipe
Sergipe, Brazil

Sarah Ferrand-Sorbets, MD
Senior Consultant
Division of Pediatric Neurosurgery
Department of Neurosciences
Rothschild Foundation Hospital
Paris, France

Robert R. Goodman, MD, PhD
Associate Professor
Department of Neurosurgery
Hackensack Meridian School of Medicine at Seton
   Hall University
Nutley, New Jersey

Alessandra Gorgulho, MD, MSc
Director of Clinical and Research Affairs
HCor Neuroscience
Hospital do Coração
São Paulo, Brazil

Sanjeet S. Grewal, MD
Stereotactic and Functional Neurosurgery Fellow
Department of Neurosurgery
Mayo Clinic
Jacksonville, Florida

Casey H. Halpern, MD
Assistant Professor of Neurosurgery
Director of Epilepsy Surgery
Department of Neurosurgery

Stanford University
Stanford, California

Marla J. Hamberger, PhD
Professor of Neuropsychology
Department of Neurology
Columbia University Medical Center
New York, New York

Gregory G. Heuer, MD, PhD
Assistant Professor
Division of Neurosurgery
Children's Hospital of Philadelphia
Philadelphia, Pennsylvania

Frederick L. Hitti, MD, PhD
Resident
Department of Neurosurgery
University of Pennsylvania
Philadelphia, Pennsylvania

Allen Ho, MD
Resident
Department of Neurosurgery
Stanford University
Stanford, California

Benjamin C. Kennedy, MD
Assistant Professor
Department of Neurosurgery
The University of Pennsylvania;
Children's Hospital of Philadelphia
Philadelphia, Pennsylvania

Bradley Lega, MD
Assistant Professor
Department of Neurosurgery
University of Texas Southwestern Medical Center
Dallas, Texas

Kai Lehtimäki, MD, PhD
Assistant Professor in Neurosurgery
Department of Neurosciences and Rehabilitation
Tampere University Hospital
Tampere, Finland

Ricardo André Amorim Leite, MD, MSC
Neurologist
HCor Neuroscience
HCFMUSP - Clinic Hospital of São Paulo University
São Paulo, Brazil

Mikael Levy, MD, PhD
Clinical Fellow
Division of Pediatric Neurosurgery
Department of Neurosciences
Rothschild Foundation Hospital
Paris, France

Helio R. Machado, MD, PhD
Professor of Pediatric Neurosurgery
Department of Surgery and Anatomy
Ribeirão Preto Medical School, University of São Paulo
São Paulo, Brazil

Rafael Costa Lima Maia, MD
Neurosurgeon - Stereotactic Fellowship
HCor Neuroscience
Los Angeles, California

Christopher R. Mascott, MD, FRCS(C), FAANS
Associate Professor
Department of Neurosurgery
Creighton University Medical Center
Omaha, Nebraska

Guy M. McKhann, II, MD
Director of Epilepsy Surgery
Department of Neurological Surgery
Columbia University Medical Center/New York
  Presbyterian Hospital
New York, New York

Shayan Moosa, MD
Resident Physician
Department of Neurological Surgery
University of Virginia
Charlottesville, Virginia

Michiharu Morino, MD, PhD
Honorary President
Kumagaya General Hospital
Kumagaya, Saitama, Japan

Pranav Nanda, MD
Resident
Department of Neurological Surgery
Massachusetts General Hospital
Boston, Massachusetts

Om James Neeley, MD
Resident
Department of Neurosurgery
University of Texas Southwestern Medical Center
Dallas, Texas

Nitesh V. Patel, MD
Resident
Department of Neurosurgery
Rutgers University
New Brunswick, New Jersey

Jared Pisapia, MD, MTR
Pediatric Neurosurgery Fellow
Division of Neurosurgery
Children's Hospital of Philadelphia
Philadelphia, Pennsylvania

Irina Podkorytova, MD
Neurophysiologist
Department of Neurology
University of Texas Southwestern Medical Center
Dallas, Texas

Francesco G. Pucci, MD
Department of Neurosurgery
Warren Alpert Medical School of Brown University
Providence, Rhode Island

Gary Benjamin Rajah, MD
Resident
Department of Neurosurgery
Wayne State University/Detroit Medical Center
Detroit, Michigan

Michele Rizzi, MD
Consultant Neurosurgeon
"C.Munari" Epilepsy Surgery Center
ASST Grande Ospedale Metropolitano Niguarda
Milan, Italy

Rodrigo Rocamora, MD, PhD
Associate Professor
Department of Neurology
Hospital del Mar, Universitat Pompeu Fabra
Barcelona, Spain

Bertil Rydenhag, PhD
Professor
Department of Neurosurgery
Sahlgrenska University Hospital;
Institute of Neuroscience and Physiology
Sahlgrenska Academy
University of Gothenburg
Gothenburg, Sweden

Marcelo Volpon Santos, MD, PhD
Consultant Pediatric Neurosurgeon
Division of Pediatric Neurosurgery
University of São Paulo
São Paulo, Brazil

David Segar, MD
Resident
Department of Neurosurgery
Harvard Medical School

Brigham and Women's/Boston Children's Hospitals
Boston, Massachusetts

Luis Serra, PhD
President
Galgo Medical SL
Barcelona, Spain

Sandeep Sood, MD
Professor of Neurosurgery
Pediatric Neurosurgery Section
Children's Hospital of Michigan
Wayne State University School of Medicine
Detroit, Michigan

Phillip B. Storm, MD
Associate Professor
Department of Neurosurgery
University of Pennsylvania
Philadelphia, Pennsylvania

Heri Subianto, MD
Assistant Professor
Department of Neurosurgery
Dr Soetomo Academic Medical Center Hospital/Universitas Airlangga
Surabaya, East Java, Indonesia

William O. Tatum, DO, FAAN, FACNS
Professor of Neurology
Director, Comprehensive Epilepsy Center
Departments of Neurology and Neurosurgery
Mayo Clinic
Jacksonville, Florida

Albert E. Telfeian, MD, PhD
Professor
Department of Neurosurgery
Warren Alpert School of Medicine, Brown University
Providence, Rhode Island

Manjari Tripathi, DM (Neurology)
Professor
Center of Excellence Epilepsy, Neurology
All India Institute of Medical Sciences
Delhi, India

Mario A. Alonso Vanegas, MD, FAES
Professor and Director, International Epilepsy Surgery Center
Department of Epilepsy and Functional Neurosurgery
HMG-Coyoacán Hospital
Mexico City, Mexico

Timothy W. Vogel, MD
Pediatric Neurosurgeon and Craniofacial Surgeon
Department of Pediatric Neurosurgery
North Jersey Brain and Spine Center at Hackensack University
  Medical Center
Hackensack, New Jersey

Tony R. Wang, MD
Resident
Department of Neurological Surgery
University of Virginia
Charlottesville, Virginia

Robert E. Wharen Jr, MD
Professor
Department of Neurosurgery
Mayo Clinic Florida
Jacksonville, Florida

Timothy Wong, MD
Resident
Department of Neurosurgery
Rutgers University
New Brunswick, New Jersey

Brett E. Youngerman, MD
Chief Resident
Department of Neurosurgery
Columbia University Medical Center
New York, New York

原 书 序

原书序一

　　过去的 50 多年，局灶性癫痫病灶常常难寻，但外科手术的发展一直是其不断探索的焦点。自 20 世纪中叶起，部分癫痫患者被明确为局灶性起始。所谓局灶性起始被认为可定位且切除后能改善或完全缓解此疾病，而这类发作性疾病的可怕之处在于突然、不可意料的自我失控。

　　20 世纪 70 年代中期我加入此项研究，当时只能通过气颅造影和动脉造影技术对人脑间接成像。唯一直接的测量手段是记录发作间期和发作期大脑产生的电生理信号。在这本综合性癫痫外科手术著作中，我们跟随时代的车轮，了解主要基于计算机的解剖学和动态成像的局灶性致痫区非有创性定位方法，并最终说明大脑直接电生理记录仍然是金标准。

　　然而，我们在影像学和电生理学方面的进步，都未能回答如何定义大脑中致痫性这一根本问题，主要是因为该疾病本身所具有的极高特异性，每位患者所特有的致痫性表现都像其脸孔一样独一无二。

　　本书首次综合阐述了癫痫外科医生如何竭尽全力为癫痫患者群体提供既普遍适用又具个性化的治疗技术。在过去的 15 年中，通过分析 25 年来一系列针对颅内电极定位定侧的致痫区切除术和最终是否能够成功控制癫痫发作的研究显示，出现了局灶性癫痫向网络概念转变的重大变化，该数据集适逢多种技术齐头并进，机器人优化颅内电极植入、解剖学与动态成像技术不断发展之际。虽然最新的反应性神经电刺激（RNS）、脑深部电刺激（DBS）和激光消融技术还不完善，但打开了新治疗方案的大门。Jared Diamond 在《枪炮、病菌与钢铁：人类社会的命运》里写道：在癫痫外科技术领域得出了两个主要结论，"一是技术的发展需要日积月累，并不会一蹴而就；二是先有发明，再经实践，才能找到其应用范围"。

　　这种技术的累积式发展演示了技术自主进化（autocatalysis）的过程。例如，技术随时间不断优化，如"老药新用"。自主进化的一个例子就是 Gutenberg 利用不同的发明，将纸张、活字、金属、压板和油墨首次组合在一起，制造了第一台印刷机。同样地，在接下来的 5～10 年，或许我们将在固态电池、无线传输、小型化、神经化学探针和计算机科学方面取得进展，创造一种新的颅内电极植入范式，用于监测 RNS 术后门诊患者长期脑电图中意外的变化。

　　本书的第 1 章是手术计划。这一点非常重要，该章强调了针对患者临床诊疗和临床研究多角度、多学科的团队协作，这是发生范式转换的关键条件。然后，本书通过描述如何应用不同的手段来解决特定问题，进而详细描述了外科技术的发展。尽管从来没有完全解决过，但每一次解决方案的迭代都提示了问题的全新角度，并衍生出可能的解决方案。例如，在 20 世纪 70 年代后期，我们通过颅内脑电信号记录证实了大多数颞叶癫痫患者具有内侧颞叶发作的特点，提示了内侧颞叶的发病机制。因此，当时的大范围颞叶切除手术方案被改为颞极前下部分和杏仁核海马切除术，此类切除术的大量改进方案随之而来。不同颅内电生理和手术方法的研究表明，颞叶内微网络具有多个节点（海马、杏仁核、内嗅区），其网络取决于节点间癫痫完整发作时的链接。至少 50% 的时间内，切除、消融或刺激可控制癫痫，但并非所有的癫痫发作皆可被控制，因为每个患者的个性化网络都有潜在未激活的节点，或位于颞叶内侧，或位于颞叶新皮质，或与颞叶外位点相连接。

本书条理清晰，不仅展示了过去，还畅想了未来。书中简明扼要地概述了癫痫外科的过往所成和今之努力，并在最后阐述了新的治疗方法，如激光和聚焦超声消融术、RNS、DBS 和海马电刺激等神经调控技术。读完此书必有所感悟，以上任何单一治疗技术皆非解决之道，但聚之可为探索其纷繁复杂的病理生理机制提供更多线索。

Dennis Spencer, MD, MA (Hon), FACS, FAES
Harvey and Kate Cushing Professor and Chairman (Emeritus)
Department of Neurosurgery; Director
Epilepsy Surgery Research
Yale University School of Medicine
New Haven, Connecticut

原书序二

本人从事癫痫手术治疗已近 50 年，很荣幸能够为这部专注于外科技术的著作作序。近些年，我们一起目睹了一系列令人赞叹的技术飞速发展，不仅增强了发现和消除病灶的能力，而且有助于控制癫痫。本书详尽阐述了过往及前沿的治疗手段如何互为补充，并使患者获益，这些都被大量技术及其适应证充分证明。

我的前同事 Cukiert 和 Baltuch 组织了一大批专家从不同角度总结了 2019 年癫痫外科手术技术的策略。

癫痫手术技术的历史是一个引人入胜的话题。Horsley、Foerster、Penfield 和 Rasmussen 等神经外科领域的先驱们，通过使用脑电图、气颅造影和术中皮质电刺激定位，以及脑地形图来指导术中切除。那时候开颅术通常在局部麻醉下借助详尽的脑电图来进行。切除本身很广泛，并坚持细致的软膜下手术技术。通过良好地把控适应证，严格遵守上述程序，通常患者预后良好，发病率低。立体定向技术在数个中心探索了电极记录、刺激和损毁方面的潜力，但由于技术原因，应用仍然很有限。

癫痫手术技术发展一直停滞不前，直到 20 世纪 70 年代初计算机的出现，引发了一系列对癫痫手术有重大影响的技术创新。视频监测和自动检测癫痫发作是一个重要的里程碑，其结合硬膜下钉状电极、栅状电极或立体脑电图（SEEG）进行颅内记录，成为研究复杂病例的有力工具。随着 20 世纪 80 年代中期高分辨率磁共振成像的出现，不仅定位了致痫性病变，而且还生动清晰地显示了大脑解剖结构，从而在该领域掀起了一场革命。这反过来推进了立体定向手术、术前颅内记录方法的改进，以及神经导航技术的发展，也催生了"术前脑定位"这一新的实用概念出现。从那时起，应用三维重建，可以定位与癫痫发生区域相关的特定脑回和功能区，并将数据纳入术前计划中。

在 20 世纪 90 年代初期，神经导航技术被广泛应用于所有癫痫手术，包括大范围迁移发育障碍。开颅手术范围缩小，能更好地集中在目标区域上，经皮杏仁核海马切除术就是一个很好的例子。无框立体定向技术成为 SEEG 的常规标准，也使放射外科地位随之提高。

2000 年，闭环颅内刺激设备问世，以及用于丘脑或海马为靶点的多种 DBS 创新设备和系统出现。最近，关于在 MRI 引导下使用激光探头或在聚焦超声引导下局灶性热损伤的新技术，以及针对它们与老式热凝探头的差异，已有许多文献进行了讨论。机器人技术的应用已经在癫痫手术中产生了巨大影响，尤其 SEEG 领域。机器人技术非常适合促进脑深部电刺激和局部消融技术应用。随着时间的推移和用户体验感更佳的系统的发展，其应用可能会在立体定向手术和开颅手术中变得越来越广泛。

过度减少有创性的新技术也存在潜在风险，即用一种方法舍弃其他方法，可能导致损伤太小而无法达到治疗目的。重要的是要发展和保持标准的内膜切除术专业知识。在本书中，为避免这种风险，一些不同中心的工作人员不仅讨论了新的方法，而且还适当介绍了涉及大脑所有区域的切除手段。

目前癫痫手术的主要问题仍然是癫痫发作的精确解剖学定位。随着手术病例越来越复杂，诊断和治疗的难度都在增加。幸运的是，随着 PET、MEEG 和 fMRI-EEG 等现代诊断工具的不断发展，以及 MRI 分辨率的不断提高，现在可以为每个患者制订个性化的癫痫回路。正如书中所展示的那样，我们正处于一个新的时代，这个时代里我们可以定位、消融或调控大脑任何区域的癫痫发作和传播路径。治疗团队仍然需要精准确定所涉及的网络，并选择降低发病率、使患者受益最大化的最有效治疗手段。

我相信本书对致力于顽固性癫痫治疗的医务工作者大有裨益。

André Olivier, MD, PhD

William Cone Emeritus Professor of Neurosurgery
Montreal Neurological Institute and McGill University
Montreal, Quebec, Canada

译者前言

2010 年，美国宾夕法尼亚大学神经外科教授 Gordon H. Baltuch 与其导师 Jean-Guy Villemure 合著了 *Operative Techniques in Epilepsy Surgery*。书中详细介绍了癫痫外科常用手术技术和颅内电极脑电监测等诊疗相关进展，如立体脑电图（SEEG）和反应性神经电刺激（RNS）的应用等，让人们逐渐认识到癫痫是一个神经网络疾病，外科治疗关键是致痫灶网络节点的干预和神经调控治疗。读后，我深感此书非常新颖，实用性强，便与同事们翻译并出版了该书的中文版，该译本于 2011 年 12 月在国内出版，为推动我国癫痫外科快速发展、与世界技术接轨起到重要作用。

时隔 10 年，Gordon H. Baltuch 教授又与巴西圣保罗癫痫中心主任 Arthur Cukiert 博士（我的朋友）合作编写了 *Operative Techniques in Epilepsy Surgery, 2e*。新版本增加了不少新编者，并总结了多年的实践经验。全新第 2 版更新和充实了新的诊疗技术，如机器人技术的应用、内镜下脑叶离断、激光和聚焦超声消融术、RNS 和 DBS 的神经调控进展等，且伴随影像学、电生理学和人工智能技术的发展与应用进行了深入的总结，使本书更加全面、系统、实用。此外，本书还得到了众多同行的好评，并获得美国耶鲁大学 Dennis Spencer 和加拿大蒙特利尔神经病研究所 André Olivier 两位国际著名教授推荐作序。

回顾此前翻译第 1 版时确实有些不足，不够细致和完善。此次有机会与周健教授再次合作翻译第 2 版，深感荣幸。在翻译过程中，我们与多位国内知名专家进行广泛交流，以确保高质量地完成全新版本的翻译工作，希望此书能成为癫痫外科手术技术领域的必备参考书，让更多同行收获新鲜知识和手术技艺带来的双重喜悦！

首都医科大学第十一临床医学院院长
北京脑重大疾病研究院癫痫所所长
首都医科大学三博脑科医院功能及癫痫疾病诊疗中心主任
癫痫病临床医学研究北京市重点实验室主任

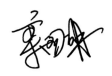

癫痫被世界卫生组织列为重点防治的五大神经精神疾病之一，是神经系统常见的发作性疾病，仅我国就有约 900 万癫痫患者。外科治疗是癫痫治疗的重要组成部分，癫痫外科更是多学科互相配合、综合发展的前沿学科，发展迅速。近年来，癫痫外科的适应证不断完善和扩展，癫痫手术的疗效也不断提高。

　　在我国，癫痫外科起步较晚，但在几代癫痫外科医生不懈努力下，正逐渐缩短这一距离，这需要我们不断了解和学习国际上最新的知识和技术。2011 年，我很荣幸与栾国明教授合作，共同主译了本书的第 1 版，它是癫痫外科领域一部进展性的专家指南，书中详细说明了癫痫常规手术程序及一些新技术，具有很强的可读性。

　　在第 1 版的中文版出版后 10 余年，现代显微外科技术、计算机技术、神经影像技术、神经导航和外科机器人技术、电生理技术等不断进步，癫痫外科诊疗手段也有了巨大发展。如今，我欣喜地看到本书第 2 版的出版，再次成为主译之一深感荣幸。相比第 1 版，新版本增加了大量新技术、新进展、新观点，对同一技术采取了全新阐述方式，并增加了一些手术视频，方便读者了解和学习相关技术，非常适合国内癫痫外科医生作为基础和进阶学习的教材。

　　此次翻译集合了国内癫痫外科近 40 位同道，他们高度负责、专心致志、精益求精，在此对各位译者表示诚挚的感谢。尽管我们已经进行了多次审校修订，但仍恐本书中文翻译版有疏漏之处，望读者提出宝贵意见。

首都医科大学三博脑科医院功能及癫痫疾病诊疗中心
常务副主任、癫痫中心外科主任
首都医科大学三博脑科医院副院长
首都医科大学神经外科学院三系副主任

原书前言

自 10 年前 *Operative Techniques in Epilepsy Surgery, 1e* 出版以来，微创技术和神经影像学的快速发展使该领域发生了革命性变化，改变了我们的临床实践方式，这些进步已被纳入第 2 版。除了更新和扩展前几章内容以外，我们还邀请了一些激动人心的新编者，他们在主题上增加了全新技术的概述，包括增强现实、机器人技术、内镜下离断和激光消融等主题内容。

同时，随着诊疗工具不断完善，我们对癫痫生物学基础的科学理解也在改进。越来越多的人认识到，癫痫是一种神经网络疾病，迷走神经刺激、脑深部电刺激和反应性神经电刺激等神经调控技术通过外科手段破坏这些致痫网络，越来越多地被各个机构应用。

我非常荣幸能与我的导师 Jean-Guy Villemure 教授合作编写第 1 版。他退休后，Arthur Cukiert 加入了我的新版编写工作。与他的紧密合作是一种乐趣。我们会以不同的方式看待同样的问题，与这样一位才华横溢且享誉国际的神经外科医生合作，拓展了我的思路。阅读全球外科医生的所学所长实乃一种殊荣。

对于这一切的感激之情都体现在全新第 2 版中。在编写过程中，我自己也受益匪浅。衷心希望您在阅读过程中也能有所收获。

Gordon H. Baltuch, MD, PhD

视频列表

视频 5-1　颅内深部电极引导下的射频毁损

视频 8-1　海马旁回切除术（Mario A. Alonso Vanegas 博士提出的颞叶癫痫新手术技术）

视频 9-1　经侧裂入路海马离断的外科手术技术

视频 19-1　胼胝体切开术（此视频展示内容为最关键的步骤）

视频 20-1　3D 成像下内镜胼胝体前部切开术与大脑半球手术

视频 20-2　3D 成像下胼胝体后部切开术

视频 23-1　内镜辅助下大脑半球切开术

补充说明：本书配套视频已更新至网络，读者可通过扫描右侧二维码，关注出版社"焦点医学"官方微信，后台回复"癫痫外科手术技术"，即可获得视频网址，请使用 PC 端浏览器在线观看。

目　录

第一篇　手术计划
SURGICAL PLANNING

第1章　癫痫外科手术计划协助
Collaborative Planning in Epilepsy Surgery

Ignacio Delgado-Martínez　Rodrigo Rocamora　Gerardo Conesa Bertran　Luis Serra　**著**

张光明　**译**

关宇光　**校**

摘要

　　癫痫治疗的立体定向电极植入的计划涉及多学科协作团队对复杂患者多模态信息的处理。这需要一个工作流程，在这个流程中，癫痫专家和神经外科医生能来回共享患者数据和立体定向电极信息，以便逐步完善这个植入计划。这个过程分为几个阶段，这些阶段不断循环，直到达成共识。其目标是以最小的手术风险达到最优的诊断要求。电极植入需要使用导航或机器人等引导工具以确保精度和效率。在最后阶段，电极的植入的位置需要能够准确识别患者大脑中致痫活动的电生理来源。在过去的几年里，许多计算机工具被开发出来帮助植入手术的计划，包括神经影像数据的处理、多模态三维可视化、自动规划算法和机器人辅助植入等。通过专注于不同的任务，这些工具极大地简化了参与植入过程的临床成员的工作。然而，这种专门化导致了不同任务之间的工作流程和平滑、安全信息流的脱节。协作工作流程系统提供了一种不同的方式，如德玛医院（西班牙巴塞罗那）开发的 SYLVIUS 平台，将工作流程计划集中在单一平台里面，团队的每个成员可以在平台中精确、协调地执行其特定的任务。该平台结合了二维和三维数据操作功能，使用一个实际的虚拟现实接口。

关键词

　　癫痫手术，立体定向电极植入，手术计划，多模态神经成像，立体脑电图，协同工作流程，虚拟现实，机器人辅助植入

一、概述

　　癫痫手术的目的是去除或离断致痫区（epileptogenic zone，EZ），致痫区指的是必要的且足以引发癫痫发作的脑皮质区域。如果致痫区切除不充分，会重新启动癫痫的病理过程[1]。治疗癫痫的手术不仅限于切除手术和姑息性手术，微创手术也提供了良好的效果[2]。微创手术通常包括伽马刀辐射或激光、射频的热凝作用使致痫区局部受损。准确判断癫痫病灶位置及其传播通路是影响手术疗效的

基本因素之一。癫痫病灶定位是由癫痫专家和神经外科医生共同推导出来，并最终确定治疗策略。这种多学科参与使癫痫手术成为最具合作性的神经外科亚专科之一。

评估过程在患者入院之前已经开始，患者首先需要进行部分无创检查（图 1-1）。如果此阶段未能充分确定致痫区位置或者致痫区与功能区的关系，则需要进行有创性检查。有创性脑电图记录通常是通过开颅手术放置在大脑皮质表面的硬膜下电极来完成的。通过外科手术沿着立体定向轨迹植入长的多触点电极，可以获得大脑深部或其他难以到达部位的记录[3]。与硬膜下电极相比，这种方法创伤更小，可以产生更高质量的立体脑电图（SEEG）记录，因此也鼓励使用深部电极对表层区域进行长期监测[4]。

立体定向电极植入的工作流程可分为 5 个阶段（图 1-1）。在癫痫专家阶段，癫痫团队根据无创检查结果，建立有关癫痫网络起源的初步假设。之后，在神经外科阶段，神经外科医生根据癫痫专家的提议和患者的解剖制订电极植入计划。接下来，在修订阶段，两个团队对神经外科计划进行审查，以验证在立体定向轨迹内的探查体积是否最佳地覆盖了假想的致痫区位置。只有到那时，手术植入计划才算是准备完成，能够进入植入阶段。手术后，在验证阶段，确定各触点的位置，并与植入计划进行比较。电极植入后，患者需在癫痫病房进行为期 7～21 天的 SEEG 记录。癫痫专家和神经外科医生利用在此期间收集的数据确定最终的治疗方案。

二、癫痫病学建立计划阶段

癫痫外科流程第一阶段的目标是根据假定的致痫区的位置及其与皮质区域的关系来确定探查区域。在此阶段，对患者进行诊断测试（图 1-1），包括详细的病史和体格检查、视频脑电图监测，以及神经心理学和精神病学评估。神经成像方案通常涉及结构 MRI 序列，如三维（3D）T_1 加权（T_1W）和 T_2 加权（T_2W）的体积采集、液体衰减反转恢复（fluid-attenuation inversion recovery，FLAIR）采集和其他反转恢复成像采集。核医学影像学方法包括氟脱氧葡萄糖正电子发射体层摄影（FDG-PET）、发作期单光子发射计算机体层摄影（single photon emission computed tomography，SPECT）或减影的 SPECT 与 MRI 配准（SISCOM），这些方法可以研究大脑功能，也是癫痫网络传导评估的一个重要组成部分。先进的神经成像技术，主要是弥散加权成像（diffusion-weighted imaging，DWI）和功能磁共振成像（functional magnetic resonance imaging，fMRI），对于理解传播途径和与功能区的关系非常重要。

（一）神经影像数据的计算机处理

由于图像的视觉解释存在相当大的变异性，人工分析这些数据是具有挑战性的。几种计算机方法可以帮助完成这项任务。图像分割法常被用来测量和可视化不同的大脑结构（图 1-2A），其目的是将一幅图像分割成一些区域，每个区域内部具有相似属性（如强度、深度、颜色或纹理），每个区域均有某种定义、同质，相互不重叠。分割结果要么是由体素构成的新图像，用标识每个不同区域的掩码代替强度，要么是一组描绘区域边界的轮廓[5]。其他成像诊断算法专门用于检测特定的结构变化[6]。通过比较两个半球的标准成像序列（T_1W、T_2W 或 FLAIR）的信号强度变化，或者通过计算之前用分割算法标记的灰质的地形特征，来提取测量参数，这些参数可能与某些结构异常有关。例如，沟回形态、沟回深度和皮质厚度的测量对皮质发育不良或局灶性皮质发育不良非常有意义。

神经成像处理算法通常使用 MATLAB（MathWorks, Inc.）的 SPM 软件包或 C++（美国国家医学图书馆）的 Insight Segmentation and Registration Toolkit（ITK）数据库进行编码。许多已发表的算法可在神经成像信息工具和资源交换所网站（NITRC, https://www.nitrc.org/）上在线获得，该网站由美国国立卫生研究院支持。几个用于神经成像的开源分析套件（如 FSL[7]、AFNI[8] 或 FreeSurfer[9]）包含许多工具，用于在一个软件包中注册、分割和其他更复杂的 MRI 数据分析。纤维束示踪成像图能够从 DWI 序列中使用专业的软件获得，如 Diffusion Toolkit、Camino、TORTOISE、MRTRIX、StarTrack

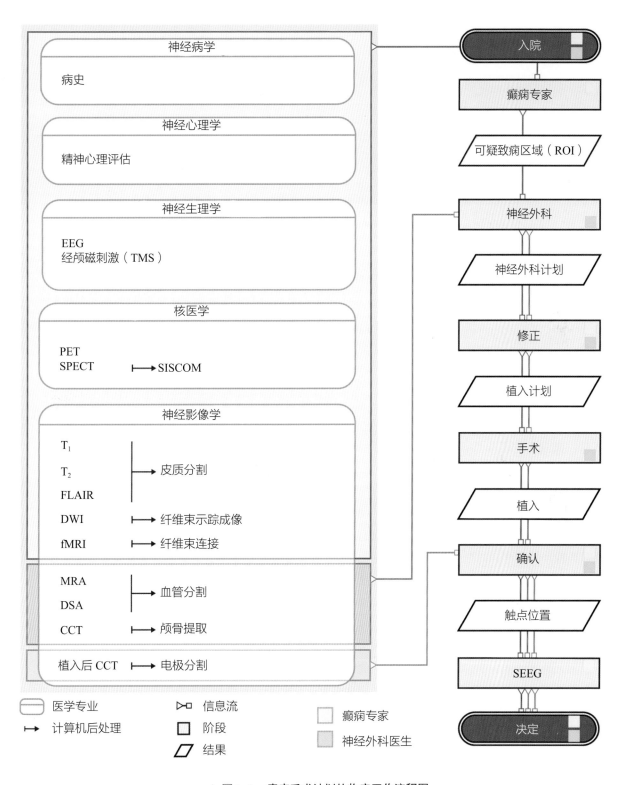

▲ 图 1-1　癫痫手术计划的临床工作流程图

入院前数据（蓝色）、植入前数据（红色）、植入后数据（绿色）分别在相应的阶段汇入计划流程，并依次向下进入工作流程。在流程的各个阶段，数据由相应的专家分析解释，汇总结果，结果将在下一个工作阶段中合并汇总。临床工作流程结束时的结果就是患者的治疗方案。EEG. 脑电图；PET. 正电子发射体层摄影；SPECT. 单光子发射计算机体层摄影；SISCOM. 减影的SPECT 与 MRI 配准；FLAIR. 液体衰减反转恢复；DWI. 弥散加权成像；fMRI. 功能磁共振成像；MRA. 磁共振血管成像；DSA. 数字减影血管造影；CCT. 计算机头颅断层扫描；SEEG. 立体脑电图

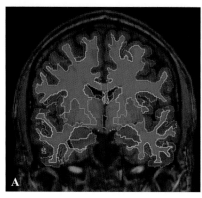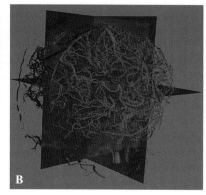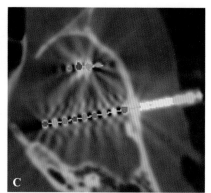

▲ 图 1-2　分割技术

A. T₁W 序列的皮质分割；B. 通过旋转血管造影获得的血管分割；C. 植入后 CT 电极分割

等软件[10]。其他神经成像软件包［如 3D Slicer（哈佛医学院）］，专门用于多模态可视化处理，它们还能够提供多种工具用于创建自定义算法，这使得它们在神经成像方面非常通用[11]。

（二）感兴趣区（ROI）的应用

利用所有原始的或者经计算机处理过的可用信息，癫痫专家需要假设致痫区的位置和确定感兴趣区（ROI），这些区域将被脑内电极监测（图 1-1）。颞叶癫痫作为最常见的可外科治疗的癫痫类型，通常的目标区域是海马、杏仁核、颞叶、额叶的新皮质。其他类型的癫痫中经常探索的区域是顶叶或枕叶。通常，语言皮质也被考虑在内，因此在可能的切除手术之前，可以用 SEEG 记录来检查语言功能[12]。在每个机构中，癫痫专家与神经外科医生如何沟通、定义感兴趣区存在很大差异。常用的最简单、最快速的方法是在 Talairach 网格上手动绘制感兴趣区（图 1-3A 和 B）。这种方法的明显局限性是它不能获得待探索体块的立体感。3D 多模态的可视化系统（如 3D Slicer），可以直接在患者的实际立体数据中绘制草图（图 1-3C）[13]。癫痫专家因此能更准确地描述计划，并将其传递给神经外科医生，最大限度地减少信息丢失。

三、神经外科制订计划阶段

在这个阶段，癫痫专家的电极植入方案设计为立体定向电极植入轨迹。规划电极轨迹是一项复杂、耗时的手工操作，由神经外科医生独立完成。

轨迹由入点和靶点确定，分别代表电极进入颅内的点和在所分析的目标结构中终止的点。神经外科医生需要整合多模态信息来定位皮质区域、灰质结构和目标部位，兼顾对感兴趣区或目标部位的采样来确定最佳轨迹，还要避免危险结构。最好是垂直于颅骨的轨迹，这样在钻孔过程中不易发生手术工具的滑动和弯曲。由于存在血管、蛛网膜伸缩和记录质量差，应避免使用脑沟。此外，电极之间必须适当隔开，以避免大脑内部的相撞和小区域的采样过密[15]。最后尤其要注意，神经外科医生必须确保在手术过程中植入装置能够顺利通过入点。由于电极密度高，每额外放置一个电极往往需要调整先前计划好的轨迹。

（一）轨迹计划过程中的血管网络

在神经外科规划中需要考虑的最重要的限制之一是植入轨迹与血管网络的关系。考虑到在经皮钻孔时无法看到皮质血管，这是至关重要的。尽管每个电极出血的概率＜ 0.2%，但脑内出血的后果是非常严重的[16]。血管解剖的可视化可以通过有创的导管 3D 数字减影血管造影（3D DSA）实现，也可通过无创的钆增强 MRI 或 CT 血管造影实现。虽然没有直接比较使用上述两种方法的立体定向电极植入的并发症发生率的相关研究发表，但 DSA 通常是首选，因为它提供了更多的解剖学细节。此外，有创或无创的血管造影模式都可以应用于血管自动分割算法（图 1-2B），但优化后的导管血管造影由于图像质量较高而更有说服力，更可靠[16]。

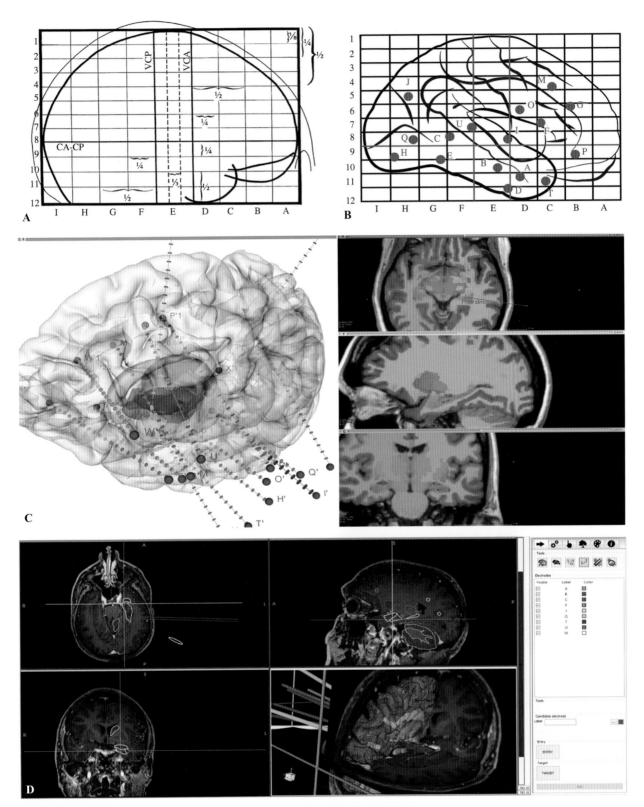

▲ 图 1-3　立体定向植入的感兴趣区定义

A. Talairach 和 Tournoux 提出的成比例网格系统[14]；B. Talairach 网格上的植入示意图；C. 3D Slicer 系统的屏幕截图，显示建议的植入计划；D. SYLVIUS 癫痫专家模块绘制的植入计划屏幕截图

多模态三维规划

手术计划使用体积信息，它们存储在一些基于强度的图像中，这些图像通常通过 CT 和 MRI 扫描获得。外科医生可以使用特定的 2D 影像浏览器观看影像，从而建立他们自己脑海中的 3D 解剖模型。有各种各样的软件可以实时绘制患者的 CT 或 MRI 体积模型，使外科医生更好地理解大脑形态。例如，一个流行的软件是 Osirix（瑞士 Pixmeo）。然而，规划电极轨迹通常还要了解电极轨迹与大脑结构的关系，这需要通过特殊的软件才能实现。

规划导航或机器人辅助的植入过程（见后文"无框架植入"和"机器人辅助植入"部分）通常是使用特定的本地制造商提供的软件来完成（图 1–4）。由于该软件需要由卫生部门的监管，以确保程序的安全性，因此对使用者的可用范围有严格的限制。导航规划系统是为了广泛的神经外科目的而设计的，因此它比本地的机器人软件更通用、更灵活。然而，这些系统是受限的，比如在可导入的神经影像数据的类型方面。最近的软件工具解决了本地软件（机器人或导航系统）固有的这些和其他限制。比较有名的是 EpiNav（英国伦敦大学学院），它支持各种各样的多模式的神经影像数据，并且为多电极轨迹规划和自动轨迹规划提供工具[17]（图 1–5A）。遗憾的是，EpiNav 仍是一种研究工具，在其研究环境之外不容易获得，而且还没有获得医疗用途的监管认证。

（二）手术计划过程中的虚拟现实

一些手术计划系统使用虚拟现实（VR）技术提供自然的界面，来处理不同的复杂的 3D 神经影像数据。VR 环境允许以一种接近于操纵真实对象的方式对特定患者的多模态数据进行三维操作。VR 手术计划系统的一个例子是 Dextroscope（Volume interactions，Pte Ltd.，新加坡）[19]。该系统提供了一个实时绘制的交互式 3D 虚拟模型，其中患者的颅骨、大脑、血管融合在一起，神经外科医生可以用来计划和模拟手术的最佳入路。由于 Dextroscope 的 3D 界面和工具包被设计得尽可能通用，因此它不仅可以用于脑肿瘤摘除手术的规划，还可以用于电极植入手术[20]。与 2D 系统相比，虚拟现实（VR）平台的最大优势在于可以对物体进行 3D 可视化和操作，这极大地促进了对大脑结构、血管网络、手术目标和电极路径复杂关系的理解。虽然目前还没有专门设计用于癫痫手术电极植入的 VR 系统，但这种术式与其他立体定向手术，如脑深部电刺激（DBS）[21, 22] 相似，使得这些 VR 系统也可以用于 SEEG 规划。

自动规划算法

通过基于合理性的最优路径计算，计算机算法可以减少手术计划时间。这些计划算法可用于选择最佳电极路径（自动规划）或告知有关手动规划路径（辅助规划）。该算法通过对每个电极具体定量测量，确定电极的最佳路径规划。例如，风险得分可以通过按照电极路径的"穿透风险"的求和获得，其中要避免的区域被定义为"穿透风险"高于风险较低的区域。对血管或关键结构附近的电极路径施加处罚，以减少出血或脑损伤的风险。那些得分较高的电极路径被认为是最安全的，并提交给外科医生进行评估。多个路径的自动规划要求不同电极之间不相互接触。首先设定第一个电极的最佳路径，在不干扰现有电极的情况下添加新的电极。这些算法计算效率很高，几分钟内可给出一个合适的电极置入方案[18]。

四、修正锁定计划阶段

神经外科计划制订好后，需要在电极植入前与癫痫专家团队一起讨论修改，以确保与原计划一致。在讨论会议上，神经外科医生和癫痫专家团队使用有助于植入电极的机器人或导航仪的本地软件或者另一个认证的软件共同讨论植入计划。一些中心更喜欢在手术当天制订神经外科计划，这时患者已经进入手术室。这种情况有可能获得术中的神经影像数据。但是，更推荐电极植入术前一天至少讨论，因为讨论双方可以复核并修改植入计划。

五、执行植入计划阶段

（一）框架植入

植入电极的方法多种多样，每一种都需要不同的规划策略。直到最近，Talairach 框架系统[23] 一直是最流行的方法。该系统由 4 个方格组成，方格内布满间距 1mm 的小孔。每个方格分别为铝制头架的一侧，头架通过 4 个金属钉固定在患者的颅骨上（图 1-6A）。两边的网格必须正确地重叠，以确保精准的定位。该系统还需要将 X 线管机器放置在距头架较远的位置，以防止发散失真。最初，大脑解剖是通过患者带着头架的血管造影和脑室造影间接获得的。现在可以通过术前成像获得。患者特定的数据被标准化到一个基于前后双联合的坐标系地图空间中[14]。然后，预先计划的路径可以在标准化地

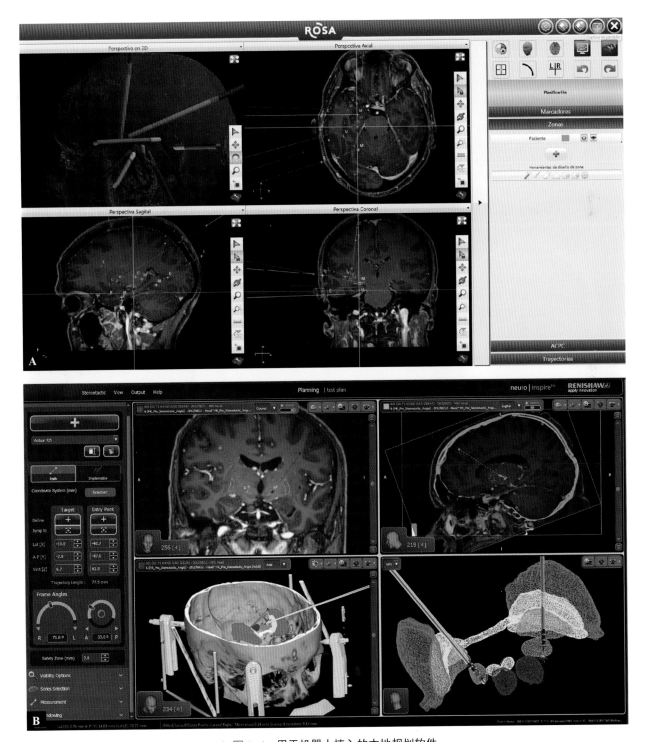

▲ 图 1-4　用于机器人植入的本地规划软件

A. 使用 ROSA 系统进行电极路径规划；B. 用 neuroinspire 系统制订 DBS 计划

图里获得应用，使用双网格定义的正交路径作为指南。颅骨的入点是根据与大脑深处目标点重合的侧面网格上的孔来决定的。穿刺深度由前后向的 X 线在前后方向的网格上投影来控制。

Leksell 框架是最精确的立体定向设备之一，在大多数医疗机构中已经取代了 Talairach 系统。该系统由立方体形式的铝制坐标框架组成。立方体框架有水平和垂直的放射显影的毫米刻度，形成三维坐标系。该系统的第二部分是一个半圆的弓，同样具有毫米刻度。这个弓通过 2 个水平半轴固定在允许

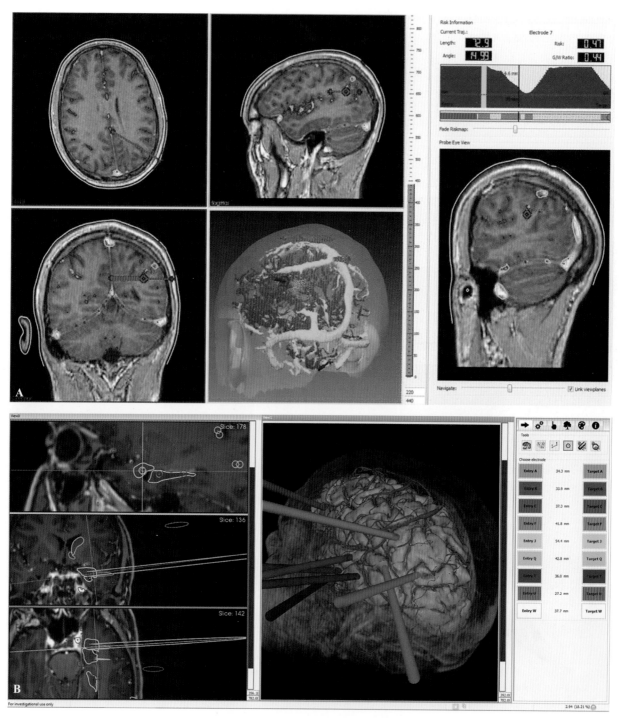

▲ 图 1-5 立体定向植入手术规划软件

A. 使用 Epinav 进行自动轨迹规划（英国伦敦大学学院）[18]；B. 用 SYLVIUS 软件的神经外科模块进行虚拟现实计划（西班牙德玛医院）

旋转的侧环上，从而固定到坐标框架上。弓上有一个可以两侧移动的电极植入导向器（图 1-6B）。该系统通过锋利的不锈钢钉固定在患者头部的 3 个点上，这样立方体的侧面就平行于颅骨的前部和矢状面。坐标立方体通过特殊的杆件与短距离的 X 线管刚性连接，以确保它们在所有平面上都正确对齐。通过与基准标记物的比较，在 CT 扫描上确定目标点的坐标。许多计算机技术可以非常有效地将 CT 坐标转换为立体定向框架的坐标，并叠加 2 个系统。然后将计划的路径转换为框架的坐标，并使用弓上的电极导向器进行应用。

（二）无框架植入

无框架方法与立体定向框架相比的主要优势在于，手术过程中的处理更加轻松、快捷。但它们的缺点是精度低于传统的框架系统。不需要在手术当

天进行图像采集，可以提前进行手术计划。患者的真实世界的坐标是在术中通过传统的导航系统自动与先前的包含植入计划的神经影像数据共同注册的那个时刻获得的。在大多数情况下，借助导航机械稳定臂来植入电极（图 1-6D）。

（三）机器人辅助植入

另一种方法是使用机器人。它们是电极数量较多时的理想选择，因为它们可以执行重复的和恒定质量的任务，长时间稳定，无机械臂颤动和疲劳。第一个专门用于神经外科手术的机器人是 Neuromate（Renishaw，plc.，UK）[25]。但近年来，ROSA 系统[26] 和其他机器人也已经面市。患者的真实坐标是通过带有经皮骨基准标记物的 CT 扫描获得的。Talairach 或 Leksell 框架用于固定患者头部。然后使用导航系统对患者表面进行注册，并与植入

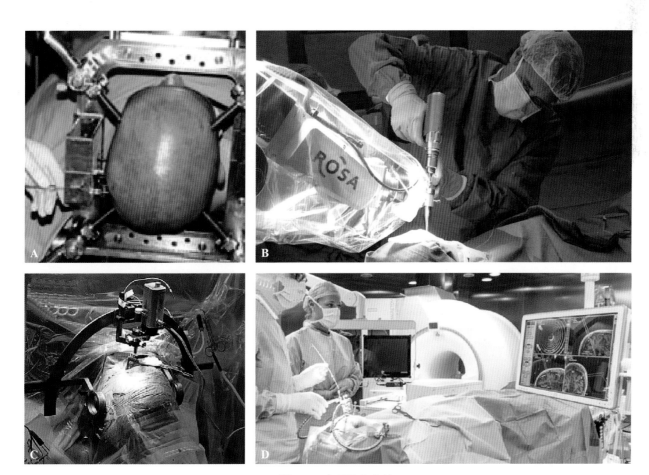

▲ 图 1-6　电极植入方法

A. Talairach 框架；B. Leksell 框架；C. 机器人辅助电极植入；D. 无框架导航电极植入[24]

图 A 经许可转载，引自 Scarabin JM. Sterotaxy and epilepsy surgery. Montrouge, France: John Libbey Eurotext; 2012；图 B 经许可转载，引自 Larson PS. Minimally invasive surgery for movement disorders. Neursurg Clin N Am. 2010;21:691-698.

计划配准。机器人在其本地软件的引导下，从一个轨迹移动到另一个轨迹，沿着预期的路径，调整工具架（图 1-6C）。

这些系统并不相互排斥。基于框架和无框架的技术常常结合在一起。因此，许多中心使用 Talairach 双网格作为正交电极，而机器人仅用于斜轨迹。与其他方法相比，机器人的可靠性越来越高，鼓励人们将它用于所有电极轨道[3]。

（四）增强现实（AR）植入

VR（虚拟现实）技术在手术中并不实用，因为用户需要完全沉浸在计算机生成的环境中，没有真实世界的信息输入。与虚拟现实不同的是，增强现实（AR）系统在神经外科手术中得到了应用。AR 系统很好地补充了术中图像引导。在 AR 系统中，计算机生成的 2D 或 3D 图像可叠加在外科医生的视觉上。在神经外科手术的开始阶段，AR 平台对皮肤切口的规划和减少开颅手术的范围特别有用[27]。然而在立体定向手术中，它们仅具有微弱优势，并且现在才开始探索其用途[28]。

六、计划验证评估阶段

电极植入后，癫痫专家分析从大脑中电极触点获得的信号来确定致痫区及其边界。这个过程需要知道所有植入电极的精确位置，通过植入后 CT 或 MRI 可获得。电极触点的分割是一项烦琐的任务，需要通过目视检查扫描数据来手动定位每个患者的数百个微小电极触点。更糟糕的是，扫描中的信息大多时候是不完整且不准确的，这是由于电极触点产生与金属相关的伪影，这些伪影掩盖其确切位置，尤其是在 MR 图像中。首选 CT 扫描，因为触点看得更清楚。但即使这样，由于伪影重叠，相邻触点可能会合并为一组紧凑的体素图形。触点的长度通常为 2mm，宽度为 0.8mm，并由 1.5mm 长的放射透明轴隔开。这意味着，分析单个触点需要至少 1mm³ 的扫描分辨率，如果电极遵循非平面轨迹，则需要更高的扫描分辨率。

近年来，人们提出了几种用于 SEEG 电极定位的计算机技术。这些算法用于识别植入后 CT 中与金属触点相对应的高强度区域。通过将这些区域与植入前计划匹配来纠正检测错误[29]。通过这种方式，可以准确地生成一个体积化的电极模型（图 1-2C），并用于患者神经监测过程中定位 SEEG 记录的信号源。

七、协作工作系统

前面讨论的不同软件包的目的是在电极植入过程中协助临床医生完成特定的任务。但这种专业化是以打断临床工作流程为代价的。例如，两个连续的任务，从 3D Slicer 软件共享感兴趣区到轨迹规划软件，中间可能需要几个步骤（导出适当格式的数据，将其加载到新软件中，重新调整数据到软件工作区，然后执行预期的任务，将结果移至下一个软件……）。最重要的是，许多这样的软件包有陡峭的学习曲线，临床医生可能时间上负担不起。然后，这些任务被替换为临床医生更熟悉、更简单、不那么精确的方法。这样的替换将工作流程分为个人的、私有的工作路径，每个用户都有个性特征，彼此很难分享。工作流中由此产生的多样性会不可避免地导致工作成果的分散、组间通信的模糊和信息传输的错误。

协同工作流程系统（CWS）提供了一个有前途的替代方案。这些系统背后的基本原理是将不同的任务集中到一个单一的平台上，否则这些任务将会被专门的用户或客户端软件执行（图 1-7）。这些系统通常在多种环境中使用，如设计和多媒体、文字处理、编程等。到目前为止，最具代表性的例子是谷歌文档（Google，Inc.）。使用 CWS 进行手术计划的最大优点是每个临床用户可以在一个通用的、稳定的、熟悉的平台上工作，具有一致的数据格式，包含有精确和高效执行每个任务的工具，从而节省个人的时间和精力。每个用户的工作结果被横向地交换给其他用户，以便任何阶段使用流水线的人都可以获得最新的信息。因此，临床医生的工作只专注于规划和与其他临床医生讨论，而把工作路径的基础细节留给平台处理。

SYLVIUS：一种用于癫痫外科虚拟现实协同工作流程系统（VR-CWS）

CWS 是最近才出现在外科手术中。值得注意

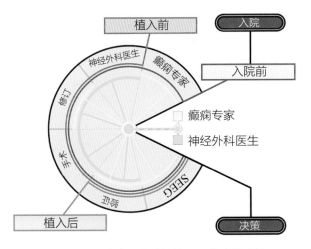

▲ 图 1-7 癫痫手术计划协同工作流程系统

数据（入院前、植入前和植入后）环绕流水线分布、获得，以便于临床用户（癫痫专家和神经外科医生）可以在工作流程的任何位置访问。因此，用户仍然处于工作流程的中心，允许他们之间进行更多的协作

的是，新的 StealthStation S8 套件（美敦力公司）正朝着这个方向努力，因为它简化了图形用户界面元素，通过术中工作流程指导神经外科医生。试图涵盖整个癫痫外科流程，而不仅是手术过程的全面的 CWS 仍在开发中。SYLVIUS（西班牙德玛医院）就是这样一个 CWS 工具，它被设计用于立体定向电极植入规划和治疗评估。它由一个多模态三维平台组成，不同的临床用户在各自的阶段都可以在该平台上讨论的植入计划。它依赖于 3 个原则：①紧随电极植入手术的临床工作流程，从癫痫专家到外科医生再到癫痫专家；②将不同的诊断形式整合到一个平台中；③提供患者数据和电极的完整三维可视化和三维操作。

该平台流水线严格遵循了 5 个阶段的用于指引 SEEG 记录和外科治疗的工作流程（图 1-1）。所有有关的影像诊断信息（包括原始获取的和计算机处理过的数据）都被集成到 SYLVIUS 平台中，用来创建一个 3D 的患者模型。在这里，癫痫专家和神经外科医生基于假设的致痫区的位置，讨论可能的电极路径，还需要考虑患者的结构和形态的约束。在协作会议中，两个团队评估不同电极计划的利弊，并决定最终的植入计划。然后，该计划就从 SYLVIUS 转移到其他导航或机器人系统中，以进行植入操作。术后，在患者神经监测时，团队有机会

回顾整个过程，比较原始计划和最终电极位置，并了解其与电生理记录的相关性。有了这些信息，团队就可以做出热凝还是手术干预的决定。

随着神经导航和其他成像软件的应用，SYLVIUS 可整合多种神经影像模式，而数据却是在单一的平台上沿着工作流程传送的。多模态数据整合在虚拟现实环境中进行，在此环境中，临床医生可以用 3D 界面操作患者数据。使用集成的 zSpace 系统（zSpace，Inc.；图 1-8A 和 B）执行 3D 可视化和交互。该系统由一个六自由度的 3D 手写笔和一个立体显示器组成，用户可以利用跟踪的偏光眼镜观看。跟踪的眼镜提供 3D 头部坐标信息，以便图形渲染时可以与头部位置保持一致。多个用户通过无跟踪无源偏光眼镜可看到同样的屏幕。使用 3D 手写笔可操作患者的立体数据或电极模型。电极几何形状可以按照制造商提供的参数进行建模，或者通过从入口到目标点的管状形状和代表电极周围安全区域的直径来定义。用户可用手写笔三维地控制电极模型，自然地改变它们的位置、方向和长度。偏光眼镜的头部跟踪用来增加立体景深，确保良好的 3D 体验。此外，头部跟踪可用来控制一个平行于用户眼睛的平面，通过该平面可以切割数据，给人一种"潜入"解剖结构内部的感觉，获得更清晰的视图，而不被可能阻碍视线的结构所干扰。立体显示、3D 手写笔和无源偏光眼镜的组合为临床用户提供了一个自然而简单的界面。

SYLVIUS 的术前电极植入计划

使用 SYLVIUS 平台的工作流程如下。在"EPILEPTOLOGY"选项卡中，用户导入 T_1 序列，从 FreeSurfer 数据库（体积和网络）中分割好的大脑数据，以及其他不同格式的图像（DICOM、NIFTI 等格式，图 1-8C）。此外，其他几何网格数据，如纤维束示踪成像得出的流线，也在此时导入。

癫痫专家使用 3D 触控笔点击入点和目标点，根据植入方案放置电极并编辑其位置。在讨论过程中，FreeSurfer 分割得到的数据被用作讨论过程中识别和明确命名目标区域的线索。如果纤维束示踪成像术可用，就有解剖白质纤维束的工具，可以提取通过不同感兴趣区和电极触点可能位置的轨道（图 1-8D），使用户能够可视化这些区域和触点的

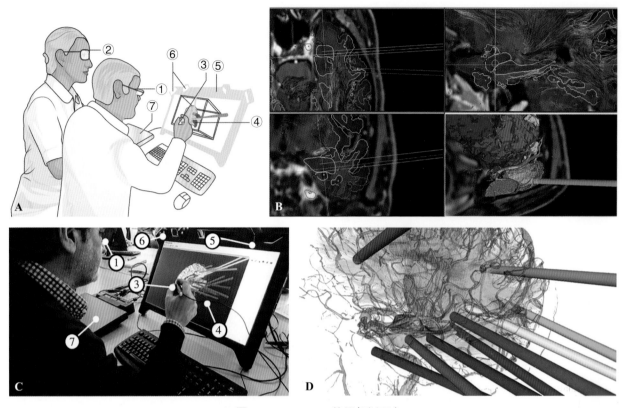

▲ 图 1-8　SYLVIUS 协同规划平台

A. SYLVIUS 组件图。①主用户头部跟踪被动偏光眼镜；②合作者的无追踪眼镜；③ 3D 手写笔；④三维可视化系统；⑤三维显示；⑥红外传感器；⑦工作站。B. 显示 A 中相同组件的真实设置。SYLVIUS 是使用 zSpace 平台（zSpace 公司）构建的。可视化系统④显示一个双重图像，其中一个图像对应于每个偏振视图。C. 正交视图和体积视图（右下）显示血管网络的分割，以及 FreeSurfer 处理的皮质分割。D. 植入计划的 3D 视图显示电极计划、血管网络和纤维束示踪成像之间的相互关系

轨道，以便在规划致痫区向外传播的可能路径时考虑这些事项。

一旦癫痫专家确定电极的位置，计划就延续到"神经外科"选项卡。在"神经外科"选项卡中，神经外科医生需要导入附加的数据，如 CT、钆增强 T_1 序列和旋转血管造影。所有的图像模态，连同 FreeSurfer 数据和纤维束示踪成像数据，以单个立体的 3D 视角呈现出来（图 1-8C）。透明度和裁剪工具允许用户调整每一层数据的观察偏好。3D 手写笔用于修改前一阶段放置的电极或添加其他电极。神经外科医生经常在不同的"显示"模式之间切换，以最大化 3D 视图或将其与正交视图平铺在一起，以了解电极和大脑结构的解剖关系。当神经外科医生需要详细了解电极周围的细节时，可以使用"狙击手"（sniper）预设。这是一个特殊的平面视图，它沿着电极轨迹重新编排，使一个平面平

行于电极，另一个平面垂直于电极。结合"潜入"（diving）功能，使用户能够很好地理解电极与血管系统的关系。

当神经外科计划准备就绪后，临床团队一起讨论最终的计划。在"REVIEW"（回顾）选项卡中，用户比较前一阶段放置的电极。在所有阶段之间使用共享模式和来自分割的标签线索有助于讨论。最终计划被输出到机器人或导航系统中，以便在手术中使用。

电极植入手术完成后，在"VALIDATION"（验证）选项卡中分析该过程。在这里，神经外科医生和癫痫专家导入植入后 CT 和最终的植入计划，与之前用 SYLVIUS 完成的计划进行比较。定量和分割工具可以用来测量电极的偏差和验证植入的正确性。最后，收集电生理数据，讨论治疗方案，团队可以详细解析通过最相关的电极触点（术后 CT 可

观察到）的轨迹，来理解可能的传播途径。

八、结论

癫痫手术的规划，从植入立体定向电极到切除癫痫病灶，需要理解大量的多模态信息。这是一个多学科的过程，需要两个主要的临床学科准确沟通，包括癫痫专家和神经外科医生。此外，每个学科都依赖于单独的软件模块来帮助完成特定的任务，包括医疗数据可视化、立体定向轨道规划和植入后评估等。这种学科的分隔极大地增加了诊断工作的复杂度，不利于不同团队的对话。CWS 倡导建立一个公共平台，所有临床用户都可以在这个平台上共享必要的信息和工具，以在工作流水线中提供帮助。用户成为立体定向电极植入决策过程的核心。为了简化对关键结构及其邻近结构进行复杂的 3D 理解的任务，将用于数据操作的 VR 交互添加到 CWS 中，以帮助定义电极轨迹。CWS 是电极植入术前计划标准的有力竞争者。

参考文献

[1] Luders HO, Engel J, Munari C. General principles. In: Engel J, ed. Surgical Treatment of the Epilepsies. New York, New York: Raven Press; 1993:137–153

[2] Kunieda T, Kikuchi T, Miyamoto S. Epilepsy surgery: surgical aspects. Curr Opin Anaesthesiol 2012;25(5):533–539

[3] Cardinale F, Casaceli G, Raneri F, Miller J, Lo Russo G. Implantation of stereoelectroencephalography electrodes: a systematic review. J Clin Neurophysiol 2016;33(6):490–502

[4] Kovac S, Vakharia VN, Scott C, Diehl B. Invasive Epilepsy Surgery Evaluation. BEA Trading Ltd; 2017

[5] Fischl B, Salat DH, Busa E, et al. Whole brain segmentation: automated labeling of neuroanatomical structures in the human brain. Neuron 2002;33(3):341–355

[6] Kini LG, Gee JC, Litt B. Computational analysis in epilepsy neuroimaging: a survey of features and methods. Neuroimage Clin 2016;11:515–529

[7] Jenkinson M, Beckmann CF, Behrens TEJ, Woolrich MW, Smith SM. FSL. Neuroimage 2012;62(2):782–790

[8] Cox RW. AFNI: software for analysis and visualization of functional magnetic resonance neuroimages. Comput Biomed Res 1996;29(3):162–173

[9] Fischl B. FreeSurfer. Neuroimage 2012;62(2):774–781

[10] Soares JM, Marques P, Alves V, Sousa N. A hitchhiker's guide to diffusion tensor imaging. Front Neurosci 2013;7:31

[11] Fedorov A, Beichel R, Kalpathy-Cramer J, et al. 3D Slicer as an image computing platform for the Quantitative Imaging Network. Magn Reson Imaging 2012;30(9):1323–1341

[12] Trébuchon A, Chauvel P. Electrical stimulation for seizure induction and functional mapping in stereoelectroencephalography. J Clin Neurophysiol 2016; 33(6): 511–521

[13] Cardinale F, Cossu M, Castana L, et al. Stereoelectroencephalography: surgical methodology, safety, and stereotactic application accuracy in 500 procedures. Neurosurgery 2013;72(3):353–366, discussion 366

[14] Talairach J, Tournoux P. Co-Planar Stereotaxic Atlas of the Human Brain. 3-Dimensional Proportional System: An Approach to Cerebral Imaging. 1st ed. New York: Thieme; 1988

[15] De Momi E, Caborni C, Cardinale F, et al. Automatic trajectory planner for StereoElectroEncephaloGraphy procedures: a retrospective study. IEEE Trans Biomed Eng 2013;60(4):986–993

[16] Cardinale F, Pero G, Quilici L, et al. Cerebral angiography for multimodal surgical planning in epilepsy surgery: description of a new three-dimensional technique and literature review. World Neurosurg 2015;84(2):358–367

[17] Rodionov R, Vollmar C, Nowell M, et al. Feasibility of multimodal 3D neuroimaging to guide implantation of intracranial EEG electrodes. Epilepsy Res 2013;107(1–2):91–100

[18] Sparks R, Zombori G, Rodionov R, et al. Automated multiple trajectory planning algorithm for the placement of stereo-electroencephalography (SEEG) electrodes in epilepsy treatment. Int J Comput Assist Radiol Surg 2017;12(1):123–136

[19] Kockro RA, Serra L, Tseng-Tsai Y, et al. Planning and simulation of neurosurgery in a virtual reality environment. Neurosurgery 2000;46(1):118–135, discussion 135–137

[20] Ferroli P, Tringali G, Acerbi F, et al. Advanced 3-dimensional planning in neurosurgery. Neurosurgery 2013;72(January, Suppl 1):54–62

[21] Nowinski WL, Chua BC, Volkau I, et al. Simulation and assessment of cerebrovascular damage in deep brain stimulation using a stereotactic atlas of vasculature and structure derived from multiple 3- and 7-tesla scans. J

Neurosurg 2010;113(6):1234–1241

[22] Liu Y. Virtual neurosurgical education for image-guided deep brain stimulation neurosurgery. Lang Image Process Proc 2014;2:623–626

[23] Talairach J, Bancaud J, Szikla G, Bonis A, Geier S, Vedrenne C. [New approach to the neurosurgery of epilepsy. Stereotaxic methodology and therapeutic results. 1. Introduction and history] Neurochirurgie 1974;20(Suppl 1):1–240

[24] Roessler K, Sommer B, Merkel A, et al. A frameless stereotactic implantation technique for depth electrodes in refractory epilepsy using intraoperative magnetic resonance imaging. World Neurosurg 2016;94:206–210

[25] Varma TRK, Eldridge P. Use of the NeuroMate stereotactic robot in a frameless mode for functional neurosurgery. Int J Med Robot 2006;2(2):107–113

[26] Serletis D, Bulacio J, Bingaman W, Najm I, González-Martínez J. The stereotactic approach for mapping epileptic networks: a prospective study of 200 patients. J Neurosurg 2014;121(5):1239–1246

[27] Guha D, Alotaibi NM, Nguyen N, Gupta S, McFaul C, Yang VXD. Augmented reality in neurosurgery: a review of current concepts and emerging applications. Can J Neurol Sci 2017;44(3):235–245

[28] Zeng B, Meng F, Ding H, Wang G. A surgical robot with augmented reality visualization for stereoelectroencephalography electrode implantation. Int J CARS 2017;12(8):1355–1368

[29] Arnulfo G, Narizzano M, Cardinale F, Fato MM, Palva JM. Automatic segmentation of deep intracerebral electrodes in computed tomography scans. BMC Bioinformatics 2015;16(1):99

第 2 章　术中神经导航

Intraoperative Neuronavigation

Katherine L. Dickerson　Allen Ho　Casey H. Halpern　**著**

滕鹏飞　**译**

关宇光　**校**

摘要

　　在过去的 20 年中，术中神经导航技术的创新和发展促成了癫痫手术的许多最新进展。辅助切除手术计划的首次应用，如颞叶切除术或胼胝体切除术等，以及图像融合技术和立体定位精度的提高使术中神经导航成为癫痫病灶定位、新的消融和神经调节的一个关键技术，如激光间质热疗和反应性神经刺激等。我们将回顾立体定向神经导航技术的广泛应用，从基于框架到无框架再到机器人辅助立体定向手术，这些技术不仅提高了癫痫手术的效率及准确性，还提高了致痫区定位和手术治疗的有效性。

关键词

　　术中神经导航，立体定向，图像引导，基于框架的导航，无框架导航，机器人辅助立体定向

一、概述

　　癫痫的外科治疗一直是药物难治性癫痫的主要治疗方法[1]。1884 年首次记录了通过切除治疗局灶性癫痫，1886 年通过术中电刺激皮质成功治疗局灶性癫痫。自此癫痫手术有了许多进展，致力于提高与神经外科治疗相关的技术和精度[2]。这其中的一个进步就是术中神经导航技术，利用影像数据在手术过程中为外科医生提供实时解剖指导。神经导航技术已被证明在颞叶癫痫[3]、胼胝体切除术[4]和其他癫痫手术[5]中能改善手术效果。

　　神经导航也有助于开发癫痫病灶定位的新方法。确定癫痫发生区的确切位置和参数是癫痫外科治疗成功的关键，其中一种方法是在拟开颅手术的

边缘打孔，将硬膜下电极放置在皮质表面[6]。在这项技术中，磁共振成像研究被用于解剖规划，然后被纳入图像引导系统，以指导术中电极的放置。放置后，将这些图像与植入后 CT 扫描进行融合，以确定电极放置的准确解剖位置。植入后视频脑电图监测可以实现精确的病灶定位和切除计划。立体脑电图（SEEG）是另一种依靠神经导航技术对药物难治性癫痫患者进行诊断研究的方法[7]。电极被放置在大脑半球的深处，以允许更大的三维覆盖和更精确的致痫区三角定位。计算机技术以类似的方式辅助这一过程，允许在放置深部电极之前、期间和之后进行神经影像融合。

　　记录的方法包含了更多的长期监测和神经调节的机会。反应性神经刺激（responsive neurostimulation，

RNS）依赖于一种植入式装置，用于监测癫痫发作并对其做出反应[8]。这种可编程系统已被证明能高灵敏度地检测癫痫活动，并通过响应性电脉冲有效地阻止癫痫活动。在过去的30年里，连续性电刺激已经成功地治疗了无数的神经系统疾病[9]，而这种新型的闭环系统允许在癫痫发作时进行适应性强、效率高的治疗[10]。

神经导航技术适用于新的癫痫检测方法，也同样适用于新的、微创的癫痫病灶切除术。开放性的手术切除可以达到很高的癫痫控制率，但会伴随一系列复杂而不必要的影响[11]。因此，对微创手术的需求也在增长。此外，这增加了对神经导航的依赖，以准确定位癫痫发生区，以防止过度切除[5]。激光间质热疗（laser interstitial thermal therapy，LITT）治疗癫痫，采用微创导管在一个提前设计好界限的区域进行热消融，以提高治疗的精度[12]。组织消融需在MRI实时可视化下进行，但现代的图像引导系统允许在手术室或MRI套件中放置LITT导管[13]。LITT的不良反应小，是治疗药物难治性癫痫的有效方法。

全世界有超过5000万人患有癫痫，其中20%～40%为药物难治性癫痫[14]。这些患者的长期预后取决于有效的诊断和准确的外科手术。随着需求的增长，技术也需要跟进。神经导航技术为外科医生提供了比传统方法更多的指导和更高的可靠性。在接下来的内容中，我们将探讨神经导航在癫痫手术治疗中的作用。

二、基于框架的技术

颅骨固定立体定向框架（skull-fixed stereotactic frames）是神经导航最常用的方法之一，为手术提供了较高的准确性[15]。框架可有几种不同类型，均可沿X、Y和Z轴调整以定位手术，其中最常用的几种框架是基于弧弓进行操作的，包括Leksell框架和Integra CRW框架等。这就要求操作者首先确定关于入点和计划靶点的最佳横轴位图像，以便沿可移动的弧弓进入计划靶点[16]。为了保证手术精度，我们需将框架固定于患者颅骨上之后，并至少对框架进行一种方式的成像[17]。根据外科医生偏好、患者舒适程度，以及各机构提供的成像方式等不同，术

前成像有几种不同的可兼容的工作流程。

框架的安装需在术前完成，通常在手术当天，在患者清醒时进行。外科医生面向患者，确认头架安装位置和螺钉固定部位后，将局部麻醉药注入每个部位，并用4个螺钉将头架固定于颅骨[18]，在螺钉插入和拧紧前需注意仔细测量深度，4个螺钉就位后，将框架拧紧，以将其充分固定到患者头部。然后对患者进行影像学扫描。得益于CT扫描和图像融合技术的进步，使得我们可在框架放置前完成MRI术前计划，并在手术当天框架固定后进行容积CT扫描并与术前计划融合[19]。这些被融合并上传到电脑上，用于术中指导。此外，还可在对患者进行诱导睡眠后再行框架安装和图像的融合，以避免头架安装过程对清醒患者造成不适。通常我们可通过术中CT[19]或MRI[20]的方法完成额外的术中验证扫描，然而最近框架开发人员开发出新的定位器，可允许在安装好框架后通过计算机进行三维MR影像重建[21]。在这种情况下，需要在扫描之前连接一个MRI框架定位器[22]。这样就可以通过电子融合更精确地读取和融合两个扫描，其功能与术前CT扫描基本相同。

术后影像学证实，这些基于框架的技术的结合大大改善了DBS和癫痫的电极放置[23]。SEEG是另一个应用领域，基于框架的立体定向允许改善位置和进入深部皮质结构[24]。如前所述，SEEG包括颅内电极放置，以监测癫痫活动和定位病灶（triangulate foci）。在一项对定位精度的综合评估中，基于框架的系统精度被证明优于无框架方法的精度[25]。框架系统的平均入点误差为1.43mm（95%CI 1.35～1.51），而无框架系统的平均入点误差为2.45mm（95%CI 0.39～4.51）。LITT也依赖于基于框架的建模，即根据立体定向框架计算激光消融的兴趣点。随着最近的进展，现在可以使用实时磁共振系统进行神经手术导航[26]。

牢固的框架安装使我们可以充分控制计算机来确定结构的相对位置。但虽然这已被证明是一种有效的定位策略，也存在一些局限性。框架结构本身较为笨重，而且不论对于患者还是手术团队来说，从成像到手术的过程都比较长[27]。此外，在部分患者清醒阶段会存在一些与框架相关的不适。另外一

个大的缺点是，框架和 4 个固定螺钉限制了部分电极进入颅骨的入点范围[28]。随着计算机校准和精度的提高，不依赖物理框架的方法越来越流行。

三、无框架技术

无框架系统通过各种成像技术提供实时解剖信息，消除了对固定框架的需求[29]。这其中包括几种不同的技术，如改良型立体定向弧弓、辅助臂设备（带或不带瞄准设备）和颅骨固定设备等[30]（图 2-1）。这些系统使用传感器和影像数据来创建计算机模型，显示手术器械相对于解剖结构的位置。因为它准确地提供了有关一般解剖位置的信息，因此通常用于帮助进行开颅手术计划[31]。这对致痫区的开放性切除和电极放置（如 SEEG 或 RNS）都是有用的。不同的无框注册方法都有各自的技术特点[30]。改良型立体定向弧弓使用一个稳定的头部固定器固定在一个包含单臂共轭结构的可调坐标平台上。此方式创建了一个与前面讨论的框架系统相似的平面和入点。辅助臂装置包括无瞄准设备的牵引器和有瞄准设备的关节臂。牵引器可以固定在头部或手术台上，并与计划的轨迹对齐。关节臂可采用类似的方式连接，但也可以包括可锁定轴承的旋转球头或多关节头。这些设备可以与各自公司生产的瞄准装置配套使用，以方便手术治疗。颅骨固定装置通常通过颅骨钻孔进行安装或在手术开时候安装与头骨上，并据此来确定路径。这些系统之间的靶点误差范围各不相同（表 2-1）。

颅骨基准标记已被证明可在无框架定位方法中提供最可靠的系统校准[32]。在类比于框架的理论模型中，在成像前将标记物固定于颅骨，可在术中成像时用于校准计算机模型。该方法已被证明在精度上与框架系统相同，并且由于设备安装位置的原因，可进行置入操作的空间也相应增大[33]。无框架神经导航也可以减少重复切除的需求[34]。与常规手术相比，无框架神经导航可使再切除率降低 16.5%。然而，在无框架系统中，有些因素更难控制。除了系统的逻辑计算能力和机械性能外，图像引导手术的准确性还取决于在成像过程中患者移动度和注册点位置的固定程度。在这些方面，无框架系统曾因准确度低而受到批评[35]。然而，通过回顾分析可以

表 2-1　患者研究中报道的无框架立体定向定位装置的靶点定位误差

无框架装置	平均目标误差范围	范　围
改良型立体定向弧弓	n/a	< 2.5mm
辅助臂设备 • 无瞄准装置 • 有瞄准装置 　- EasyTaxis 　- Vertek	 1.5mm 4.4～5.4mm 3～4mm	 1.0～2.1mm 1.2～8.1mm 0～7mm
颅骨固定装置 • Snapper • Nexframe • Starfix	 1.5mm 0.5～3.2mm 1.99～2.8mm	 0.6～3.4mm 0.2～6.4mm 0.14～4.1mm

n/a. 无可用数据。经许可转载，引自 Widmann 等[30]

确定，这些不同系统之间的亚毫米级的精度差异并不能转化为临床结果上的显著差异[36]。

四、机器人技术

机器人技术在过去 10 年里取得了巨大的进步。神经导航系统与机器人技术的并行发展，使得它们能够在立体定向中与作为辅助工具的机器人相结合，这些辅助工具在处理和整合空间信息方面非常娴熟[37]。除了前面描述的基于框架和无框架图像配准技术外，许多机器人系统还有包括基于激光的面部跟踪配准，以确定患者相对于设备的位置[38]。每种机器人系统在界面和精确规范上都略有不同，但工作流程是相似的[39]。目前的活跃机型包括 Neuromate 和 ROSA，这两种机器人都是移动式串联机械臂（mobile serial robotic arms），可以安装在患者框架或手术台上（图 2-2）。SurgiScope 是另一种机型，它使用安装在天花板上的并联机械手（ceiling mounted parallel to manipulator）来创建更多的自由度，并使用无框架 MRI 注册。Renaissance 和 iSYS1 系统都使用安装在头骨上的并联机器人，并采用无框架系统注册（图 2-3）。在手术之前，患者接受解剖容积磁共振成像（volumetric anatomic MRI），然后将数据传输到机器人接口进行术前规划[40]。在手术当天，使用固定架将患者固定于中立位置（neutral position），并通过上述几种不同的技术之一进行影像学注册，其中包括基于框架或无框

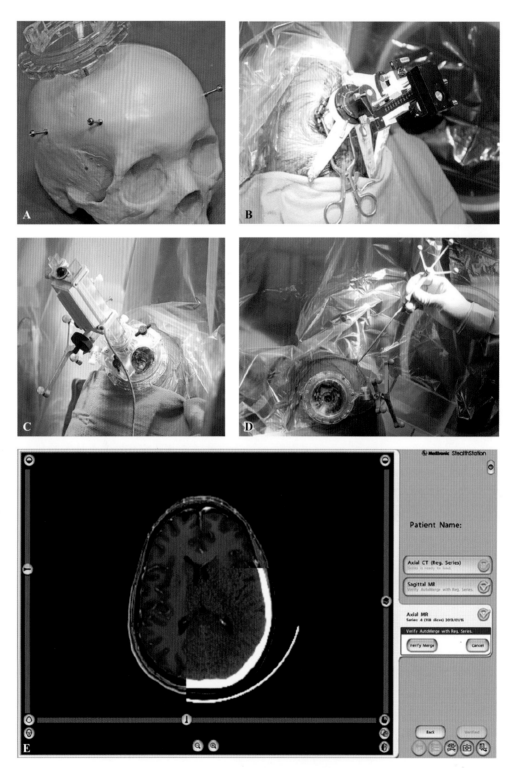

▲ 图 2-1　无框架神经导航系统

A. 可植入的颅骨基准标记，用于 Nexframe 系统。B. 带有附加微推进器的自定义 StarFix 平台。C. 带有附加微推进器的 Nexframe 平台。D. 使用 Nexframe 进行无框架注册。注意塑料 Nexframe 塔基的基准系统。参考系统和注册探针都配备了由摄像机系统跟踪的反射球。E. 商业目标软件包（Framelink；Medtronic，Inc.）的图像融合工具。CT 和 MRI 扫描已被整理，并呈现出一个"切断视角"（cutaway view），使用图像底部和左侧的滑块，可以调整以改变 2 个数据的覆盖设置，允许用户确认融合的准确性。右侧面板上的标签要求用户在继续下一个规划步骤之前验证每个图像融合。可进行多种成像方式的融合，允许在手术期间同时显示结构和功能成像（经许可转载，引自 Khan FR, Henderson JM. Deep brain stimulation surgical techniques. Handb Clin Neurol, 2013；116：27-37.）

架的注册技术[38]。机器人系统被设计成可兼容如前所述的基于框架或无框架的注册方式。机器人系统会实时进行计算机校准，以便创建尽可能精确的三维图像。骨性标记点和激光面部扫描技术可以一起使用，也可以分开使用，以便进行精确配准[41]。这两种方法的准确度没有任何差异，而且它们都能很好地与 ROSA 系统配合使用（平均靶点误差：4.5～3.9mm，P=0.34）。然而，对各种不同的系统进行类似的精度比较非常重要。注册完成后，即可开始手术。机器人辅助的神经导航在某些程序中被证明是非常精确的，但是研究也显示了一系列的靶点定位误差（表 2-2）。

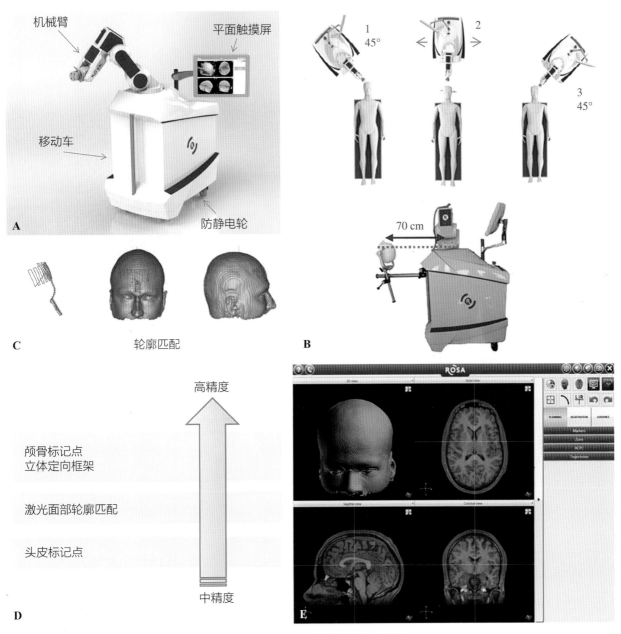

▲ 图 2-2 **ROSA 机器人系统示意图**

A. ROSA 机器人（ZimmerBiomet/MedTech）包含一个六自由度的机械臂，该机械臂连接在一个可移动的地板固定基座上（a mobile floor-fixed base unit）；B. 基座与患者头部之间的相对摆放位置取决于 SEEG 电极的计划位置；C. 机械臂可使用半自动激光面部识别对患者与影像学数据进行注册；D. 按注册精度由低到高，分别为：头皮标记点、激光面部轮廓匹配、颅骨标记点和立体定向框架注册；E. 用于图像融合和路径规划的 ROSA 计划软件系统的工作屏幕视图

在未来的研究中，重要的是确定不同类型程序的准确度范围。例如，机器人辅助神经导航在涉及深部电极放置（SEEG、RNS 和 LITT）的手术中已被证明是成功的，并且已被证明是儿科神经外科的重要方法[42]。在儿童中，通过机器人的使用，减少了手术时间，增加了电极的放置范围，减少了并发症。在一项对比机器人辅助系统和框架系统 SEEG 植入时间的研究中，使用机器人辅助系统比使用固定框架系统的平均手术时间缩短 222min[40]。这被认为是机器人辅助系统对比非机器人系统的最大优势。机器人辅助技术也存在一些缺点，包括成本、增加的训练时间及技术故障的可能性等[43]。随

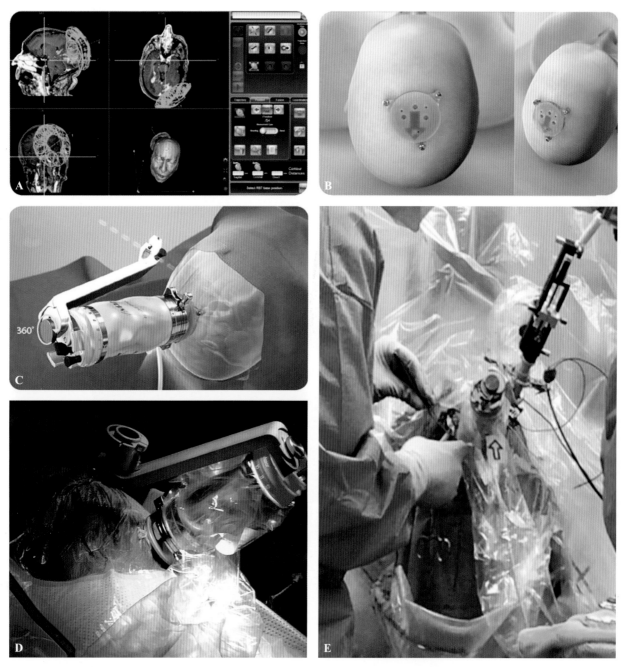

▲ 图 2-3 使用颅骨固定型机器人进行脑深部电刺激

A. 使用 Mazor Renaissance 计划软件（Mazor Robotics Ltd., Israel）进行路径规划；B. 选择 3 个颅骨安装基准点，安装机器人底座；C. 机械臂示意图；D. 机械臂术中视图；E. 安装了微驱动器的机器人的术中视图

表 2-2 机器人辅助系统靶点定位误差

机器人辅助系统	平均靶点误差（mm）	重复性误差（mm）
Neuromate	1.31	0.15
ROSA	0.55	0.10
SurgiScope	0.92	0.05
Renaissance	0.95	n/a
iSYS1	1.05	0.10

经许可转载，引自 Fomenko 和 Serletis[39]

着这项技术的发展，产生更具成本效益的解决方案和更直观的用户界面将非常重要。此外，机器人神经导航技术在癫痫手术中的应用效果还需进一步研究[44]。很少有前瞻性的研究从安全性和癫痫发作结果方面评价这些方法。新系统的迅速发展应与这些技术进步的认真研究和考虑相结合。神经导航技术的适当发展和应用将有助于改善神经外科手术结果，进而更好地治疗大量患有药物难治性癫痫的患者。

参考文献

[1] Feindel W, Leblanc R, de Almeida AN. Epilepsy surgery: historical highlights 1909–2009. Epilepsia 2009;50(Suppl 3):131–151

[2] Magiorkinis E, Diamantis A, Sidiropoulou K, Panteliadis C. Highlights in the history of epilepsy: the last 200 years. Epilepsy Res Treat 2014;2014:582039

[3] Roessler K, Sommer B, Grummich P, et al. Improved resection in lesional temporal lobe epilepsy surgery using neuronavigation and intraoperative MR imaging: favourable long term surgical and seizure outcome in 88 consecutive cases. Seizure 2014;23(3):201–207

[4] Hodaie M, Musharbash A, Otsubo H, et al. Image-guided, frameless stereotactic sectioning of the corpus callosum in children with intractable epilepsy. Pediatr Neurosurg 2001;34(6):286–294

[5] Stone SSD, Rutka JT. Utility of neuronavigation and neuromonitoring in epilepsy surgery. Neurosurg Focus 2008;25(3):E17

[6] Chamoun RB, Nayar VV, Yoshor D. Neuronavigation applied to epilepsy monitoring with subdural electrodes. Neurosurg Focus 2008;25(3):E21

[7] Iida K, Otsubo H. Stereoelectroencephalography: indication and efficacy. Neurol Med Chir (Tokyo) 2017;57(8):375–385

[8] Anderson WS, Kossoff EH, Bergey GK, Jallo GI. Implantation of a responsive neurostimulator device in patients with refractory epilepsy. Neurosurg Focus 2008;25(3):E12

[9] Perlmutter JS, Mink JW. Deep brain stimulation. Annu Rev Neurosci 2006;29(1):229–257

[10] Heck CN, King-Stephens D, Massey AD, et al. Two-year seizure reduction in adults with medically intractable partial onset epilepsy treated with responsive neurostimulation: final results of the RNS System Pivotal trial. Epilepsia 2014;55(3):432–441

[11] Téllez-Zenteno JF, Dhar R, Wiebe S. Long-term seizure outcomes following epilepsy surgery: a systematic review and meta-analysis. Brain 2005;128(Pt 5):1188–1198

[12] Shukla ND, Ho AL, Pendharkar AV, Sussman ES, Halpern CH. Laser interstitial thermal therapy for the treatment of epilepsy: evidence to date. Neuropsychiatr Dis Treat 2017;13:2469–2475

[13] Ho AL, Sussman ES, Pendharkar AV, et al. Improved operative efficiency using a real-time MRI-guided stereotactic platform for laser amygdalohippocampotomy. J Neurosurg 2018;128(4):1165–1172

[14] Milton J. Medically intractable epilepsy. In: Epilepsy as a Dynamic Disease. Berlin, Heidelberg: Springer Berlin Heidelberg; 2003:1–14

[15] van der Loo LE, Schijns OEMG, Hoogland G, et al. Methodology, outcome, safety and in vivo accuracy in traditional frame-based stereoelectroencephalography. Acta Neurochir (Wien) 2017;159(9):1733–1746

[16] Schulder M. Handbook of Stereotactic and Functional Neurosurgery. 2003. Marcel Dekker. Available at: http://doi.org/10.1201/9780203912416. Accessed February 25, 2019

[17] Smith JS, Quiñones-Hinojosa A, Barbaro NM, McDermott MW. Frame-based stereotactic biopsy remains an important diagnostic tool with distinct advantages over frameless stereotactic biopsy. J Neurooncol 2005;73(2):173–179

[18] Safaee M, Burke J, McDermott MW. Techniques for the application of stereotactic head frames based on a 25-year experience. Cureus 2016;8(3):e543

[19] Mirzadeh Z, Chapple K, Lambert M, Dhall R, Ponce FA. Validation of CT-MRI fusion for intraoperative assessment of stereotactic accuracy in DBS surgery. Mov Disord 2014;29(14):1788–1795

[20] Matias CM, Frizon LA, Nagel SJ, Lobel DA, Machado AG. Deep brain stimulation outcomes in patients implanted under general anesthesia with frame-based stereotaxy and intraoperative MRI. J Neurosurg 2018;129:1572–1578

[21] Schuurman PR, de Bie RMA, Majoie CBL, Speelman JD, Bosch DA. A prospective comparison between three-dimensional magnetic resonance imaging and ventriculography for target-coordinate determination in frame-based functional stereotactic neurosurgery. J Neurosurg 1999;91(6):911–914

[22] Kramer DR, Halpern CH, Buonacore DL, et al. Best surgical practices: a stepwise approach to the University of Pennsylvania deep brain stimulation protocol. Neurosurg Focus 2010;29(2):E3

[23] Holl EM, Petersen EA, Foltynie T, et al. Improving targeting in image-guided frame-based deep brain stimulation. Neurosurgery 2010;67(2, Suppl Operative):437–447

[24] Serletis D, Bulacio J, Bingaman W, Najm I, González-Martínez J. The stereotactic approach for mapping epileptic networks: a prospective study of 200 patients. J Neurosurg 2014;121(5):1239–1246

[25] Vakharia VN, Sparks R, O'Keeffe AG, et al. Accuracy of intracranial electrode placement for stereoencephalography: a systematic review and meta-analysis. Epilepsia 2017;58(6):921–932

[26] Brown M-G, Drees C, Nagae LM, Thompson JA, Ojemann S, Abosch A. Curative and palliative MRI-guided laser ablation for drug-resistant epilepsy. J Neurol Neurosurg Psychiatry 2018;89(4):425–433

[27] Mehta AD, Labar D, Dean A, et al. Frameless stereotactic placement of depth electrodes in epilepsy surgery. J Neurosurg 2005;102(6):1040–1045

[28] Nowell M, Rodionov R, Diehl B, et al. A novel method for implementation of frameless StereoEEG in epilepsy surgery. Neurosurgery 2014;10(4, Suppl 4):525–533, discussion 533–534

[29] Lawton MT, Golfinos JG, Geldmacher TR, Spetzler RF. The state of the art of neuronavigation with frameless stereotaxy in intracranial neurosurgery. Operative Techniques in Neurosurgery 1998;1(1):27–38

[30] Widmann G, Schullian P, Ortler M, Bale R. Frameless stereotactic targeting devices: technical features, targeting errors and clinical results. Int J Med Robot 2012;8(1):1–16

[31] Golfinos JG, Fitzpatrick BC, Smith LR, Spetzler RF. Clinical use of a frameless stereotactic arm: results of 325 cases. J Neurosurg 1995;83(2):197–205

[32] Holloway KL, Gaede SE, Starr PA, Rosenow JM, Ramakrishnan V, Henderson JM. Frameless stereotaxy using bone fiducial markers for deep brain stimulation. J Neurosurg 2005;103(3):404–413

[33] Ortler M, Sohm F, Eisner W, et al. Frame-based vs frameless placement of intrahippocampal depth electrodes in patients with refractory epilepsy: a comparative in vivo (application) study. Neurosurgery 2011;68(4):881–887, discussion 887

[34] Oertel J, Gaab MR, Runge U, Schroeder HWS, Wagner W, Piek J. Neuronavigation and complication rate in epilepsy surgery. Neurosurg Rev 2004;27(3):214–217

[35] Spetzger U, Laborde G, Gilsbach JM. Frameless neuronavigation in modern neurosurgery. Minim Invasive Neurosurg 1995;38(4):163–166

[36] Narang SK. Intraoperative Imaging in Neurosurgery (Vol. 85). Jaypee Brothers Medical Publisher; 2003

[37] Faria C, Erlhagen W, Rito M, De Momi E, Ferrigno G, Bicho E. Review of robotic technology for stereotactic neurosurgery. IEEE Rev Biomed Eng 2015;8:125–137

[38] Lefranc M, Capel C, Pruvot AS, et al. The impact of the reference imaging modality, registration method and intraoperative flat-panel computed to-mography on the accuracy of the ROSA® stereotactic robot. Stereotact Funct Neurosurg 2014;92(4):242–250

[39] Fomenko A, Serletis D. Robotic stereotaxy in cranial neurosurgery: a qualitative systematic review. Neurosurgery 2018;83(4):642–650

[40] González-Martínez J, Bulacio J, Thompson S, et al. Technique, results, and complications related to robot-assisted stereoelectroencephalography. Neurosurgery 2016;78(2):169–180

[41] Brandmeir NJ, Savaliya S, Rohatgi P, Sather M. The comparative accuracy of the ROSA stereotactic robot across a wide range of clinical applications and registration techniques. J Robot Surg 2018;12(1):157–163

[42] Miller BA, Salehi A, Limbrick DD Jr, Smyth MD. Applications of a robotic stereotactic arm for pediatric epilepsy and neurooncology surgery. J Neurosurg Pediatr 2017;20(4):364–370

[43] Menaker SA, Shah SS, Snelling BM, Sur S, Starke RM, Peterson EC. Current applications and future perspectives of robotics in cerebrovascular and endovascular neurosurgery. J Neurointerv Surg 2018;10(1):78–82

[44] Sonvenso DK, Itikawa EN, Santos MV, et al. Systematic review of the efficacy in seizure control and safety of neuronavigation in epilepsy surgery: the need for well-designed prospective studies. Seizure 2015;31:99–107

第二篇　有创性脑电图研究
INVASIVE EEG STUDIES

第3章　硬膜下颅内电极植入技术：钉状电极、条状电极和栅状电极植入
Peg, Strip, and Grid Implantation

Frederick L. Hitti　Vivek P. Buch　Benjamin C. Kennedy　Timothy W. Vogel　Gregory G. Heuer
Robert R. Goodman　Gordon H. Baltuch　Phillip B. Storm **著**

赵　萌 **译**

关宇光　张　博 **校**

摘要

　　癫痫是一种常见的神经系统疾病，常以药物治疗作为首选，其中有20%～30%的患者经多种抗癫痫药物治疗后仍然无法得到控制，需要通过评估后手术治愈。术前的无创评估包括脑电图、颅脑磁共振成像和正电子发射体层摄影等，如果无创评估无法完成手术定位，需要通过颅内电极技术来辅助定位。本章我们将充分探讨颅内电极植入的相关内容，如颅内电极的发展历史、进行颅内电极植入的患者选择、不同颅内电极的手术方式，以及监测结果的分析解读等内容。

关键词

　　钉状电极，条状电极，栅状电极，硬膜下电极，颅内电极，颅内电极脑电图，癫痫外科，有创性脑电图

一、概述

癫痫是一种常见的神经系统疾病，患病率为0.5%～1%[1, 2, 3]，20%的患者经足量足疗程的药物治疗后仍然无法得到控制[4, 5, 6, 7]。目前认为，有3%～12%的癫痫患者和30%～50%的药物难治性癫痫患者可以尝试手术治疗[8, 9]。通常来讲，手术是针对"癫痫发作起始区"的脑部皮质切除，"癫痫

发作起始区"也就是通常所说的致痫区（EZ）。药物难治性癫痫患者是否存在手术指征，需要经过一系列的评估后决定（见后文），评估后的手术切除是药物难治性癫痫患者的主要治疗方式。在手术过程中可能会用到一系列术中测试技术，如通过神经电刺激的方法确定皮质功能；通过术中脑电技术寻找可疑致痫皮质，为制订手术方案提供依据。对大多数患者而言，术前的无创检查结果决定了是否需

要进行深入评估，而深入评估的结果则决定了具体的手术方案，即是进行切除性手术还是神经调控手术（如 RNS），而所谓的"深入评估"指的就是颅内电极评估技术。

外科手术切除依赖于癫痫病灶的精准定位。所谓精准，是指最大限度地切除致痫区，且对脑功能的影响最小。研究发现手术治疗失败最常见的原因是致痫区切除不够完全[10]。

采取有创性评估手段的标准包括：①致痫区无法定侧、定位；②无创检查结果不一致；③致痫区位于重要功能区；④评价致痫区与影像学病变的关系[11]。

颅内电极植入后需要进行长程的颅内电极脑图监测，收集患者发作间期的脑电数据，记录发作期的脑电起始及扩散模式，并且必要时可以进行功能区皮质电刺激检查（依据电极型号和位置）。虽然皮质电刺激检查可以在术中进行，但是术外的电刺激检查具有以下优点：①术中检测手段相对单一，而颅内电极植入的患者可以进行相对复杂的认知功能评价；②术中检测时间≤ 1～2h，而颅内电极的检测可以进行数天，显著提升了可检测时间；③颅内电极技术为无法耐受术中唤醒的患者提供了检测机会。颅内电极监测的结果可以决定具体的手术切除方案，也可以为进行 RNS 的植入提供精准定位。颅内电极的型号包括硬膜外电极、硬膜下电极和深部电极（见后文）。头皮脑电的记录电极与神经细胞之间存在脑膜、颅骨、头皮等其他组织的干扰，而颅内电极与头皮脑电不同，它直接记录了大脑神经细胞的电活动，衰减更少且具有更优的信噪比。有研究证实使用颅内电极技术记录到的大脑皮质电位幅度通常是头皮脑电记录的 2～58 倍[12]。

本章将详细介绍硬膜外电极和硬膜下电极的应用，包括它们的发展、植入患者的选择、植入的策略、手术技术和患者结局等。

二、历史

1939 年，蒙特利尔神经研究所的 Wilder Penfield 和 Herbert Jasper 首次进行了有创性的硬膜外电极植入手术[13, 14]。他们给 1 名头皮脑电显示双侧颞叶癫痫样放电的患者进行了双侧的硬膜外电极植入，并记录到了该患者的癫痫样放电起始于左侧颞叶，手术切除后治愈。1949 年，Hayne 和 Meyers 第一次报道了使用立体定向植入脑深部电极并进行脑电监测[15]。同时期还有 Talairach 和 Bancaud 采用立体定向植入脑深部电极，开创了立体脑电图（stereoelectroencephalography，SEEG）技术的应用，成为第一个应用颅内电极连续监测技术，记录脑电发作起始来指导癫痫病灶切除的中心[16]。虽然早在 20 世纪 50 年代就有一些患者进行了硬膜下电极的植入[17]，但直到 20 世纪 80 年代，这些条状电极和栅状电极的应用才逐渐流行起来[18]。本章将重点介绍皮质电极（钉状电极、条状电极和栅状电极）在药物难治性癫痫患者评估和治疗中的应用。

三、患者选择

癫痫患者的评估通常包括视频 / 脑电图（video/electroencephalogram，EEG）监测、为寻找与局灶性癫痫发作相关的结构异常而定制的磁共振成像（magnetic resonance imaging，MRI）、发作间期正电子发射体层摄影（positron emission tomography，PET）、发作期单光子发射计算机体层摄影（SPECT）、脑磁图（magnetoencephalography，MEG）、全面的神经心理学评估及 Wada 试验。此外，还有很多中心还进行功能磁共振成像的评价。通常来讲，当患者症状学与脑电结果一致且起源局限的患者便可考虑手术切除，手术入路可根据不同的癫痫中心而有所不同。多数情况下除了症状学和脑电图，这类患者的颅脑 MRI 在相应的脑区也会存在结构上的异常，常见的 MRI 异常包括海绵状畸形、单侧海马硬化或低级别肿瘤及错构瘤。通常能够进行癫痫病灶定位的患者应在术前制订好手术计划（如颞叶切除），或根据术中脑电（intraoperative electrocorticography，ECoG）来确定手术方案。当无创检查无法确定手术切除部位时，就需要通过有创的颅内电极技术来确定致痫区范围并指导手术切除，同时明确切除部位所具有的功能，从而保护重要的大脑皮质。总的来说，需要进行颅内电极植入的患者通常是影像学上没有明确的病灶，或有病灶但与脑电起始不一致，或脑电无法定侧，或脑电能定侧但无法定位的患者。

四、电极类型

电极的类型主要依据电极在颅内的位置及电极本身的形态进行分类。钉状电极外形呈蘑菇状，电极芯是钢制或铂金构成，上有硅胶帽覆盖（图 3-1）。此类电极通常经颅骨钻孔后放置在硬膜外腔，临床多用于癫痫病灶的定侧。当由于颅骨解剖学因素（如颅骨缺损）导致无法进行头皮脑电监测或头皮脑电无法进行癫痫病灶定侧时常用此电极辅助定侧[19, 20]。钉状电极无法直接记录大脑皮质，因此在癫痫病灶定位方面受限。此外，由于钉状电极外形所限，无法监测额底及颞底区域。不过，经过改良后的钉状电极外形变成了圆柱形，可用于额底及颞底区域的监测。因为这类电极放置在硬膜外腔，硬脑膜是完好无损的，所以颅内血肿和感染等并发症的发生率较低。

条状电极的电极触点为钢制或铂金，呈线性排列，并嵌入外层的硅胶片中（图 3-2A），电极触点多为 4 个或 8 个，触点间隔 10mm。放置条状电极可通过颅骨钻孔或是开瓣放置，通常放置在硬膜下皮质表面。条状电极既可用于术中监测，也可用于术后的长程监测。与栅状电极相比，由于条状电极较窄，因此它可以通过一些缝隙放置到较深的部位进行监测，比如条状电极可以通过颅底间隙放置于颞底，记录内侧颞叶结构的电活动。

硬膜下栅状电极的电极触电呈矩形或正方形排列，并嵌入外层的硅胶片中（图 3-2B），通常电极触点为 10～64 个，也可根据需求设计成任意形状。

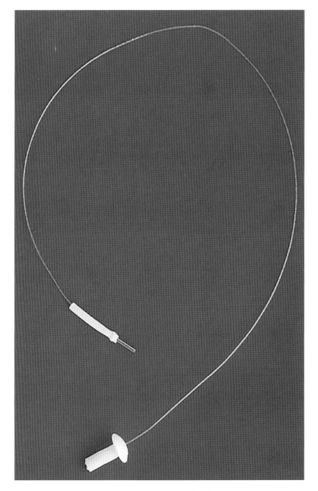

▲ 图 3-1 钉状电极

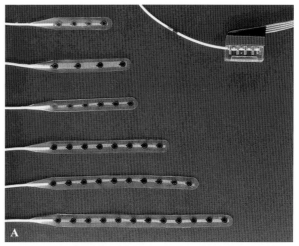

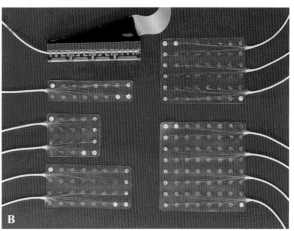

▲ 图 3-2 硬膜下电极

A. 条状电极；B. 栅状电极（图片由美国威斯康星州拉辛市 AD-TECH 医疗器械公司提供）

栅状电极通常经大骨窗开颅后放置皮质表面。与钉状电极等其他硬膜外电极相比，条状电极和栅状电极有一个共同的优点就是可以通过电刺激对大脑皮质进行研究。

五、电极植入计划

电极设计方案需要癫痫外科团队针对可能的致痫区（或癫痫病灶）为患者量身定制出一个设计方案，设计方案的参考依据主要是术前的各项无创检查结果。明确的局灶起源患者可直接进行手术切除，只有当致痫区（或癫痫病灶）有多个可能的定位时，才考虑进行有创的颅内电极监测。

在制订电极植入方案时，致痫区能否定侧是重要的参考依据之一，这依赖于头皮脑电结果和症状学的证据，综合分析发作间期的癫痫样电活动、发作起始部位，以及早期传导的结果。如果发作症状学典型并且发作期脑电均指向一侧起始，则此类患者适用于单侧的电极植入（见后文）。如果致痫区侧别不明确，可能需要进行双侧的电极植入，双侧电极植入的患者常见于内侧颞叶起始且侧别不明；另一部分双侧电极植入的患者见于颞叶以外其他部位起始且快速泛化传导到对侧半球，这类患者的致痫区起始通常位于近中线区，但不能排除双侧均有独立病灶的可能。常见植入的电极有硬膜外电极（典型的有钉状电极）、硬膜下电极和深部电极。通常来讲，电极应对称放置，以避免因快速传导而导致的定侧不明，一般认为典型的对侧传导常定位于对侧半球的镜像脑区，因此在双侧半球的对应脑区均覆盖电极，目的是为了捕捉同侧放电。最早的双侧电极植入采用的是钉状电极，目的是明确放电起始[21]。还有卵圆孔（foramen ovale，FO）电极[22-24]是另一种用于内侧颞叶癫痫定侧的诊断方式[25]，这类电极呈针状，从面部皮肤进入，穿过卵圆孔到达颞叶钩回部位的蛛网膜下腔间隙。在 20 世纪 80 年代末和 90 年代初，许多癫痫中心广泛采用了钉状电极和卵圆孔电极进行颞叶癫痫的定侧诊断。同样在 20 世纪 80 年代，采用更为精确的立体定向技术进行深部电极植入的方法得到广泛应用，这种深部电极的对称放置也越来越多地被用于致痫区定侧的诊断[26-29]，后续我们将有单独部分对深部电极进行

详细讨论。有许多癫痫中心的外科团队采用双侧植入条状电极进行癫痫病灶的定位诊断[30-33]，单侧通常会放置 4 个条状电极，覆盖的脑区包括额底、颞底和纵裂。如前所述，计划所覆盖的脑区是根据无创性检查结果决定的，且对称放置很重要，因为癫痫放电的扩散常发生在大脑的某个特定区域到对侧的对应区域。

对于发作起始可以定侧的患者而言，电极植入方案，包括多个深部电极（即 SEEG），或硬膜下条状和栅状电极，或皮质电极联合深部电极一起进行。多数中心通常会采取其中的一种，还有的中心则 3 种方式同时采用，具体采用何种方法则主要依据每个患者在术前根据无创评估所作出的假设。在多数情况下，具体采用何种电极埋藏方式常与电极设计者的经验和偏好有关。本章主要关注硬膜下条状和栅状电极的植入。电极覆盖的脑区应为致痫区起始的可能区域，或是重要的皮质功能区，依据便是所有的无创性检查结果，包括症状学、间期和发作期头皮脑电、MRI、PET 和 SPECT、神经心理评估及 Wada 试验等。症状学可以帮助我们进行定位，例如恐惧先兆或似曾相识感伴随着行为终止、自动运动等常是典型的内侧颞叶起始；夜间出现的短暂性过度运动常提示前额叶起始；视觉先兆或是躯体感觉先兆常提示顶叶或是枕叶发作。术前可根据评估结果制作电极放置示意图，标明所要放置电极的位置（图 3-3）。例如，如果发作起始定位于患者优势半球侧的颞叶，但是不确定到底是外侧颞叶还是内侧颞叶，这时电极的设计计划应覆盖外侧颞叶、颞底，以及内侧颞叶区域，包括颞上回后部区域，以便将来必要时进行语言功能测定。

六、手术技术

硬膜下电极植入需在全身麻醉下进行。条状电极（图 3-2A）可以通过颅骨钻孔或开颅完成放置。有时电极在硬膜下放置可能会超出硬膜显露的边缘，导致电极某些部分被硬膜覆盖而不能被直接看到。电极在某个特定脑区的放置可以通过开颅直视下放置，或是无框架立体定向导航技术放置，或是通过术中 C 臂定位放置来实现。有些中心采用神经内镜技术实现扩展硬膜下的可视化范围[30]。有时也

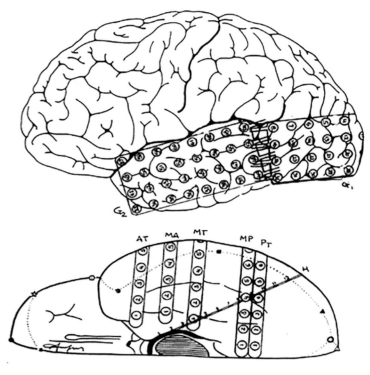

▲ 图 3-3　条状电极和栅状电极放置示意图

会利用牵开器或是脑压板轻轻推开脑组织，并引导条状电极进入硬膜下覆盖在脑组织表面。放置过程中需要不断冲洗，从而减少电极与脑组织表面的粘连或是电极卷曲的可能。需要注意的是避免损伤皮质静脉，否则会引起硬膜下出血从而导致静脉血栓形成。由于有损伤皮质静脉的可能，所以在纵裂放置电极，或是当电极靠近大型皮质静脉（如 Labbé 静脉）或静脉窦时，必须格外小心。术中持续冲洗、轻柔的操作、精准的手感均有助于避免损伤这些皮质静脉。此外，还需要注意的是要避免电极穿透软脑膜进入脑组织，引起皮质损伤。条状电极单独应用常见于致痫区侧别不明的患者，或用于颞叶癫痫的研究。手术方法通常是在双侧耳屏前、颧骨上行直切口，在颞骨鳞部开小骨窗，或钻孔放置电极，常放置多个 4 触点的条状电极，覆盖区域包括海马旁回、颞中下回等。通常将电极头端放在小脑幕缘前，可使 4 个触点均能覆盖颞底，放置时小心辨别小脑幕缘，注意减少颞底静脉的损伤。另外一种放置方法是通过颞极内侧的蝶骨小翼沿着海马旁回长轴放置一条较长的条状电极[34-38]。此外，条状

电极同样也可以放置在外侧颞叶皮质表面，如 T 形条状电极可以覆盖颞叶前后的区域。如果需要在颞外区域放置电极，则根据具体部位决定是钻孔还是开颅。对于额叶外侧面的电极植入，可以在冠状缝前 4cm，中线旁开 2cm 钻孔，放置条状电极。如果是需要半球间电极植入，通常会在双侧开颅，这样可以有较好的可视条件，避免损伤皮质静脉。L 形的 6 触点电极或是 8 触点电极常被用来最大限度地覆盖额叶和顶叶内侧面，包括扣带回区域。一旦条状电极放置好后，用套管将导线通过皮下隧道穿出头皮，尽量避免引起电极移位，穿出头皮的导线可以利用其周边切口缝合时的丝线固定，以防止导线移位及脑脊液丢失。每个电极要用颜色或编号区别开，并记录位置。有些癫痫中心通过术中记录确认电极是否能够正常工作。

对于单侧的有创检查，常采取硬膜下条状和栅状电极组合的方法进行监测。神经内外科共同组成的多学科团队通过术前评估，决定电极要植入的脑区。如果需要备皮，通常会把手术切口及电极导线周围的头发卷起保护好后进行小范围的局部备皮。

完成植入后，保留的头发可以很好地掩盖伤口。对于备皮范围与头皮感染的相关性已有研究认为，不论是全部备皮还是保留头发的局部备皮对于手术切口的感染率来讲没有明显区别（其结果尚未发表）。此外，术前准备一份详细的电极示意图（图 3-3）可以很好地帮助指导手术的完成。需要强调的是，在剪开硬膜时，要最大限度地显露脑组织，特别是在处理蝶骨棘硬脑膜时可呈 C 形剪开，而在向矢状窦方向剪开硬膜时，要注意观察脑表面的血管情况，避免损伤到静脉。术中可通过无框架立体定向导航设备，辅助识别大脑可能存在的病变（若存在），或是皮质的解剖结构。躯体感觉诱发电位可帮助中央沟的识别，皮质刺激可用于确认运动皮质的位置。

对于脑部结构没有病灶的患者来说，电极植入需要尽可能覆盖全部的皮质表面（图 3-4A），或是尽可能覆盖可能的致痫皮质区域（图 3-4B）。电极放置完毕后，照相记录电极与皮质的位置关系，同时记录皮质表面的重要解剖结构，放置电极前后的图像对比对于后期切除性手术会有帮助。在栅状电极覆盖区域外还可放置一些条状电极以扩大监测区域。最后，导线从硬膜边缘顺出，缝合硬膜，记录并标记好电极的位置和颜色，确保每排电极有唯一的电极标志色。硬膜可不用严密缝合，但有研究报

道这样可能会导致严重的占位效应、剧烈的头痛及脑脊液漏等。近年来有学者发现采用人工硬脑膜并减张缝合可以有效改善上述症状，用厚 1mm、大小 8cm×16cm（亚拉巴马州伯明翰 BioHorizons 公司）的人工硬脑膜代替原硬脑膜，再用 4-0 的丝线连续缝合，不但可以起到水密缝合的效果，也可以扩大硬膜下腔隙，最后用一种暂时性的硬脑膜代替物来增强硬脑膜缝合的密闭性（新泽西州普兰斯伯罗市 Integra Life Sciences 公司）。

缝合硬膜后将骨瓣悬浮或是用颅骨连接板将骨瓣松散地固定，然后逐层缝合帽状腱膜及皮肤。与条状电极一样，将导线通过皮下隧道从顶部穿出头皮，减少脑脊液丢失，并记录好每根导线的颜色。放置硬膜下引流可以减少术后迟发性硬脑膜下血肿的发生[39]。术后采用薄层 CT 扫描及重建技术获得电极的三维成像效果图，并与术前磁共振图像融合可以获得电极在大脑皮质表面的精确定位，有助于明确电极触点与皮质表面解剖的关系（图 3-5）。

有证据表明，这种有创性检查常因获取信息不足而需要再次手术来重新放置电极或增加颅内电极的放置[40, 41]。在一项研究中观察了 183 名患者，其中 18 名患者进行了重新定位或二次电极植入，结果有 13 人出现了新的致痫区。此外，研究发现通

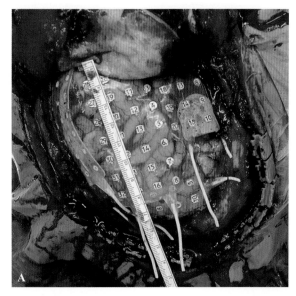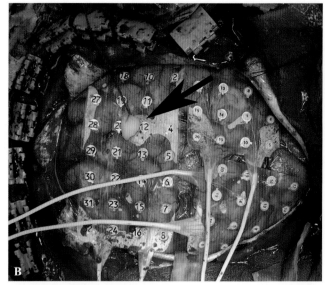

▲ 图 3-4　栅状电极术中照片

两幅图中，上方均为大脑前部，左侧均为近中线区。A. 非损伤性半球病例的栅状电极放置图；B. 脑组织存在病变的栅状电极示意图，病变用棉花球表示（大黑箭）。注意向中线剪开硬膜时要避免损伤皮质静脉

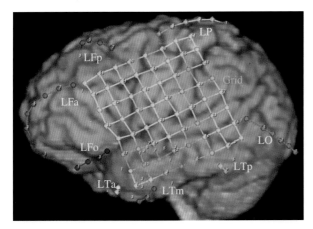

▲ 图 3–5　计算机处理后的图像，显示了电极触点在皮质的位置

（图片由 Ashesh Mehta 博士提供）

过二次手术来增加电极记录，结果可使预计手术治疗预后不良的患者获益[42]。

七、电极植入后管理

术毕，患者前往麻醉恢复室或重症监护室等待清醒拔管。许多中心，一旦患者平稳后即转入脑电监测病区进行长时程视频脑电监测。监测中有时要用必要的手段来诱发发作，如减药和停药、过度劳累或睡眠剥夺等。通常围术期抗生素是被严格限制使用的，但也有中心在电极监测的整个过程中一直使用抗生素。有证据表明持续应用抗生素可以减少感染的发生[43]。通常情况下，术中可使用类固醇类药物，并在术后几天内逐渐减少（如耐受）[44]。多数中心关于头部切口换药都有要求，通常每 3～7 天或是发生脑脊液漏时更换一次头部敷料。如果出现了脑脊液沿着导线渗出的情况，则需要进行加针缝合或生物胶水黏合头皮来进行处理。术后早期的头部 CT 扫描有助于明确电极位置，以及是否存在颅内血肿或硬膜下积液的情况[45]，同时也可为后续的监测提供一个基线参考，用于对比后期可能出现的血肿、静脉性梗死或是感染等情况。当颅内电极脑电信息能够明确致痫区定位后可根据需要进行皮质功能测定，当一切都完成后，患者需要再次手术取出电极并进行致痫区的切除，许多医生通过对取出的电极进行细菌培养，以明确术后是否需要抗生素治疗。当切除手术完成时，需要用钛片将骨瓣进行固定。

八、结果 / 并发症

电极植入的目的是希望通过最终的外科手术治疗癫痫，并减少死亡率。经验表明，有相当比例的患者实现了术后的无发作[46, 47] 或有意义的改善[34, 35]。但是，这部分进行电极植入的患者，其术后疗效仍然要低于那些无须颅内电极评估即可进行致痫区定位并一次手术切除的患者[48, 49]。对于 MRI 阴性的患者，手术切除主要依赖于脑电图的结果，因而获得发作终止的概率较低，失败的具体原因不清，但通常认为是未能准确找到致痫区所在的位置，或是由于致痫区位于重要的功能区而无法进行彻底切除。

硬膜下电极术后并发症的发生率为 13%～19%，死亡率较低（0%～0.85%）[50, 51]。术后严重并发症（如永久性的神经功能缺损）的发生率 < 2%[47, 52-54]。常见的术后并发症包括无菌性脑膜炎、感染（0%～12.1%）和脑脊液漏（19%～20%）。报道的其他并发症包括脑挫伤 / 脑出血（8%）、硬膜外血肿（2%～2.5%）、硬脑膜下血肿（7%～14%）和脑梗死（1.5%）。此外，由于栅状电极可对大脑皮质形成挤压作用，可使得在没有别的刺激作用下也会出现与本身致痫区无关的癫痫发作[55]。在电极植入的整个过程中，必须密切监测患者可能出现的神经功能缺损或感染，并及时提供适当的诊断和治疗。

硬膜下电极聚合现象在术后常有发生，由于电极存在于硬膜下腔隙，因此监测过程中可能会出现电极的移位聚集。虽然 CT 扫描可以帮助动态监测这些变化，但查体对于评估更有意义[56]。我们的经验认为，由于硬膜下电极的伪影，有时可误导 CT 的判读（图 3-6）。因此，有必要行骨窗相的 CT 扫描，可以检测到电极在硬膜下的聚合现象（图 3-6B）。

九、结论

在许多药物难治性癫痫患者中，硬膜外和硬膜下颅内电极监测可以提升对于致痫区的识别，并明确致痫区与重要功能的关系，从而指导手术切除的制订或确定 RNS 的刺激位置。需要注意的是，熟练的外科手术技术是减少术后并发症的关键。

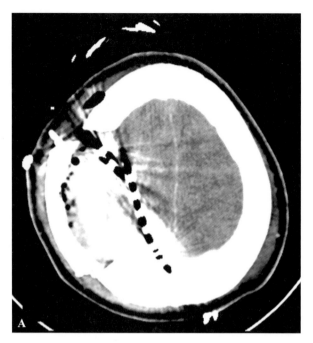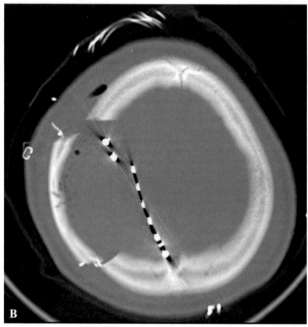

▲ 图 3-6　电极植入后 CT 显示硬脑膜下血肿，需要进行急诊手术评估

A. 组织窗查看脑实质，注意栅状电极植入时产生的明显伪影使得精确评估变得困难；B. 骨窗相观察颅骨，可以清晰地看到栅状电极的偏移，在硬膜下聚集在一起

参考文献

[1] Thurman DJ, Beghi E, Begley CE, et al; ILAE Commission on Epidemiology. Standards for epidemiologic studies and surveillance of epilepsy. Epilepsia 2011;52Suppl 7:2–26

[2] Hauser WA, Hesdorffer DC. Epilepsy: Frequency Causes and Consequences. New York, NY: Demos Medical Pub; 1990

[3] Wiebe S, Bellhouse DR, Fallahay C, Eliasziw M. Burden of epilepsy: the Ontario Health Survey. Can J Neurol Sci 1999;26(4):263–270

[4] Fisher RS, van Emde Boas W, Blume W, et al. Epileptic seizures and epilepsy: definitions proposed by the International League Against Epilepsy (ILAE) and the International Bureau for Epilepsy (IBE). Epilepsia 2005;46(4):470–472

[5] Kwan P, Brodie MJ. Early identification of refractory epilepsy. N Engl J Med 2000;342(5):314–319

[6] Kwan P, Brodie MJ. Refractory epilepsy: a progressive, intractable but preventable condition? Seizure 2002;11(2):77–84

[7] Sander JW. Some aspects of prognosis in the epilepsies: a review. Epilepsia 1993;34(6):1007–1016

[8] Engel J Jr, Wiebe S, French J, et al; Quality Standards Subcommittee of the American Academy of Neurology. American Epilepsy Society. American Association of Neurological Surgeons. Practice parameter: temporal lobe and localized neocortical resections for epilepsy: report of the Quality Standards Subcommittee of the American Academy of Neurology, in association with the American Epilepsy Society and the American Association of Neurological Surgeons. Neurology 2003;60(4):538–547

[9] Engel J Jr, McDermott MP, Wiebe S, et al; Early Randomized Surgical Epilepsy Trial (ERSET) Study Group. Early surgical therapy for drug-resistant temporal lobe epilepsy: a randomized trial. JAMA 2012;307(9):922–930

[10] Wyler AR, Hermann BP, Richey ET. Results of reoperation for failed epilepsy surgery. J Neurosurg 1989;71(6):815–819

[11] Dubeau F, McLachlan RS. Invasive electrographic recording techniques in temporal lobe epilepsy. Can J Neurol Sci 2000;27(Suppl 1):S29–S34, discussion S50–S52

[12] Fisch B. Fisch and Spehlmann's EEG Primer: Basic Principles of Digital and Analog EEG. 3rd ed. Amsterdam: Elsevier; 1999

[13] Almeida AN, Martinez V, Feindel W. The first case of invasive EEG monitoring for the surgical treatment of epilepsy: historical significance and context. Epilepsia

2005;46(7):1082–1085

[14] Penfield W. The epilepsies: with a note on radical therapy. N Engl J Med 1939;221:209–218

[15] Hayne R, Meyers R, Knott JR. Characteristics of electrical activity of human corpus striatum and neighboring structures. J Neurophysiol 1949;12(3):185–195

[16] Talairach J, Bancaud J. Lesion, "irritative" zone and epileptogenic focus. Confin Neurol 1966;27(1):91–94

[17] Van Buren JM, Norris FH Jr, Hall KD, Ajmone-Marsan C. The electrographic activity of the cooled human frontal lobe and its response to hypotension. J Neurosurg 1960;17:905–922

[18] Wyler AR, Ojemann GA, Lettich E, Ward AA Jr. Subdural strip electrodes for localizing epileptogenic foci. J Neurosurg 1984;60(6):1195–1200

[19] Awad IA, Assirati JA Jr, Burgess R, Barnett GH, Luders H. A new class of electrodes of "intermediate invasiveness": preliminary experience with epidural pegs and foramen ovale electrodes in the mapping of seizure foci. Neurol Res 1991;13(3):177–183

[20] Barnett GH, Burgess RC, Awad IA, Skipper GJ, Edwards CR, Luders H. Epidural peg electrodes for the presurgical evaluation of intractable epilepsy. Neurosurgery 1990;27(1):113–115

[21] Benovitski YB, Lai A, McGowan CC, et al. Ring and peg electrodes for minimally-invasive and long-term sub-scalp EEG recordings. Epilepsy Res 2017;135:29–37

[22] Sanz-García A, Vega-Zelaya L, Pastor J, Torres CV, Sola RG, Ortega GJ. Network analysis of foramen ovale electrode recordings in drug-resistant temporal lobe epilepsy patients. J Vis Exp 2016;18(118)

[23] Steude U, Stodieck S, Schmiedek P. Multiple contact foramen ovale electrode in the presurgical evaluation of epileptic patients for selective amygdala-hippocampectomy. Acta Neurochir Suppl (Wien) 1993;58:193–194

[24] Wieser HG, Elger CE, Stodieck SR. The "foramen ovale electrode": a new recording method for the preoperative evaluation of patients suffering from mesio-basal temporal lobe epilepsy. Electroencephalogr Clin Neurophysiol 1985;61(4):314–322

[25] Arya R, Mangano FT, Horn PS, Holland KD, Rose DF, Glauser TA. Adverse events related to extraoperative invasive EEG monitoring with subdural grid electrodes: a systematic review and meta-analysis. Epilepsia 2013;54(5):828–839

[26] Ashpole RD, Fabinyi GC, Vosmansky M. A new instrument for improved accuracy of stereotactic depth electrode placement. Technical note. J Neurosurg 1996;85(2):357–358

[27] Olivier A, Bertrand G, Peters T. Stereotactic systems and procedures for depth electrode placement: technical aspects. Appl Neurophysiol 1983;46(1–4):37–40

[28] Olivier A, Gloor P, Andermann F, Quesney LF. The place of stereotactic depth electrode recording in epilepsy. Appl Neurophysiol 1985;48(1–6):395–399

[29] Worthington C, Eastman W. Depth electrode implantation device for use with the Leksell stereotactic frame. Stereotact Funct Neurosurg 1991;56(2):129–134

[30] Bahuleyan B, Omodon M, Robinson S, Cohen AR. Frameless stereotactic endoscope-assisted transoccipital hippocampal depth electrode placement: cadaveric demonstration of a new approach. Childs Nerv Syst 2011;27(8):1317–1320

[31] Joswig H, Benson CM, Parrent AG, MacDougall KW, Steven DA. Operative nuances of stereotactic Leksell frame-based depth electrode implantation. Oper Neurosurg (Hagerstown) 2018;15(3):292–295

[32] Munyon CN, Koubeissi MZ, Syed TU, Lüders HO, Miller JP. Accuracy of framebased stereotactic depth electrode implantation during craniotomy for subdural grid placement. Stereotact Funct Neurosurg 2013;91(6):399–403

[33] Oya H, Kawasaki H, Dahdaleh NS, Wemmie JA, Howard MA III. Stereotactic atlas-based depth electrode localization in the human amygdala. Stereotact Funct Neurosurg 2009;87(4):219–228

[34] Ansari SF, Maher CO, Tubbs RS, Terry CL, Cohen-Gadol AA. Surgery for extratemporal nonlesional epilepsy in children: a meta-analysis. Childs Nerv Syst 2010;26(7):945–951

[35] Ansari SF, Tubbs RS, Terry CL, Cohen-Gadol AA. Surgery for extratemporal nonlesional epilepsy in adults: an outcome meta-analysis. Acta Neurochir (Wien) 2010;152(8):1299–1305

[36] Cohen-Gadol AA, Ozduman K, Bronen RA, Kim JH, Spencer DD. Long-term outcome after epilepsy surgery for focal cortical dysplasia. J Neurosurg 2004;101(1):55–65

[37] Cohen-Gadol AA, Wilhelmi BG, Collignon F, et al. Long-term outcome of epilepsy surgery among 399 patients with nonlesional seizure foci including mesial temporal lobe sclerosis. J Neurosurg 2006;104(4):513–524

[38] Voorhies JM, Cohen-Gadol A. Techniques for placement of grid and strip electrodes for intracranial epilepsy surgery monitoring: pearls and pitfalls. Surg Neurol Int 2013;4:98

[39] Lee WS, Lee JK, Lee SA, Kang JK, Ko TS. Complications and results of subdural grid electrode implantation in epilepsy surgery. Surg Neurol 2000;54(5):346–351

[40] Lee SK, Kim K-K, Nam H, Oh JB, Yun CH, Chung C-K. Adding or repositioning intracranial electrodes during presurgical assessment of neocortical epilepsy:

electrographic seizure pattern and surgical outcome. J Neurosurg 2004;100(3):463–471

[41] Siegel AM, Roberts DW, Thadani VM, McInerney J, Jobst BC, Williamson PD. The role of intracranial electrode reevaluation in epilepsy patients after failed initial invasive monitoring. Epilepsia 2000;41(5):571–580

[42] Bauman JA, Feoli E, Romanelli P, Doyle WK, Devinsky O, Weiner HL. Multistage epilepsy surgery: safety, efficacy, and utility of a novel approach in pediatric extratemporal epilepsy. Neurosurgery 2005;56(2):318–334

[43] Wiggins GC, Elisevich K, Smith BJ. Morbidity and infection in combined subdural grid and strip electrode investigation for intractable epilepsy. Epilepsy Res 1999;37(1):73–80

[44] Araki T, Otsubo H, Makino Y, et al. Efficacy of dexamathasone on cerebral swelling and seizures during subdural grid EEG recording in children. Epilepsia 2006;47(1):176–180

[45] Silberbusch MA, Rothman MI, Bergey GK, Zoarski GH, Zagardo MT. Subdural grid implantation for intracranial EEG recording: CT and MR appearance. AJNR Am J Neuroradiol 1998;19(6):1089–1093

[46] Edwards JC, Wyllie E, Ruggeri PM, et al. Seizure outcome after surgery for epilepsy due to malformation of cortical development. Neurology 2000;55(8):1110–1114

[47] Gilliam F, Wyllie E, Kashden J, et al. Epilepsy surgery outcome: comprehensive assessment in children. Neurology 1997;48(5):1368–1374

[48] Andersson-Roswall L, Engman E, Samuelsson H, Malmgren K. Cognitive outcome 10 years after temporal lobe epilepsy surgery: a prospective controlled study. Neurology 2010;74(24):1977–1985

[49] Téllez-Zenteno JF, Hernández Ronquillo L, Moien-Afshari F, Wiebe S. Surgical outcomes in lesional and non-lesional epilepsy: a systematic review and meta-analysis. Epilepsy Res 2010;89(2–3):310–318

[50] Johnston JM Jr, Mangano FT, Ojemann JG, Park TS, Trevathan E, Smyth MD. Complications of invasive subdural electrode monitoring at St. Louis Children's Hospital, 1994–2005. J Neurosurg 2006;105(5, Suppl):343–347

[51] Simon SL, Telfeian A, Duhaime A-C. Complications of invasive monitoring used in intractable pediatric epilepsy. Pediatr Neurosurg 2003;38(1):47–52

[52] Elsharkawy AE, Alabbasi AH, Pannek H, et al. Outcome of frontal lobe epilepsy surgery in adults. Epilepsy Res 2008;81(2–3):97–106

[53] Jeha LE, Najm I, Bingaman W, Dinner D, Widdess-Walsh P, Lüders H. Surgical outcome and prognostic factors of frontal lobe epilepsy surgery. Brain 2007;130(Pt 2):574–584

[54] Kim S-K, Wang K-C, Hwang Y-S, et al. Epilepsy surgery in children: outcomes and complications. J Neurosurg Pediatr 2008;1(4):277–283

[55] Wennberg R, Gross D, Quesney F, Gross R, Olivier A, Lozano A. Transient epileptic foci associated with intracranial hemorrhage in patients with subdural and epidural electrode placement. Clin Neurophysiol 1999;110(3): 419–423

[56] Mocco J, Komotar RJ, Ladouceur AK, Zacharia BE, Goodman RR, McKhann GM II. Radiographic characteristics fail to predict clinical course after subdural electrode placement. Neurosurgery 2006;58(1):120–125, discussion 120–125

第 4 章　脑深部电极

Depth Electrodes

Om James Neeley　Irina Podkorytova　Bradley Lega　**著**

翟　锋　**译**

关宇光　王　静　**校**

摘要

　　立体脑电图（SEEG）已被用来替代硬膜下栅状电极和条状电极进行癫痫病灶定位，并证明其有效性和安全性。本章详细介绍不同的植入方法，如基于机器人的植入、基于框架的立体定向植入和无框架植入，特别是使用机器人技术进行经皮立体定向脑电定位。本章按时间顺序讲解立体定向电极的植入方法，包括术前计划、电极植入及术后护理，同时对可能出现的并发症进行综述。

关键词

　　癫痫外科，立体脑电图，癫痫病灶定位，皮质脑电图

一、概述

　　立体脑电图（SEEG）是 20 世纪 50 年代由法国科学家 Jean Talairach 和 Jean Bancaud 发展起来的，主要用于药物难治性癫痫的致痫区定位[1]。在北美地区，硬膜下栅状电极和条状电极确定致痫区的方法已逐渐被此种方法所取代。多数癫痫中心现在同时提供硬膜下电极和 SEEG 进行致痫区的定位。脑深部电极植入术是一种公认的定位致痫区的方法[2]、有多种不同的植入途径。近年来，立体定向实质电极植入取得了显著进展。本章详细介绍不同植入方法，重点介绍经皮立体脑电电极的植入（硬膜下栅状电极和硬膜条状电极的植入，见后文）。值得注意的是，这两种方法在使用上可以结合起来，每种方法的适应证在相应研究中都有详细介绍[3]。本章按时间顺序构建，呈现电极植入的步骤和手术执行情况。技术变化和并发症在本书的相关部分进行了讨论。本章讨论方法包括：①基于机器人的植入；②基于框架的立体定向植入；③无框架电极植入。

二、术前计划

　　SEEG 深部电极植入的方案应在每周 1 次的多学科癫痫会议上最终确定。在会议期间，对每个病例进行详细的讨论，包括有创性监测可能的获益。以前的一项研究阐述了我们对脑深部电极植入、硬膜下栅状及条状电极植入划分的意见[4]。根据患者癫痫发作的症状，提出电极植入方案和目标。

　　立体定向植入物的靶点取决于神经科医生和神经外科医生对于每个病例的判断，尽管少数靶点是公认的几种典型癫痫发作的靶点。这些例子包括：①单侧颞叶植入（图 4-1）；②双侧颞叶植入；③额

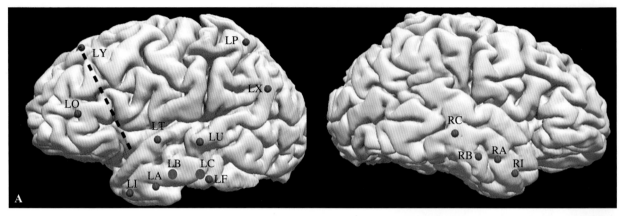

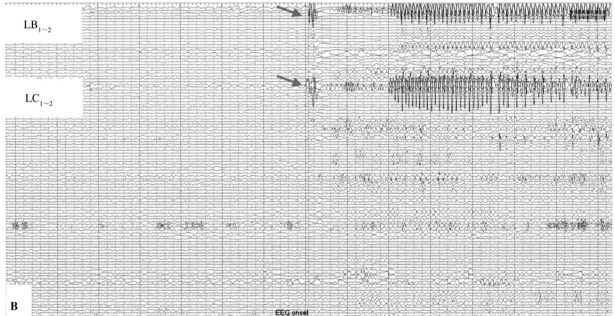

▲ 图 4-1　立体定向脑电监测下单侧颞叶癫痫发作特征性脑电图表现

A. 监测左侧内侧颞叶结构的病例。左侧内侧和外侧颞叶结构由电极覆盖，包括 LI（内嗅区）、LA（杏仁核）、LB（前海马）、LC（后海马）、LF（颞叶基底结构）。考虑颞叶癫痫时，颞叶新皮质被上述电极和颞上回后部的 LU 电极的外侧接触点覆盖。眶额叶皮质用 LO 电极覆盖（1 个电极可以覆盖双侧），在前、后岛分别用 LY 和 LT 电极，在楔前叶用 LP 电极，在后扣带回用 LX 电极。考虑到双侧独立内侧颞叶癫痫发作的可能性，强烈建议覆盖对侧内侧颞叶结构，包括 3 个典型的内侧颞叶癫痫发作部位［RB（右前海马）、RA（右杏仁核）和 RI（右内嗅区）］。也可以植入后部海马（RC 电极）。B. SEEG 监测到的癫痫发作是从左侧前部（$LB_{1\sim2}$ 电极触点）和后部（$LC_{1\sim2}$ 电极触点）海马记录到的。发作期放电位置在解剖图像和脑电图中分别用红点和红箭标记

叶植入；④围中央区植入（图 4-2）。

三、手术过程

一旦确定进行 SEEG 电极植入术，应在短期内确定所有程序及手术室的安排。根据靶点设计电极植入计划。大多数研究都将 16 个电极作为植入电极的上限。额外的电极可能会导致大脑移位和脑组织肿胀，从而影响电极放置的精度。有 3 种公认

的植入策略：①基于机器人的植入；②基于精确瞄准装置（Brain Lab，Vario-Guide）植入；③基于框架的立体定向植入。表 4-1 总结了这 3 种策略的比较。第一种方法是我们机构采用的标准方法，这些植入方法会在后面进行讨论。值得注意的是，大多数已发表的数据基本采用基于框架的方法和基于机器人引导电极植入的方法。不同方法中的另一个重要区别在于到靶点距离的计算，具体细节将会在放

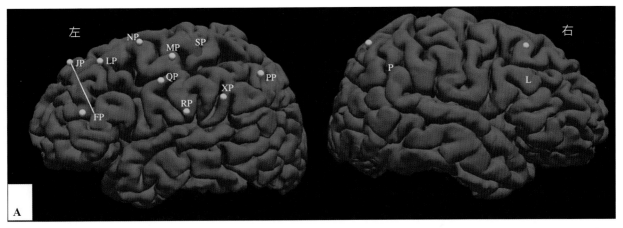

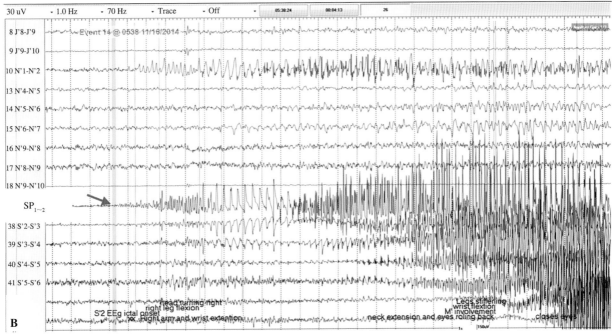

▲ 图 4-2　围中央区立体定向电极植入及特征性脑电图表现

A. 患者左侧中央区电极植入，重点是外侧和内侧运动和感觉皮质、SSMA 区，以及前运动区、前额叶和顶叶皮质取样，以划定切除的边界，还建议对相对的额叶和顶叶皮质进行对称取样。B. SEEG 监测到的发作起始于 SP2 触点（绿线）：中央旁小叶内侧和初级运动皮质后方

置螺栓之后说明。

机器人根据制订轨迹进行引导代替手动立体定向手臂。在我们机构，机器人引导定位显示了良好的病变定位能力，缩短了手术时间，下面详细介绍机器人的使用方法。精确瞄准装置，如 Vario-Guide（Brain Lab 产品），也可以用来指导电极放置。一些小组已经使用这种方法植入电极，但有较多的限制。第一，根据我们的经验，这些系统的稳定性不能确保电极植入足够准确。第二，无框架立体定向导引臂在插入角度上往往受到限制，特别是位于颅中窝下部的电极。第三，皮肤和硬脑膜的入点必须与终端靶点对齐，因为系统采用锁定机制来限制对未对齐的皮肤切口的调整。

基于框架方法根据所使用的框架的类型进一步细分。框架类型包括 Integra CRW 框架和 Leksell G 框架。虽然两者都可用于电极植入，但 CRW 框架需要能够应用 "Mohawk" 配置的立体定向软件来放置弧形框架。CRW 框架确实提供了较大的植入

表 4-1　3 种植入方法的比较

	基于框架植入 SEEG	无框架植入 SEEG	机器人植入 SEEG
是否需要框架	是	否	否
术中成像	是	否	否
精准程度（mm）	< 2	> 2	< 2
稳定性	好	可接受	好
高风险轨迹	适合	不适合	适合
均匀一致	是	否	是
软件	多种	美敦力 Brain Lab	ROSA
外科手术区域限制	是	否	否
术中改变计划的灵活性	受限	可以	可以
易实施（特殊的训练）	受限	是	是

SEEG. 立体脑电图

自由度，因此电极干扰的问题较少。Leksell G 框架不需要额外的配置，但需要使用适配件。该框架可用于 Mohawk 或标准配置。标准配置限制了电极的侧向植入，并且每个电极需要额外坐标（总计 5 个）。在 Leksell 框架采用侧向插入技术时，必须配备一个 L 形部件（图 4-3）。此部件不再作为商品进行销售，但可以定制。如果采用侧向插入技术，则无须弧形框架测量即可选择 Y 轴和 Z 轴。该轨迹是直接从侧方进入，与基于弧形插入技术相比，其速度加倍。此外，该技术坐标误差概率较低。鉴于这些优点，我们推荐使用 L 形部件的 Leksell 框架作为基于框架的电极植入方法。该方法的距离计算在图 4-4 中有具体描述。对于所有方法，必须在规划软件中记录目标位置和直接测量点的距离。

无论采用何种植入策略，术前必须完善影像学检查。在我们机构，导航 MRI 及增强扫描主要用于非病灶性患者的手术计划，目的是对动脉和静脉进行良好的可视化。图像被传输到立体定向神经导航软件，并设计轨迹以避免皮质静脉的损伤，将皮质的损伤降至最低。如果这些影像采集工作在手术前完成，患者可出院回家，并在手术当天返回。

其他机构认为术前应使用 CTA 或 DSA，以将血管破裂的风险降至最低。MRI 技术的改进和我们

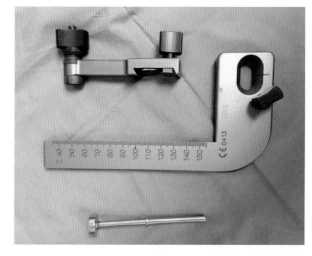

▲ 图 4-3　Leksell 的 L 形部件

最初未进行血管造影成像的结果表明，MRI 是足够的。双倍剂量对比剂是没有必要的。

四、骨基准物置入

为了保证无框架方法配准的可靠性，常在麻醉后放置基准标记。头部被抬高至 50°。如果使用 Leksell 框架作为头部固定器，则需要 6 个基准标记才能精确配准；固定钉本身可以充当基准，从而减少额外基准的数量。如果在计划电极的 4～5cm 范

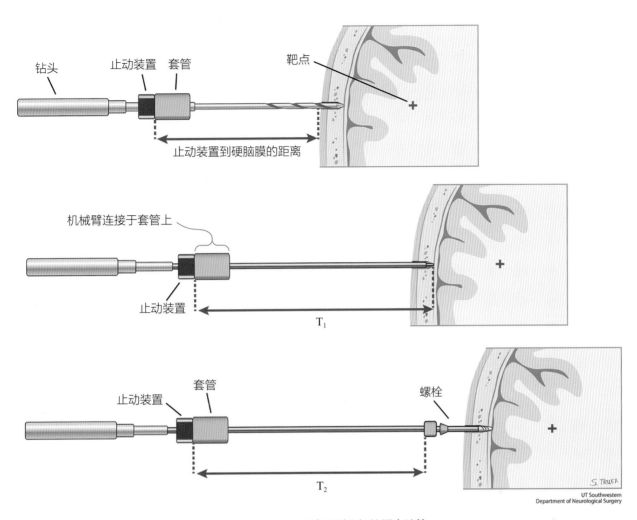

钻头　止动装置　套管　靶点

止动装置到硬脑膜的距离

机械臂连接于套管上

止动装置

T_1

止动装置　套管　螺栓

T_2

S. TRUEX
UT Southwestern
Department of Neurological Surgery

▲ 图 4-4　植入概述和到目标的距离计算

围内有基准标记，则准确度最高。避免基准标记与电极入点的位置冲突。第一，将患者的头发剃光，并使用 Dura-Prep 进行准备。第二，做一个 2cm 的切口以容纳基准。第三，将基准标固定，并订好切口，以防止基准标周围不必要的失血。完成基准点放置后，将患者送往 CT 室进行扫描。完成薄层（1mm）高分辨率 CT 扫描以记录基准位置，并确定立体定向空间。将此图像与术前 MRI 进行融合，以最终指导电极的放置。使用 ROSA 软件完成最终计划。入点的方向选择优先考虑与颅骨的正交方向，可使得插入更精准，并且更容易在三维大脑表面重建最终的电极位置。MRI 在 T_2 序列上容易识别的血管结构，这样可以确保足够的安全间距，避免电极碰撞或路径干扰。

五、框架安装和定位

完成基准放置和规划后，患者将再次被运送到手术室。随后放置框架，以便将患者的头部固定在机器人上。当患者处于插管状态时，应在辅助下进行框架放置。注意确保水平轴不覆盖颞下电极入点。框架固定后，患者就可以被转移至手术台上（去掉床头），患者处于仰卧位，放置必要的垫片，随后固定带固定。机器人方位的使用要求包括距离地面 110cm，从机器人主体到头架 70cm。固定好后，通过移除电源将工作台固定。为了确认基准配准，并且没有空间冲突，应使用机器人来配准基准标记。配准精度应＜ 0.5mm。

六、螺栓安置和电极植入准备

机器人和患者都用无菌方式覆盖。用无菌单覆盖框架及机器人底座。将机器人套入了一个无菌衬套（内径 2.4mm），可使钻头和其他套管通过。在此后的操作过程中，机器人操作员应在场。在操作员的帮助下，驱动机器人到第一个计划的插入的位置。然后，使用钻头准备第一个入点。使用预先测量的距离，防止钻机钻入更深的距离。当钻头钻开皮肤后，应使用简单的电凝法止血，确保钻头与颅骨外板的相对位置准确。将钻头深度设置为刚好可以穿透颅骨。行 CT 扫描确定穿透颅骨所需的大致深度也具有指导意义。当钻头穿过颅骨内板，即可插入 1 个绝缘探头进行硬脑膜电凝。初步设置钻头深度作为所需深度来保护套管。硬脑膜通过电凝在套管上凝固，形成有效的硬脑膜双极灼伤。当硬脑膜穿透时，螺栓的插入就完成了。市场上有两种类型的螺栓（PMT 和 AdTech），根据形态（如颅骨厚度），选择其中一种螺栓作为电极的夹持器。然后机械臂移动至螺栓，以测量"到目标的距离"。应该精确测量通过螺栓插入和开颅手术增加的距离。将该距离减去套管的长度，得到使用锚定装置在电极上进行标记的最终距离。对于无框架立体定向植入方法，计算距离是不必要的，如 Brain Lab，可以直接在软件中获得从螺栓顶部到目标的距离。

当机械臂归位时，应观察螺栓，看是否有脑脊液（cerebrospinal fluid，CSF）或血液流出。可能会有少量脑脊液漏出。如果脑脊液漏出量较大，应立即给予封堵，以最大限度地减少脑脊液漏和由此引起的解剖移位。关于出血，应仔细观察液体的性质。通常冲洗后可见液体逐渐变得清亮。如果遇到的出血是活泼的或难治性的，应该中止手术，并进行紧急 CT 扫描。如果有直接证据表明颅内压发生了变化，或者看到先前放置的螺栓出血，外科医生可以选择立即进行开颅手术或快速进行 CAT 扫描。根据我们的经验，在精心策划的情况下，出现这种情况是相当罕见的。如果没有并发症，则放置一个标记来注释电极位置。然后，机械臂被引导归位。在神经科医生的帮助下，机器人随后被引导至下一

个电极插入位置，并重复这一过程。完成后，每个螺栓都就位，电极插入开始（图 4-5）。

七、无框架立体定向植入法

将目标入口排好，并将装置尽可能放置于靠近皮肤的位置，同时仍留出空间以必要时在钻下方放置螺栓。将钻头上的止动装置调整至估计的颅骨厚度，即可开始钻孔。钻入时必须小心，不要干扰 Vario-Guide 装置。根据我们的经验，Vario-Guide 对于这个程序不够稳定，应有助手帮助稳定设备。钻孔完成后，就可以类似于机器人的方法放置螺栓。

八、基于框架的植入方法

对于基于框架的植入方法，如果计划基于 ART 植入，则可以在术前为所有电极设计植入轨迹。因为框架位置的不同，某些轨迹可能无法实现，则需要修改。我们的做法是在 AC/PC 线路的正交方向上

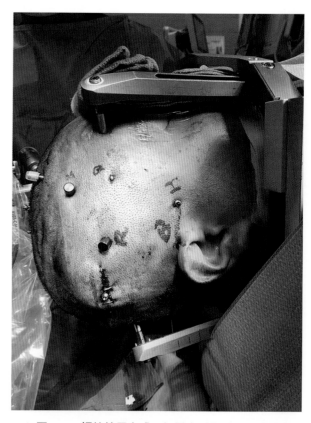

▲ 图 4-5　螺栓放置完成，机器人测量到目标的距离

设计尽可能多的轨迹，然后使用前面描述的横向植入装置。如果框架的放置没有明显的误差，那么对这些计划轨迹进行的调整量将是最小的。因此，当只需要 2 个记录值的横向框架时，计划的轨迹数量可达到最大数。这种方法至少可以缩短 1h 的手术时间。然而，基于框架的方法的平均操作时间是机器人方法的 2 倍，在计算电极深度和插入坐标时出错的概率更大。SEEG 将坐标输入到框架与其他立体定向操作没有什么不同。钻孔时需要在框架上放置一个大小合适的套管。对于头部很大的患者，侧向插入是具有挑战性的。基于框架的植入方法，其距离计算的详细示意图和解释见图 4-4。

使用机器人系统时，精确计算至目标的距离应使用规划软件和两种重要的测量值来确定。由于植入时螺栓位置可变，因此必须计算此距离，而不是估测。规划软件规定了从目标到硬脑膜的距离。这两个测量值包括：①钻头加钻头止动块到钻头导向器的长度（与初次钻孔后设置的从硬脑膜入口处的 Cosman 探头尖端到套管止动块的距离相同）；②套管到螺栓从头骨伸出的螺栓长度。然后进行以下计算。

九、电极植入

电极在神经科医生的协助下按顺序植入。之前获得的测量值可提供准确的植入深度（计划的轨迹和测量的螺栓长度）。在术区电极以无菌方式传递。外科医生助手测量插管上的电极深度。将套管浸湿后插入螺栓，作为电极的孔道。使用盖子作为电极上的限制点将电极测量到必要的深度。拔出套管，并通过浸湿的电极。将螺栓紧固，电极放置便完成。根据前面的步骤放置每个电极。在此之前，我们采用前后位 X 线片来确定每个电极的近似正交植入。在反思之后，我们停止了 X 线检查，因为显示电极放置的准确性并没有改善。插入完成后，我们使用皮质脑电图（ECoG）将记录与预期的节律进行比较，并确定电极接触是否因信号噪声而需要重新植入。有癫痫专家在场，可检查记录的节律。将每个电极与接地电极进行对比检查。图 4-6 演示了通过 ECoG 进行的准备和录制。完成植入后，电极会按照如下方式固定和覆盖。首先，将杆菌肽软膏涂抹到每个电极圆周。电极线用不可吸收缝合线和 Telfa 涂层分组并固定。植入部位涂上聚维酮碘和使用柔软的纱布。其次，用 Kerlix 包裹头部，并固定敷料。最后，拆卸机器人、移除框架、等待患者麻醉结束和唤醒等。

十、术后护理

患者从麻醉中苏醒后，被送往麻醉后护理病房。在短暂的观察期后，完成高分辨率薄层（1mm）CT 扫描。扫描是为了确认电极植入位置适当，并可作为并发症（硬脑膜下血肿、脑内血肿）的粗略检查。完成后，将患者送入重症监护病房进行 24h 观察。通过频繁的神经学检查对患者进行监测，如果第二天早上病情稳定，患者就会被转移到癫痫监测单元（EMU）。在 EMU 期间，患者都会服用抗生素。在术后护理的第一个晚上应保留导尿管。

十一、并发症

正如前面提到的，最重要的 3 个并发症是：①硬脑膜下血肿；②脑内血肿；③由于脑脊液漏出导致的脑组织和电极移位。应避免探针或电极对血管造成的损伤，大多数血管损伤是静脉性的，因为动脉壁较强韧。对并发症的管理如下。如果发现放置的螺栓中出现出血，则应冲洗 15s。如果冲洗后出血清除，并且患者血流动力学稳定，外科医生可以继续放置下一个螺栓。如果患者血流动力学不稳定或在随后的螺栓放置后仍有出血，则应中止手术，保留电极，并立即进行 CT 扫描。进一步的治疗取决于患者的病情。除了术中意外事件外，术后还可能出现脑内血肿或硬脑膜下血肿。术后应即刻扫描，这既可确认电极的位置，又可检查是否存在上述任何一种情况。此时这两个并发症的处理方法与未行电极植入而发生此类并发症的处理方式相同。如果患者出现神经功能缺损或大小失认，则应拔除电极并清除血肿 / 凝块。从表面上看，大脑移位是最不危险的并发症，但同样具有阻碍作用。可以通过避免穿过大量脑脊液的轨迹，以及在螺栓放置后注意阻断脑脊液漏出来预防。无论发生多么强烈的症状学反应，都未见电极断裂。

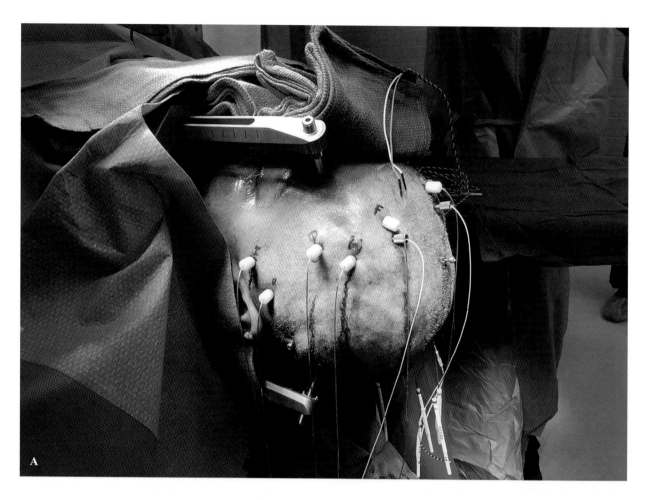

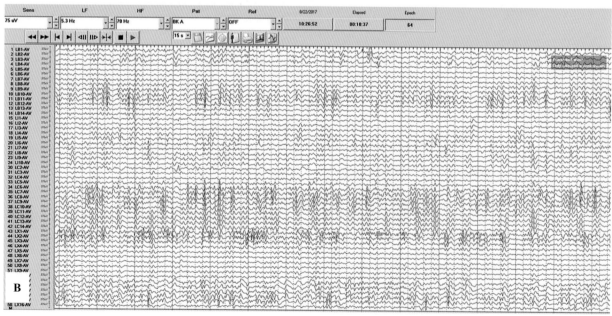

▲ 图 4-6　电极植入后皮质脑电图的制备和记录

十二、癫痫监测病房留观

患者平均在 EMU 监测时间为 7～10 天，以确保有足够的数据收集。监测期间我们继续给患者使用抗生素，以预防可能的感染。考虑到具有患脑膜炎的可能性，应密切监测患者是否有感染的迹象或症状。患者活动时，应注意不要破坏敷料或电极。敷料不应更换，因为它有损害电极的风险。因为压迫可能会导致溃疡，所以电极边缘下面的头皮每天都要检查以防止溃疡形成。

十三、电极拔除

对患者进行初步记录和诱发节律检查。当收集到充分的监测数据后，就可以为患者拔除电极做准备。这个简单的程序可以在手术室进行，也可以在床边进行。在我们的机构，更喜欢在手术室进行，因为在镇静给药期间，有更多的自由空间和麻醉团队的密切监控。患者处于仰卧位，必要的护理垫和绑带进行固定。小心地去掉敷料。用碘溶液给头部消毒。拔除每根电极，然后拧下螺栓。可以使用驱动器来启动螺栓的转动。在每个电极出口部位用可吸收线缝合。对这些部位进行观察，看是否有脑脊液漏出的迹象。切口处应用杆菌肽软膏，并于拔除电极后密切观察患者 1 晚。术后，我们不会为患者静脉滴注抗生素，但如果有明显的早期浅表感染的证据，我们会提供 2 倍的对革兰阳性菌敏感的口服抗生素。

十四、出院后护理

出院后，患者会在 2～4 周返回医院接受伤口检查，并得到讨论结果，包括是否可以手术切除癫痫病灶。

参考文献

[1] Bancaud J, Angelergues R, Bernouilli C, et al. Functional stereotaxic exploration (SEEG) of epilepsy. Electroencephalogr Clin Neurophysiol 1970;28(1):85–86

[2] Guenot M, Isnard J, Ryvlin P, et al. Neurophysiological monitoring for epilepsy surgery: the Talairach SEEG method. StereoElectroEncephaloGraphy. Indications, results, complications and therapeutic applications in a series of 100 consecutive cases. Stereotact Funct Neurosurg 2001;77(1–4):29–32

[3] Spencer SS, Spencer DD, Williamson PD, Mattson R. Combined depth and subdural electrode investigation in uncontrolled epilepsy. Neurology 1990;40(1):74–79

[4] Podkorytova I, Hoes K, Lega B. Stereo-encephalography versus subdural electrodes for seizure localization. Neurosurg Clin N Am 2016;27(1):97–109

第三篇 皮质切除
CORTICAL RESECTION

第5章 立体定向脑深部电极射频毁损
Radiofrequency Lesions through Depth Electrodes

Michele Rizzi　Massimo Cossu　著

张　尧　王国福　译

关宇光　校

摘要

　　本章的目的是描述通过立体脑电图（SEEG）引导的射频热凝毁损（RF-TC）治疗难治性局灶性癫痫的基本原理。近年来，随着现代影像技术的发展，RF-TC 的治疗价值不断提高，它可以对参与癫痫形成的特定脑结构网络进行精确定位。SEEG 是难治性局灶性癫痫病例中明确致痫区（EZ）的一个有价值的工具。根据 SEEG 监测提供的数据，脑内多导电极的立体定向植入也可用于对 EZ 进行热凝毁损。在特定的患者中，SEEG 引导的 RF-TC 是一种有效的治疗方式。对于其他不适合行切除手术或无切除手术意愿的患者，RF–TC 有助于降低癫痫发作的频率和强度。本章将详细描述 SEEG 引导的 RF-TC 及其技术特点。

关键词

　　立体脑电图，射频热凝毁损，致痫区，立体定向术，癫痫疗效

一、概述

20 世纪 50 年代[1]，立体定向方法被提出，并成功应用于许多神经和精神疾病的治疗。初期，大部分手术治疗是选择性破坏脑部结构，以改善临床症状，包括注入油蜡混合物[2]、注入放射性同位素[3]、低温[4]、热凝。

选择性破坏致痫区或致痫网络中的关键节点可能控制癫痫发作，这一假说近年来得到了发展[2-5]，其中绝大多数使用了射频热凝毁损（RF-TC）[5-12]。

在毁损前进行的脑电记录中，大多数患者被诊断为颞叶癫痫（temporal lobe epilepsy，TLE）或"精神运动性癫痫发作"[5-9, 13]，其他患者为不明类型的痫性发作性疾病[10-12]。因此，内侧颞叶结构是最常作用的靶点目标，在一些特定的癫痫伴或不伴有行为障碍的病例中，实施了立体定向下单侧或双侧杏仁核毁损、单侧海马毁损及其他边缘结构毁损。发作消失或显著改善率为 6%～63%[2, 4, 14-17]，这种统计结果高度变异性产生的可能原因包括使用的评估参数不同、术后随访时间长短和缺乏对照试验

研究。

可能是由于没有得到令人鼓舞的结果，这种应用被弃用了十余年。随着现代影像技术的出现，即磁共振成像（MRI），使得捕获目标靶点更容易和更准确，RF-TC 立体定向下的射频毁损再次流行应用[18, 19]。同时，其他立体定向毁损技术也开展应用，如放射外科[20]和磁共振引导激光消融[21]，有希望在癫痫治疗中取得好的疗效。

杏仁核和海马的 RF-TC 被认为在海马硬化继发的内侧颞叶癫痫的治疗中是非常有效的[22]，其疗效与选择性杏仁核海马切除术相近[23]。有研究表明，在内侧颞叶癫痫患者中，RF-TC 可能是一种有价值的替代开放性显微外科手术的方法[24]。其他类型的癫痫（如下丘脑错构瘤[19, 25]、局灶性皮质发育不良[26]和灰质异位症[27]），也可通过 RF-TC 治疗获益。

立体定向脑电引导下的 RF-TC 在 2004 年首次被报道。在一组 41 名患者的临床研究中，平均随访了 43 个月，其中 1 名患者癫痫发作消失，19 名患者癫痫发作降低 50% 以上。皮质发育不良（MCD）患者疗效最佳[28, 29]。由于放电起源是通过 SEEG 监测明确，加上电极刺激和记录（诱发电位）下的功能区定位，所以避免了毁损过程损伤重要结构。此外，当需要时，多触点的联合毁损可扩大毁损区域，可能使几个结构凝固以扩展受损区域。皮质刺激后引发的低压快节律放电和癫痫发作起始，尤其是在 MCD 患者中，是良好的癫痫疗效预测因子[30]。Cossu 等在灰质异位症患者中使用此方法，80% 患者癫痫发作消失[31]。随后，同一中心的另一项大例数研究证实，灰质异位症是 SEEG 引导 RF-TC 的理想指征，平均随访 33.5 个月，66.7% 的患者癫痫发作消失[32]。同一项研究显示，术前脑 MR 发现病变的患者（如海马硬化），预后良好。MR 阴性的患者也可以考虑进行治疗。

对于灰质异位症、MCD 和内侧颞叶癫痫患者，RF-TC 是开放手术的替代选择。根据 SEEG 数据，不适合进行切除手术的患者可以采用 RF-TC 作为姑息性治疗，这可能会带来相应的改善，在某些病例中，可以让癫痫发作消失。

二、RF-TC 的技术细节

关于 SEEG 评价的适应证和技术细节已在其他地方提供[33, 34]。

根据术前无创性电－临床－解剖评估数据，设计个体化 SEEG 植入方法。SEEG 计划软件利用了多模态成像技术，这些技术在相同的参考空间中共同注册。植入的准确性是通过使用一个立体定向机器人（NeuroMate，Renishawo-Mayfield SA，Nyon，Switzerland）来保证的。

在我们中心，接受 SEEG 监测的大多数患者都进行了 RF-TC 治疗。对于无法行切除手术的患者，明确告知 RF-TC 是唯一可用的治疗方案。RF-TC 在脑电监测结束，拔除电极之前进行。在无麻醉的情况下实施，手术的耐受性一般较好，可以进行充分的临床监测。深度镇静方案只在儿童患者中实施。在一对相邻的电极触点之间进行射频热凝毁损。用于 RF-TC 的触点根据下列一项或多项标准来选择。

- 参与发作期脑电的放电起始。
- 电刺激诱发产生的惯常发作起始。
- 颅内病灶的位置。

根据 SEEG 定位的功能区，即使符合毁损选择，也应被排除在治疗之外。同样，在血管结构附近（距离所选触点的几何中心 < 2mm）不进行毁损。

将电极连接到射频毁损仪（NeuroN50 和 NeuroN100 Stryker Leibinger，Freiburg，Germany），改良仪器用于连接 Dixie 电极（Microdeep Intracerebral Electrodes-D08；Dixi Medical，Besançon，France）或 Alcis 电极（Depth Electrodes Range 2069；Alcis，Besançon，France）。由于使用 SEEG 电极时不可能进行局部温度监测，因此温度反馈被排除在发生器电路之外。电流功率在 60s 内从 1.5W 逐步提高至 8.32W，电流强度（通常约为 25mA）严格地取决于阻抗值。这些参数的定义是将组织温度提高到 78～82℃，此前曾有报道表明在 40～50s，毁损触点周围可产生组织改变[35]。在这些参数下，相邻的 2 个触点产生一个椭圆形毁损范围，长轴为 6mm，最大直径为 3.5mm。

毁损的点数根据需要个性制订。在我们的研究中，每个患者实施的点数平均值是 10.6（SD：7.2，范围为 1～33）。射频电流在 2 个相邻的触点传播，产生电场。电场中组织离子的振荡产生热量，组织在 50～100℃发生坏死[36]。在手术结束后，取出电极和导向螺钉。患者可 1～2 天出院。在可能的情况下，术后 1～6 个月进行 MR 检查。

RF-TC 的不良反应和并发症

有 10% 的患者在手术过程中出现癫痫发作，大多数是在电刺激诱发发作的区域进行毁损时出现。在这些病例中，终止毁损；如果毁损未完成，则稍后再重新开始（瘫痪性癫痫除外）。罕见的是，在与小脑幕或海绵窦相邻的区域进行毁损过程中出现局部疼痛。毁损区域周围的一过性局部脑肿胀可能会进展，特别是当多个病灶集中在局限的脑容量区域内时。并发症少见，通常是毁损区域邻近功能区。因此，完整的电生理 - 影像功能评估及数据分析是必要的。

三、典型病例

患者，男性，31 岁，右利手，发育正常，癫痫病史可追溯到 24 岁，发热、头痛和喉咙痛 1 周后出现发作。当时表现为全身性癫痫发作，继之癫痫持续状态，特征为头眼左偏。他接受了机械通气和巴比妥诱导的镇静治疗。此后开始服用丙戊酸和左乙拉西坦。检查颅脑磁共振阴性。脑电图显示右侧额颞慢波。尝试多种药物治疗方式，癫痫发作控制无改善，每 3 个月发生 1 次。2014 年，被转诊到我们中心。癫痫发作始于一声哨声，随后头部和嘴偏向左侧。发作期间可言语。行长程视频脑电监测，记录到 3 次惯常发作，均起始于右后颞区。PET 显示右侧颞极有明显的低代谢，颞底和颞叶新皮质则无明显代谢异常。2015 年 4 月，行右颞 - 中央立体定向颅内电极植入（图 5-1）。记录到 2 次惯常发作，起始于右颞新皮质和颞极，向海马扩散。根据 SEEG 记录和电刺激分析，该患者适合行右侧颞叶切除术。

拔除电极前，对 I（触点 5～9）、T（触点 6～8）、U（触点 5～9）、W（触点 4～9）进行射频毁损（图 5-2 和图 5-3）。这些触点参与了癫痫的电 - 临床发作。在毁损和电极拔除后的第 2 天进行了头部

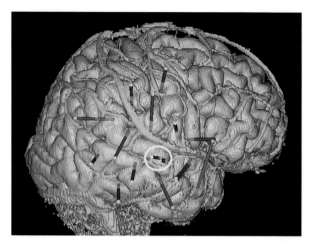

▲ 图 5-1　患者脑部 3D 多模态重建，SEEG 植入的计划路径轨迹（从 Voxim 截屏）。黄圈显示电极 U 的计划路径

CT 扫描，没有发现异常。毁损区域可见局灶性低密度，为局部水肿（图 5-2）。

患者发作频率和强度开始逐渐降低，但癫痫发作仍存在。2015 年 10 月，SEEG 术后 6 个月行右侧颞叶切除术。手术过程顺利。组织病理学分析显示颞中上回存在 I a 级的皮质发育异常。术后 6 个月和 1 年复查，无癫痫发作（Engel I a 级）（视频 5-1）。

RF-TC 操作技巧

电极 U（图 5-1 和图 5-4A）可以作为一个例子。使用 SEEG 计划软件（Voxim；IVS, Chemnitz, Germany；图 5-4B），触点 5～9 可用于毁损。在新计划中，触点 9 的外部为入点，触点 5 的内部为靶点，经过电极的中轴，在植入后的 O 臂 CT（Medtronic, Minneapolis, MN）扫描上绘制出新的轨迹（图 5-4B）。为了评估电极与血管及脑部结构的位置，排除脑组织移位的影响，该图像数据被融合到植入前的 2 个数据集（3D 旋转血管造影和 3D T_1 加权脑磁共振成像）中。根据实验室数据和临床经验[32, 35]，以电极轴线为中心，绘制一个直径为 4mm 的电极圆。毁损计划中的每个触点如果在直径 4mm 的圆圈内没有血管，则进行 1mm 梯度射频毁损（图 5-5A）。电刺激和诱发电位可帮助外科医生避免对运动、感觉、语言及视觉反应相关的功能区进行毁损。在这个步骤中，通道影像同样重要，利用 3D T_1 序列，对毁损的结构进行可视化分析（图 5-5B）。在神经电生理学和解剖学数据不匹配的情

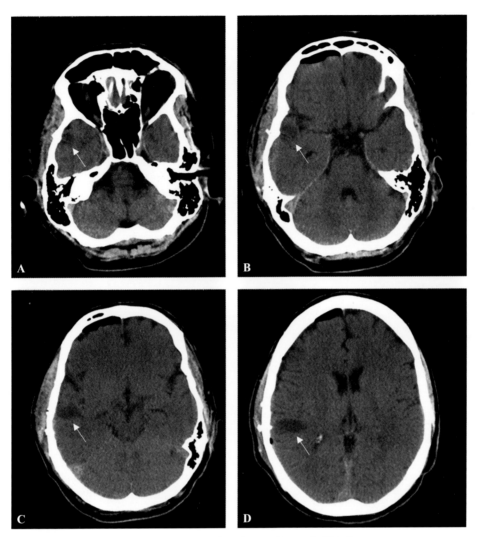

▲ 图 5–2　射频毁损后第 2 天的 CT 扫描图像

白箭示毁损区域的局部水肿。A. 右颞极，电极 I 毁损；B. 颞上回前部，电极 T 毁损；C. 颞上回中部，电极 U 毁损；D. 颞上回后部，电极 W 毁损

况下，电生理学数据被认为更有意义。事实上，图像视觉上一定程度的误差可能来自于图像配准误差和脑移位或肿胀（通常在 SEEG 成像后检测不到）。

四、结论

RF-TC 是一种相对安全有效的治疗局灶性癫痫的方法。

RF-TC 通常在 SEEG 监测结束时实施。用于 SEEG 监测的电极用来明确致痫区，这个电极同样可以用于射频热凝毁损以破坏致痫区。这种方法避免了再次植入的影响和干扰，使致痫区最大化毁损。RF-TC 也是一个强大的诊断工具，用于明确或排除致痫区。这一术式的主要限制在于缺乏对正在进行的毁损区域实时控制的能力。不像 MR 引导的激光治疗，可以利用热敏感的成像序列，也不像放射外科治疗中，可以估算治疗范围边缘的辐射剂量。

RF-TC 可考虑作为治疗灰质异位症相关癫痫的一线选择，采用微创方法，有很大的可能使癫痫发作消失[31]。对于不适合手术或等待切除治疗的患者，RF-TC 被认为是一种姑息性治疗。部分患者可获得癫痫发作频率和强度的降低。此外，在一些病例中，可存在长期的癫痫发作消失。值得注意的是，接受 SEEG 植入或 RF-TC 治疗的患者会出现复杂的癫痫症状。

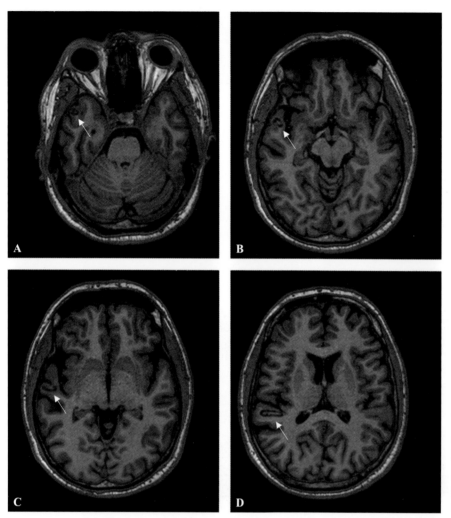

◀ 图 5–3　射频毁损术后 6 个月，脑 MRI T_1 扫描，白箭示毁损区域

A. 电极 I 毁损区域；B. 电极 T 毁损区域；C. 电极 U 毁损区域；D. 电极 W 毁损区域

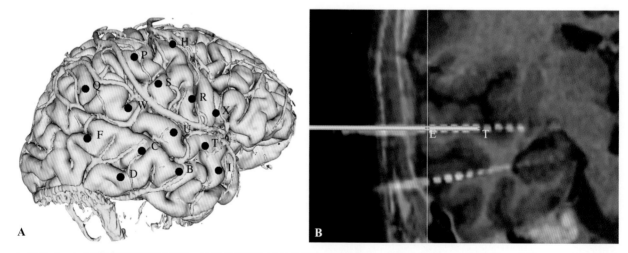

▲ 图 5–4　A. 三维序列多模态重建，显示电极植入后的皮质和血管模型，并标注电极；B. 冠状位，术前 3D T_1 加权与术后 CT 的影像融合，显示进行毁损的电极 U 的部分

E. 第 9 触点的外部，毁损区域的外界；T. 第 5 触点的内部；黄线 . 表示毁损的电极植入方向

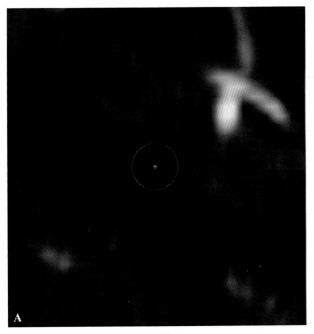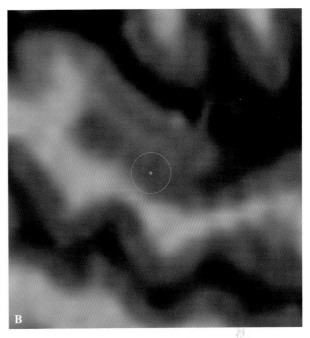

▲ 图 5-5 在电极 U 第 5 触点处的电极视角图，围绕植入轨迹中心描绘的 4mm 直径的圆

A. 结合术前三维旋转血管造影，黄色为安全范围。血管位于右上角，并处于安全位置。B. 术前 T_1 加权图像显示的安全范围。计划毁损的范围仅为该平面的灰质

参考文献

[1] Gildenberg PL. Spiegel and Wycis - the early years. Stereotact Funct Neurosurg 2001;77(1–4):11–16

[2] Narabayashi H, Nagao T, Saito Y, Yoshida M, Nagahata M. Stereotaxic amygdalotomy for behavior disorders. Arch Neurol 1963;9:1–16

[3] Talairach J, Szikla G. Destruction partielle amygdalo-hippocampique par l'yttrium 90 dans le traitement de certaines épilepsies à expression rhinencéphalique. Neurochirurgie 1965;11(3):233–240

[4] Heimburger RF, Whitlock CC, Kalsbeck JE. Stereotaxic amygdalotomy for epilepsy with aggressive behavior. JAMA 1966;198(7):741–745

[5] Schwab RS, Sweet WH, Mark VH, Kjellberg RN, Ervin FR. Treatment of intractable temporal lobe epilepsy by stereotactic amygdala lesions. Trans Am Neurol Assoc 1965;90:12–19

[6] Umbach W. Long-term results of fornicotomy for temporal epilepsy. Confin Neurol 1966;27(1):121–123

[7] Adams JE, Rutkin BB. Treatment of temporal-lobe epilepsy by stereotactic surgery. Confin Neurol 1969;31(1):80–85

[8] Marossero F, Ravagnati L, Sironi VA, et al. Late results of stereotactic radiofrequency lesions in epilepsy. Acta Neurochir Suppl (Wien) 1980;30:145–149

[9] Hood TW, Siegfried J, Wieser HG. The role of stereotactic amygdalotomy in the treatment of temporal lobe epilepsy associated with behavioral disorders. Appl Neurophysiol 1983;46(1–4):19–25

[10] Nádvorník P, Sramka M, Gajdosová D, Kokavec M. Longitudinal hippocampectomy. A new stereotaxic approach to the gyrus hippocampi. Confin Neurol 1975;37(1–3):245–248

[11] Cigánek L, Sramka M, Nádvorník P, Fritz G. Effects of stereotactic operations in the treatment of epilepsies--neurological aspects. Acta Neurochir (Wien) 1976;23(23, Suppl):201–204

[12] Flanigin HF, Nashold BS. Stereotactic lesions of the amygdala and hippocampus in epilepsy. Acta Neurochir (Wien) 1976;23(23, Suppl):235–239

[13] Vaernet K. Stereotaxic amygdalotomy in temporal lobe epilepsy. Confin Neurol 1972;34:176–180

[14] Narabayashi H, Mizutani T. Epileptic seizures and the stereotaxic amygdalotomy. Confin Neurol 1970;32(2):289–297

[15] Balasubramaniam V, Kanaka TS. Stereotactic surgery

of the limbic system in epilepsy. Acta Neurochir (Wien) 1976;23(23, Suppl):225–234

[16] Heimburger RF, Small IF, Small JG, Milstein V, Moore D. Stereotactic amygdalotomy for convulsive and behavioral disorders. Long-term follow-up study. Appl Neurophysiol 1978;41(1–4):43–51

[17] Mempel E, Witkiewicz B, Stadnicki R, et al. The effect of medial amygdalotomy and anterior hippocampotomy on behavior and seizures in epileptic patients. Acta Neurochir Suppl (Wien) 1980;30:161–167

[18] Patil AA, Andrews R, Torkelson R. Stereotactic volumetric radiofrequency lesioning of intracranial structures for control of intractable seizures. Stereotact Funct Neurosurg 1995;64(3):123–133

[19] Parrent AG, Blume WT. Stereotactic amygdalohippocampotomy for the treatment of medial temporal lobe epilepsy. Epilepsia 1999;40(10):1408–1416

[20] Vojtech Z, Vladyka V, Kalina M, et al. The use of radiosurgery for the treatment of mesial temporal lobe epilepsy and long-term results. Epilepsia 2009;50(9):2061–2071

[21] Curry DJ, Gowda A, McNichols RJ, Wilfong AA. MR-guided stereotactic laser ablation of epileptogenic foci in children. Epilepsy Behav 2012;24(4):408–414

[22] Kalina M, Lisck R, Vojtech Z, et al. Stereotactic amygdalohippocampectomy for temporal lobe epilepsy: promising results in 16 patients. Epileptic Disord 2007;9(Suppl 1):S68–S74

[23] Malikova H, Vojtech Z, Liscak R, et al. Microsurgical and stereotactic radiofrequency amygdalohippocampectomy for the treatment of mesial temporal lobe epilepsy: different volume reduction, similar clinical seizure control. Stereotact Funct Neurosurg 2010;88(1):42–50

[24] Liscak R, Malikova H, Kalina M, et al. Stereotactic radiofrequency amygdalohippocampectomy in the treatment of mesial temporal lobe epilepsy. Acta Neurochir (Wien) 2010;152(8):1291–1298

[25] Kameyama S, Shirozu H, Masuda H, Ito Y, Sonoda M, Akazawa K. MRI-guided stereotactic radiofrequency thermocoagulation for 100 hypothalamic hamartomas. J Neurosurg 2016;124(5):1503–1512

[26] Wellmer J, Kopitzki K, Voges J. Lesion focused stereotactic thermo-coagulation of focal cortical dysplasia IIB: a new approach to epilepsy surgery? Seizure 2014;23(6):475–478

[27] Cossu M, Mirandola L, Tassi L. RF-ablation in periventricular heterotopia-related epilepsy. Epilepsy Res 2018; 142:121–125

[28] Guénot M, Isnard J, Ryvlin P, Fischer C, Mauguière F, Sindou M. SEEG-guided RF thermocoagulation of epileptic foci: feasibility, safety, and preliminary results. Epilepsia 2004;45(11):1368–1374

[29] Catenoix H, Mauguière F, Guénot M, et al. SEEG-guided thermocoagulations: a palliative treatment of nonoperable partial epilepsies. Neurology 2008;71(21):1719–1726

[30] Catenoix H, Mauguière F, Montavont A, Ryvlin P, Guénot M, Isnard J. Seizures outcome after stereoelectroencephalography-guided thermocoagulations in malformations of cortical development poorly accessible to surgical resection. Neurosurgery 2015;77(1):9–14, discussion 14–15

[31] Cossu M, Fuschillo D, Cardinale F, et al. Stereo-EEG-guided radio-frequency thermocoagulations of epileptogenic grey-matter nodular heterotopy. J Neurol Neurosurg Psychiatry 2014;85(6):611–617

[32] Cossu M, Fuschillo D, Casaceli G, et al. Stereoelectroencephalography-guided radiofrequency thermocoagulation in the epileptogenic zone: a retrospective study on 89 cases. J Neurosurg 2015; 123(6):1358–1367

[33] Cossu M, Cardinale F, Colombo N, et al. Stereoelectroencephalography in the presurgical evaluation of children with drug-resistant focal epilepsy. J Neurosurg 2005;103(4, Suppl):333–343

[34] Cardinale F, Cossu M, Castana L, et al. Stereoelectroencephalography: surgical methodology, safety, and stereotactic application accuracy in 500 procedures. Neurosurgery 2013;72(3):353–366, discussion 366

[35] Bourdillon P, Isnard J, Catenoix H, et al. Stereo-electro-encephalography-guided radiofrequency thermocoagulation: from in vitro and in vivo data to technical guidelines. World Neurosurg 2016;94:73–79

[36] Goldberg SN. Radiofrequency tumor ablation: principles and techniques. Eur J Ultrasound 2001;13(2):129–147

第 6 章 颞叶与杏仁核海马切除术

Temporal Lobectomy and Amygdalohippocampectomy

Patrick Connolly　Gordon H. Baltuch　著

李少一　译

周　健　朱　鹏　校

摘要

　　颞叶切除是少数的治疗内侧颞叶癫痫的神经外科手术技术之一，其有效性获得Ⅰ级证据的支持。虽然新的有创性较低的技术正在出现，但颞叶切除和杏仁核海马切除仍然是癫痫和肿瘤外科医生所必须具备的能力。

关键词

　　颞叶，开颅，导航，显微外科

一、概述

　　颞叶切除仍然是治疗难治性颞叶癫痫的金标准，但较新的有创性较低的技术，如反应性神经刺激术和激光间质热疗术等，对切除性手术技术的应用提出了挑战。尽管如此，前颞叶切除术和杏仁核海马切除术在激光间质热疗或反应性神经刺激术失败的患者和颞叶肿瘤的患者中仍然是有用的。

二、手术室布局与患者的体位

　　癫痫手术需要多学科团队，包括麻醉科医生、巡回护士、器械护士、外科助理或住院医生、神经电生理学或神经病学医生和神经外科医生。该团队使用几个工作站，共同分配占用手术室空间，它们包括麻醉设备、仪器仪表、神经生理学监测平台、导航设备、电凝设备、显微镜和手术操作台。

　　手术室的墙壁上需要安装显示器用于观看医学胶片、导航数据、吸入罐和电力。此外，需要麻醉气体、照明设备和显微镜。足够的空间和有序的物品放置是必要的，以尽量减少杂乱，给患者和医生一个安全的环境（图 6-1）。安排布局除了必要需求外，最终还要取决于公用设施情况，如门、窗户的位置。

三、表面解剖和右颞叶切除术切口设计

　　将患者仰卧位置于手术台上，并将其固定在 Mayfield 头架（Integra LifeSciences Corp., Plainsboro，NJ）。有两种固定钉的选择：①前额的单针和后部的 2 个钉；②乳突根部的单针、前额的单钉和发际线后面的单钉。头部向左转动 ≥ 45°，多数需要将右侧肩部垫起。视需要移动手术床以合理安排各种工作区。如果计划使用手术导航，请安装好参考的定位臂。它放置在操作侧的对侧，注意让定位臂不会干扰任何装置。一旦完成了这个步

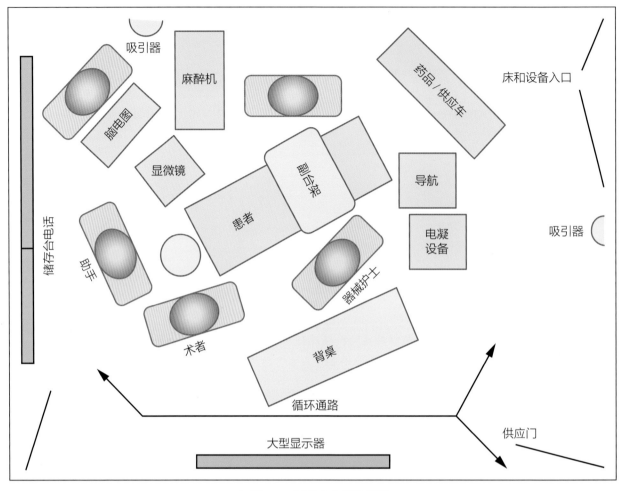

▲ 图 6-1 手术室布局示意图

骤，就可以将患者的头部数据资料注册到外科导航软件。

颞叶位于颅中窝，它以蝶骨和外侧裂为上界，颞骨和天幕为下界。在前部，以外侧眶壁为界。在后部，以顶叶为界。几个表面标志能够显示颅中窝的位置（图 6-2）。典型的颞部皮肤切口提供颞叶和相关结构的显露，同时能够完成以下几项任务，包括：①大部分被头发掩盖；②保留头皮和颞肌的血液供应；③避免损伤面神经；④避开耳道。切口的边界由颧弓根、颞上线和所需显露的范围大小来决定。

对于癫痫手术，充分的显露是很必要的，所以头皮和颞肌经常被分开解剖。

标记问号切口（图 6-2）。用标记笔，从颧骨根部下方开始，向上在耳朵前面，然后在耳朵后面弯曲，然后再向上、向前。注意，与优势侧相比，切口在非优势侧可能会有所不同。在一些优势侧颞叶切除中，语言的功能定位是很必要的，这往往需要更多的表面显露。如果在耳朵前的切口距离＞1cm，很可能会遇到面神经和颞浅动脉。尽可能将切口延伸到发际线最靠近面部的程度。有时候为了更大面积的显露，需要向面部延伸 1～2cm。切开皮肤和钻骨孔，并预先放好 Greenberg 或 Budde 牵开器，以便硬脑膜打开时不会花费额外的时间。将局部麻醉药渗透注射到伤口中。肾上腺素有助于止血，注意不要注射进颞浅动脉。

四、切口和颅外切开

切开头皮向下到达颞肌筋膜，皮下使用剥离子分离头皮与帽状腱膜，然后锐性打开。将皮肤的切口打开至颧骨上方 2cm 处。使用组织剪刀在颞肌筋膜上分层解剖，直到可以识别颞浅血管，将其用双

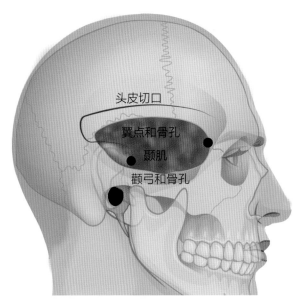

▲ 图 6-2 颅中窝的表面特征

颧骨勾勒出颅前窝、颅中窝的下边界，颞上线是最上边界。耳屏的顶部和外耳道大致接近颅中窝底。颞叶的具体位置通过颞肌上的红色阴影勾画出来。为了简洁明了，下颌骨未画出

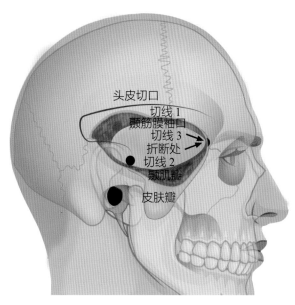

▲ 图 6-3 颅外的解剖分离

颞肌和头皮分别翻转以尽量增加前方的显露。用湿棉片覆盖头皮内表面，并在头皮下方垫一块卷起的纱布，以防止血管扭曲和缺血。留下一部分颞肌筋膜袖口以便关颅时缝合。注意颅骨切开时的推荐顺序。铣刀不能穿过蝶骨嵴，蝶骨应该轻轻打磨后折断。阴影区显示取下的骨质部分，具体大小会有所不同。再次注意红色阴影区域显示的颞叶所在的位置

极电凝烧灼后切断。电凝头皮上的任何动脉，静脉出血可以用头皮夹止血。

锐性分离帽状腱膜至颧骨额突，这标志着开颅手术的最前端，而翼点就在其后面。

锐性而弯曲地将颧骨前部到根部的颞肌筋膜打开（图 6-3）。留下 ≥1～2cm 的筋膜袖口以便于缝合。一些外科医生喜欢应用单极电刀来分离颞肌，另一些医生则更喜欢使用骨膜剥离子来分离颞肌。沿着颧骨的外侧面尽量向前剥离推进。

如图 6-3 所示，钻 2 个骨孔，一个在翼点，另一个在颧骨根部。使用 Penfield 剥离子或 Adson 骨膜起子来适度扩大硬膜外间隙。如果需要，可以在开颅手术的后边缘钻第 3 个骨孔。

先用开颅铣刀切开上面最长的颅骨路径（图 6-3）。然后有两条短的路径，首先将铣刀从颧骨根部沿中窝底向前推进，然后向上转向翼点钻孔的方向，这时铣刀会被蝶骨嵴阻挡。从翼点到蝶骨嵴再做一个短的路径（通常 1cm）。最后用无垫板的铣刀在剩下的蝶骨嵴上轻轻磨开。

用一个 3 号 Penfield 剥离子轻轻撬起颅骨，这时蝶骨嵴的骨质部分会断开。用骨膜起子小心地将颅骨从硬脑膜上剥离，注意不要让骨头扎入大脑组织。

止血时需要注意蝶骨嵴附近的脑膜中动脉出血，此处也常有静脉出血，可以用骨蜡覆盖或凝血酶浸泡的吸收性明胶海绵（Pfizer Inc.）或流体明胶（Baxter）压迫止血。

用咬骨钳沿着中窝底部向前和向下分别咬除 1～2cm 的鳞状颞骨（图 6-3）。把碎骨片保留以备关颅时使用。注意颅中窝底方向是否有打开的乳突气房，如果有则需要把它们用骨蜡严密封闭。磨除一些蝶骨嵴通常是有帮助的，但是不需要去打开眶上裂。一旦止血完成，就可以打开硬脑膜。

五、硬脑膜切开和脑皮质显露

硬脑膜瓣的基底部应位于前方。首先向后方剪开硬脑膜，然后向前和向内侧剪开。再由外侧向前面剪开直至显露整个颞叶。边缘留出一个 1cm 的硬

脑膜边缘以方便关颅时缝合。注意保护硬脑膜上附着的静脉。

用脑压板确认开颅边缘和颞极之间没有静脉。测量距颞极 4cm 的外侧颞叶的位置，确保开颅显露范围充分，并计划开始进行外侧颞叶切除（图 6-4）。

术中的皮质脑电图监测是可选的，这取决于病例和术前皮质功能定位的情况。用硬膜下皮质电极记录颞叶和额叶区域的放电情况，无论是 4×4 还是 4×5 触点的电极，都是很有意义的。一旦皮质脑电图监测完成，就可以开始进行手术切除（图 6-4）。

六、外侧颞叶切除术

使用 7 号 Frazier 吸引管和双极电凝，在距颞极 4cm 的部位做最初的软脑膜下切口，并注意避免损伤任何大的表面静脉。Labbé 静脉的解剖结构多变，虽然通常位于颞叶后部，但并不总是如此。一般情况下，在优势半球，皮质切开可在距颞极 3.5～4.5cm 处进行。在非优势半球，皮质切开可在距颞极 4～5cm 处进行。通常切开颞中回皮质进入脑室，导航对于颞角较小的患者通常是很有帮助

的，这将标志着颞叶切除的内侧范围，使用一个小棉片标记出脑室开口（图 6-5）。继续沿着颅中窝底

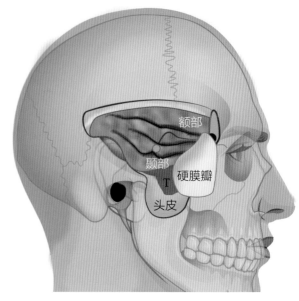

▲ 图 6-4 颞叶硬膜下显露

细黑线表示距颞尖 4cm 的外侧颞叶皮质和颞上回的皮质切开线。注意切开线是邻近外侧裂边缘，而不是进入外侧裂内。颞中回上的圆圈显示了最初用来显露侧脑室的皮质切开位置。脑室通常位于皮质表面以下 3cm 处（图 6-5）。静脉采用示意图显示，不是解剖图。T. 颞肌瓣

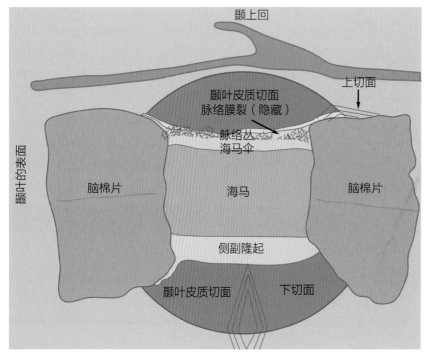

◀ 图 6-5 颞中回皮质切开术

这是图 6-4 中的圆的放大视图，代表了颞角的入口。重要的解剖标志被标示出来。这张图显示了外侧颞叶切除术时的解剖切面

部向下向后进行，在前内侧方向，一些术者习惯保留颞上回，另一些人则沿着外侧裂切除到灰白质交界处为止，仍然有些人会一直切除脑组织直到软脑膜。打开外侧裂既不必要也是不推荐的。

脑室与侧副沟在同一矢状面上，侧副沟一般在颞叶切除术中，依靠突入侧脑室壁的侧副隆起来识别。侧副沟的内侧是内侧颞叶，特别是海马旁回，所以不要在那里切除（图 6-6）。沿颅中窝底继续前行以连接皮质切开的切口，此时应该小心控制颞部引流静脉的出血，应该电凝止血。如果没有电凝切断，常常会在术中造成麻烦。因为若只有一根静脉与蝶顶窦相连，它们的位置通常很深，比较难处理。一旦进行到这一步，外侧颞叶切除术就完成了。注意不要切除颞角顶部后上方的任何脑组织，因为该处组织中可能含有 Meyer 襻纤维，损伤这些纤维会导致对侧颞上象限盲[1]。此外，过分的后外侧切除或牵拉可导致视辐射的损伤[2]。准备好自动牵开器装置，如 Greenberg（Codman & Shurtlef, Inc.）、Budde（Integra LifeSciences）或 Leyla（Aesculap Inc.）。并进入显微操作环节。

七、内侧颞叶显微外科切除术

海马形成了颞角的内表面，上外侧由室管膜界定；内侧由海马伞、脉络膜裂和海马钩界定；下界由海马旁回界定；外侧由侧副隆起界定（图 6-6）。

一些外科医生使用低功率超声吸引器进行软膜下切开，另一些医生则使用双极电凝切开。一种方法是从侧副沟到钩回，用电凝或超声吸引切除海马头部和钩回。杏仁核在外侧颞叶皮质切除术中已经被部分切除，因为它在颞角上方形成一个前盖。剩下的部分与颞叶钩回一起切除，通常无法单独识别。然而，了解其大致的解剖位置非常重要，因为它直接连接到额叶的苍白球，重要的是不要在那里迷路。有些外科医生用下脉络膜点作为切除的后缘，脉络膜下点标志着海马头的后缘。在软脑膜下，还可以看到大脑后动脉，以及通过其内侧的动眼神经。动眼神经非常脆弱，很容易受到损伤，因此术中尽量不侵犯软脑膜边界显得尤为重要。有时候超声吸引器的能量波及也会使动眼神经麻痹。术后动眼神经麻痹通常会在 12 周内好转。该入路的优点是：①显露环池和脚间池的内容物时，不需要打开脉络膜裂；②不会损伤视辐射。缺点是海马没有被整体切除，这可能对术后结果有影响[3]。

切除海马是一个比较大的操作。此外，经软膜下切除海马头的方法不能对海马进行整体解剖切除，然而对想要进行完整的海马切片的实验室来说，整体的海马切除是很重要的。若是如此，就需要打开脉络膜裂，做一个更大范围的切除。Wen 等

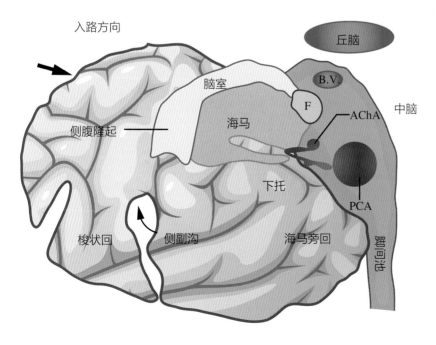

入路方向

▶ 图 6-6　内侧颞叶经过海马的冠状面示意图[5]

注意切面是在海马头部的后部，有中脑和脚间池；因此，动眼神经没有显示出来。AChA. 脉络膜前动脉和海马小穿支；F. 海马伞；B.V. 基底静脉；PCA. 大脑后动脉；脉络丛在图中显示为绿色

对这一技术进行了详细的描述[4]。脉络膜下点是脉络膜裂的起始点。脉络膜前动脉在环池水平走行，然后进入脚间池。脉络膜下点也划分了前部的海马头和后部海马的分界。

手术操作者可以在脑室侧壁放置一个 3/8 英寸（1 英寸 = 2.54 厘米）的牵开器，若有需要，通常在脑室上方放置另一个。当靠近脉络膜点时，会发现海马下方有一个帐篷状的软脑膜结构，这就是海马钩，有脉络膜前动脉供应海马的小分支通过。一旦海马的头部被软膜下切除（前方离断），就可以继续沿着环池和脚间池的蛛网膜，在脉络膜裂内解剖切断海马（内侧离断）。沿软脑膜表面电凝切断海马的小滋养血管。后部离断连接可以通过在所需的点切断海马，并将外侧皮质进一步切开来完成。完整的海马切除可以看到环池和脚间池的内容物，以及大脑脚和丘脑的丘部和枕部。应该也能在此看到脉络丛，如果没有，在脚间池内也可以看到脉络膜前动脉。

另一种切除海马的方法是沿海马钩进行软膜下切除。这种结构最初是在切除海马头时被发现的。双极电凝或超声吸引可用于从软膜下分离海马。这几乎是整体切除，避免了打开脉络膜裂和显露环池和脚间池内容物的风险。一种类似的方法是通过海马伞打开海马钩，然后电凝切除海马穿支血管，沿着脑室下和海马旁回继续软膜下切除（图 6-6 和图 6-7）。

八、关颅

进行止血。普通吸收性明胶海绵、FloSeal、双极电凝和 Surgicel 流体吸收性明胶海绵都非常有用。确定麻醉科医生没有使用一氧化氮或已经关闭了它。缝合关闭硬脑膜。因为脑室是开放的，注意要尽量水密缝合。在缝合最后一针前，用冲洗液填满切除的空腔。气颅常引起剧烈头痛。还纳骨瓣，关闭颞肌筋膜，然后关闭帽状腱膜和皮肤。患者通常仍采用术前癫痫药物治疗方案。

九、结论

本章介绍了经典的颞叶切除术和杏仁核海马切除术。该部位的手术解剖结构复杂，但结构

相对恒定。颞叶切除术和杏仁核海马切除术是治疗难治性内侧颞叶癫痫的有效方法。此外，该区域的手术经常会和肿瘤外科及血管和颅底外科有交叉。

经验
◆ 小心显露固定，确保有足够的切除空间。
◆ 注册前再次确认检查导航参考框架的位置。
◆ 锐性分离和解剖颞浅动脉。
◆ 制作骨瓣时，尽量要大些。
◆ 尽可能显露颅中窝前部。
◆ 仔细解剖所有的硬脑膜桥静脉。
◆ 在颞叶切除时识别颞角。
◆ 进行水密封闭硬膜。
◆ 尽量填充咬除的骨质，颅骨的大凹陷是最明显的美容缺陷。
◆ 仔细缝合伤口。如果切口缘局部外凸，患者常会抱怨梳头时的不适感。

教训
◆ 剃发太多。
◆ 显露切断颞肌时没有留筋膜袖口。
◆ 当折断蝶骨嵴时碎骨片伤及脑组织。
◆ 在没有充分显露颞叶前方的情况下勉强进行颞叶切除术。
◆ 在外侧颞叶切除术中切除了侧副沟的内侧。
◆ 侧脑室壁的切开范围过大，可伤及视辐射。
◆ 切除颞角的顶部，可伤及 Meyer 襻。
◆ 侵犯沟回的软膜范围过大或切除沟回上方太多，杏仁核的吻侧与苍白球在此移行。
◆ 打开脚间池和环池的蛛网膜，是没有必要的。
◆ 忘记在切除的空腔内注满生理盐水。

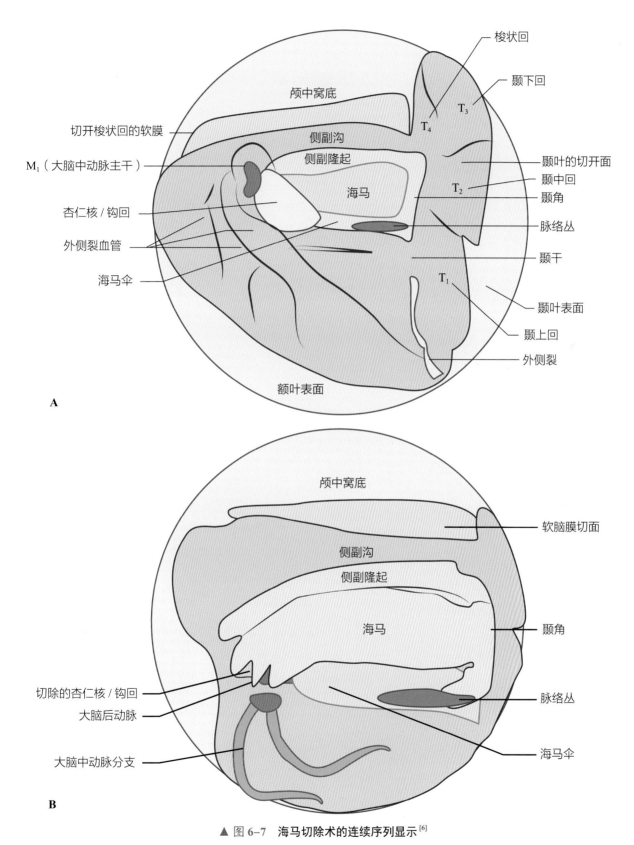

▲ 图 6-7　海马切除术的连续序列显示[6]

为了清晰起见，该图以高度图示化显示。A. 外侧颞叶切除术后，内侧颞叶切除前。为清楚起见，保留了完整的钩回。尽管这在外侧颞叶切除术时会被部分切除。B. 显示杏仁核 / 钩回被切除。注意不要进入额叶，杏仁核和苍白球是连续的。大脑后动脉（PCA）和动眼神经现在可以看到

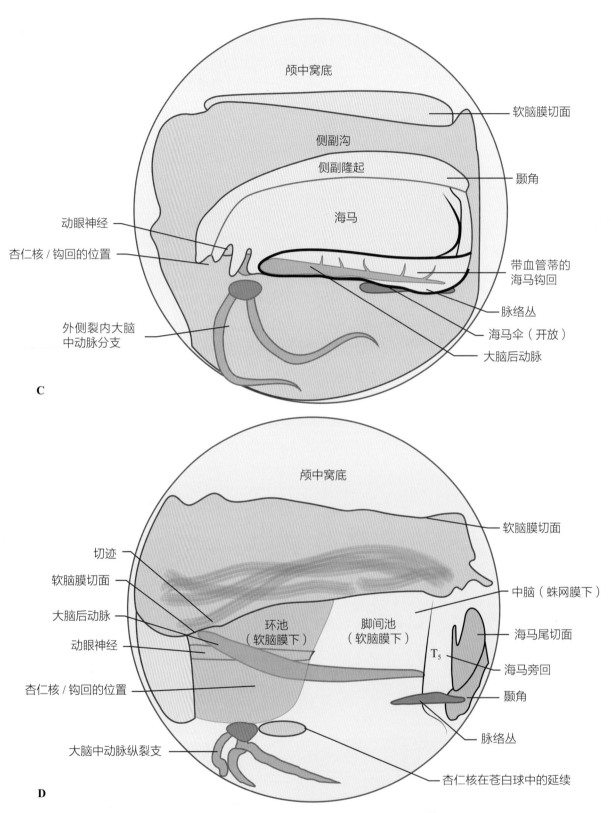

C

D

▲ 图 6-7（续） 海马切除术的连续序列显示 [6]

C. 入口线可以穿过脉络膜裂或海马伞。通过海马伞，环池和脚间池横行穿过海马沟。当海马伞打开时，大脑后动脉在脚间池蛛网膜层下清晰可见。用双极电凝切断海马钩表面的小穿支血管。一旦该脑沟打开，就进行软膜下切除海马下托和海马旁回。
D. 将海马在尾部切断，和海马旁回一并切除。脑干通过脚间池清晰可见。动眼神经位于大脑后动脉后面。颈内动脉、大脑中动脉和大脑中动脉的分支通过外侧裂蛛网膜清晰可见。当看到海马缩成一条尾巴的时候，标志着后缘切除

参考文献

[1] Choi C, Rubino PA, Fernandez-Miranda JC, Abe H, Rhoton AL Jr. Meyer's loop and the optic radiations in the transsylvian approach to the mediobasal temporal lobe. Neurosurgery 2006;59(4, Suppl 2):ONS228–ONS235, discussion ONS235–ONS236

[2] Campero A, Tróccoli G, Martins C, Fernandez-Miranda JC, Yasuda A, Rhoton AL Jr. Microsurgical approaches to the medial temporal region: an anatomical study. Neurosurgery 2006;59(4, Suppl 2):ONS279–ONS307, discussion ONS307–ONS308

[3] Wyler AR, Hermann BP, Somes G. Extent of medial temporal resection on outcome from anterior temporal lobectomy: a randomized prospective study. Neurosurgery 1995;37(5):982–990, discussion 990–991

[4] Wen HT, Rhoton AL Jr, de Oliveira E, et al. Microsurgical anatomy of the temporal lobe: part 1: mesial temporal lobe anatomy and its vascular relationships as applied to amygdalohippocampectomy. Neurosurgery 1999;45(3):549–591, discussion 591–592

[5] Duvernoy HM. The Human Hippocampus: An Atlas of Applied Anatomy. Munchen: JF Bergmann Verlag; 1988

[6] Wyler A. Technique of temporal lobectomy. In: Rengachary SS, Wilkins RH, eds. Neurosurgical Operative Atlas, Vol 4. Rolling Meadows, IL: AANS; 1995:131–138

第 7 章　选择性杏仁核海马切除术

Selective Amygdalohippocampectomy

Warren W. Boling　著

欧绍武　译

周　健　校

摘要

内侧颞叶癫痫（MTLE）是一种独特的癫痫综合征，其症状学特征是意识丧失、凝视、自动症和姿势性动作。内侧颞叶癫痫的临床特征与边缘系统癫痫的症状学相重叠，边缘系统癫痫可发生于内侧或外侧颞叶，也可发生于远离颞叶的脑区，因此除了典型的临床症状学外，伴有内侧颞叶或海马硬化的影像学特征，以及起源于内侧颞叶的癫痫发作的脑电图是诊断内侧颞叶癫痫的关键。药物难治性内侧颞叶癫痫对选择性切除内侧颞叶结构的手术反应很好。选择性杏仁核海马切除术在颞叶癫痫手术中的优势在于能够保留与癫痫病灶无关的颞叶结构，而且选择性杏仁核海马切除术在锁孔手术下就可以很好地完成，对头皮和颅骨的侵袭小。这种微侵袭的手术方法对患者有利，因为这样患者术后恢复快，住院时间短。本章介绍了内侧颞叶癫痫的临床特点、手术患者的选择，以及强调经颞中回/经脑沟入路的选择性杏仁核海马切除的手术方法。

关键词

选择性杏仁核海马切除术，内侧颞叶癫痫，癫痫外科手术

一、概述

根据发作起源的解剖部位将颞叶癫痫分为两种，包括颞叶新皮质癫痫（外侧颞叶癫痫）和内侧颞叶癫痫（mesial temporal lobe epilepsy，MTLE）。虽然它们有很多共同的特征，这可能会导致在个体上的鉴别诊断变得困难[1, 2]，但是有足够明显的特征将内侧颞叶癫痫认定为一种特定的综合征[3]。一般来讲，典型的内侧颞叶癫痫大多有先兆、凝视、自动及姿势性动作的表现[4]。内侧颞叶癫痫大多与儿童期的高热惊厥有关，特别是长时间复杂的高热惊厥[5]。内侧颞

叶癫痫典型的影像学表现是在磁共振成像（MRI）上的内侧颞叶或海马硬化[6]。发作间期 FDG-PET 可发现颞区内侧和海马区较颞叶新皮质更多的低代谢变化[7]。内侧颞叶癫痫的脑电图（EEG）表现为前颞部电极发作间期的棘波发放和同一部位发作期的节律性 θ 波活动[8]。新皮质起源的癫痫则与所涉及的侧裂周围的结构相关，如单纯的听幻觉或者在优势半球出现的发作后失语等[9, 10]。

虽然非有创性定位发作病灶的检查评估手段都是间接证据[11-13]，但当病史、发作的症状学、脑电图（EEG）和影像学的资料都支持内侧颞叶癫痫时，

往往有非常高的确诊性[12, 14]。颅内电极监测可能确定癫痫起始区。洛马林达大学一般只对那些癫痫病灶的起源侧别或部位不能明确的患者应用这种有创性的监测方法。

20 世纪 50 年代，Paulo Niemeyer 介绍了选择性杏仁核海马切除术（selective amygdalohippcarpectomy，SAH）的概念（图 7-1）[15]。他描述的通过颞中回造瘘进入颞角并离断内侧颞叶结构对当时很流行的颞叶切除术来说是个惊人的改变。事实上，Scoville 和 Milner[16]、Penfield 与 Milner[17] 的研究表明海马在人类的记忆功能方面有重要作用，所以在当时要求尽可能保留海马。在第一篇发表的手术治疗颞叶癫痫的报道中，Penfield 和 Flanigan 最大限度地保留了内侧颞叶结构[18]。在早期的颞叶癫痫手术治疗中就表现出了对损伤内侧颞叶结构会影响记忆功能的关注，但事实上越来越多的试验证据表明内侧颞叶结构是癫痫发作起源的重要部位[19-23]。这些工作的大部分内容在 1954 年法国马赛的颞叶癫痫国际研讨会上进行了报道[24]。Penfield 和 Jasper 认为术中进一步切除海马反而会使失败的手术转为成功[25]。Morris 在 1956 年报道，在行颞叶切除的同时将内侧颞叶结构切除的长期随访结果是成功的[26]。Falconer 认为切除内侧颞叶结构会得到最好的手术效果[27]。Feindel 和同事揭示了杏仁核在癫痫发作起源和颞叶自动症中的作用[28, 29]。

Yasargil 等发明了经侧裂入路以后，大家对选择性杏仁核海马切除术显示出极大的兴趣[30]。在 Yasargil 等描述的技术中，外侧裂上方的蛛网膜被分开，显露环岛沟的底部，通过两个颞极动脉之间的切口显露脑室角，使海马结构可以通过软脑膜外入路切除，杏仁核可以通过软脑膜下吸除。Hori 等随后报道了一种新的通过颞下入路经海马旁回到达并切除内侧颞叶结构的术式[31]。多年以来，加拿大蒙特利尔神经病学研究所和作者都在广泛地应用经颞中回皮质入路，即跟 Niemeyer 所报道的类似手术方法[32, 33]。

自从 Hughlings Jackson 描述了由于钩回病变引起精神运动性发作（Jackson 称之为"梦境状态"）及内侧颞叶结构在人类癫痫中的作用后，选择性杏仁核海马切除术这个手术方式才开始逐步发展[34]。随后很多的试验研究都指出内侧颞叶结构在试验性癫痫和人类癫痫中的重要作用[19, 20, 22, 25, 26, 35, 36]。很多行选择性杏仁核海马切除术的患者的术后疗效也证明了内侧颞叶结构和边缘系统在颞叶癫痫中的作用[37-39]。而且，最近国际抗癫痫联盟称内侧颞叶癫痫有其一系列的表现和症状，组成了一个特殊的癫痫综合征[3]。

选择性杏仁核海马切除术的目的就是要最大限度地控制癫痫发作，同时尽量避免切除与癫痫无关的结构。在进行选择性杏仁核海马切除手术的多个医疗中心，这种方法对癫痫发作的效果上明显可与皮质杏仁核海马切除术（CAH，见后文）相媲美[30-32, 36, 39]。虽然还没有完全证明 SAH 在神经心理

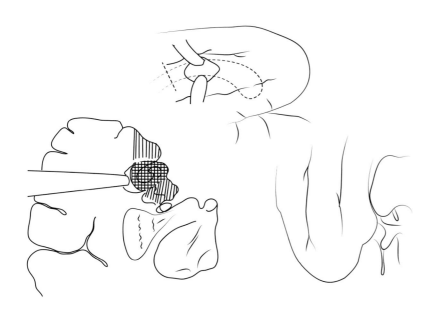

◀ 图 7-1 Niemeyer 最初于 1957 年描述的选择性杏仁核海马切除术[13]。经颞中回进脑室入路选择性地切除内侧颞叶结构，这个入路一直沿用至今

方面的优势 [40-42]，但是直观的优势还是很明显的。保留那些与癫痫无关的脑组织也应该是癫痫外科手术的一个重要目的。

二、重点为内侧结构的颞叶外科解剖学

19 世纪，神经解剖学家发展了应用数字系统表示脑回与脑沟的方法，目前仍在沿用该方法 [43, 44]。它是一种简明而实用的命名法，强调带状脑回的相互连接 [44-46]。颞叶含有 5 个脑回，颞上回命名为 T_1，颞中回为 T_2，颞下回为 T_3，梭状回为 T_4，海马旁回为 T_5。颞叶最内侧的结构为海马复合体（包括海马本身及齿状回）（图 7-2）。同样地，颞叶的这些脑回由 4 条纵向的脑沟分隔，分别称为 S_1、S_2、S_3 和 S_4。颞上回（T_1）的上界是侧裂，T_1 下方是

颞上沟（S_1），它是颞叶内最深的脑沟，一直延伸到颞角。它是辨认脑室的最重要的解剖标志，梭状回与海马旁回由侧副沟分隔，侧副沟形成一个明显的突入脑室颞角的结构，称作侧副隆起（图 7-2 至图 7-4）。

颞叶的第五脑回称为海马旁回，因其紧邻海马而得名（图 7-2B）。海马旁回位于海马的外下方，与海马相连。海马旁回的外侧为侧副沟（S_4），内侧为海马钩。它向前并没有达到颞极，而是到距颞极 2cm 处。Peter Gloor 描述内嗅区为海马旁回的前部区域，也就是钩的后界 [47]。海马旁回向后被距状沟的前段分为两支，上面一支没入扣带回峡部，下面一支形成枕叶的舌回（图 7-2B）。

钩呈圆锥形（图 7-5），它的内侧弯面还可以进

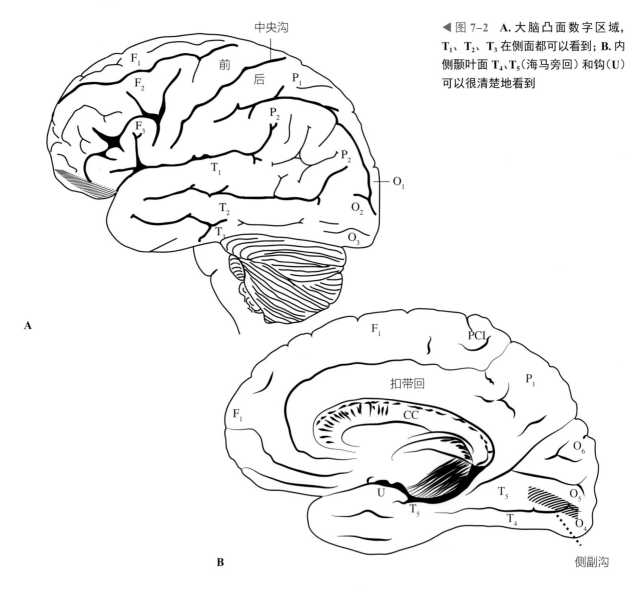

◀ 图 7-2 **A. 大脑凸面数字区域，T_1、T_2、T_3 在侧面都可以看到；B. 内侧颞叶面 T_4、T_5（海马旁回）和钩（U）可以很清楚地看到**

一步分为一些细小的脑回，包括最上面的半月回、环回、钩回及缘内回，它们构成了钩回尖的后部。实际上海马的嘴端和齿状回向内侧的弯曲构成了钩的大部。钩的前上方的半月回由杏仁核构成。

海马本身卷曲形成海马钩（图7-4）。此处含有两层软膜，内含供应海马的血管，海马钩的内上方为齿状回，下托和海马本身构成了海马钩的外下壁（图7-4）。打开颞角就可以看到海马突出于脑室内，表面覆盖着白质纤维束、海马槽和发亮的室管膜层

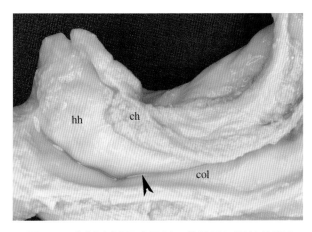

▲ 图 7-3　左侧内侧颞叶解剖，术野显示开放的颞角。箭头所指为脑室侧沟，由此可到达海马旁回

ch. 脉络丛；col. 侧副隆起；hh. 海马头

（图7-3）。海马正好位于大脑脚旁边。它的前部，或者说头部很短，占据了颞角的前端，并且向内卷曲形成了钩的大部。海马的中部（体部）向后形成一个狭窄的部分称为"尾"，向后上方卷曲进入脑室三角区。

海马伞是沿着海马的内侧界水平走行的白质纤维，恰巧位于齿状回的上方，两者之间为齿伞沟。它的游离部分形成脉络裂的下界。前达钩回（缘内回）的后界。海马伞向后在胼胝体压部的下方延续为穹隆。

脉络丛部分覆盖在海马上方并一同突入颞角，当在脑室内操作时脉络丛是手术中辨别方向的重要的定位标志（图7-3）。脉络丛起源于脉络膜组织，该脉络膜组织是填充脉络膜裂的室管膜和软脑膜层。脉络膜组织位于海马伞和终纹之间，连接两侧的白质纤维束（图7-4）。脉络膜前动脉在下脉络点进入颞角形成脉络丛，因此脉络丛向后牵拉可以看到缘内回，向下牵拉脉络丛可以显露终纹，而向上内牵拉可以显露海马伞和海马。

内侧颞叶结构实际上包括钩、杏仁核、海马复合体、伞、海马旁回及内嗅区。侧副沟及脉络丛是识别内侧结构的重要标记。从解剖的角度来讲，内侧颞叶结构位于脉络丛和侧副沟之间，同时也包括杏仁核与钩的前部结构。因此外侧颞叶（通常称为

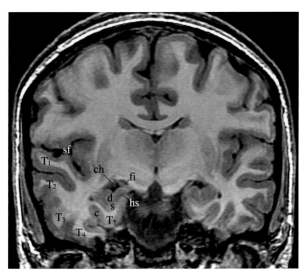

▲ 图 7-4　海马水平的 T_1 冠状位像。T_1～T_5 是颞叶的脑回

c. 侧副沟；ch. 脉络丛；d. 齿状回；fi. 海马伞；hs. 海马钩；s. 下托；sf. 侧裂

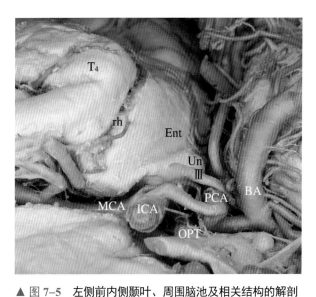

▲ 图 7-5　左侧前内侧颞叶、周围脑池及相关结构的解剖

BA. 基底动脉；Ent. 内嗅区（海马旁回前部）；ICA. 颈内动脉；Ⅲ. 动眼神经Ⅲ；MCA. 大脑中动脉（M_1 段）；OPT. 视束；PCA. 大脑后动脉；rh. 嗅沟；T_4. 梭状回；Un. 钩

颞叶新皮质，与以系统发育学上更原始的 3 层旧皮质形成的海马相区别）包括侧副沟侧方的颞叶结构。海马旁回（特别是下托）是介于有 6 层结构的新皮质和 3 层结构的海马组织之间的过渡皮质。

三、颞叶癫痫的手术

（一）颞叶切除术

颞叶切除包括完整的颞叶及内侧结构的切除。现今这种完全的颞叶切除已经很少应用，因此为更准确地表明是典型的切除前颞叶、外侧颞叶及内侧结构的手术，目前多采用前颞叶切除术及皮质海马杏仁核切除术来描述所切除的实际结构。

（二）皮质杏仁核海马切除术（CAH）

在大多数癫痫治疗中心，该手术方式作为一个标准的颞叶手术在应用，即标准的前颞叶切除及内侧结构的切除。该手术有多种入路，包括标准的解剖切除[48] 及剪裁式切除[49, 50]。我们行皮质杏仁核海马切除术（CAH）的手术入路严格按照影像学解剖上的标志来进行。特别是在优势半球，切除不会超过中央前沟水平（3.5～4.0cm）；在非优势半球，切除不会超过中央沟水平（4.0～4.5cm）。外侧皮质组织作为标本整块切除，显露颞角后，内侧结构被分离和切除，后面我们将在 SAH 部分中详细介绍。

（三）皮质杏仁核切除术（CA）

从名称上我们就可以看出它包括颞前叶的皮质切除及杏仁核切除，切除钩后显露出海马结构，但不切除。皮质切除的范围与 CAH 相同。CA 的皮质切除直达侧副沟。打开颞角的前部是为了确定解剖标志。海马及海马旁回予以保留，杏仁核要尽量切除干净。钩也要在软膜下切除。然而在切除钩时很难保证海马的头部不被侵扰。这种手术方式主要用于那些记忆功能等测试失败（同侧 Wada 试验）和（或）行内侧结构切除术后可能出现明显记忆障碍的患者。CA 这种手术方式用于海马还有明显的记忆功能而不能切除的患者，可有效控制癫痫发作[51, 52]。

（四）选择性杏仁核海马切除术（SAH）

SAH 的概念由 Niemeyer 引入，通过切除内侧颞叶结构来治疗起源于内侧颞叶结构的癫痫（图 7-1）[15]。随后人们才认识到内侧颞叶癫痫在难治性颞叶癫痫中的重要作用。基于早期研究者的工作，对 SAH 的现代报道确认了其在内侧颞叶癫痫治疗中的作用[32, 36-38]。到目前为止，选择性海马杏仁核切除术已成为包括我们在内的很多癫痫中心用于治疗药物难治性内侧颞叶癫痫的常规手术方式。

四、选择性杏仁核海马切除术的手术技巧

SAH 的头皮和骨的显露可以选择额颞开颅到锁孔入路等多种方式。如果应用皮质脑电监测就采用大的开颅，否则可以应用锁孔技术。影像导航有助于 SAH 的所有手术方式，在锁孔入路中是必须应用的。

患者的头部由三翼钉头架固定，麻醉方式是气管内插管全麻。手术侧肩下垫枕，使头部转向对侧。头顶略低一些，这样有助于切除内侧结构。头与水平成 30°，这样有助于脑室内后部结构的显露。

传统的额颞开颅采用问号切口，起于颧弓，向后达耳屏后缘水平，上达颞上线，前到发际。皮瓣连同颞肌翻向前，拉钩牵开。向下务必到达颧弓，以保证中颅凹底的充分显露。额颞的骨瓣尽量要下达颧弓，如果可能，前方要达中颅凹最前端。充分的骨窗开颅可充分显露颞叶结构，而且还可根据需要放置 16 导皮质电极。剪开颞部硬膜，一旦显露脑组织，要辨认重要的脑沟和脑回结构，如外侧裂、T_1、T_2 和中央沟。

沿颞中回（T_2）上缘和颞上沟（S_1）下方做 2～3cm 长的切口（图 7-6）。切开的后缘在非优势半球可达中央沟水平，在优势半球不要超过中央前沟水平。应用导航来确定这些位置，在优势半球和非优势半球分别为距颞极 3.5cm 和 4.5cm 处。应用超声吸引器在低振幅低吸引状态下吸出一个 3～4cm 深的通道抵达已经打开的室管膜里（图 7-6），这条通道沿着 S_1 的下壁方向并指向颞角，然后插入牵开器，以显露颞角及内侧颞叶结构（图 7-7）。这样脑室从前端一直到所要切除的后界就可完全显露。

此时可以看到脑室内 3 个室管膜下结构，外下方是侧副隆起，内侧是海马，两者之间是脑室侧沟（图 7-3），脉络丛的前端也就是颞角内侧壁的前端为杏仁核。脉络丛是脑室内一个重要的标志，应尽

早辨认。通常要将海马向旁边牵开才可以显露脉络丛，它的前端起源于脉络裂（下脉络膜点），也是钩后界的标志。

整个内侧结构的切除是应用超声刀在低吸引和震动强度的模式下行软膜内 / 下切除。切除从连接海马和侧副隆起的侧脑室沟开始，从侧脑室沟到达海马旁回，将位于海马钩和侧副沟之间的海马旁回在软膜下吸除（图 7-3）。这样海马与其外侧结构的连接被切断，可以向旁边牵开海马，便于吸除海马伞，使海马与内侧离断，将海马与后方的海马尾分离，提起海马，切断供应海马的血管蒂，完整切除海马。在脑沟内的海马血管通常可以被挑出并与海马分离，无须烧灼和撕裂。通常 2cm 的海马作为标本而整体被切除。额外的海马可以从后方分块切除，通常切除海马结构的后缘需要达中脑顶盖水平。在导航引导下，这些标记和可切除的海马范围很容易被识别。

切除的前缘到嗅沟的水平，要包括完整的钩回（图 7-5）。通常情况下钩回可疝到小脑幕缘下，应在软膜下完整吸除。透过半透明的膜性结构，动眼神经和大脑后动脉（P_1）在基底池也清晰可见。杏仁核可分块吸除或作为一个完整的标本切除。最后

确保脉络丛与侧副沟之间的所有结构都被切除，使软膜表面完好无损（图 7-6 和图 7-7）。切除的后缘应用导航来确定至中脑顶盖水平（图 7-8）。在脉络丛前方，钩回被完全切除，钩突切除的前界是在完整的软脑膜下可见的天幕缘。尽管脉络丛是重要的解剖标志，但杏仁核和钩突内侧切除界限并不十分明确，实质上在脉络丛水平的内侧，只有皮质的切除可以做到软膜下吸除。

术中的很多危险因素都可以通过应用影像导航来避免，而且导航还有助于许多解剖标志的辨认。开颅及颞叶所需显露的范围也可以通过导航轻松确定。对在麻醉状态下的患者，可以通过导航来确定中央沟和中央前沟，以此来确定颞中回切开的后界。偶尔可能会出现主要的引流静脉流向 S_1，而不是引流到侧裂，为了准确地定义颞上回和颞中回（T_1 和 T_2），这一点必须注意。应用导航可以帮助设计和修订到达目标的手术路径，影像导航在确定标志点、指引到达脑室角的路径、标识海马后界的切除范围等方面有助于 SAH 的进行。影像导航基本上被作者用于所有的癫痫手术。

内侧颞叶结构的切除要严格在软膜下进行以便保护中脑和环池内紧邻内侧颞叶的结构（图 7-5）。

◀ 图 7-6　SAH 入路

经颞中回上缘进入脑室显露颞角，软膜下切除内侧颞叶结构。红箭所指为皮质切口。虚线包括进入脑室的通道及所需切除的内侧颞叶结构

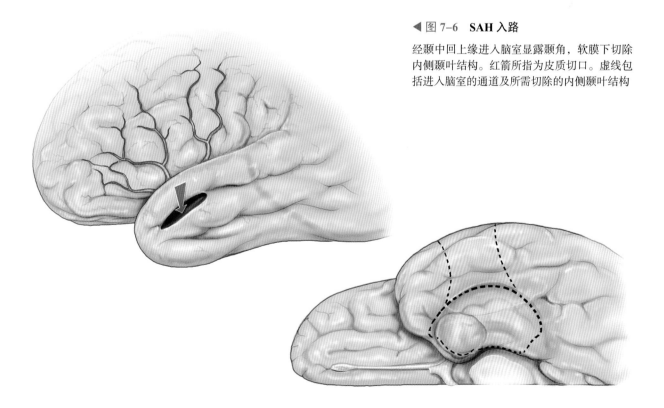

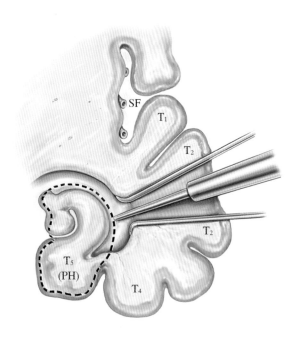

▲ 图 7-7　冠状位图像显示 SAH 的入路

牵开颞中回显露颞角，虚线为需要软膜下切除的内侧颞叶结构

PH. 海马旁回；SF. 侧裂

通常情况下大脑后动脉（P_2）可嵌入到海马旁回的软膜，动眼神经也可以粘连到钩回的软膜上。颈内动脉及其分支紧邻钩回及杏仁核的前内侧（图 7-5）。在这些重要的结构周围进行操作时，软膜下切除技术可具备更高的安全性。我们的经验就是应用超声刀在低吸引和震动模式下进行软膜下切除，有助于提高效果。

锁孔入路选择性杏仁核海马切除术

合理的 SAH 方法是保留非癫痫起源的脑组织，在完成 SAH 过程中选择性切除癫痫病灶应尽可能地减小头皮切口和骨窗显露。那些内侧颞叶癫痫诊断明确并准备行 SAH 的患者可以考虑行锁孔入路，需要说明的是，该手术入路必须应用导航，而且由于锁孔显露范围受限不能实施颅内皮质脑电监测，因此外科医生在实施锁孔入路 SAH 手术之前，必须有足够的诊断依据确定为内侧颞叶癫痫。诊断依据来自影像学、脑电图、癫痫症状学的评估和（或）颅内电极监测记录的发作起始点在内侧颞叶结构。

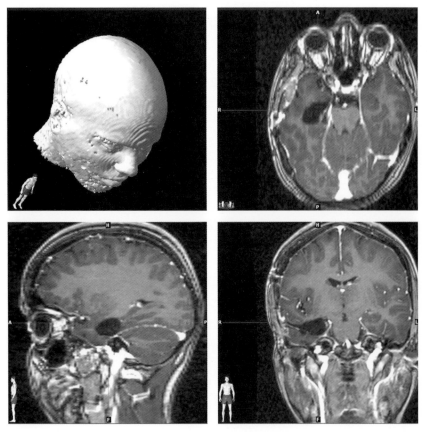

◀ 图 7-8　右侧 SAH 术后的 T_1 加权 MRI

T_1 加权像分别显示了 SAH 术后的轴位、冠状位和矢状位

当临床资料（神经影像学、脑电图及症状学）都指向内侧颞叶结构为致痫区时，就可以采用 SAH 的手术方式。锁孔入路更加适合行 SAH 的术野显露。但是锁孔入路显露的皮质范围小，不适合行皮质脑电监测[53, 54]。作者以前的经验是，大多数行锁孔手术的患者必须行电极监测。而目前对于大部分患者，如果 MTLE 诊断足够可信（有典型 EEG、MRI 及症状性证据），可不需要行颅内电极监测[51]。

锁孔入路必须严格在影像导航下进行。头皮切口为起自颧弓的弧形切口（图 7-9）。切开颞肌，拉钩牵开。颅骨钻一个直径 3cm 的骨孔，中心位于颞中回，下面是计划切开的皮质切口。操作过程与上面所述的非锁孔手术步骤相似。影像导航可以确保皮质的切口在颞中回的上缘，切口后缘在优势半球位于中央前沟水平，非优势半球位于中央沟水平（图 7-10）。

五、SAH 对癫痫发作的效果

认识到内侧颞叶边缘系统结构在内侧颞叶癫痫中起的重要作用之后，各种 SAH 的手术入路应用于临床治疗，并显著降低了癫痫发作，如本文所述的经侧裂[55]、经颞下[31]，以及经颞中回[32] 的 SAH。

在作者进行的颞叶癫痫手术中，对内侧颞叶癫痫大部分的病例选择的是 SAH，其次为 CAH，而 CA 仅占 10%。SAH 和 CAH 组的癫痫缓解率相似，这与其他癫痫手术中心报道的经验一致[56]，而且并发症罕见，没有严重的神经功能缺损或手术死亡病例。

六、结论

包括我们在内的很多医疗中心，SAH 已经成为治疗内侧颞叶癫痫的标准手术方式，它的优点就是选择性地离断、切除癫痫病灶，同时保留那些与癫痫起源无关的皮质结构。对于内侧颞叶癫痫来说，该方法在控制癫痫发作方面效果明显。该手术技巧主要基于 Niemeyer 最先报道的术式，即经颞中回进入颞角，然后在软膜下完整切除整个内侧颞叶结构。

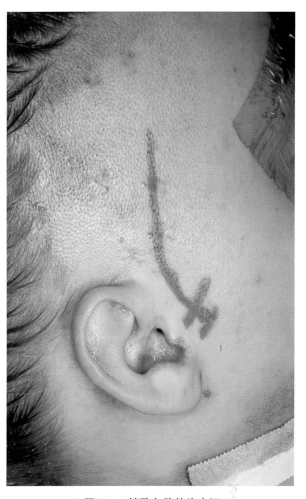

▲ 图 7-9　锁孔入路的头皮切口

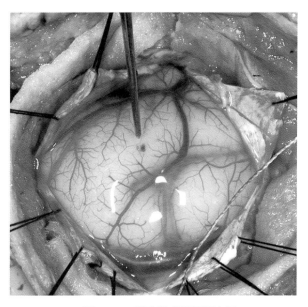

▲ 图 7-10　锁孔技术显露颞中回

严格应用影像导航确定解剖标志，显露皮质后手术步骤同非锁孔手术的 SAH

参考文献

[1] O'Brien TJ, Kilpatrick C, Murrie V, Vogrin S, Morris K, Cook MJ. Temporal lobe epilepsy caused by mesial temporal sclerosis and temporal neocortical lesions. A clinical and electroencephalographic study of 46 pathologically proven cases. Brain 1996;119(Pt 6):2133–2141

[2] Burgerman RS, Sperling MR, French JA, Saykin AJ, O'Connor MJ. Comparison of mesial versus neocortical onset temporal lobe seizures: neurodiagnostic findings and surgical outcome. Epilepsia 1995;36(7):662–670

[3] Wieser HG; ILAE Commission on Neurosurgery of Epilepsy. ILAE Commission Report. Mesial temporal lobe epilepsy with hippocampal sclerosis. Epilepsia 2004;45(6):695–714

[4] Olivier A, Gloor P, Andermann F, Quesney LF. The place of stereotactic depth electrode recording in epilepsy. Appl Neurophysiol 1985;48(1–6):395–399

[5] Cendes F. Febrile seizures and mesial temporal sclerosis. Curr Opin Neurol 2004;17(2):161–164

[6] Be, rkovic SF, Andermann F, Olivier A, et al. Hippocampal sclerosis in temporal lobe epilepsy demonstrated by magnetic resonance imaging. Ann Neurol 1991;29(2):175–182

[7] Boling WW, Lancaster M, Kraszpulski M, Palade A, Marano G, Puce A. Fluorodeoxyglucose-positron emission tomographic imaging for the diagnosis of mesial temporal lobe epilepsy. Neurosurgery 2008;63(6):1130–1138, discussion 1138

[8] Tatum WO IV. Mesial temporal lobe epilepsy. J Clin Neurophysiol 2012;29(5):356–365

[9] Schramm J, Kral T, Grunwald T, Blümcke I. Surgical treatment for neocortical temporal lobe epilepsy: clinical and surgical aspects and seizure outcome. J Neurosurg 2001;94(1):33–42

[10] Pacia SV, Devinsky O, Perrine K, et al. Clinical features of neocortical temporal lobe epilepsy. Ann Neurol 1996;40(5):724–730

[11] Maillard L, Vignal JP, Gavaret M, et al. Semiologic and electrophysiologic correlations in temporal lobe seizure subtypes. Epilepsia 2004;45(12):1590–1599

[12] Pfänder M, Arnold S, Henkel A, et al. Clinical features and EEG findings differentiating mesial from neocortical temporal lobe epilepsy. Epileptic Disord 2002;4(3):189–195

[13] Adam C, Clemenceau S, Semah F, et al. Variability of presentation in medial temporal lobe epilepsy: a study of 30 operated cases. Acta Neurol Scand 1996;94(1):1–11

[14] Foldvary N, Lee N, Thwaites G, et al. Clinical and electrographic manifestations of lesional neocortical temporal lobe epilepsy. Neurology 1997;49(3):757–763

[15] Niemeyer P. The transventricular amygdalo-hippocampectomy in temporal lobe epilepsy. In: Baldwin M, Bailey P, eds. Temporal Lobe Epilepsy. Springfield, IL: CC Thomas; 1958:461–482

[16] Scoville WB, Milner B. Loss of recent memory after bilateral hippocampal lesions. J Neurol Neurosurg Psychiatry 1957;20(1):11–21

[17] Penfield W, Milner B. Memory deficit produced by bilateral lesions in the hippocampal zone. AMA Arch Neurol Psychiatry 1958;79(5):475–497

[18] Penfield W, Flanigin H. Surgical therapy of temporal lobe seizures. AMA Arch Neurol Psychiatry 1950;64(4):491–500

[19] Kaada BR. Somato-motor, autonomic and electrocorticographic responses to electrical stimulation of rhinencephalic and other structures in primates, cat, and dog; a study of responses from the limbic, subcallosal, orbito-insular, piriform and temporal cortex, hippocampus-fornix and amygdala. Acta Physiol Scand Suppl 1951;24(83):1–262

[20] Vigouroux R, Gastaut HR, Badier M. Provocation des principales manifestations cliniques de l'épilepsie dite temporale par stimulation des structures rhinencéphaliques chez le chat non-anaesthésié. Rev Neurol (Paris) 1951;85:505–508

[21] Gastaut H. So-called "psychomotor" and "temporal" epilepsy. Epilepsia 1953;2:59–76

[22] Green JD, Shimamoto T. Hippocampal seizures and their propagation. AMA Arch Neurol Psychiatry 1953;70(6):687–702

[23] Sano K, Malamud N. Clinical significance of sclerosis of the cornu ammonis: ictal psychic phenomena. AMA Arch Neurol Psychiatry 1953;70(1):40–53

[24] Morin G, Gastaut H. Colloquium concerning normal and pathological anatomical problems raised by epileptic discharges. Neurobiological Laboratory, Faculty of Medicine, Marseilles, France November 15–18, 1954 (Reproduced by U.S. Department of Health, Education, and Welfare, Public Health Service, Washington, DC)

[25] Penfield W, Jasper H. Epilepsy and the Functional Anatomy of the Human Brain. Boston, MA: Little Brown; 1954:418, 468, 815, 816

[26] Morris AA. Temporal lobectomy with removal of uncus, hippocampus, and amygdala; results for psychomotor epilepsy three to nine years after operation. AMA Arch Neurol Psychiatry 1956;76(5):479–496

[27] Falconer MA. Surgery of temporal lobe epilepsy. Proc R Soc Med 1958;51(8):613–616

[28] Feindel W, Penfield W. Localization of discharge in temporal lobe automatism. AMA Arch Neurol Psychiatry 1954;72(5):603–630

[29] Feindel W, Penfield W, Jasper H. Localization of epileptic discharge in temporal lobe automatism. Trans Am Neurol Assoc 1952;56(77th Meeting):14–17

[30] Yasargil MG, Teddy PJ, Roth P. Selective amygdalo-hippocampectomy: operative anatomy and surgical technique. In: Symon L, Brihaye J, Guidette B, eds. Advances and Technical Standards in Neurosurgery, Vol. 12. New York: Springer-Wien; 1985

[31] Hori T, Tabuchi S, Kurosaki M, Kondo S, Takenobu A, Watanabe T. Subtemporal amygdalohippocampectomy for treating medically intractable temporal lobe epilepsy. Neurosurgery 1993;33(1):50–56, discussion 56–57

[32] Olivier A. Transcortical selective amygdalohippocampectomy in temporal lobe epilepsy. Can J Neurol Sci 2000;27(Suppl 1):S68–S76, discussion S92–S96

[33] Boling W. Minimal access keyhole surgery for mesial temporal lobe epilepsy. J Clin Neurosci 2010;17(9):1180–1184

[34] Jackson JH, Colman WS. Case of epilepsy with tasting movements and "dreamy state" with very small patch of softening in the left uncinate gyrus. Brain 1898;21:580–590

[35] Gastaut H, Vigouroux R, Naquet R. Lésions épileptogènes amygdalo-hippocampiques provoquées chez le chat par injection de crème d'alumine. Rev Neurol (Paris) 1952;87(6):607–609

[36] Wieser HG, Ortega M, Friedman A, Yonekawa Y. Long-term seizure outcomes following amygdalohippocampectomy. J Neurosurg 2003;98(4):751–763

[37] Olivier A. Relevance of removal of limbic structures in surgery for temporal lobe epilepsy. Can J Neurol Sci 1991;18(4, Suppl):628–635

[38] Abosch A, Bernasconi N, Boling W, et al. Factors predictive of suboptimal seizure control following selective amygdalohippocampectomy. J Neurosurg 2002;97(5):1142–1151

[39] Lutz MT, Clusmann H, Elger CE, Schramm J, Helmstaedter C. Neuropsychological outcome after selective amygdalohippocampectomy with transsylvian versus transcortical approach: a randomized prospective clinical trial of surgery for temporal lobe epilepsy. Epilepsia 2004;45(7):809–816

[40] Jones-Gotman M, Zatorre RJ, Olivier A, et al. Learning and retention of words and designs following excision from medial or lateral temporal-lobe structures. Neuropsychologia 1997;35(7):963–973

[41] Kessels RP, Hendriks M, Schouten J, Van Asselen M, Postma A. Spatial memory deficits in patients after unilateral selective amygdalohippocampectomy. J Int Neuropsychol Soc 2004;10(6):907–912

[42] Gleissner U, Helmstaedter C, Schramm J, Elger CE. Memory outcome after selective amygdalohippocampectomy in patients with temporal lobe epilepsy: one-year follow-up. Epilepsia 2004;45(8):960–962

[43] Broca P. Mémoires sur le cerveau de l'homme et des primates. Paris: C Reinwald; 1888

[44] Ecker A. Die Hirnwindungen des Menschen. Braunschweig: Vieweg; 1883

[45] Foville AL. Traité complet de l'anatomie, de la physiologie et de la pathologie du système nerveux. Paris: Fortin; 1884

[46] Yasargil MG. Microneurosurgery IVA CNS Tumors. New York: Thieme Medical Publishers, Inc.; 1994

[47] Gloor P. The Temporal Lobe and Limbic System. New York: Oxford University Press; 1997

[48] Spencer DD, Spencer SS, Mattson RH, Williamson PD, Novelly RA. Access to the posterior medial temporal lobe structures in the surgical treatment of temporal lobe epilepsy. Neurosurgery 1984;15(5):667–671

[49] Olivier A. Temporal resections in the surgical treatment of epilepsy. Epilepsy Res Suppl 1992;5:175–188

[50] Silbergeld DL, Ojemann GA. The tailored temporal lobectomy. Neurosurg Clin N Am 1993;4(2):273–281

[51] Boling W, Longoni N, Palade A, Moran M, Brick J. Surgery for temporal lobe epilepsy. W V Med J 2006;102(6):18–21

[52] Kim HI, Olivier A, Jones-Gotman M, Primrose D, Andermann F. Corticoamygdalectomy in memory-impaired patients. Stereotact Funct Neurosurg 1992;58(1–4):162–167

[53] Wennberg R, Quesney F, Olivier A, Dubeau F. Mesial temporal versus lateral temporal interictal epileptiform activity: comparison of chronic and acute intracranial recordings. Electroencephalogr Clin Neurophysiol 1997;102(6):486–494

[54] Boling WW, Olivier A. Image guided keyhole craniotomy for selective amygdalo-hippocampectomy. Epilepsia 2004;45(Suppl 7):333

[55] Wieser HG. Selective amygdalo-hippocampectomy for temporal lobe epilepsy. Epilepsia 1988;29(Suppl 2):S100–S113

[56] Tanriverdi T, Olivier A, Poulin N, Andermann F, Dubeau F. Long-term seizure outcome after mesial temporal lobe epilepsy surgery: corticalamygdalohippocampectomy versus selective amygdalohippocampectomy. J Neurosurg 2008;108(3):517–524

第 8 章 海马旁回切除术：治疗颞叶癫痫的新技术

Parahippocampectomy: A New Surgical Technique for Temporal Lobe Epilepsy

Mario A. Alonso Vanegas 著

张 凯 译

周 健 校

摘要

对于难治性内侧颞叶癫痫患者，海马旁回切除术是一种微创的、有潜在治愈可能的选择。在动物模型和人类均已证实海马旁回具有潜在的致痫性。海马旁回切除术治疗癫痫的基本原理包括海马的去同步化和谷氨酰胺能回路的去传入作用，从而降低了海马硬化患者的过度兴奋性。手术方案采用经颞下回入路切除海马旁回，该入路由选择性杏仁核海马切除术演变而来。术后的癫痫发作减少 / 控制和神经心理方面的结果与前颞叶切除术和选择性杏仁核海马切除术相当。手术的潜在并发症很少。具有该手术方式指征的患者如推迟手术，会降低癫痫发作改善的可能性。因此，一旦明确患者适合该手术，应尽快进行各项术前检查，不应推迟手术。

关键词

颞叶手术，选择性切除，海马旁回

一、概述

Ⅰ级随机对照试验[1] 和Ⅳ级非随机对照试验的系统性综述表明，颞叶癫痫（TLE）是成人和儿童中最常见的癫痫类型，手术治疗有效。TLE 手术的需治数（number needed to treat，NNT）为 2[2]，也表明 TLE 的手术治疗非常有效。对于颞叶癫痫的手术疗效，部分是由于致痫区为局灶性，同时所涉及脑区为大脑的相对非功能区，可以安全切除。这就是切除性手术在难治性内侧颞叶癫痫（MTLE）治疗中发挥重要作用的原因。远期随访结果表明，在与 MTLE 相关的海马硬化病例中，只有 11% 的病例通过药物治疗控制了癫痫发作[3]。与之相比，如

果行切除性手术，多达 80% 的患者可能达到术后癫痫无发作或显著改善[4]。

前颞叶切除术（anterior temporal lobectomy，ATL）是颞叶癫痫的标准术式。然而，选择性杏仁核海马切除术（selective amygdalohippocampectomy，SAH）已成为许多中心的首选手术方式。事实证明，SAH 对颞叶新皮质的潜在功能破坏较小。患者的癫痫控制水平相当，但神经心理方面的预后更好[5]。颞叶切除术通常会导致语言、视觉和认知功能障碍，涉及优势半球时尤其如此[6]。

尽管所有不同的手术技术都在改进或尝试改进最初 Niemeyer 对杏仁核、海马和海马旁回入路的方法，但它们都有各自的缺点[7]。在行 SAH 的患者

中，有 53% 的患者通过经外侧裂入路或经皮质入路损伤了视觉传导通路[8]。传统的经脑室入路往往会损伤沿侧脑室壁走行的视放射和颞叶新皮质。

SAH 最初是为了保留未受累及的脑组织、减少颞叶手术后记忆缺失的手术术式。一些研究表明，左侧杏仁核海马选择性切除后，患者的语词记忆能力明显下降，而另一些研究则没有发现这种情况。一些研究表明，颞下 SAH 即使在语言优势侧，也不会导致术后语词记忆显著下降[9]。这些报道存在一致的局限性，如这些研究的样本量相对较小、缺乏标准化的术前和术后神经心理测评、未考虑潜在的病理基础和（或）精神并发症。无海马硬化的患者在术后比有海马硬化的患者记忆更差。在这些患者中，海马的切除与长期的语词记忆方面的显著损害有关。切除外侧颞叶后，患者的短期语词记忆有明显的恶化[10]。

接受 ATL 治疗的患者在短期和长期的语词记忆功能方面都存在缺陷。为了减轻这些并发症，已经出现了几种 SAH 的入路，可以达到与 ATL 相同的癫痫控制效果，但术后的认知要优于 ATL。

二、SAH 手术技术的历史演变

1958 年，巴西的 Paulo Niemeyer 教授[11]，在不使用手术显微镜的情况下，详细描述并进行了颞中回（T_2）皮质切开术，提供了进入侧脑室颞角的入路。这种手术被称为"经脑室入路"。一旦到达并辨认出杏仁核和海马，就可以选择性地切除这些结构。然而，这一入路需要将颞上回的颞干离断。

1982 年，Wieser 教授和 Yaşargil 教授[12] 提出了一种经大脑外侧裂的手术路径，穿过大脑外侧裂深处的颞干到达颞角，选择性切除海马和杏仁核，避免了外侧颞叶皮质的损伤。然而，由于开放外侧裂需要较高的手术技巧，经外侧裂入路并没有被广泛地应用。

1984 年，蒙特利尔神经学研究所的 André Olivier 教授描述了一种通过切除颞上回前部到达颞角[13] 的手术方法。数年后，他改良了自己的手术方法，改为创伤更小的经脑沟 – 颞上回入路。

在这些早期历史性手术的基础上，发展出一些选择性或简化的手术技术，用来切除内侧颞叶结构[14]。通过这些优化的手术入路，可利用不同的技术手段和手术技巧，在安全的前提下，实现最大限度的切除（整块切除或软膜下吸除）或离断海马和杏仁核[15]。多数新出现的手术技巧通过软膜下吸除或切除海马结构及其邻近结构（杏仁核、海马旁回）。

尚不清楚如何选择一个特定的手术入路或切除范围，以期最大限度地减少癫痫发作，同时对神经心理影响最小。应该从两个方面来考虑这个问题。第一，外科医生需要决定使用几种标准术式中的哪一种，并明确某些结构的切除范围；第二，预定切除的组织到底有多少真正地被切除，而这一问题很少被提及[16]。因此，这也造成难以比较两种不同手术入路哪一种更好，一方面由于评价结果的指标存在不同维度，无法在同一维度下定量比较，另一方面由于每一例手术切除的范围均不相同，难以评价。

在接受选择性切除内侧颞叶结构的左侧颞叶癫痫患者中，术后语词记忆丧失可能仍然是一个问题。比较经外侧裂入路和经皮质入路的患者术后认知功能，在左侧颞叶癫痫手术中，这两种入路都导致了术后语词记忆的显著下降。经皮质入路术后语音流畅性有明显改善，而经外侧裂入路术后则无明显改善[17]。当致痫区在左侧时，无论是否保留颞叶新皮质，术后记忆均可能会下降。由此，正在开发新的手术方法和技术（激光间质内热疗或冷冻），但对其疗效的评价尚需对照试验的结果。

三、建议手术入路为海马旁回切除术

（一）基本原理

依细胞分层排列和纤维联系的不同，海马旁回（parahippocampal gyrus，PHG）又可以分为几个不同的皮质区域。在它的前部，海马旁区包括内嗅区（entorhinal cortex，EC）和嗅周皮质（perirhinal cortex，PC）；它的后部被距状沟的前端分开，上方与扣带回峡部延续，下方与舌回延续[18]。在早期有关内侧颞叶结构致痫性的研究中，最受关注的是海马，它在癫痫的发生中起着重要的作用。长期以来，人们低估了海马旁区在 TLE 发生中的重要作用[19]。然而，在 TLE 动物模型中的观察表明，致痫区的范围通常很广，分布在边缘系统内的多个结构中[20]。在动物模型[21, 22]和 TLE 患者[23, 24]中研究了 PHG 在癫痫发作的起始和传播中的相关性。有研究表明，正常的 EC 在新皮质和海马之间相当于抑制性闸门[25]，EC 的结构改变可能导致海马过度兴奋[22]。基于这些发现，我们提出切除 PHG 可以通过海马的去同步化和谷氨酰胺能回路的去传入作用来破坏这个异常和过度兴奋的网络，从而消除 MTLE 中一个主要的致痫区域。毋庸置疑的是，准确定位和完全切除致痫区对于癫痫发作缓解是至关

重要的（图 8-1）。因此，我们建议将海马旁回切除术作为保留 MTLE 患者语词记忆的新手术方法。与海马杏仁核切除术相比，它的选择性更强，创伤更小。图 8-2 为该入路的示意图。

（二）手术技术

患者取俯卧位或侧卧位。术前用药避免使用苯二氮䓬类药物。在大多数病例中常规麻醉监测［动脉血压、心电图、潮气末二氧化碳分压（$ETCO_2$）、脑

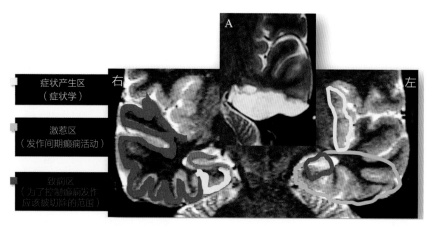

▲ 图 8-1　癫痫手术基础的 **3** 个假想区域——病变区、发作区和功能缺失区——被勾画在左侧颞叶上（图像右侧）。在右侧颞叶（图像左侧），海马旁回中间皮质（黄色）被视为古皮质（蓝色）和新皮质（红色）之间的过渡区。插图 **A** 展示了选择性切除颞下回、梭状回和包括海马旁回的内侧结构

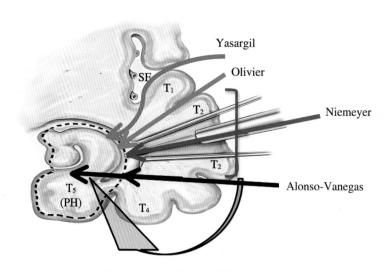

▲ 图 8-2　**SAH** 不同手术技术的示意图

首先于 1958 年由巴西的 Niemeyer 教授提出，接着 1982 年 Yasargil 教授采用经外侧裂入路和 1984 年 Olivier 教授采用经脑沟入路。在 2001 年，笔者介绍了颞下入路，包括切除 T_3、T_4、杏仁核、海马及 PHG。在 2010 年改良为切除 PHG 而不切除 AH，即单纯海马旁回切除术

电双频指数（BIS）、肺量计法、体温、动脉气体测量和尿量定量]通常是足够的。我们常规使用静脉麻醉，异丙酚（1.2～2mg/kg）、芬太尼诱导（2μg/kg）、顺阿曲库铵肌肉松弛（0.8～1mg/kg）。我们使用经口气管插管和机械通气来保持 ETCO$_2$ 在 30～35mmHg。用罗哌卡因在轻度镇静下进行头皮阻滞。通过持续输注异丙酚 [5～7mg/（kg•h）]、芬太尼 [1.5～3μg/（kg•h）] 和 50% 氧气中的一氧化二氮维持麻醉，使 BIS 维持在 40%～45%。硬膜切开后，异丙酚的用量减少到 4～5μg/（kg•h）（BIS 55%～65%），通常在监测皮质脑电图（electrocorticography，ECoG）时降低麻醉深度。

头部固定在 Mayfield 头架上，旋转 90°，显露操作侧，并后伸 50°（图 8-1）。在手术过程中，用一个狭窄的问号切口（Falconer）切开皮肤，头皮和一部分颞肌向前翻，用穿孔布巾钳牵拉颞肌。保留颞肌肌桥，以便在关颅时重新缝合。手术入路也可采用锁孔手术入路，耳前 5.0cm 直切口，3.0cm×2.0cm 开颅（图 8-3 和图 8-4）。行小骨窗开颅术，至颅底，并将硬脑膜从颅骨剥离。随后在颧弓上方咬除少量骨质，扩大骨窗，露出硬脑膜。随后，电凝并切开硬脑膜，显露颞叶底面。吸引器不必触碰小脑幕游离缘，避免损伤滑车神经。术中我们常规在不同的位置监测 ECoG，包括颞叶底面的前、后，以及颞叶下外侧面。然后用无菌纸标记

有癫痫放电的区域。一旦 ECoG 完成，我们要求麻醉科医生倾斜手术台，提供一个 4°～10° 的头低脚高位，这样在不需要脑板用力牵拉的情况下，更容易接近和达到颞叶底面的深方。

在早期，笔者会先切除颞下回（T$_3$）和梭状回（T$_4$），再切除海马旁回的内嗅区。后来笔者将手术入路改为"纯"海马旁回切除术，也就是说，经过颅底，在软膜外显露侧副沟，期间保留所有引流静脉（视频 8-1）。切开海马旁回的软膜，保留软脑膜动脉。使用 6 号或 8 号吸引器，整块切除海马旁回。海马旁回的厚度通常为 2～5mm，也可以利用超声吸引器切除海马旁回，需将设备的参数（吸引、冲洗和吸引）设置在很低的水平以减少损伤，前方从嗅脑沟开始，一直向后 4～5cm。一旦完成切除，需要仔细检查以确保没有血管渗血（图 8-5）。术后行 ECoG 检查。多数病例癫痫样放电完全消失。组织切除时间为 10～15min。最后，我们常规关颅。通常不需要负压引流。手术标本用甲醛和 5% 多聚甲醛固定，送病理分析。

我们在一些病例中使用了神经导航技术，用于教学和演示目的或解剖学研讨会。对于新受训的神经外科医生来说，他们还应该非常熟悉局部解剖和功能神经解剖学，如果可以的话，最好使用神经导航。

术后当晚 CT 扫描，患者通常在术后 24～48h

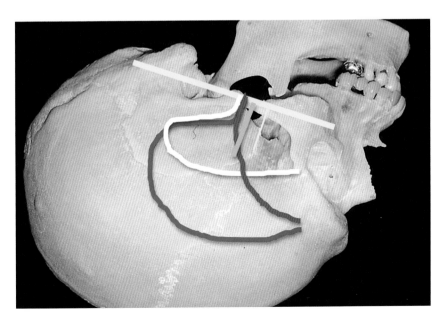

◀ 图 8-3 不同类型的皮肤切口

白线 . Falconer 切口；绿线 . 锁孔入路的直切口；黄线的顶端显示锁孔的位置

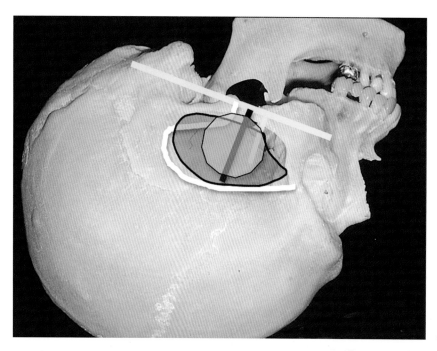

◀图 8-4　海马旁回切除术手术入路中最常使用的皮肤切口的叠加

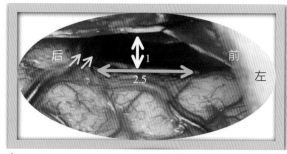

A

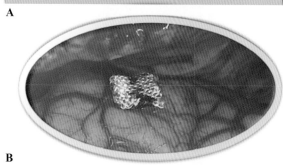

B

▲ 图 8-5　**A**. 左侧 PH 手术入路。图像显示 T₃ 切除 2.5cm 长（绿箭），1cm 宽（白箭），保留所有的表面静脉（黄箭）。**B**. 纯 PHC，保留外侧颞叶和颞底皮质

理评估（图 8-6）。如果患者术后 12 个月仍无癫痫发作，我们将开始减少抗癫痫药物的使用，首先从不良反应最严重或药效最差的抗癫痫药物开始。该手术技术在术后 5 年的癫痫控制方面的结果与前面提到的技术相似。

（三）海马旁回切除术的适应证

适应证包括内侧颞叶癫痫、海马硬化、病灶性癫痫（海绵状血管瘤、局灶性皮质发育不良和肿瘤）。

（四）海马旁回切除术的禁忌证

禁忌证包括双重病理、颞叶新皮质癫痫、侵犯除海马旁回外的其他结构的较大病变、非痫性发作。

四、结论

尽管 I 级证据有限，人们普遍认为，颞叶癫痫的前内侧切除术是安全有效的，可获得 50%～70% 的无发作率。在难治性 TLE 患者中，它被认为是最好的选择，并且优于药物治疗。多数癫痫外科中心有一个明显的趋势，即尽量避免所有患者采用一致的手术方法，而是针对不同患者寻求最佳的方法来优化致痫组织切除，尽量减少继发性的神经功能或

出院，大大降低了住院费用。患者在手术后 10 天进行伤口检查和拆除缝线。我们通常在术后 3 个月、6 个月和 12 个月进行脑电图检查，并在术后 6 个月进行 MRI 检查。术后 6 个月和 24 个月进行神经心

神经心理损害。显然，目前尚无有意义的量化指标来证明某一种入路具有无与伦比的优越性，至少目前，外科医生仍有权根据标准化的术前研究、详细的个案评估、手术技术和各种结果来选择最佳的入路。详细的解剖学知识必不可少，为保障患者的利益最大化，还需要多学科的团队合作。

也许，随着对癫痫发生的病理基础和自然史机制的日益重视，可能会为以下问题提供答案，包括手术必须切除的范围、神经调控的范围、手术时机、药物治疗方案或停药等。

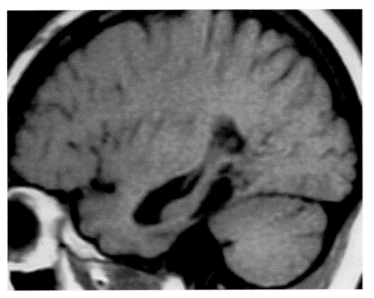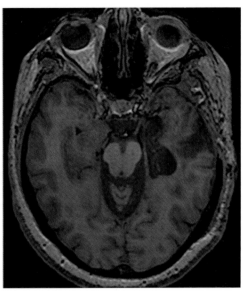

▲ 图 8-6　矢状位和轴位 MRI 显示选择性海马旁回切除术后

参考文献

[1] Wiebe S, Blume WT, Girvin JP, Eliasziw M; Effectiveness and Efficiency of Surgery for Temporal Lobe Epilepsy Study Group. A randomized, controlled trial of surgery for temporal-lobe epilepsy. N Engl J Med 2001;345(5):311–318

[2] Wiebe S. Effectiveness and safety of epilepsy surgery: what is the evidence? CNS Spectr 2004;9(2):120–122, 126–132

[3] Semah F, Picot MC, Adam C, et al. Is the underlying cause of epilepsy a major prognostic factor for recurrence? Neurology 1998;51(5):1256–1262

[4] Jehi L, Jetté N. Not all that glitters is gold: a guide to surgical trials in epilepsy. Epilepsia Open 2016;1(1–2):22–36

[5] Helmstaedter C, Richter S, Röske S, Oltmanns F, Schramm J, Lehmann TN. Differential effects of temporal pole resection with amygdalohippocampectomy versus selective amygdalohippocampectomy on material-specific memory in patients with mesial temporal lobe epilepsy. Epilepsia 2008;49(1):88–97

[6] Helmstaedter C. Cognitive outcomes of different surgical approaches in temporal lobe epilepsy. Epileptic Disord 2013;15(3):221–239

[7] Tanriverdi T, Olivier A, Poulin N, Andermann F, Dubeau F. Long-term seizure outcome after mesial temporal lobe epilepsy surgery: corticalamygdalohippocampectomy versus selective amygdalohippocampectomy. J Neurosurg 2008;108(3):517–524

[8] Figueiredo EG, Deshmukh P, Nakaji P, et al. Anterior selective amygdalohippocampectomy: technical description and microsurgical anatomy. Oper Neurosurg (Hagerstown) 2010;66(Suppl_1):45–53

[9] Bujarski KA, Hirashima F, Roberts DW, et al. Long-term seizure, cognitive, and psychiatric outcome following trans-middle temporal gyrus amygdalohippocampectomy and standard temporal lobectomy. J Neurosurg 2013;119(1):16–23

[10] Guerrini R, Scerrati M, Rubboli G, et al; Commission for Epilepsy Surgery of the Italian League Against Epilepsy. Overview of presurgical assessment and surgical treatment of epilepsy from the Italian League Against Epilepsy.

Epilepsia 2013;54(Suppl 7):35–48

[11] Niemeyer P. The transventricular amygdalohippocampectomy in temporal lobe epilepsy. In: Baldwin M, Bailey P, eds. Temporal Lobe Epilepsy. Springfield, IL: Charles C Thomas; 1958:461–482

[12] Wieser HG, Yaşargil MG. Selective amygdalohippocampectomy as a surgical treatment of mesiobasal limbic epilepsy. Surg Neurol 1982;17(6):445–457

[13] Olivier A, Boling WW, Tanriverdi T. Techniques in Epilepsy Surgery: The MNI Approach. United Kingdom: Cambridge University Press; 2012:97–114

[14] Alonso Vanegas MA, Lew SM, Morino M, Sarmento SA. Microsurgical techniques in temporal lobe epilepsy. Epilepsia 2017;58(Suppl 1):10–18

[15] Bandt SK, Werner N, Dines J, et al. Trans-middle temporal gyrus selective amygdalohippocampectomy for medically intractable mesial temporal lobe epilepsy in adults: seizure response rates, complications, and neuropsychological outcomes. Epilepsy Behav 2013;28(1):17–21

[16] Schramm J. Temporal lobe epilepsy surgery and the quest for optimal extent of resection: a review. Epilepsia 2008;49(8):1296–1307

[17] Lutz MT, Clusmann H, Elger CE, Schramm J, Helmstaedter C. Neuropsychological outcome after selective amygdalohippocampectomy with transsylvian versus transcortical approach: a randomized prospective clinical trial of surgery for temporal lobe epilepsy. Epilepsia 2004;45(7):809–816

[18] Kucukyuruk B, Richardson RM, Wen HT, Fernandez-Miranda JC, Rhoton AL Jr. Microsurgical anatomy of the temporal lobe and its implications on temporal lobe epilepsy surgery. Epilepsy Res Treat 2012;2012:769825

[19] Spencer SS, Spencer DD. Entorhinal-hippocampal interactions in medial temporal lobe epilepsy. Epilepsia 1994;35(4):721–727

[20] Bertram EH. Functional anatomy of spontaneous seizures in a rat model of limbic epilepsy. Epilepsia 1997;38(1):95–105

[21] Panuccio G, D'Antuono M, de Guzman P, De Lannoy L, Biagini G, Avoli M. In vitro ictogenesis and parahippocampal networks in a rodent model of temporal lobe epilepsy. Neurobiol Dis 2010;39(3):372–380

[22] Parekh MB, Carney PR, Sepulveda H, Norman W, King M, Mareci TH. Early MR diffusion and relaxation changes in the parahippocampal gyrus precede the onset of spontaneous seizures in an animal model of chronic limbic epilepsy. Exp Neurol 2010;224(1):258–270

[23] Bartolomei F, Khalil M, Wendling F, et al. Entorhinal cortex involvement in human mesial temporal lobe epilepsy: an electrophysiologic and volumetric study. Epilepsia 2005;46(5):677–687

[24] Bernasconi N, Bernasconi A, Andermann F, Dubeau F, Feindel W, Reutens DC. Entorhinal cortex in temporal lobe epilepsy: a quantitative MRI study. Neurology 1999;52(9):1870–1876

[25] de Curtis M, Paré D. The rhinal cortices: a wall of inhibition between the neocortex and the hippocampus. Prog Neurobiol 2004;74(2):101–110

第9章 海马横断术

Hippocampal Transection

Michiharu Morino **著**

朱君明 **译**

关宇光 **校**

摘要

　　选择性杏仁核海马切除术和前颞叶切除术是海马硬化造成的难治性内侧颞叶癫痫（MTLE）的标准治疗术式。然而，对于部分 MRI 阴性及肿瘤相关的 MTLE 患者，即无海马萎缩或硬化，杏仁核海马切除术可能会造成这类患者术后记忆功能缺失。因此，亟须新的手术方法以治疗这类不伴海马萎缩或硬化的 MTLE 患者，并能够在控制癫痫发作的基础上，更好地保护记忆功能。海马横断术（hippocampal transection，HT）就是为了克服这一问题而发展起来的新术式。在 HT 手术方式中，海马并没有被完全切除，而是通过离断海马锥体细胞层的方式破坏海马纵轴致痫环路。我们既往有 75 名无海马萎缩或硬化的 MTLE 患者采取经侧裂入路海马横断术（transsylvian hippocampal transection，TSHT）手术治疗。本章介绍了其中 24 名采用 TSHT 手术治疗的患者其记忆功能相关预后。

关键词

　　海马横断术，记忆预后，颞叶癫痫，MRI 阴性颞叶癫痫，经侧裂入路

一、概述

　　海马硬化引起的难治性内侧颞叶癫痫（MTLE）可通过前颞叶切除术（ATL）得到有效治疗，ATL 包括内侧颞叶结构切除术和杏仁核海马切除术。

　　ATL 通常会由于视辐射前部分纤维的损伤，造成患者上 1/4 视野缺损。ATL 也可能由于优势半球的颞极[1]和颞叶底面部分[2]损伤造成语言功能的缺失。此外，ATL 还与术后记忆缺陷风险相关，尤其是切除主导语词记忆的左颞叶引起的词语记忆障碍[3, 4]。选择性杏仁核海马切除术最初就是为了使未受影响的脑组织免于切除[5]，从而达到颞叶手术

后记忆缺陷最小化而发展起来的一种手术方式[6, 7]。然而，对于没有海马硬化的 MTLE 患者，即 MRI 阴性患者来说，选择性杏仁核海马切除术仍有可能造成术后记忆功能障碍。

　　海马横断术（HT）已经被用来治疗 MRI 阴性的 MTLE 患者，并且能够很好地保留与海马相关的记忆功能[8]。HT 的原理是基于软脑膜下离断的方式[9]，在 HT 手术中，海马并没有被完全切除，但其纵轴致痫环路被海马和海马旁回的锥体细胞层的横切阻断。

　　本章介绍了经侧裂入路[10]海马横断术治疗 MRI 阴性的 MTLE 患者的外科手术技巧。

二、手术步骤

这一章详述 1 名 MRI 阴性 MTLE 患者的 TSHT 手术过程，包括术中照片的呈现（图 9-1）、影像学资料（图 9-2）和手术操作视频演示（图 9-3 和视频 9-1），讨论 TSHT 手术的关键步骤。

（一）患者体位、切口和开颅

TSHT 手术患者的体位和皮肤切口位置与大脑前循环动脉瘤夹闭手术类似。我们采用标准的额颞叶开颅入路，但颞叶范围可以显露更多一些，方便术中行大脑皮质电生理检测。

（二）侧裂分离与侧脑室颞角入路

在 TSHT 术中，大脑侧裂的充分显露是确保后续手术安全、顺利进行的关键步骤。TSHT 手术目的是为了控制癫痫发作，因此需避免皮质损伤，尤其是在分离侧裂的时候需要特别注意。为了尽量减少这种损伤，在颞叶侧分离侧裂，并且在内侧颞叶结构操作时尽量避免使用脑牵开器以减少造成的直接牵拉损伤。在随后的操作中，由于海马结构靠近脑干，因此侧裂应尽量显露充分，以获得足够的操作空间（图 9-1A）。

在侧裂充分显露后，首先确定岛阈，即位于大脑中动脉 M_1 和 M_2 分叉附近的岛叶边缘，然后在脑岛回的最下端，即岛阈的颞侧，找到岛下沟。岛叶皮质切口长 15mm 以保留岛后静脉，用吸引器轻轻吸取白质，根据颜色变化来识别侧脑室下角的脑室壁，进入侧脑室颞角（图 9-1B）。

（三）杏仁核切除与海马电生理记录

到达侧脑室颞角后，可以看到海马作为侧脑室颞角底面的一部分。杏仁核位于海马前方，是侧脑室下角顶部的一部分。海马头部前内侧与杏仁核相连（图 9-1B）。首先切除杏仁核的下半部分，以扩大手术操作空间，然后通过海马皮质脑电信号记录以确认发作性的癫痫样波形。典型病例可在海马记录到阳性双相棘波（图 9-4A）。

（四）海马槽切开与锥体细胞层横断

海马纤维是由覆盖海马表面的纤维组成，通过显微剪垂直于海马长轴，并以 5mm 为间隔切开（图 9-1C）。通常在海马表面留下 5~6 个切口。然后，用直径为 2.3mm 的圆形刀片沿着切口线横切锥体细胞层，锥体细胞层位于海马表面 2mm 内（图 9-1D）。在切口底部，通过蛛网膜可以看到海马

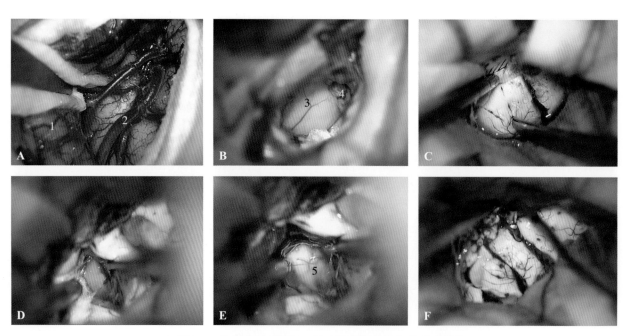

▲ 图 9-1　左侧 MRI 阴性 MTLE 患者行 TSHT 的术中照片

1. 颞叶；2. 大脑中动脉；3. 海马；4. 杏仁核；5. 海马钩

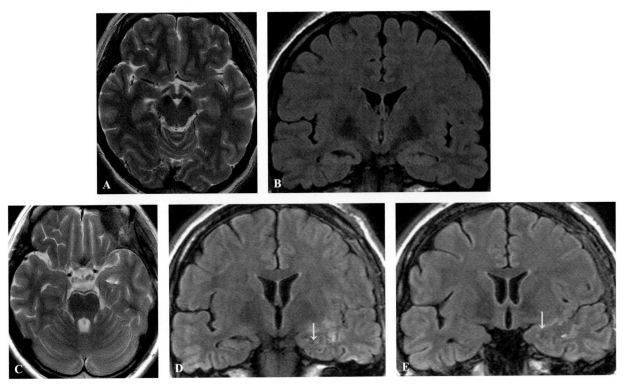

▲ 图 9-2　一位 30 岁女性患者，从 21 岁起就一直患有难治性复杂部分发作性癫痫。发作频率为每月 2 次。MRI 未发现明显的海马萎缩或硬化（A 和 B）。在双侧颞叶上放置硬膜下电极进行皮质脑电监测，提示癫痫发作起源于左内侧颞叶，该患者接受了 TSHT 手术。术前 T_2 MRI（A）及 FLAIR MRI（B）提示海马结构无萎缩及异常高信号。术后 T_2 MRI（C）提示没有皮质结构损伤，术后 FLAIR MRI（D 和 E）显示左侧海马横切线（白箭）

钩内的动脉和静脉（图 9-1E）。应特别注意避免损伤到海马伞部，其纤维与海马长轴平行，并在记忆处理中扮演重要角色。

（五）海马旁回和内嗅区横断

我们通过一个直径为 4mm 的环形钝性剥离器（图 9-5B）沿着切口线插入无名沟，切断海马旁回和内嗅区（图 9-1F）。这一步对破坏致痫环路很重要，因为内嗅区在癫痫放电的传播中似乎起着重要的作用。这一步骤不可避免地需要盲操，因此需要小心避免损伤到环池或中脑的相关血管。为了避免撕裂海马旁回的蛛网膜，需要使用柔软的钝性剥离器并进行轻柔的操作。离断完成后，在海马皮质重复记录海马电信号，确认癫痫放电完全消失（图 9-4B）。

三、术后记忆功能

一项试验将大阪市立大学医院和东京都立神经病院的 24 名左半球语言优势患者作为研究对象。他们均接受了 HT 手术，并在术前和术后 1 年内接受了记忆功能评估，使用工具包括经修订的韦克斯勒记忆量表中的语词记忆、非语词记忆和延迟记忆测试。所有病例均无明显术后并发症。如表 9-1 所示，左侧和右侧 TSHT 手术组患者间无明显基本特征差异。24 名患者均纳入本次评估。总的来说，20 名（83.3%）患者术后完全无癫痫发作。如表 9-2 所示，在接受左侧 TSHT 手术的患者中，术后的 3 项记忆测试均与术前无明显统计学差异。在接受右侧 TSHT 手术的患者中，术后语词记忆略有改善（$P=0.053$），而非语词记忆和延迟记忆在术后 1 年内无明显变化。

四、结论

经侧裂海马横断术可达到良好的癫痫控制率和记忆功能保护。这种手术方式将在 MRI 阴性的 MTLE 患者的手术治疗和术后记忆功能保护中发挥重要作用。

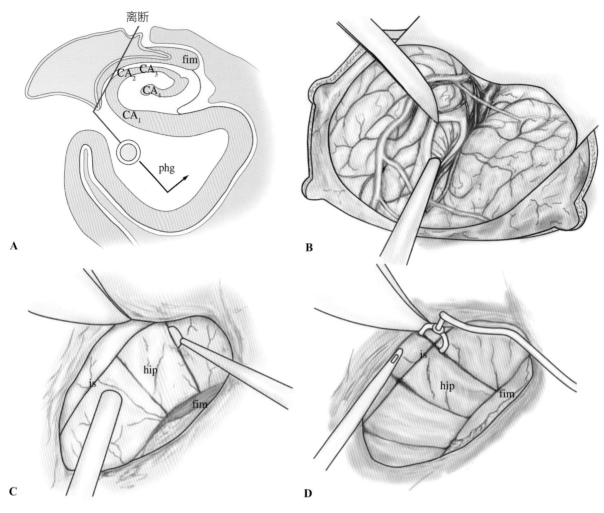

▲ 图 9-3　经侧裂海马横断术示意图

A. 冠状切面显示海马旁回横断路径；B. 海马横断术的侧裂入路；C. 海马锥体细胞层横断；D. 海马旁回横断。is. 无名沟；hip. 海马；fim. 海马伞；CA. 海马脚；phg. 海马旁回（经 Japan Epilepsy Society 许可转载，引自 Tenkan Senmon Guide Book. 1st ed. Tokyo: Shindan to Chiryo Sha; 2014: 276–277. ）

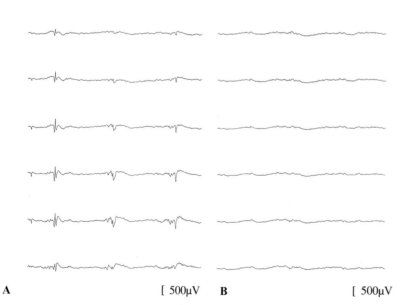

◀ 图 9-4　术中脑电监测（ECoG）

A. TSHT 术前的海马皮质记录。在海马发现阳性双相棘波；B. TSHT 术后的海马皮质记录，癫痫放电完全消失

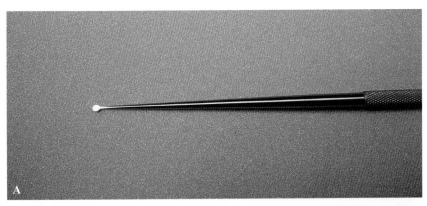

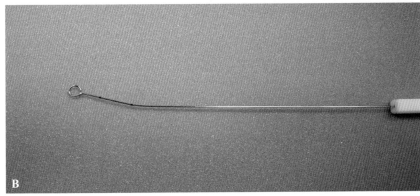

◀ 图 9-5　海马横断术所用到的外科器械

A. 直径 2mm 的圆形刀片；B. 直径 4mm 的带有曲度的环形钝性分离器

表 9-1　接受 TSHT 手术的患者基本信息

	左侧 TSHT（*n*=14）	右侧 TSHT（*n*=10）	*P* 值
性别（%），男性	42.9	70	0.184
手术年龄（岁）	35.4（2.7）	37.0（3.4）	0.704
癫痫发病年龄（岁）	17.9（2.1）	21.4（2.2）	0.257
术前智商	89.1（4.1）	78.7（5.7）	0.123
癫痫无发作率（%）	78.6	90	0.448

TSHT. 经侧裂海马横断术

采用 *t* 检验、秩和检验和卡方检验，数据用平均值（标准差）表示

表 9-2　TSHT 术前和术后记忆功能

	左侧 TSHT			右侧 TSHT		
	术前	术后 1 年	*P* 值	术前	术后 1 年	*P* 值
语词记忆	94.3（3.3）	91.2（4.2）	0.281	89.5（7.4）	97.3（5.8）	0.053
非语词记忆	97.1（3.6）	100.9（3.3）	0.087	89.1（5.6）	90.6（6.5）	0.801
延迟记忆	90.1（5.1）	92.4（3.6）	0.326	87.1（7.2）	94.1（6.4）	0.326

TSHT. 经侧裂海马横断术

数据用平均数（标准差）表示

参考文献

[1] Schwartz TH, Devinsky O, Doyle W, Perrine K. Preoperative predictors of anterior temporal language areas. J Neurosurg 1998;89(6):962–970

[2] Lüders H, Lesser RP, Hahn J, et al. Basal temporal language area demonstrated by electrical stimulation. Neurology 1986;36(4):505–510

[3] Helmstaedter C, Elger CE. Cognitive consequences of two-thirds anterior temporal lobectomy on verbal memory in 144 patients: a three-month follow-up study. Epilepsia 1996;37(2):171–180

[4] Hermann BP, Wyler AR, Bush AJ, Tabatabai FR. Differential effects of left and right anterior temporal lobectomy on verbal learning and memory performance. Epilepsia 1992;33(2):289–297

[5] Yaşargil MG, Teddy PJ, Roth P. Selective amygdalo-hippocampectomy. Operative anatomy and surgical technique. Adv Tech Stand Neurosurg 1985;12:93–123

[6] Morino M, Uda T, Naito K, et al. Comparison of neuropsychological outcomes after selective amygdalohipp-ocampectomy versus anterior temporal lobectomy. Epilepsy Behav 2006;9(1):95–100

[7] Morino M, Ichinose T, Uda T, Kondo K, Ohfuji S, Ohata K. Memory outcome following transsylvian selective amygdalohippocampectomy in 62 patients with hippocampal sclerosis. J Neurosurg 2009;110(6):1164–1169

[8] Shimizu H, Kawai K, Sunaga S, Sugano H, Yamada T. Hippocampal transection for treatment of left temporal lobe epilepsy with preservation of verbal memory. J Clin Neurosci 2006;13(3):322–328

[9] Morrell F, Whisler WW, Bleck TP. Multiple subpial transection: a new approach to the surgical treatment of focal epilepsy. J Neurosurg 1989;70(2):231–239

[10] Uda T, Morino M, Ito H, et al. Transsylvian hippocampal transection for mesial temporal lobe epilepsy: surgical indications, procedure, and postoperative seizure and memory outcomes. J Neurosurg 2013;119(5):1098–1104

第 10 章　药物难治性癫痫的额叶切除术

Frontal Lobe Resection in Refractory Epilepsy

Arthur Cukiert　著

翟　瑄　译

关宇光　校

摘要

　　额叶切除术是儿童药物难治性癫痫中第二常用的术式。额叶包括一些潜在的致痫区域，可能导致不同类型的癫痫发作。磁共振成像（MRI）结果阳性的患者手术效果更好。MRI 正常的患者通常需要有创性的检查，如立体脑电图、硬膜下电极或两者联合应用。MRI 正常的患者在术中需进行更广泛的皮质切除。本章中我们将讨论与额叶切除术相关的技术，包括解剖学、定位技术，以及如何才能避免计划外的神经损伤。

关键词

　　额叶，癫痫，切除术，影像技术，手术预后

一、概述

　　额叶癫痫是仅次于颞叶癫痫的第二常见的药物难治性癫痫综合征。虽然从解剖学角度来看，额叶是单一的脑叶，但从癫痫的角度来看，有着不同含义的"额叶"。特定区域的额叶病变将导致不同类型的癫痫发作和临床表现。例如，运动区皮质可引起简单部分性运动性发作，优势半球的额叶岛盖皮质（Broca 区）可引起失语性发作，额叶眼区可致头、眼偏转发作，额叶外侧弯面区域可引起复杂部分性发作，辅助运动区可引起姿势性发作，额叶前内侧皮质可引起过度运动性发作，额底部皮质可引起嗅觉性发作，眶额皮质可能引起复杂部分性发作。尽管初级运动皮质被认为属于额叶的一部分，但就癫痫而言，应将额叶初级运动区和顶叶躯体 – 感觉区视为一个独立的脑叶（中央区）。

二、患者病情评估与预后

　　一项近 2000 名手术患者的研究中，10% 的患者行额叶切除术（图 10-1）。手术结果与 MRI 显示的病灶明显相关[1]，即 MRI 显示局灶性病变的患者中 92% 术后无癫痫发作，而 MRI 正常的患者为66%。对于 MRI 正常的患者，其预后尽管不如阳性结果的患者，但也优于单纯药物治疗的患者（所有患者均为药物难治性癫痫）。最近的 Meta 分析表明[2]，MRI 上显示的病灶及其手术完整切除是与癫痫预后良好相关性最强的阳性预测因素。

　　某些病变可能只需小范围切除，如海绵状血管瘤或小的良性肿瘤，但对 MRI 正常的患者，为了充分破坏癫痫网络，通常需行大范围切除。最好能切除病灶区（如果存在）、发作起始区、刺激诱发癫痫发作区和发作间期放电区。临床上切除范围常因功能性皮质出现在计划切除区域而受到限制，但如果 MRI 上发现致痫性病变，至少应在术中尽可能切除全部病变组织。

难治性额叶癫痫的常见病因包括皮质发育不良、良性肿瘤（神经节胶质瘤、神经节细胞瘤、胚胎发育不良性神经上皮瘤）和各种胶质瘢痕。对于外伤性额叶凹陷性骨折引起的瘢痕组织更适合于皮质切除术（图 10-2 至图 10-8）[3]。

我们发现术中皮质脑电图（ECoG）、术中唤醒监测和 Wada 试验的使用较以往有所减少。必要时，我们可通过长时间（数天）的连续有创性记录来获得相关电生理数据，这使术中 ECoG 的必要性降低。以前在唤醒手术中获得的数据，如今可以在全麻（如运动区定位）或在有创检查中通过床旁刺激获得。对于大多数 MRI 正常的患者，首次无创视频脑电图（VEEG）检查是指导后续有创性视频脑电图检查的第一步。

我们通过不同的影像学技术来完善额叶癫痫患者的术前检查。单纯的发作间期单光子发射计算机体层摄影（SPECT）不具相关性，它须与发作期 SPECT 相结合，并与 MRI 对照[4]。即便如此，在癫痫发作时间延长（> 60s）或表现为局灶性发作状态的少数患者中也可能出现有用的发现。大多数额叶癫痫发作的持续时间短暂，无法被发作期 SPECT 充分检测。正电子发射体层摄影（PET）研究显示该检查对额叶癫痫的价值是不稳定且不一致的[5, 6]，一项发作间期研究显示，它为 MRI 正常患者提供其

非缓解性癫痫手术 1996—2017 年	
• 颞叶切除术	1026
• 额叶切除术	235
• 中央叶切除术	77
• 半球毁损术	123
• 后象限切除术	79
• 顶叶切除术	31
• 枕叶切除术	21
• 岛叶切除术	8
• 胼胝体切开术	226
总计	1826*

▲ 图 10-1　癫痫手术研究总结，额叶切除术约占 10%

*. 译者注：原著数据有误，已修改

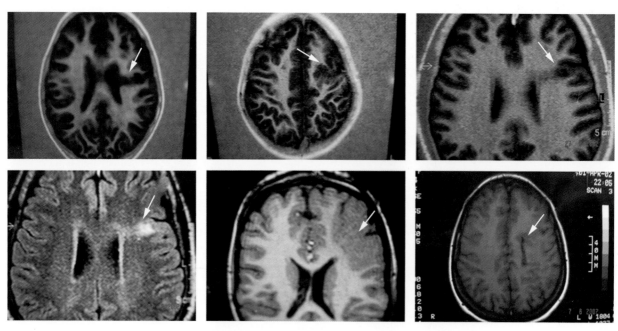

▲ 图 10-2　额叶药物难治性癫痫患者的 MRI 表现：皮质发育不良

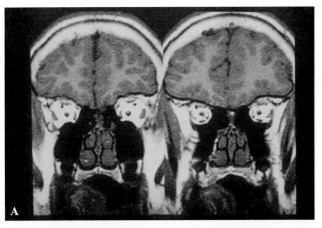

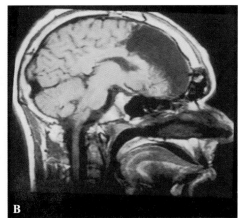

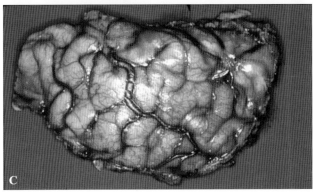

◀ 图 10-3　**A.** 额叶癫痫患者右额叶内侧局灶性皮质发育不良的 **MRI** 表现；**B.** 皮质发育不良患者的皮质切除范围常大于病变本身；**C.** 手术标本

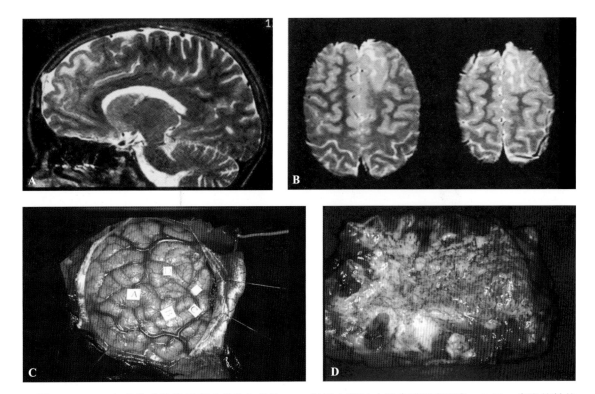

▲ 图 10-4　**A. 1** 名药物难治性癫痫患者的矢状位 **MRI** 显示左额叶广泛皮质发育不良；**B.** 同一患者的轴位 **MRI** 影像；**C.** 术中图像显示有创性记录所定义的发作间期（白色标记）和发作期（字母）区域；**D.** 手术标本显示侵入白质的异常皮质

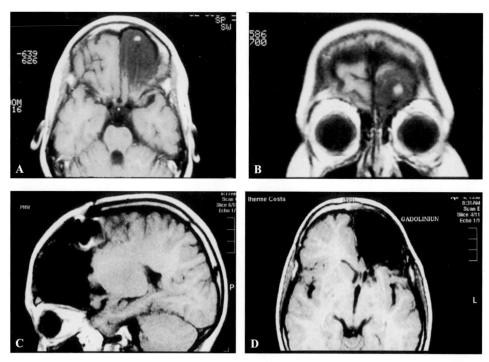

▲ 图 10-5　A. 轴位 **MRI** 显示癫痫患者的左额叶神经节神经瘤；**B.** 此患者的冠状位 **MRI** 影像；**C.** 矢状位 **MRI** 显示病灶及周围皮质切除；**D.** 轴位 **MRI** 显示切除区域

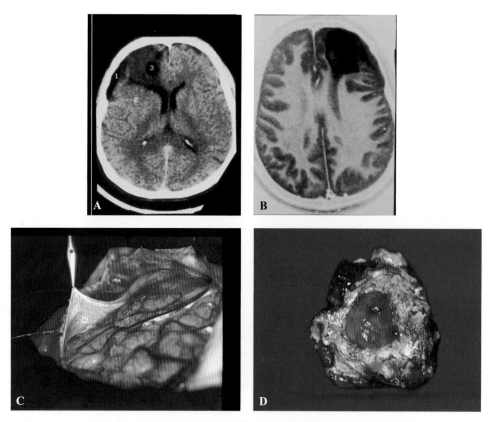

▲ 图 10-6　**A.** 轴位 **CT** 显示右侧额叶神经节胶质瘤伴蛛网膜囊肿；**B.** 患者的轴位 **MRI**；**C.** 术中可见蛛网膜囊肿；**D.** 病变完全切除的手术标本

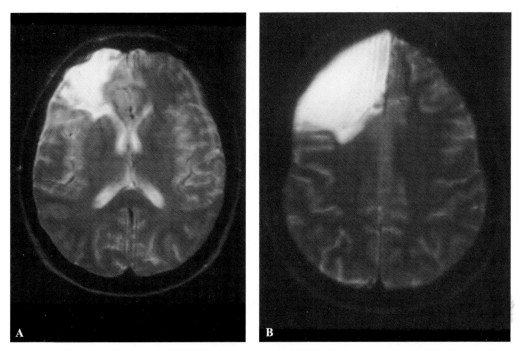

▲ 图 10-7　**A.** 术前轴位 **MRI** 显示来源于外伤性颅底骨折的右侧额叶瘢痕；**B.** 轴位 **MRI** 显示瘢痕切除术的范围

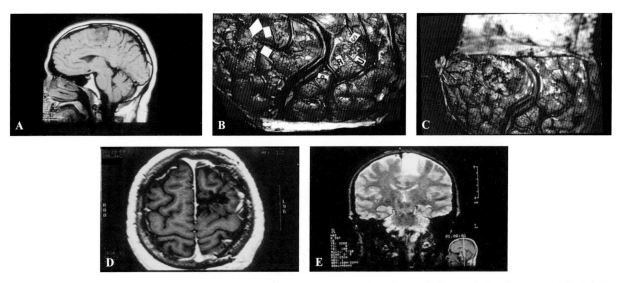

▲ 图 10-8　**A.** 矢状位 **MRI** 显示左侧辅助运动区（**SMA**）胚胎发育不良性神经上皮瘤；**B.** 术中图像显示运动带的定位（字母）和凸面上的发作间期活动区（白色标记）；**C.** 术中照片显示左侧 **SMA** 病灶的完全切除；**D.** 术后轴位 **MRI** 显示病灶完全切除；**E.** 该患者的术后冠状位片

他信息的可能性较小。脑磁图（MEG）在小样本研究中显示出良好效果，但缺乏此方面大样本的前瞻性研究数据[7, 8]。

三、技术问题

术中 ECoG 曾广泛应用于癫痫手术的早期阶段。但同时，它的价值多年来一直备受争议，特别是在临床应用 MRI 之后。实际上，术中 ECoG 是一种非常局限的技术，它只能覆盖有限的显露皮质，主要记录短期（30～45min）发作间期的电活动。我们认为，术中 ECoG 与行颞叶以外切除术、颞叶切除术或胼胝体切开术患者的预后并无相关性。在额叶癫痫患者中，ECoG 定义的致痫区域几乎总是大于功能性检查所确定的宜切除区域。最近的 Meta 分析显示，目前 ECoG 并不是指导癫痫患者皮质切除术的有价值手段。

在癫痫手术的早期，几乎所有患者都采取局麻开颅术中唤醒手术。由于技术原因，此术式在儿童患者中的应用非常有限。尽管我们已经看到此术式的再次兴起，尤其是在脑肿瘤外科医生中，但癫痫外科医生仍只对极为有限的病例行此手术。清醒状态下开颅手术不管是对患者、外科医生还是麻醉科医生来说都是一项挑战。处于清醒状态的大脑比麻醉后的大脑更不适合显微手术（血管反应性不同）。并且在这种情况下，为了患者的舒适，外科医生无法选择其头部的体位，因此无法使用精细的显微外科技术进行手术。如今，通过植入硬膜下电极（如语言区定位）或全麻下的术中定位（如运动区定位）更易获得清醒状态下开颅手术中收集到的数据。

全麻下较易获得运动区定位。该过程包括去除肌肉麻痹药和使用方形脉冲直接刺激皮质（4～10mA，100Hz，0.3ms）。此方法的数据易获得，且耗时短（10min）。对于无肿块影响的患者，经充分解剖探查与通过刺激所确定的运动区位置一致。

大多数 MRI 正常且怀疑为额叶癫痫的患者需进行有创性监测[9]，其数据可以通过深部电极、硬膜下栅状 / 条状电极或两者结合的方式获得[10]。深部电极使用中的并发症发生率较低，且能对广泛的大脑区域提供更好的三维覆盖。此外，该流程通常需要 3 个步骤（植入、移除、皮质切除），且它的连续性覆盖和皮质定位能力较差。栅状和条状电极的并发症发生率较高，需要 2 个手术过程（植入、移除加皮质切除），但它们能提供良好的连续性覆盖且具有极佳的定位能力（图 10-9）。经验丰富的癫痫中心应该能为每位患者提供上述这两种检测方法。

多年来，我们根据患者的癫痫综合征（如双侧颞叶、双侧额叶内侧面、半球、前象限和后象限，图 10-10 至图 10-15）规范化有创性检测流程[11]，以方便对这些患者的亚群进行比较。在对癫痫患者行皮质切除术时，有创性监测至少应提供以下信

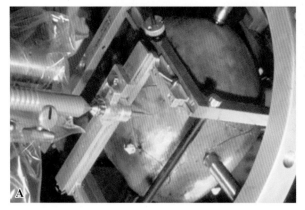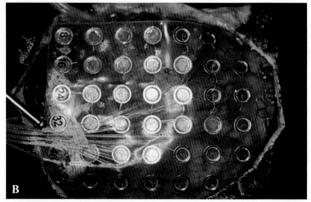

▲ 图 10-9 额叶药物难治性癫痫的有创性监测

A. 20 世纪 90 年代早期在蒙特利尔神经病学研究所完成的深部电极植入；B. 使用硬膜下栅状电极进行广泛的额叶覆盖

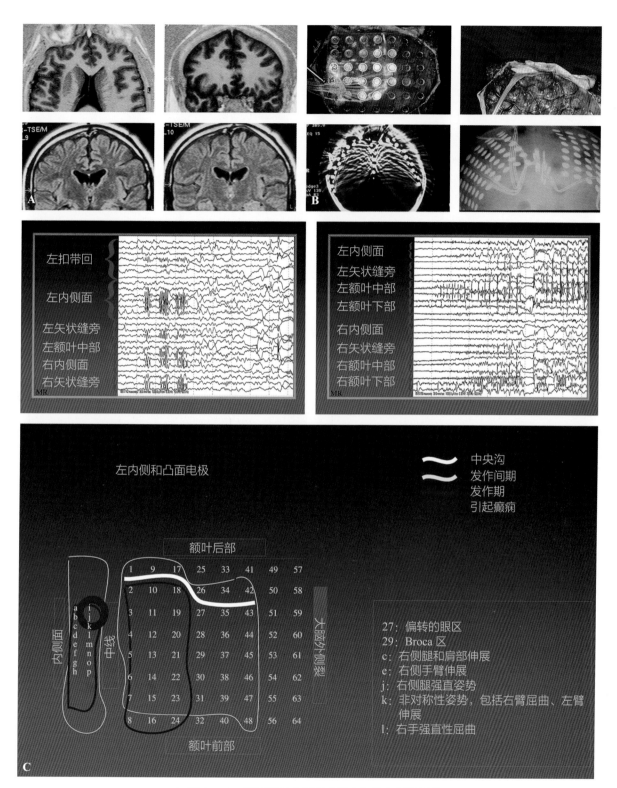

▲ 图 10-10 双侧额叶内侧癫痫综合征的有创性评估

这类患者通常有复杂部分性发作、运动过度性发作或姿势性发作。常见发作期和发作间期的脑电图为非局灶性表现，MRI 通常为正常。进行双侧额叶开颅术，在额叶凸面上植入一个 64 位接触点的栅状电极，在每侧内面上植入一个 16 位接触点的栅状电极。患者有姿势性发作和复杂部分性发作。A. 术前高分辨率 MRI 显示无病变。B. 上：术中图像显示凸面和内侧面的栅状电极植入。左下：术后 CT 显示电极位置；右下：术后 X 线片显示植入的栅状电极。C. 左上：发作间期有创性检查显示额叶内侧区域的继发性双侧同步放电；右上：发作期有创性检查显示一个位于左额叶内侧的癫痫起源灶；下：该患者有创性神经生理学发现的总结

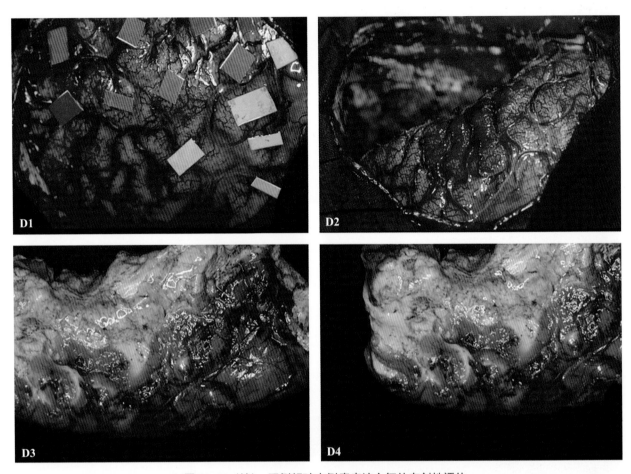

▲ 图 10-10（续） 双侧额叶内侧癫痫综合征的有创性评估

D1. 术中图片显示运动带（绿色标记）、发作间期棘波区（粉红色标记）、Broca 区（蓝色标记）；D2. 术中图片显示切除范围；D3 和 D4. 病理标本显示额叶内侧区域萎缩

息，包括发作间期放电区、发作起始区、刺激引起典型癫痫发作的区域（刺激区），以及功能皮质定位［根据需要进行语言和（或）运动区域的定位］。在功能性皮质区域内或其附近进行皮质切除一直是一种挑战。在中央区皮质中（运动和躯体感觉的初级皮质），舌、面运动区可以被安全切除且不会出现严重的长期轻瘫[12]。感觉区脑回可以完整切除而不会有较高的长期并发症发生率。MRI 正常的患者通常需要更大范围的切除。切除的区域可能受到功能性皮质和主要引流静脉的双重限制，在额叶切除术中，并发症发生率与静脉梗死的相关性更大，而非动脉梗死。

四、并发症

额叶切除术后可能会出现可以预测到的功能缺失和计划外并发症。可以预测到的功能缺失包括偏瘫、言语障碍和无菌性脑膜炎，这些问题应在手术前与患者或其护理人员进行充分交流讨论。在一个 1063 名皮质切除术患者的系列研究中，计划外并发症包括有症状的硬膜外血肿（$n=3$），皮瓣感染（$n=4$），脑膜炎（$n=1$），远端脑干梗死（$n=1$），小脑出血（$n=5$）和死亡（$n=4$，其中 1 名患者死于突发的癫痫、1 名死于恶性高热、1 名死于恶性异丙酚酸中毒综合征，以及 1 名死于苯妥英钠内脏恶性综合征）。

五、结论

在符合手术适应证的额叶药物难治性癫痫患者中，皮质切除术是一种非常有效和安全的治疗选择。

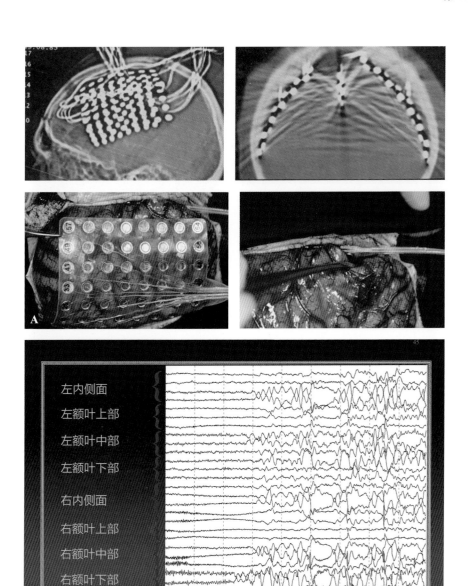

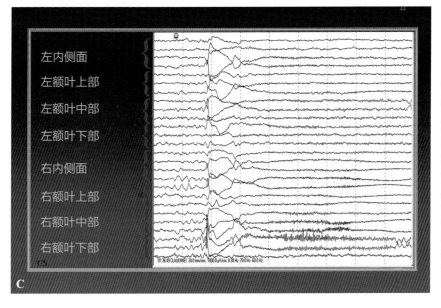

◀图 10-11　药物难治性癫痫和双侧额叶内侧癫痫综合征患者的有创性评估

患者有复杂部分性发作，独立的双侧额叶发作间期放电伴继发性双侧同步放电，皮质视频脑电图为非局灶性非偏侧性表现，MRI 正常。A. 上：术后 X 线片（左）和 CT（右）显示电极位置；下：术中显示额叶凸面（左）和内侧（右）电极植入；B. 发作间期有创性神经生理学表现为广泛的继发性双侧同步放电；C. 发作期有创性监测记录显示癫痫发作后的位于右额叶下部的前哨棘波（sentinel spike）

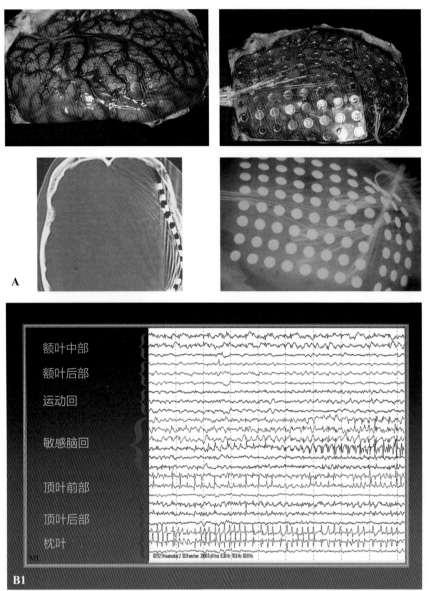

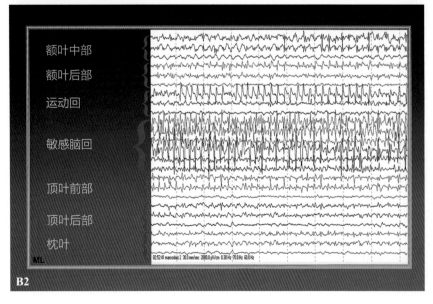

◀ 图 10-12　药物难治性癫痫和半球综合征患者的有创性评估

这类患者可能呈现多种癫痫发作类型。脑电图通常显示广泛的发作间期放电，很少有继发性双侧同步放电。发作期记录为非局灶性表现，MRI 正常或呈弥漫性萎缩。示例患者接受了较大的半球开颅手术，使用一个 64 位接触点和一个 32 位接触点的栅状电极覆盖半球。他有右侧运动性单纯部分性发作（臂 - 腿 - 面部），左侧多灶性发作间期放电，视频脑电图记录为非局灶性，MRI 正常。A. 上：术中显示显露的大脑半球（左）和硬膜下的栅状电极覆盖（右）；下：术后 CT（左）和 X 线片（右）显示电极位置；B1. 有创性记录显示枕叶发作期的持续性活动，尽管癫痫发作只有在异常活动到达敏感脑回后才体现于临床。在有中央区症状的患者中，真正的致痫区可能在 Rolandic 区本身，或者更靠前或靠后（如本例）；B2. 在敏感区域可见全面的发作期活动。之前在枕叶所见的致痫区现无活动

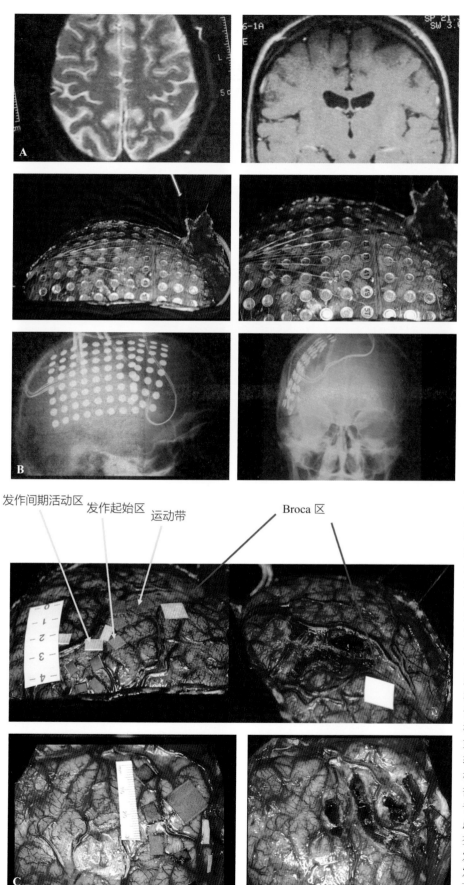

发作间期活动区　发作起始区　运动带　　　　Broca 区

◀图 10-13　2 名中央区症状患者的有创性评估

2 名患者都有单纯部分运动性发作（患者 1 为右侧面部抽搐，患者 2 为左侧面部抽搐），发作间期有多灶性放电（患者 1 的病灶位于左半球，患者 2 的位于右半球），头皮视频脑电图为非局灶性表现，MRI 正常。A. 患者 1 的 MRI 表现示左侧中央沟扩大，怀疑为皮质发育不良，但未在连续 MRI 扫描中显示。患者 2 的 MRI 表现不明显。B. 上：术中显示使用硬膜下栅状电极覆盖半球；下：X 线片显示电极位置。与其他有中央区症状的患者一样，有创性电极覆盖不应局限于该区域。C. 上：术中照片显示患者 1（左图）的神经生理学检查结果。运动带：深蓝色标记；发作间期活动区域：浅蓝色标记；发作起始区：黄色标记；Broca 区：白色标记。右图可见软脑膜下切除。只要保持血管结构的完整，就可以在避免损伤手部皮质的情况下切除面部运动和舌区皮质。下：术中照片显示了患者 2（左图）的神经生理学检查结果。运动带：蓝色小标记；发作间期活动区域：绿色标记；发作起始区：蓝色大标记。右图可见软脑膜下切除

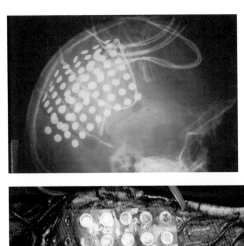
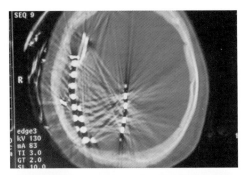

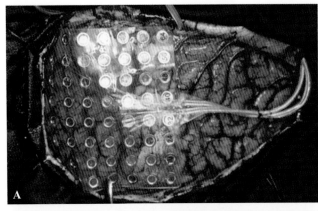
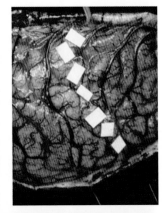

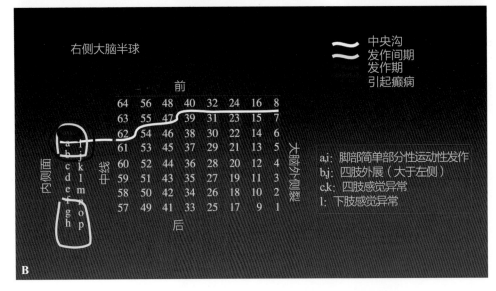

右侧大脑半球

≈ 中央沟
发作间期
发作期
引起癫痫

前

64	56	48	40	32	24	16	8
63	55	47	39	31	23	15	7
62	54	46	38	30	22	14	6
61	53	45	37	29	21	13	5
60	52	44	36	28	20	12	4
59	51	43	35	27	19	11	3
58	50	42	34	26	18	10	2
57	49	41	33	25	17	9	1

后

a,i: 脚部简单部分性运动性发作
b,j: 四肢外展（大于左侧）
c,k: 四肢感觉异常
l: 下肢感觉异常

图 10-14 难治性反射性额叶癫痫患者的有创性评估

患者有左脚反射性姿势发作，发作间期脑电图正常，发作期脑电图为非局灶性表现，MRI 正常。A. 上：X 线片（左）和 CT（右）显示硬膜下栅状电极覆盖；下：术中图像显示凸面和内侧面栅状电极（左图）和运动带定位（白色标记）；B. 该患者的神经生理学发现总结，包括发作间期棘波区、发作起始区、通过刺激和功能性定位触发习惯性癫痫的区域；C. 左：术前定位确定的运动带；中：术中图像显示发作间期活动的额叶内侧区和顶叶内侧区均被切除，如神经生理学总结（B）所示；右：术后 MRI 显示两个内侧面的切除

腿部感觉脑回
辅助运动区

腿部感觉脑回
辅助运动区

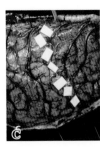
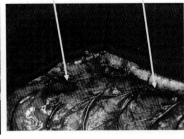
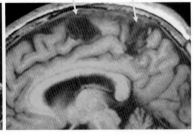

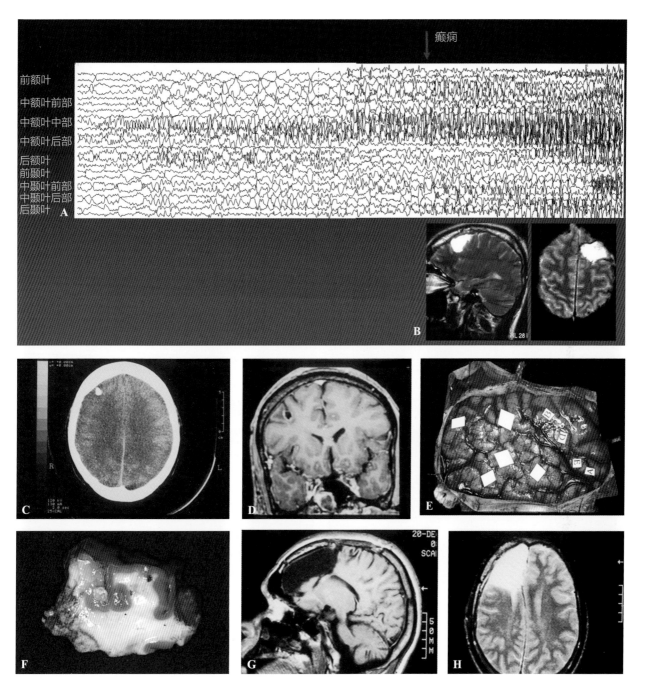

▲ 图 10-15　前象限（额部）症状患者的有创性评估

这类患者可能有不同的癫痫发作模式，发作间期和发作期脑电图为非局灶性。影像学检查可能正常或显示弥漫性萎缩。行额颞顶叶开颅手术，一个 64 位接触点栅状电极覆盖额叶凸面，一个 16 位接触点栅状电极覆盖内侧面。A+B. 虽然大多数额叶癫痫患者需要大面积的皮质切除术，但一些患者也可能受益于较小的切除术。A. 1 名难治性复杂部分发作患者的发作期有创性评估记录显示额颞叶发作间期活动，视频脑电图为非局灶性表现，MRI 正常。容易观察到发作期的癫痫活动，位于非常局限的额叶中回区域。B. 术后 MRI 显示该患者的切除区域。C～H 复杂部分性发作患者的有创性评估，可见弥漫性右侧额叶发作间期棘波、发作期视频脑电图为非局限性表现和正常 MRI（孤立钙化除外）。C. CT 扫描显示结节（可能是脑囊虫病）钙化；D. MRI 显示钙化病灶伴有脑回增大；E. 神经生理学数据总结，显示运动带（字母）和发作间期棘波区（白色标记）；F. 手术标本显示钙化病灶及伴有周围皮质发育不良；G、H. 术后 MRI 扫描显示切除范围

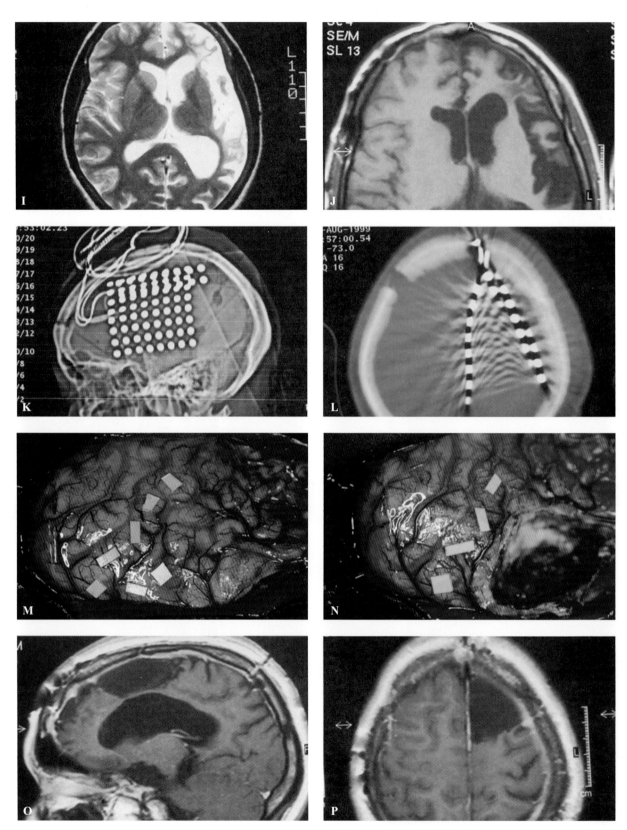

▲ 图 10-15（续） 前象限（额部）症状患者的有创性评估

I～P. 辅助运动区姿势性发作患者的有创性评估，弥漫性左侧大脑半球发作间期棘波，发作期脑电图为非局限性表现，MRI 显示弥漫性左半球萎缩，无运动缺陷。I～L. 术前 MRI 显示弥漫性左半球萎缩，X 线片和 CT 显示电极位置；M～P. 术中显示运动带定位（绿色标记）、发作起始区（白色标记）和切除范围，术后 MRI 显示切除范围

参考文献

[1] Cukiert A. Lesion-targeted epilepsy surgery. Arq Neuropsiquiatr 2003;61(Suppl 1):98–108

[2] Englot DJ, Wang DD, Rolston JD, Shih TT, Chang EF. Rates and predictors of long-term seizure freedom after frontal lobe epilepsy surgery: a systematic review and meta-analysis. J Neurosurg 2012;116(5):1042–1048

[3] Cukiert A, Olivier A, Andermann F. Post-traumatic frontal lobe epilepsy with structural changes: excellent results after cortical resection. Can J Neurol Sci 1996;23(2):114–117

[4] Lee JJ, Lee SK, Lee SY, et al. Frontal lobe epilepsy: clinical characteristics, surgical outcomes and diagnostic modalities. Seizure 2008;17(6):514–523

[5] Rathore C, Dickson JC, Teotónio R, Ell P, Duncan JS. The utility of 18F-fluorodeoxyglucose PET (FDG PET) in epilepsy surgery. Epilepsy Res 2014;108(8):1306–1314

[6] Van Paesschen W, Dupont P, Sunaert S, Goffin K, Van Laere K. The use of SPECT and PET in routine clinical practice in epilepsy. Curr Opin Neurol 2007;20(2):194–202

[7] Kakisaka Y, Iwasaki M, Alexopoulos AV, et al. Magnetoen-cephalography in fronto-parietal opercular epilepsy. Epilepsy Res 2012;102(1–2):71–77

[8] Mohamed IS, Gibbs SA, Robert M, Bouthillier A, Leroux JM, Khoa Nguyen D. The utility of magnetoencephalography in the presurgical evaluation of refractory insular epilepsy. Epilepsia 2013;54(11):1950–1959

[9] Wang ZI, Ristic AJ, Wong CH, et al. Neuroimaging characteristics of MRI-negative orbitofrontal epilepsy with focus on voxel-based morphometric MRI postprocessing. Epilepsia 2013;54(12):2195–2203

[10] Cukiert A, Buratini JA, Machado E, et al. Results of surgery in patients with refractory extratemporal epilepsy with normal or nonlocalizing magnetic resonance findings investigated with subdural grids. Epilepsia 2001;42(7):889–894

[11] Cukiert A, Sousa A, Machado E, et al. Paradigms for subdural grids' implantation in patients with refractory epilepsy. Arq Neuropsiquiatr 2000;58(3A):630–636

[12] Cukiert A, Buratini JA, Machado E, et al. Seizure's outcome after cortical resections including the face and tongue rolandic areas in patients with refractory epilepsy and normal MRI submitted to subdural grids' implantation. Arq Neuropsiquiatr 2001;59(3-B):717–721

第11章　中央区皮质切除术

Cortical Resection: Central Region

David Segar　　G. Rees Cosgrove　**著**

邱吉庆　**译**

翟　锋　**校**

摘要

　　药物难治性癫痫患者的中央区皮质切除术极具挑战性。起源于该区域的癫痫常为单纯部分性发作或更为少见的部分性癫痫持续状态。了解 Rolandic 区的解剖，辨认产生症状的病变及其与躯体运动和躯体感觉皮质的关系，对取得最佳的结果至关重要。在进行皮质功能测定和神经功能监测时，往往都在局部麻醉下进行。手术效果通常是良好的，但往往会出现可接受的暂时性或轻微永久性的神经功能损伤。

关键词

　　Rolandic 区皮质，躯体运动，躯体感觉，部分性癫痫持续状态，皮质发育不良

一、概述

　　对神经外科医生来说，中央区或 Rolandic 区癫痫的外科治疗是一项特殊的挑战。中央区不但控制对侧面部和肢体的运动和感觉功能，而且这个区域具有高度的致痫性。Rolandic 区周围病变常导致功能缺失和难治性的癫痫发作，并可进展为部分性癫痫持续状态。在这一章，我们回顾了 Rolandic 区皮质的解剖、发作的症状学、恰当的术前评估，以及与中央区难治性发作相关的各种诊断和手术方法。

二、解剖注意事项

　　中央区或 Rolandic 区由中央前回和中央后回组成。在解剖学上，中央前回或运动区位于额叶的最后面，而中央后回或感觉区位于顶叶的最前面。这两个中央区脑回是由垂直方向的中央沟来分割的，它从大脑外侧裂区域起始，延后上方向向半球间裂走行。中央区的前后界分别是中央前沟和中央后沟，它们大致与中央沟平行。中央前沟在中部经常是不连续（图 11-1）。

　　虽然在解剖标本或在 3D 磁共振成像（MRI）上，都可以很容易地确定垂直方向的中央前回和中央后回（图 11-1），但是有时在标准的 MRI 矢状位、轴位或冠状位图像上很难准确定位中央沟。熟知脑沟的解剖和脑的地形图，可以帮助医生定位中央前沟、后沟，甚至发现局部的病理性改变。在正中矢状面，我们还可以通过扣带沟来识别中央沟，扣带沟平行胼胝体向后走行，然后转向顶部走行成为缘支。位于缘支末端前方 8~9mm 为中央沟的终点（图 11-2A），扣带沟缘支界定了旁中央小叶的后

缘，而中央前沟的旁矢状部界定了其前缘。在接近顶部的 MRI 轴位片中，可以看到额上沟，它平行于半球间裂，中线旁开 15～20mm。通常情况下，额上沟终止于中央前沟上部，两者形成 T 形交叉。与中央前沟平行，后方的两条沟分别是中央沟和中央后沟。顶内沟位于顶叶外侧面。顶内沟与大脑半球间裂平行，顶内沟向前与中央后沟的上部分形成 T 形交叉（图 11-2B）。在接近顶部的轴位 MRI 图像中，可以看到中央前回或运动区通常比中央后回更厚一些，认识这一点很重要。解剖学研究表明，中央前回的灰质平均厚度为 2.8～3.1mm，而感觉区或中央后回的灰质厚度为 1.9mm[1]，这些数据是构成厚度差异的基础。

医生经常可以看到 Ω 形或肘形的脑回，它代

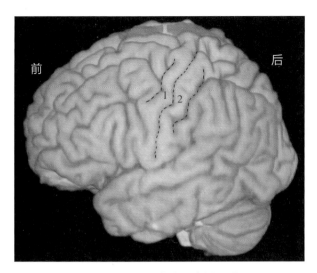

▲ 图 11-1　三维脑重建侧面观

虚线标出中央前沟、中央沟、中央后沟
1. 中央前回；2. 中央后回

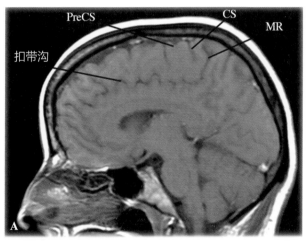

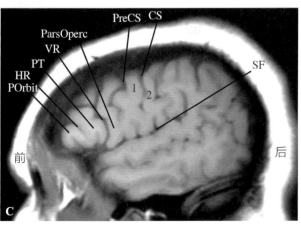

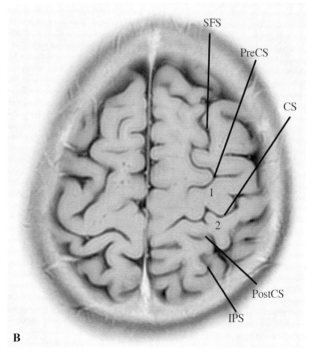

▲ 图 11-2　A. T₁ 矢状位 MRI。PreCS. 中央前沟；MR. 缘支；CS. 中央沟。B. T₂ 轴位 MRI。SFS. 额上沟；IPS. 顶内沟；PostCS. 中央后沟；1. 中央前回；2. 中央后回。C. T₁ 矢状位 MRI。额下回被分成眶部（POrbit）、三角部（PT）和盖部（ParsOperc）。水平支（HR）和垂直支（VR）界定三角部。中央前沟的下部分界定盖部的后部分。SF. 外侧裂

表了手部感觉功能的定位区[2]。在旁矢状位 MRI 图像中，医生还可以通过大脑外侧裂和额下回的解剖关系来确定中央区。在大多数情况下，人们能够辨认额下回的水平支和垂直支，两者将额下回分为眶部、三角部和岛盖部。中央前沟紧临岛盖部后面并延伸至外侧裂。中央沟位于中央前沟后方且平行于中央前沟，在大多数情况下中央沟在与外侧裂相交之前终止（图 11-2C）。

中央前回或运动区由 Brodmann 4 区和 6 区组成。从细胞结构上看，这些区域由含有大锥体细胞的 6 层新皮质组成，特别是在丛状层，几乎完全缺乏颗粒细胞并密集排列着大量的皮质内纤维。中央后回或感觉区由 Brodmann 3 区、1 区和 2 区组成，这个区域包含颗粒细胞和一定数量的锥体细胞，该区域有许多沿中央后回分布并且向前进入中央前回的皮质内联系纤维[3]，这些连接对正常的感觉运动功能至关重要。中央后回接收大量来自丘脑腹后内侧核和外侧核的传入纤维。中央前回传入的大部分信息都是通过丘脑腹外侧核由小脑传来的。辅助感觉区（SM2）位于中央后回的下部，沿着岛叶和顶岛盖分布，偶尔延伸至中央前回[4]。这一区域存在

一定程度的功能区域分布，但远不如主要躯体感觉区那么明确。

中央区有大量的丘脑 - 皮质相互连接。中央区的主要传出纤维是皮质脊髓束，它从中央区发出向尾端走行，穿过半卵圆中心，在内囊后肢形成锥体束，然后分布到脑干或脊髓的靶运动核。

在中央区，躯体感觉运动功能的位置排列关系是明确且极为重要的。Penfield 和 Rasmussen 经典地描述了这种定位关系，舌和面部功能代表区位于中央区的下部，靠近大脑外侧裂[5]。拇指、手指和手位于中央区的中间部分，是 Ω 脑回的区域，上肢和躯干的功能代表区靠近中线，部分下肢和脚的代表区位于中央旁小叶。喉和口咽部的代表区通常位于中央区的盖部。

利用功能磁共振成像（fMRI），我们可以构建每个患者大脑的精准结构和功能模型[6]。首先获取3D 体数据和面数据，然后在受试者执行特定的感觉运动任务时获得功能成像数据。在这一任务中，激活的皮质区与解剖模型融合，从而定位中央沟。这些图像可用于术前中央区的定位和手术入路的计划（图 11-3）。

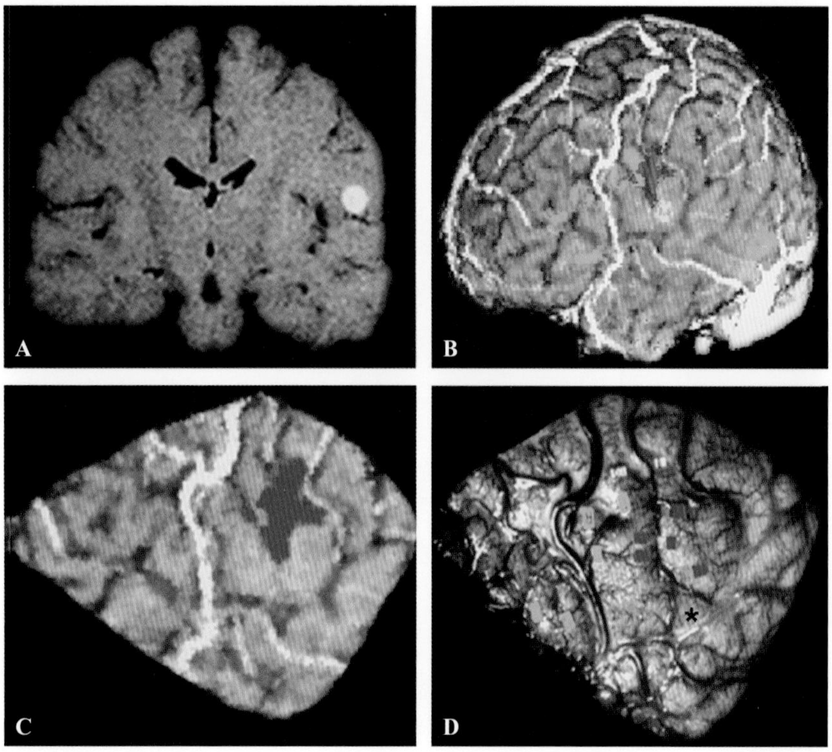

◀ 图 11-3 功能磁共振成像（fMRI）

A. 冠状位对比增强扫描显示左侧额叶神经节胶质瘤。B. 重建功能磁共振成像活动大脑侧面观：患者完成一系列语言和感觉运动任务时获取映射图。绿色表示在词语产生语言任务期间的活动区域。红色表示舌头运动时初级运动皮质活动区域。黄色表示肿瘤。C. 图 B 的局部详细视图。D. 左外侧脑表面术中图像，显露静脉及脑组织。绿色标记表示直接皮质电刺激引起言语障碍的区域。红色标记表示刺激产生舌部的运动或感觉的皮质区域。星号表示脑肿瘤

三、中央区发作

起源于中央区的发作的临床症状学比额叶、颞叶或顶叶的局灶性癫痫更加刻板。中央区癫痫发作很少伴有主观或情绪上的先兆症状。大多数的癫痫发作都表现为初级躯体运动或感觉的症状或体征。局灶性运动性发作常以面部、手臂或腿部的阵挛开始，意识并没有改变。阵挛性抽动可以局限于受影响的区域，也可能扩散并继发全面性发作。如果发作沿着感觉区或运动区扩散，患者或临床医生会发现阵挛性会扩散到受累的肢端或面部的大部分区域，然后扩散到相邻区域。所谓的"Jacksonian"癫痫就是痫性放电沿 Rolandic 区皮质扩散而产生的一系列临床症状[7]。癫痫发作可能就此停止，也可能继续发展为继发性的全面性强直 – 阵挛发作。如果癫痫发作涉及运动区皮质的下部分，也就是面部和舌的功能代表区，患者通常会出现语言终止，无论发作涉及优势半球还是非优势半球，都是如此。单纯的一个肢体局灶性的强直性发作很罕见，往往由于靠近大脑半球纵裂区域的病变影响到了辅助运动区，在发作的起始时可以看到[8]。局灶性感觉发作通常以感觉异常或受累肢体或面部感觉改变开始，并经常通过 U 形纤维扩散到邻近的躯体运动皮质。

由于癫痫放电的阈值较低，涉及中央区的癫痫发作常导致局灶性癫痫持续状态或部分性癫痫持续状态（EPC）。这些部分性癫痫持续状态的发作常与位于躯体运动皮质或躯体感觉皮质中非常小的、孤立的、局限性的病变有关，通常药物很难控制。胶质细胞增生和炎症后的变化也与 EPC 的产生有关，特别是 Rasmussen 脑炎[9]。EPC 的典型临床特征是肢体远端局灶性肌阵挛，可持续数分钟、数小时或数天。如果癫痫放电局限于一个小的皮质区域，那么阵挛可以局限于一组肌肉，甚至 1 根手指。其他情况下，更广泛的肌肉节段和整个肢体可能参与同步性肌阵挛性抽动。通常情况下患者会在癫痫发作后几分钟至几小时出现短暂性轻瘫[10]。

反射引起的运动性发作很少发生在 Rolandic区。由运动或皮肤刺激引起的反射性癫痫很少见。在这些病例中，反复刺激触发区（如刷牙或关节运动）会引发局部性运动性发作。一般来说，最初的发作表现是躯体感觉性的，随后由于放电扩散到运动皮质引起肢体的强直。感觉或运动触发的位置是多种多样的，但对于每个患者来说，这个位置是不变的[11]。

四、中央区癫痫的病因

中枢性癫痫的病因多种多样，表现出来的病理形式也很多[12]。过去，肿瘤和血管畸形占所有中央区癫痫病理的 50%。这些病变通常相当大，并从邻近的皮质区域延伸到中央皮质。在使用皮质脑电图（ECoG）监测进行手术时，有时会发现小的、局灶性的和孤立的只影响到 Rolandic 区皮质特定部位的病变[13]。

随着 MRI 扫描技术的广泛应用，尤其在药物难治性癫痫患者中，涉及中央区的浸润性胶质瘤和未确诊血管畸形的发病率在逐渐下降。然而，MRI的应用增加了其他病变的检出率，包括越来越多的 I 级星形细胞瘤，如黄色瘤型星形细胞瘤、神经节细胞胶质瘤和胚胎发育不良性神经上皮肿瘤。以前无法检测到的小的皮质发育不良目前也可以通过 MRI 检出。此外，MRI 还可以发现更广泛的影响中央区皮质并导致癫痫发作的外侧裂周围皮质发育不良和脑裂畸形。由缺血或感染等原因引起的脑膜脑瘢痕，也是形成 Rolandic 区癫痫的另一种主要病因。在这些病例中，通常存在神经元丢失、明显的胶质细胞增生，以及没有明确病因的中央区萎缩。同时也存在一定比例的病例，在切除的标本中可能有微小的发育异常，但形态学上没有肉眼可识别的异常[14]。

五、术前评估

中央区癫痫手术的目的是在不造成明显功能损伤的情况下，辨认出癫痫发作起源的异常皮质，并将其切除。术前评估的主要内容包括详细的临床病史和体格检查、神经影像学、视频脑电图监测、神经心理测试和社会心理功能评估。通过评估，我们希望回答的主要问题包括：①发作是局灶的并且是药物难治性的；②涉及中央区的哪一部分；③是否存在与发作相关的病变；④如果进行手术，可能会出现哪些功能缺陷？

六、临床表现

对于有经验的临床医生来说，起源于感觉运动皮质的发作临床症状学可以提供极其重要的定位信息。很多时候，临床症状学可以精确地指明发作起始于中央区的部位，而且它是整个术前评估中最重要的信息来源。

在检查中，临床医生一直在寻找那些明显的发育异常，这些异常与早期的中枢神经系统结构性病变和后天获得性的疾病造成的局灶性神经系统功能障碍直接相关（如肢体偏侧萎缩）。但在绝大多数患者中，神经系统检查是完全正常的。

神经影像学

现代神经影像学对手术决策至关重要。MRI 已经取代 CT 扫描成为影像学研究的首选，它可以发现大脑的细微异常，如局灶性萎缩、胶质瘤、海绵状血管瘤、皮质发育不良、脑胶质增生和其他微小的新皮质结构病变。3T 的高场强磁共振提高了信噪比，可以探测到更小、更不明显的病变，而这些细节的提供以前是少数中心的 7T 磁共振才能做到的。聚焦成像提高了诊断率，采用液体衰减反转恢复（FLAIR）序列和梯度回波序列，仅针对可疑癫痫发作起始区域进行扫描能够显示出更多的结构性病变，这些病变有可能成为切除的目标[15]。三维成像也可以显示出脑和脑沟的异常。常规的发作间期正电子发射体层摄影（PET）和单光子发射计算机体层摄影（SPECT）作用有限，但当患者发生部分性癫痫持续状态时，PET 或 SPECT 检查根据持续的发作期活动判定发作的起源和位置非常有帮助。

功能磁共振成像现在可以用来识别感觉运动皮质，可以建立每位患者的精确结构和功能模型。初级运动和感觉皮质与病变和周围区域的关系在术前就可以确定，这些信息对术前和术中决策都具有重要的影响[6]。当进行快速回波平面成像检测时需要患者完成特定的任务（如握拳、活动舌头、摆动脚），可以检测出与脑血流变化相关的微小信号强度变化。计算机图像处理可以确定由特定任务激活的皮质区域。大脑地形、皮质静脉和相关病变同步的 3D 重建，可以展示这些关键的解剖关系。通过将详细的解剖信息与精确的生理信息相结合，功能磁共振成像可以根据每位患者的解剖和生理信息，量身定做结构和功能模型。

七、脑电图评估

脑电图（EEG）检查是术前评估的重要组成部分，但对于中央区癫痫往往无定位价值。即使患者处于局灶性癫痫持续状态，常规的头皮脑电图可以完全正常。即使在这个区域安上加密电极，也常常检测不到脑电图异常。这是因为产生部分性癫痫持续状态所涉及的皮质体积较小，不能产生足够的脑电图信号来克服颅骨和头皮的电阻抗。虽然如此，还是要进行长程视频脑电图监测，因为它能够监测患者习惯性或刻板的发作。如果能够检测到异常放电，这种还没有扩散到邻近区域的发作起始区的脑电对提供致痫区的定位信息具有重要作用。如果某个特定的皮质区域在发作起始时总是被涉及，那么该区域很可能就是发作起始的区域。

神经心理测试

进行详细的神经心理测试，可以揭示那些与神经影像和脑电图相关的特定的局灶性或多灶性认知缺陷。虽然这种测试有时可能有助于局部异常区域的定位，也常作为术后评价的内容，但对于中央区的手术来讲，其作用有限。

八、社会心理评估

社会心理评估对判定目前的功能水平很重要，并且有助于患者及其家人在手术前确立现实的目标和态度。在许多情况下，中央区的外科手术会造成特定的感觉或运动障碍，而且根据患者的个人和职业情况不同，这些障碍会对他们产生不同的影响。对于这些问题，患者和家属在进入手术室之前必须充分了解。

九、诊断性外科干预

已经进行了恰当的神经影像学检查及头皮电极（无创性）视频脑电图监测检查后仍然不能确定主要的致痫区或者发作起始区时，可以考虑颅内电极（有创性）置入。一般来说，中央区癫痫适合置入硬膜下栅状电极，因为在大脑外侧弯面放置栅状电极可以覆盖初级感觉运动皮质及其邻近区域。少数情况下，由于病变位置特殊或病变在半球纵裂内，还需要置入硬膜下或颅内深部电极。这些电极记录到的信息较头皮脑电信息更精确，因为它们更靠近脑的放电区域并且没有运动或者肌电伪迹的干扰。颅内电极也能够被用于皮质电刺激来绘制脑功能地形图，证实皮质的特定功能区，但是它们也存在缺点，即颅内出血或者感染的风险，虽然风险很小，但确实存在。只有在完成了恰当的无创性脑电图监测以后才能进行颅内电极置入手术。

十、治疗性外科干预

一旦精确定位了致痫区，下一个目标就是完全切除致痫区，同时不造成任何永久性的神经功能缺损。有关手术风险的一个重要决定因素是病变与重要功能区或"功能"脑区的关系，因为损伤这些"功能区"就会导致不可逆的神经功能损害。因为中央区是功能性皮质，所以该部位的切除一定是相对局限的并且是受到限制的，否则将导致不可逆转的功能障碍。因此人们已经应用多样性手术策略来最大限度地切除致痫区，同时使功能区皮质的损伤降到最小。

大多数初级感觉运动皮质区域内的手术是在局部麻醉下进行的，同时静脉应用镇静药物，这样医生可以使用手持双极刺激器对皮质进行直接电刺激，以描绘出感觉区、运动区和语言区。少数情况下，直接刺激皮质能诱发出惯常发作，这也是一项能够证实致痫区的重要证据，这种方式也使得在切除过程中能对功能进行评估。这种在切除过程中，对患者的运动或感觉功能进行的仔细评估，可以防止出现功能损伤。在感觉运动皮质的某些区域，如支配手、躯干和脚部的区域进行切除会导致瘫痪。因此，只有施行多软膜下横切术（MST）等局部离断性手术。如果患者术前已经存在长期的运动或感觉障碍，那么可以考虑更积极的切除性手术。少数情况下，这些初级感觉运动区内的微小病变，可以被切除而不会出现永久性的功能缺失。在中央区皮质的下部，尤其是在非优势半球可以进行面部功能区的切除，这将导致 3～4 个月的构音障碍，但很

少出现永久性功能丧失。手术切除的上界止于拇指运动区。在优势半球，也可以进行类似的切除，但必须特别注意防止损伤深部的白质通路（如弓状束），因为它们连接基本语言区。

在确定手术方案后，可以使用软膜下切除技术进行组织切除。应用双极电凝器，以及吸引器或者超声吸引手术刀仔细切除皮质灰质和白质，同时保留邻近脑回的软膜，这样可以形成一个无瘢痕的屏障，同时保护剩余皮质的血液供应。

十一、中央区切除的效果

顽固性癫痫中央区切除的效果主要涉及两方面内容，包括长期癫痫发作减少情况和是否有明显神经功能缺失。由于患者来自不同群体、手术技术及方案的差异、手术切除范围不同、随访期不同，以及手术效果分级标准不同，使我们很难将这些来自不同外科中心的患者的手术相关数据分组整合。尽管如此，在对大范围的研究进行回顾分析之后，我们可以得出结论，55%～75% 的患者癫痫发作频率会降低（频率降低 > 50%）；15%～25% 的患者出现了新的神经功能缺失[6, 16-18]。

关于癫痫控制方面，Rasmussen 研究组[6]对 1931—1975 年在蒙特利尔神经学研究所（Montreal Neurologic Institute）接受手术治疗的 135 名中央区顽固性癫痫患者进行了随访。他们对 63 名没有肿瘤或血管性病变的患者的癫痫发作减少数据进行了详细说明。其中 85% 以上的患者年龄在 30 岁以下，40% 以上的患者年龄在 15 岁以下。中位随访时间为 16 年（范围为 2～38 年），18% 的患者完全没有发作，40% 仅有极少的发作。研究报道，43% 的患者有中度或者轻度的癫痫发作减少。与其他研究中的经典的 Engel Ⅰ～Ⅲ 级相比，这一研究结果似乎更为保守。除了恶性胶质瘤患者之外，其他 62 名肿瘤患者的癫痫发作被控制得更为理想，这些患者中 70%～80% 在随访过程中很少有或者没有癫痫发作。

与 Rasmussen 研究组结果不同，其他的研究组报道了更好的癫痫发作控制效果。20 名药物难治性癫痫患者致痫区定位于面部感觉运动皮质，其术后随访（1～34 年，平均随访 11 年）结果表明 90%

的患者癫痫发作频率减少＞ 50%。另一项研究中，52 名同龄的药物难治性癫痫患者致痫区定位于感觉运动皮质，其术后平均随访 11 年（1～18 年），随访期内 73% 的患者癫痫发作疗效为 Engel Ⅰ～Ⅲ级。这些患者中，致痫区定位于中央前回或者中央区下部皮质的患者具有较好的术后效果。

据报道，术中和术后的 ECoG 有助于指导切除皮质范围。6 名患者中有 4 名在 ECoG 指导下再次手术成功[16]。再手术位置（即远离切除部位）和 ECoG 监测中看到的大量棘波与术后长期癫痫发作相关[17]。在一些顽固性癫痫病例中，由于额外的皮质位于功能区而不能切除，可以应用 MST 技术治疗顽固性癫痫。MST 治疗效果各不相同。在伦敦健康科学中心（London Health Sciences Center），9 名中央区癫痫患者应用 MST 手术，30% 术后癫痫发作改善[17]；6 名感觉运动皮质癫痫患者中，84% 癫痫发作明显减轻[19]；对 MST 治疗部分性癫痫的 211 名患者进行 Meta 分析，有 65% 的患者癫痫发作减少了 95% 以上[20]。

在有经验的医生中，中央区癫痫手术后出现明显的中度或重度永久性神经功能损伤并不常见，但这种情况仍会出现且令人担忧。这些功能损伤与中央区的病变位置和切除范围有关。20% 的患者会出现新的和明显的神经功能损伤，这与被切除的皮质有关。暂时性的功能缺失（如构音障碍、力弱、灵活性受损、感觉丧失和失语症）很常见，但通常在数月内消失。如果中央后回和（或）顶叶皮质被切除，在长期随访检查中，偶然会发现对侧肢体的两点辨别感觉丧失。面肌力弱情况通常会改善，而上肢力弱可能不会完全改善[18]。在伦敦健康科学中心的系列研究中，52 名术后患者中有 22% 在最终随访时出现了新的中度或重度的神经功能障碍。在这个系列功能缺损研究中，包括 12 名新的运动功能缺损患者和 2 名语言功能障碍患者。年龄＞ 25 岁的术后患者发生持久的严重神经功能缺损的概率增加了 4 倍[17]。

十二、结论

中央区或 Rolandic 区药物难治性癫痫是一个具有挑战性的癫痫的一部分，主要由于其高致痫性皮质、癫痫的药物难治性特点，以及术后潜在的功能缺失。通过对患者进行仔细的评估及对功能区与邻近皮质的功能进行监测和定位，可以选择那些能从手术中获益且致残率低的患者。

参考文献

[1] Meyer JR, Roychowdhury S, Russell EJ, Callahan C, Gitelman D, Mesulam MM. Location of the central sulcus via cortical thickness of the precentral and postcentral gyri on MR. AJNR Am J Neuroradiol 1996;17(9):1699–1706

[2] Yousry TA, Schmid UD, Alkadhi H, et al. Localization of the motor hand area to a knob on the precentral gyrus. A new landmark. Brain 1997;120(Pt 1):141–157

[3] Brodmann K. Vergleichende Lokalisationslehre der Grosshirnrinde in ihren Prinzipien dargestellt auf Grund des Zellenbaues (Comparative Localization Studies in the Brain Cortex, Its Fundamentals Represented on the Basis of Its Cellular Architecture, translation by Garey LJ; 1994). Leipzig, Germany: Johann Ambrosius Barth Verlag; 1909

[4] Woolsey CN, Erickson TC, Gilson WE. Localization in somatic sensory and motor areas of human cerebral cortex as determined by direct recording of evoked potentials and electrical stimulation. J Neurosurg 1979;51(4):476–506

[5] Penfield W, Rasmussen T. The Cerebral Cortex of Man. New York: Macmillan; 1950

[6] Cosgrove GR, Buchbinder BR, Jiang H. Functional magnetic resonance imaging for intracranial navigation. Neurosurg Clin N Am 1996;7(2):313–322

[7] Jackson JH. On convulsive seizures. Lancet 1890;1:685–688, 735–738, 785–788

[8] Chauvel P, Delgado-Escueta AV, Halgren E, et al, eds. Frontal Lobe Seizures and Epilepsies (Advances in Neurology). Vol. 57. New York: Raven Press; 1992

[9] Rasmussen T, Olszewski J, Lloydsmith D. Focal seizures due to chronic localized encephalitis. Neurology 1958;8(6):435–445

[10] Olivier A. Extratemporal cortical resections: principles and methods. In: Lüders HO, ed. Epilepsy Surgery. New York:

Raven Press; 1992:559–568

[11] Vignal J, Biraben A, Chauvel P, Reutens D. Reflex partial seizures on sensorimotor cortex (including cortical reflex myoclonus and startle epilepsy). In: Zifkin B, Andermann F, Beaumanoir A, Rowan A, eds. Reflex Epilepsies and Reflex Seizures. New York: Lippincott-Raven; 1998:207–226

[12] Robitaille Y, Rasmussen T, Dubeau F, et al. Histopathology of non-neoplastic lesion in frontal lobe epilepsy: review of 180 cases with recent MRI and PET correlations. In: Chauvel P, Delgado-Escueta AV, Halgren E, et al, eds. Frontal Lobe Seizures and Epilepsies (Advances in Neurology). Vol 57. Philadelphia: Raven Press; 1992:499–514

[13] Rasmussen T. Surgery of frontal lobe epilepsy. In: Purpura DP, et al, eds. Advances in Neurology. Vol 8. New York: Raven Press; 1975:197–205

[14] Guerrini R, Anderman F, Canapicchi R, et al, eds. Dysplasia of Cerebral Cortex and Epilepsy. Philadelphia: Lippincott-Raven; 1996

[15] De Ciantis A, Barba C, Tassi L, et al. 7T MRI in focal epilepsy with unrevealing conventional field strength imaging. Epilepsia 2016;57(3):445–454

[16] Pondal-Sordo M, Diosy D, Téllez-Zenteno JF, Girvin JP, Wiebe S. Epilepsy surgery involving the sensory-motor cortex. Brain 2006;129(Pt 12):3307–3314

[17] Lehman R, Andermann F, Olivier A, Tandon PN, Quesney LF, Rasmussen TB. Seizures with onset in the sensorimotor face area: clinical patterns and results of surgical treatment in 20 patients. Epilepsia 1994;35(6):1117–1124

[18] Rasmussen T. Surgery for epilepsy arising in regions other than the temporal and frontal lobes. In: Purpura DP, et al, eds. Advances in Neurology. Vol 8. New York: Raven Press; 1975:207–226

[19] Spencer SS, Schramm J, Wyler A, et al. Multiple subpial transection for intractable partial epilepsy: an international meta-analysis. Epilepsia 2002;43(2):141–145

[20] Wyler AR, Wilkus RJ, Rostad SW, Vossler DG. Multiple subpial transections for partial seizures in sensorimotor cortex. Neurosurgery 1995;37(6):1122–1127, discussion 1127–1128

第 12 章 后头部皮质切除术

Posterior Quadrant Resections

Marcelo Volpon Santos　Helio R. Machado　**著**

尹　健 **译**

翟　锋 **校**

摘要

　　对于大脑后头部起源的癫痫患者，手术治疗无论对于癫痫控制，还是对于神经认知均有很大改善。大脑后头部起源的癫痫患者，尤其是对于有局限性病变和后部局灶性特征脑电图的患者，都可以采取后头部切除术联合离断术进行治疗。本章描述了后头部切除术的技巧和手术解剖要点（如颞叶、顶叶、枕叶）。

关键词

　　癫痫，后头部，切除手术

一、概述

　　起源于大脑半球后头部的癫痫是指影响枕叶、顶叶和颞叶共同的致痫性病理病变。大脑半球后头部癫痫在儿童患者中并不罕见，高达 22% 的患者有多脑叶病变，其中 57% 病变涉及后头部[1]。这些患者中有很大一部分是药物难治性癫痫，因此他们适合外科治疗[2]。尽管大脑半球切除术是明确的半球性疾病的手术选择，但是伴有明确的运动障碍后遗症（偏瘫）[3] 对于想要残留甚至保留良好运动功能的亚半球受累患者来讲，后头部切除术是保留功能性皮质的一个良好选择[4]。

　　我们的经验证明这种手术方式（后头部切除）在癫痫控制方面有很好的试验结果，在 44 名后头部切除术患者中，28 名（65.1%）术后无癫痫发作[5]。近期文献公布的研究结果与上述数据也相符

合（包括在神经发育方面）[6-8]。因此，后头部皮质癫痫病灶的识别和细致的手术技术对于手术的成功至关重要。

　　目前的趋势，是离断术逐步替代切除术。这是因为两种术式对癫痫发作的控制效果大致相同，且离断术降低了并发症的发生率[9]。切除手术后颅内的空腔有利于血液降解产物的积累，从而增加了含铁血黄素沉着及由于脑脊液吸收障碍引起的脑积水和其他并发症的风险。此外，后头部切除术对受影响区域显露更加广泛，对于术中解剖有更好的理解，这是非常明确且有挑战性的。例如，枕极通常会异常地增大扭曲，并且可能侵犯或延伸到对侧，还有枕叶和顶叶增大，累及区域血管异常会增加术中脑出血风险。因此，强调后头部切除术和离断术的部分手术技术不同是十分重要的，本书的其他部分也会描述。对于切除术，需要大的皮肤切口及一

个能够显露中线、枕极和颞底的大骨窗。在这些区域，通常会有大量的桥静脉连接顶叶最上端和枕叶的矢状窦；颞叶和枕叶底部也有类似的引流至横窦和乙状窦的静脉结构，需要小心谨慎地分离。

二、外科手术适应证

单侧颞顶枕（TPO）起始局灶癫痫发作或具有不对称的临床或脑电证据显示在 TPO 区单侧起源的全面性发作的药物难治性癫痫患者均为适合 TPO 区切除术的候选人。此外，强烈支持 TPO 区切除术的因素还有 MRI 扫描或功能影像支持单侧半球后头部病变，而非半球病变（需要半球切开术）[2, 10, 11]。在颞叶没有受累的病例中（如单纯顶枕发育不良），没有必要到达颞叶结构，也不需要后面描述的颞叶手术的步骤。对于这些患者，单纯顶枕切除是有效的。

三、手术技术

（一）颞 – 顶 – 枕叶（后头部）切除术

切除整个致痫区或病灶必须包含颞叶、顶叶和枕叶。为了实现这个目的，严格遵循以下步骤十分重要。

ECoG 和神经导航是十分有价值的手术辅助工具，并且被常规使用。后头部的功能电刺激通常不会改变最初的手术策略，但是有助于决定切除范围和确认术前无创方法获得的信息，同时还有预后意义。此外，ECoG 和导航均可精确定位中央区（由感觉和运动灰质组成，同时为手术必须保留的重要标志）。神经导航中 MRI 扫描提供的关联可帮助识别具有不正常脑回患者的正确解剖结构，而且术中使用 0.5～12.5mA 递增脉冲的电刺激可以更好地描绘运动皮质。

手术是在全身麻醉下进行的，患者的头固定在三钉头架上，然后旋转到对侧。儿童可能需要马蹄形头托辅助固定体位，进一步用胶带固定是为了避免颈部肌肉过度拉伸。皮肤切口为谷仓门形，前自耳屏起始，沿冠状面延伸至中线，在中线向后者延伸至枕上隆突（图 12-1），使皮瓣可以在包括颞肌在内的骨膜下进行操作，并保证颞肌的血供。大的开颅手术必须使用 3～4 个骨孔，其中 1 个在颞底

区域，1 个在人字缝的下后侧，还有 1～2 个骨孔正好在矢状缝的侧面。额外的骨孔可以由外科医生自行决定，避免损伤矢状窦和横窦，从而避免大量出血，这一点极其重要，这可以通过严格遵循解剖学和神经导航参数来实现。

硬脑膜开口必须为颞叶、顶叶和枕叶（包括颅中窝底和枕极）提供宽阔的视野。辨别和保护中央区（半球外侧的中央前回和中央后回）是最基本的。同样为避免意外静脉损伤，应准确识别侧裂浅静脉及其相关回流静脉。如果上述静脉中的任何一条横穿皮质切口（通常为 Labbé 静脉的下吻合静脉），不应该热凝或切除，而是保留；解剖分离应在其下或周围进行。皮质切口和切除可从颞区或顶区开始。参考其他作者，我们的操作起始于颞叶切除术。在颞上回（T₁）上，颞极 5cm 后平行于外侧裂切开皮质，直到 Labbé 静脉。软膜下切开到前岛阈，显露环池和岛叶下部。

在此基础上，后对角线切口从 T₁ 切口的最后端向下到颞底，横跨 T₂ 和 T₃ 到侧副沟下方。向深部剥离白质直到进入同侧侧脑室的颞角，然后向前、向下切除颞叶新皮质。进一步吸引侧副沟下的白质对于切除海马旁回和分离孤立下一步将要切除的海马非常重要。为了避免损伤动眼神经和后循环动脉分支，术者必须观察到小脑幕的游离缘并使用棉片保护。

在外侧裂软膜下切开 T₁ 已经确认颞干和中脑动脉后，可在打开颞角的前中部看见杏仁核并切除，同时软膜下切除钩回。为避免基底节损伤，保护好颞角顶部，沿与外侧裂垂直的平面分离。在前下方可以辨识并离断海马伞，沿此可切除海马直到三角部水平。

下一步为顶枕切除术。切口后部对着中央区，从颞叶切除后部向上达到中线。接着切除后顶盖和颞盖并在丘脑后平面以侧脑室三角区为中心分离到侧脑室。在上方找到大脑镰并沿此找到胼胝体后部，然后离断胼胝体压部。在此点后，任何后部海马或穹隆都可以切除，看到小脑幕切迹的轮廓确认离断完全。最后，小心地电凝所有的桥静脉（尤其是顶枕面上内侧的桥静脉）和半球内侧面的大脑后动脉分支，完成顶枕区的离断，取出标本。

单纯顶枕切除与前述步骤基本一致，但外侧皮质切除范围并非与颞叶皮质相连，而是向下直至颞枕交界（图 12-2）。抵外侧裂外部侧下部后，以小脑幕缘为参考，垂直扩大切除底面。大的颞枕静脉引流至横窦和乙状窦均十分常见，必须小心电凝。

（二）疗效

由于缺乏关于这种手术策略的研究，而且大多数可用数据与颞外手术的其他亚型混杂在一起，因

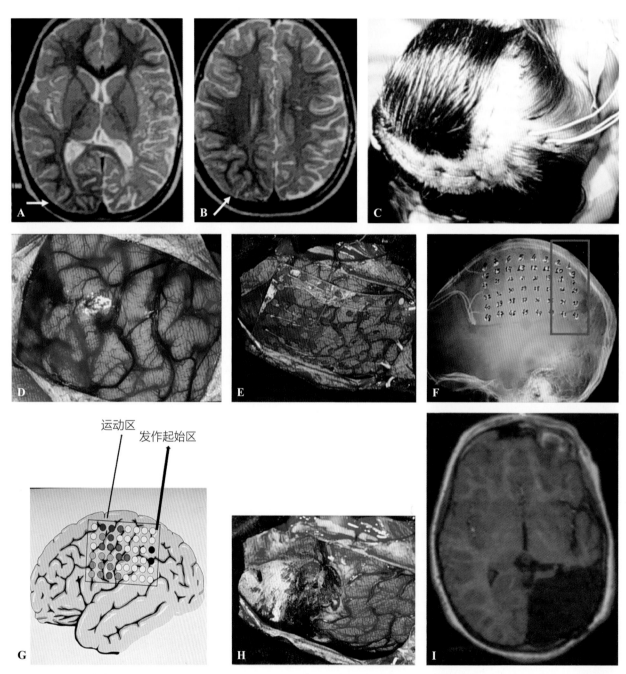

运动区
发作起始区

▲ 图 12-1　癫痫患者，女性，6 岁，1 岁 6 个月时以婴儿痉挛为临床症状发病。患者同时伴有左面部血管瘤，被诊断为 Sturge-Weber 综合征。患者无运动障碍，抗癫痫药治疗无效。A 和 B. 术前 MRI T₂ 加权图像显示右顶枕软脑膜血管瘤（白箭）。C. 皮肤切口（"谷仓门形状"）。电极延伸至冠状切口的前方。D 和 E. 术中照片显示血管瘤和硬膜下网状电极位置。F 和 G. 颅骨 X 线片和电极植入后的皮质图，显示发作起始区（F 中的红框）及其与运动皮质的关系。H 和 I. 显示切除后象限脑组织的术中照片和术后 T₁ 加权 MRI 图像，不包括未累及的颞叶。经过 5 年随访，患者恢复良好（Engel Ⅰ级）

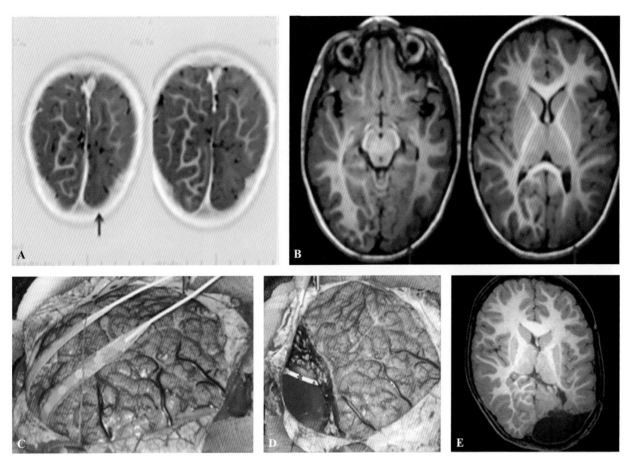

▲ 图 12-2　5 岁药物难治性癫痫男性患者

A 和 B. MRI T$_1$ 加权图像清晰地显示一个左顶枕侧脑室周围及皮质下结节状异位伴多小脑回及皮质发育不良（红箭）。C. 术中 ECoG 显示枕叶及后顶叶棘波。绿线指示皮质切口的位置。D. 术中后象限切除后颅内空腔的图片。该患者以前的脑室分流管（黑星号）原位保留。E. 术后 MRI T$_1$ 加权图像。病理符合皮质发育不良 Ⅱa 型及相关的多小脑回。患者术后 3 年无癫痫发作（Engel Ⅰ 级)

此后头部切除术的详细结果通常难以分析。然而，报道结果总体上是很好的。Sarkis 等报道，无癫痫发作率（Engel Ⅰ 级）5 年内接近 70%，10 年内接近 60%。同样，Binder 等发现 70% 的患者在扩大后头部切除术后随访 6.7 年内无癫痫发作。一个包括 27 个病例系列的 Meta 分析显示在一个随访时间＞1 年的 584 名患者（儿童 / 成人）中，65% 的患者在术后无癫痫发作（Engel Ⅰ 级）[12]。

通过我们自己的研究发现，癫痫发作时间短、无临床神经系统检查异常的患者预后更加良好[5]。此外，Davis 等[13] 证明颞叶型先兆、不伴有视觉先兆的头部扭转、非局灶发作间期头皮 EEG、除低级别发育肿瘤和皮质发育不良外的病理均为癫痫复发

的预测因素。Harward 等证实了这些发现，并补充年龄同样是重要的预测因素，在他的研究中 18 岁以下的患者术后无癫痫发作率超过近 50%。这些数据可能表明对于明确的难治性后头部癫痫的儿童，早期干预是必要的，他们是最佳的手术候选人。

颞后皮质区通过半球内的联络纤维，包括上、下纵行束（所有脑叶内最大的纤维）、钩状束（连接额叶和颞叶）、扣带回（连接内侧颞叶和顶叶）[14]，与剩余的大脑部分及前脑回路相连。这些结构在后头部切除术中被分离和切除（图 12-3）。总的来说，由于缺乏（或有限的）从脑其他区域到后部的传播模式[15]，癫痫的起源部位越靠后就越容易定位。文献报道这些因素均可能为术后疗效好的原因。

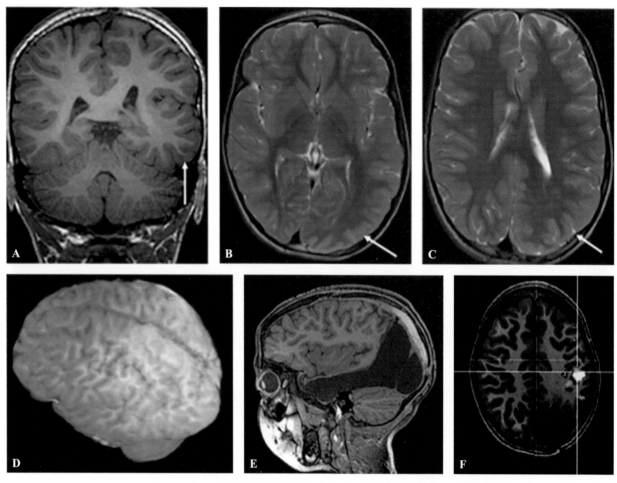

▲ 图 12-3　6 岁药物难治性癫痫女性患者，发作起始于左侧后头部

MRI 冠状位 T₁ 加权（A）、MRI 轴位 FLAIR（B 和 C）、术前 MR 扫描 3D 重建（D）清晰地显示颞叶、顶叶、枕叶的病变伴有脑叶体积增大、灰白质交界模糊，提示皮质发育不良。患者接受了颞顶枕叶切除术。术后病理符合皮质发育不良及结节状神经元异位。术后 T₁ 加权扫描及功能 MRI 扫描（E 和 F）显示患者躯体感觉区在切除区域前方被完整地保留。术后 2 年随访为 Engel Ⅰ级

（三）并发症

后头部切除术的风险总的来说比较低。如果顶叶的切口过于靠近运动皮质或大脑中动脉的分支电凝会导致偏瘫。所有的患者均会完全性偏盲，通常，偏盲作为疾病进展的表现之一在手术前就已经出现，但临床上表现并不明显。然而，无论术前有或没有，术后视野缺失是可预见的。局灶性神经症状可能提示手术部位出血，必须清除血肿；感染表现为发热、伤口红肿、白细胞计数增高，应及时使用抗生素，避免骨髓炎。由于术后颅内空腔较大，有发生脑积水的风险，患者应密切随访颅内压升高的症状和体征，并行影像学检查。

参考文献

[1] Sarkis RA, Jehi L, Najm IM, Kotagal P, Bingaman WE. Seizure outcomes following multilobar epilepsy surgery. Epilepsia 2012;53(1):44–50

[2] Yang PF, Mei Z, Lin Q, et al. Disconnective surgery in posterior quadrantic epilepsy: a series of 12 paediatric patients. Epileptic Disord 2014;16(3):296–304

[3] De Ribaupierre S, Delalande O. Hemispherotomy and other disconnective techniques. Neurosurg Focus 2008;25(3):E14

[4] Daniel RT, Meagher-Villemure K, Farmer JP, Andermann F, Villemure JG. Posterior quadrantic epilepsy surgery: technical variants, surgical anatomy, and case series. Epilepsia 2007;48(8):1429–1437

[5] Dalmagro CL, Bianchin MM, Velasco TR, et al. Clinical features of patients with posterior cortex epilepsies and predictors of surgical outcome. Epilepsia 2005;46(9):1442–1449

[6] Binder DK, Von Lehe M, Kral T, et al. Surgical treatment of occipital lobe epilepsy. J Neurosurg 2008;109(1):57–69

[7] Battaglia D, Chieffo D, Tamburrini G, et al. Posterior resection for childhood lesional epilepsy: neuropsychological evolution. Epilepsy Behav 2012;23(2):131–137

[8] Guan YG, Luan GM, Zhou J. Temporoparietooccipital and parietooccipital disconnection in patients with intractable epilepsy. Neurol Asia 2013;18(Suppl 1):57–59

[9] Kawai K. Epilepsy surgery: current status and ongoing challenges. Neurol Med Chir (Tokyo) 2015;55(5):357–366

[10] Dorfer C, Czech T, Mühlebner-Fahrngruber A, et al. Disconnective surgery in posterior quadrantic epilepsy: experience in a consecutive series of 10 patients. Neurosurg Focus 2013;34(6):E10

[11] Mohamed AR, Freeman JL, Maixner W, Bailey CA, Wrennall JA, Harvey AS. Temporoparietooccipital disconnection in children with intractable epilepsy. J Neurosurg Pediatr 2011;7(6):660–670

[12] Harward SC, Chen WC, Rolston JD, Haglund MM, Englot DJ. Seizure outcomes in occipital lobe and posterior quadrant epilepsy surgery: a systematic review and meta-analysis. Neurosurgery 2018;82(3):350–358

[13] Davis KL, Murro AM, Park YD, Lee GP, Cohen MJ, Smith JR. Posterior quadrant epilepsy surgery: predictors of outcome. Seizure 2012;21(9):722–728

[14] Catani M, Jones DK, Donato R, Ffytche DH. Occipito-temporal connections in the human brain. Brain 2003;126(Pt 9):2093–2107

[15] Jacobs J, Dubeau F, Olivier A, Andermann F. Pathways of seizure propagation from the temporal to the occipital lobe. Epileptic Disord 2008;10(4):266–270

第 13 章 岛叶手术

Surgery of the Insula

Christopher R. Mascott **著**

丁浩然 **译**

翟 锋 **校**

摘要

众所周知，岛叶及岛叶皮质与癫痫相关。对于药物控制不佳的岛叶癫痫，手术治疗主要有两种思路，包括低级别胶质瘤切除和单独岛叶皮质、岛叶皮质联合岛盖皮质、脑叶切除。切除岛叶肿瘤切除存在的风险，其主要源于损害覆盖的功能区皮质导致的风险，以及皮质下结构的血管损伤导致的运动功能损害风险。岛叶癫痫的控制效果与肿瘤切除的程度相关。

无肿瘤的岛叶皮质切除（但是通常会存在磁共振成像阳性或阴性的局灶性皮质发育不良）比岛叶肿瘤切除的手术风险略小，但是需要确认是岛叶起源的癫痫，而不是放电传导至岛叶的癫痫。由于岛叶癫痫的症状类似于颞叶癫痫、额叶癫痫，甚至是顶叶癫痫，因此症状学分析仅仅作为参考。岛叶癫痫的无创性诊断检查（磁共振成像、脑磁图、PET、SPECT、视频脑电图）是有意义的，但不是决定性的。诊断岛叶起源的癫痫，目前主要依赖于有创性检查，包括岛叶的电极植入。手术切除治疗岛叶癫痫是可行的，会取得良好的癫痫控制效果，并发症也有限。其他替代治疗方法包括神经电刺激、激光消融、射频毁损、放射外科、超声波聚焦等治疗。

关键词

岛叶，癫痫，岛叶肿瘤，癫痫手术

一、概述

20 世纪 50 年代 Reil 认为岛叶与癫痫关系密切[1, 2]。由于岛叶埋于侧裂深部，因此岛叶某些程度上是难以看到的。岛叶皮质在癫痫发生中有非常重要的意义，通常被认为是"旁边缘系统"的重要结构[3-7]。岛叶深部从外到内依次是最外囊、屏状核、外囊、壳核和苍白球（图 13-1）。文献报道认为"岛叶病灶"，通常指这些病灶包括基底核区域，

而不仅仅是岛叶皮质[8-13]。癫痫发作是岛叶病变很常见的表现，但是癫痫（通常是慢性反复发作和药物难治性发作）主要发生在低级别胶质瘤中[14, 15]。存在这种表现的部分原因是岛叶皮质的旁边缘属性所致。此外，岛叶的类嗅皮质和深部的内嗅皮质区域在癫痫的起始中也在起作用。Karen Gale 及其同事[16-18]证实，在大鼠实验中深部内梨状核被首先发现是兴奋性高的癫痫起始区，称为风暴区域（area tempestas，AT）。在猴模型实验中证实了 AT 的存

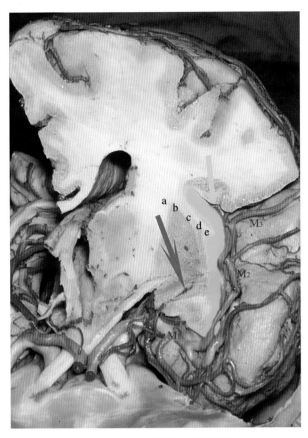

▲ 图 13-1　左侧岛叶冠状位图

a. 内囊 / 放射冠；b. 壳核；c. 外囊；d. 屏状核；e. 最外囊。浅亮绿色为岛叶皮质。大脑中动脉各部分标记为 M₁、M₂ 和 M₃ 段。外侧豆纹动脉从 M₁ 段分出（红箭）。背侧穿支动脉从 M₂ 段分出（蓝箭）

（解剖图片由 Patrick Cheynes 提供）

在[19]，而且暗示在人类的岛叶也存在着相同的区域[20]。在人类如果这个假设的区域包括岛叶或在岛叶周围，这可能是岛叶作为癫痫起始区的更深层次的原因。

在"非病灶性"的边缘型发作中，有间接的证据[2, 21]，而且近来发现更有直接的证据说明岛叶参与或包含在癫痫起始环路中[22-28]。经典的术中清醒状态下的电刺激研究发现岛叶的癫痫发作具有感觉症状和自主神经症状，皆为典型的复杂部分性发作[1]。特别是腹部的上升感被认为是包含了杏仁核与岛叶前部的发作[28, 29]。刺激岛叶前腹侧皮质表现出胃肠运动活跃，以及其他自主神经的改变症状，包括心率的改变[25, 30]。最近在岛叶相关的特发性癫痫患者中积累了丰富的资料[23-25, 27, 31]，这些资料是通过有创性脑电在癫痫术前评估过程中得到的。大

多数立体脑电图（SEEG）的研究是参照 20 世纪 50 年代 Talairach 所描述的技术来进行的，立体定向血管造影术应用在有框架的垂直深部电极植入术中[32]。近期岛叶斜插电极的使用使得每个插入岛叶的电极与岛叶有更多的接触位点[26-28]。血管造影对于岛叶皮质的研究很有价值，因为深部电极必须在导航下安全地穿过皮质的静脉，以及大脑中动脉的分支达到岛叶皮质。为了使电极安全地到达岛叶皮质，CT 血管造影需要达到使电极植入计划既安全又有利于斜插电极植入的水平[27]。通过对岛叶电极触点的刺激结果和对已发表文章的研究使我们对岛叶功能有了更多的认识[22, 31, 33-36]。应用同样技术记录的自发起始的发作高度提示岛叶不仅包括在癫痫的扩散区域，而且偶尔也作为癫痫的主要起始区或参与早期发作环路的形成[26, 37-39]。

二、岛叶发作症状学

表 13-1 试图阐释岛叶相关或者源于岛叶发作的症状学表现，建立临床上考虑起始于岛叶或有岛叶皮质参与癫痫的诊断标准。但不幸的是，有相当多岛叶癫痫的症状不仅包括典型的颞叶癫痫的症状特点[23]，还包括一些典型的额叶的症状[40-43]。这种现象可能部分是由于前腹侧岛叶、额叶眶回后部、嗅皮质 – 杏仁核复合体和颞极皮质在组织学上的相似性导致的，也可能是癫痫样放电在这一区域的迅速扩散造成的。通常情况下，发作时可出现恶心、呕吐（发作性的呕吐）和自主神经症状，这些特点提示癫痫不仅涉及岛叶，也包括杏仁核[44]。典型的颞叶癫痫症状，如腹部的上升感和喉部的感觉实际上是杏仁核 – 岛叶的发作表现[45]。在癫痫起始时咽喉部的紧缩感或腹部的不适感更可能是某种提示岛叶起始的症状表现[24, 46-48]。最近，先前认为是提示典型的额叶起源症状的夜间复杂运动性发作，在立体脑电图上显示也可以是由岛叶起始引起的[41, 42, 49]。对临床提示岛叶起始的癫痫症状特点的研究在评估是否需要行有创性脑电来涵盖岛叶区域时是十分重要的。

三、岛叶解剖与功能

人类的岛叶皮质完全隐藏于侧裂内，被额叶眶部、顶叶和颞叶三部分所覆盖。1809 年 Johann

表 13-1　癫痫发作症状学

症状学	典型额叶的定位	典型颞叶的定位	可能的岛叶相关部位	SEEG 电极证实的岛叶癫痫患者
腹气上升感	否	杏仁核	前腹侧	5/25[47] 5/23[27]
腹痛	否	杏仁核	前背侧	
咽 / 喉部感觉	否	杏仁核	前背侧	2/25[47] 1/6[26]
躯体感觉	否	顶盖	前部和后部	13/25[47] 7/23[27] 1/6[26]
躯体疼痛	否	否	前部和后部	2/6[26]
口面部运动 / 感觉	是	否	前部和后部	10/23[27] 1/23[27]
味觉障碍	否	杏仁核	前部和后部	4/25[47] 1/6[26]
构音障碍	运动 / 运动前 / 辅助运动区	否	前部和后部	
幻听	否	新皮质（Heschl 回）	后部	3/25[47] 3/23[27]
过度运动	眶部、额叶内侧部	否	前部和后部	2/6[26]

Christian Reil 首先描述了这部分皮质，"岛"样的皮质外形是三角形的，被一圈"环形的沟"所包围，分别与毗邻的额叶眶部、额顶部和颞叶岛盖相分开。一条斜行的岛中央沟（这条沟通常与中央沟平行或是自中央沟向下的延伸）将岛叶分为 3～4 个岛短回组成的前部和由 2 个岛长回组成的后部。在与额叶岛回连接的部位通常有 2 个短的岛横回。根据岛叶皮质下纤维联系及细胞构筑的特点，Mufson 和 Mesulam[3-6, 50] 将岛叶同额叶眶回、颞极和扣带回一同归为旁边缘系统。嗅皮质（olfactory cortex，OC）和岛域皮质（构成岛叶前下角的部分），这两部分区域以 3 层的异源皮质为特点。从 OC 开始随着距离的增大，皮质的细胞结构也逐渐由原始皮质过渡至无颗粒细胞皮质，最后成为以 6 层细胞为特点的新皮质。至于岛叶，这样的组织学改变是随着距岛阈距离的增加呈放射样生成的。因此，岛叶的前腹部，离岛阈（LI）距离最近的部分是组织学上和功能上最边缘系统化的部分，此区域就是岛叶纤维联系的区域。Penfield 和 Faulk 在清醒状态下电刺激岛叶引出腹部的感觉症状、逐渐增多的胃肠症状和其他的自主神经反应[1]。心率的改变同样也在刺激该区域时被引出，同时这些结果也提示刺激右侧

岛叶与左侧岛叶在心脏反应方面的不同[30, 51]。值得注意的是，岛叶被认为在心律失常、心肌梗死中起作用并参与癫痫发作猝死过程中的机制[52-59]。回顾文献，目前推测癫痫活动范围（如果包括岛叶前腹侧），有导致心搏骤停和癫痫猝死发作的可能。在外科手术中应重点注意这些对自主神经的影响，因为心脏与血压的改变可以在这些区域的外科手术过程中发生。在有关半球切除患者的文献中，提示这些对自主神经的影响是术中患者心率血压不稳定的潜在因素，这种情况需要引起麻醉医生的注意[60]。

已经证实，立体定向下电刺激清醒状态人类的岛叶前下腹侧可引起胃肠道反应[46]。刺激岛叶后部的皮质可引出包括疼痛在内的感觉症状[31, 34, 61-63]。这些结果与许多功能影像结果显示一致（PET 和 fMRI），这表明伤害性刺激可引起岛叶皮质的反应[61, 62, 64-66]。相反的，在立体定向下电刺激岛叶可引起构音障碍（但不是真正的语言障碍）[46]。有大量的功能影像和大脑电刺激方面的文章显示，一些语言区域定位在优势半球的岛叶皮质[35, 67, 68]。那些任何可能定位于岛叶的主要的语言功能在术后很难恢复都是由于在优势半球的外科切除性手术影响了岛盖皮质所致，岛盖皮质是语言功能最终定位的脑

区，开放的刺激研究表明激活岛叶皮质深部的白质
纤维可导致失联系性语言障碍或运动性失语[69-73]。

岛叶还可以参与高级脑功能、整合功能和行为功
能。岛叶在成瘾，尤其是吸烟方面有一定作用[74, 75]。
有报道指出，岛叶损伤会影响人际信任[76]，与颞叶
切除患者相比，岛叶癫痫病灶切除患者更容易表现
出易怒和焦虑[77]。岛叶功能复杂综合的特点反映了
其与周围皮质和皮质下区域的广泛联系（图 13-2）。

四、岛叶血管解剖

如前文所述，到达岛叶的路径被它深在的位置
和与大脑中动脉的密切关系所限制。岛叶皮质被大
脑中动脉的分支完全覆盖，而且深部的基底核和内
囊的血液也主要通过大脑中动脉 M_1 段的外侧豆纹
动脉来提供（图 13-1）[78-82]。实际上这些动脉通常
没有延伸到岛叶皮质周缘，周缘的岛叶皮质的血运
是由一些穿支动脉供应的，穿支动脉是由大脑中动
脉 M_2 段表面发出的分支，以及 M_1 段在这一区域延
续为 M_2 段之前其背侧向岛阈偶尔发出的分支组成。
也有偶尔来自于供应岛盖部分的 M_3 段的分支返回
供应岛叶周边皮质。特别值得注意的是，有一条 M_2
段的血管分支固定出现在中央沟内，它为中央沟、
中央前后回提供血供，因此应特别强调避免损伤这
支动脉。

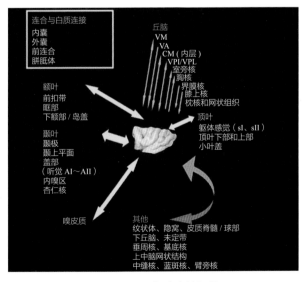

▲ 图 13-2　岛叶连接汇总

对癫痫手术来讲，有离断的部分也有切除的部分。必须强调
癫痫发作起源于或影响到岛叶

许多详细的解剖研究报道岛叶的血管解剖和血
运。从外科角度来看，应当注意的是在岛叶的手术
后造成的运动缺陷不仅是因为直接对内囊造成的损
伤所致，更可能是由于以下 4 个方面对血管造成的
损伤所引起的。

- 外侧豆纹动脉从 M_1 段发出后通过前穿质进入基
底核区。因为这些血管也供应内囊，所以这些血
管的损伤可导致血管性的内囊损伤而引起偏瘫。

- M_2 段的穿支血管供应岛叶皮质。解剖研究结
果显示 85%～90% 的穿支动脉较短，仅供应岛
叶皮质和其下的最外囊。接近 10% 的穿支动脉
延伸至屏状核和最外囊。从功能上讲令人担忧
的是，3%～5% 的长穿支动脉可继续供应部分内囊
和放射冠，特别是后者[78]。

- 中央沟动脉通过岛叶的中央沟。这条血管的损
伤能导致主要运动感觉皮质区的血管源性损伤。

- 尽管通常不会造成永久性的损伤，但手术可导
致 M_2 和 M_3 段缺血或梗死。

五、岛叶手术入路的风险

通过前文对岛叶解剖及生理特点的描述，可
对岛叶的手术风险进行评估。在癫痫外科的文献
中，术前评估必须权衡癫痫控制的机会与手术可
能造成的风险之间的风险 / 获益比。因为对于岛叶
功能目前仍有许多未知的方面，绝对的不良后果
评估是不可能的。关于岛叶手术控制癫痫发作的
结果，最近的报道显示伴有药物难治性癫痫低级
别胶质瘤术后癫痫控制良好（Engel 分级 I～II 级
为 75%～85%）[13-15, 83]。此外，有创性脑电图检查
记录的岛叶发作已被证明与切除后的良好结果有关
（Engel 分级 I～II 级为 70%～80%）[26, 27, 47, 48, 84]。

在对岛叶手术方法的风险评估中，区分病灶性
手术和非病灶性手术是十分有用的。岛叶病灶性手
术在大多数文献中不仅限于岛叶皮质，也包括其深
部的结构（包括基底核）。外科手术到达这些区域的
风险与只到达较浅的岛叶皮质的风险不同，前者有
损伤内囊或因损伤外侧豆纹动脉造成运动障碍的危
险。这种情况容易和浅部岛叶手术损伤 M_2 段发出的
长穿支动脉或中央沟动脉导致的运动障碍相混淆。

关于语言功能缺损的风险评估不像运动功能

的评估那么直接。很明显，在优势半球，因为额叶、顶叶和颞叶岛盖是典型的主要语言功能区，手术入路本身就存在着引起语言障碍的风险。因此，任何对优势半球岛盖皮质的切除、离断、挤压或是血管的损伤都会带来损伤语言功能的风险。通过对岛盖语言功能的皮质电刺激界定无语言功能的区域，可以降低术后语言功能缺损的风险。避免对有明显功能的岛盖皮质的切除或是牵拉，可降低术后出现语言功能缺损的风险 [9, 10]。如前所述，尽管许多学者在岛叶手术评估中实施了对岛叶的电刺激评估 [72, 85, 86]，但是对于岛叶本身主要语言功能的定位无法明确 [35]，其他的则根本没有进行评估 [9, 87]。对语言功能的某些影响并不是由于岛叶皮质的损伤 [70, 85]，而更多的可能是与外囊水平的牵拉有关。作者更倾向于对每一位适合的患者进行清醒状态下语言的电刺激定位研究。

在岛叶手术风险中，对高级认知功能的损伤风险评估是最困难的，因为岛叶是多种功能整合的部位。有证据显示，岛叶的前腹侧在自我行为过程中（行为、动机和学习）与杏仁核复合体是紧密联系的。岛叶的背部和后部与感觉（包括疼痛）、运动和前庭听力的功能相关。功能影像同样显示岛叶参与复杂听觉的处理，与音调的感知和歌唱有关 [88-91]。优势半球岛叶梗死，会造成语言性记忆丧失，这已经有所描述，但造成这些后果的病灶并不包括岛叶皮质 [67, 92-94]。综上所述，目前岛叶手术对高级认知功能的影响仍无法预测。

六、癫痫表现的岛叶肿瘤

因为本章重点介绍岛叶手术对癫痫的控制疗效（如长期药物难治性癫痫），因此其他指征的手术将不再叙述。相较于血管性病变，越来越多低级别胶质瘤病例以癫痫为主要表现。因此，血管性病变将不在此赘述。

岛叶的低级别胶质瘤发病率明显高于高级别胶质瘤。高级别胶质瘤临床症状常表现为癫痫发作，但通常不是慢性的。值得注意的是，大多数的岛叶肿瘤报道来自肿瘤外科医生而不是癫痫外科医生。下文讨论的是为控制癫痫而进行的低级别非强化的岛叶胶质瘤手术。

在一组大样本边缘和旁边缘系统的肿瘤中（包括岛叶肿瘤），Yasargil 等报道了癫痫完全根治率为 84% [9]。此后，许多病例被陆续报道，但是很难明确术前药物难治性癫痫的情况，因为大多数报道的是与切除的完整性相关的风险 / 获益比 [10, 11, 14, 15, 95, 96]。综上所述，给人们留下深刻印象的是切除越彻底癫痫控制效果越好 [13-15]。值得注意的是，如 Yasargil 等 [9] 最初提及和分类的那样，岛叶的肿瘤可以是单纯岛叶的（这包括涉及较深部位的）、岛盖范围内的，也可以是涉及其他脑叶、边缘或旁边缘结构的。同样为了预测切除难度和切除范围，还有类似的其他附加分类 [13, 95, 97, 98]。回顾性研究表明 [13, 98, 99]，除了癫痫的预后，切除的程度与生存相关。而这是一个肿瘤学问题，超出了本章的范围。如果肿瘤浸润岛盖，则手术影响是显而易见的。如果这些岛盖皮质将要被切除，尤其是在优势半球，需要对其进行电刺激皮质功能判定。

（一）肿瘤的手术技术

上文所有讨论的关于岛叶血管供应（外侧豆纹动脉、中央动脉和 M_2 段的穿支动脉）都适用于肿瘤。同时也建议在进行操作时尽可能地避免牵拉和对优势半球行电刺激功能定位。此外，如果肿瘤蔓延至放射冠或内囊，可以考虑行白质电刺激定位（在局麻或全麻下）。Lang 等总结了他们自己的经验后提出了实用的建议：通过岛叶周围脑沟和外侧豆纹动脉分支作为定位标志来确定肿瘤的边界 [10]。Benet 等评估了与经岛盖切除与经侧裂入路的岛叶显露情况，并倾向于认为前者显露更充分 [12]。优势半球的岛盖切除需要进行术中唤醒，皮质电刺激定位语言功能区，确定切除范围。

作为对上文的补充，这位作者提出以下几点建议供临床参考。

(1) 通过颅骨定位应用影像导航技术进行术前计划可以最大限度地提高手术精确度。MRI 的 T_2 序列和 FLAIR 序列常用于非强化的肿瘤，且可以和其他序列融合。通过弥散张量成像进行纤维束追踪也应用于所有病例 [100]。CT 血管成像（CTA）可以与 MRI 进行融合，尤其是评估豆纹动脉和大脑中动脉时（图 13-3 至图 13-6）。

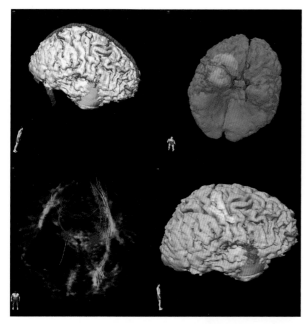

▲ 图 13-3 左利手患者，有 9 个月药物难治性癫痫病史，行肿瘤切除术 8 年后，右侧岛叶肿瘤复发。首次手术后未服抗癫痫药物治疗无发作数年，后出现简单部分性癫痫发作。在首次手术前大脑中动脉即被肿瘤包裹，当时肿瘤仅仅浸润岛叶，岛盖部未受累。本次复发肿瘤外小部分颞叶皮质受累，因此给予颞叶皮质切除。开始的病理为 II 级胶质瘤，混合性少突 - 星形细胞瘤。本图展现了 3D 模式下肿瘤的磁共振成像与大脑中动脉的 CTA 成像的融合效果。左下图显示的是磁共振弥散张量成像的纤维示踪技术

(2) 对于单纯岛叶的肿瘤，通过显微手术扩大分离外侧裂。使用大型号的折叠海绵条替代牵开器。受牵拉的部位肿胀轻微，不会造成与皮质或白质的粘连。

(3) 肿瘤切除之前应用影像引导确定肿瘤的上下界，并沿着边界放置海绵条。

(4) Yasargil 等建议保护 M_2 段，也可能是长穿支的穿支动脉，但作者发现很难判断哪一只是穿支动脉。作为预防措施，通常避免使用双极电凝烧灼任何一动脉分支，除非存在游离末端的出血。在吸除肿瘤期间（使用吸引器或有时用超声刀吸除），如果当出血影响了视野，可以用吸满凝血酶的棉条压迫，在其他部位继续切除。过一段时间移除棉条，出血通常会被控制住和（或）出血的末梢动脉也能被更好地区分开和烧灼止血。

(5) 如果肿瘤涉及颞岛盖或者额岛盖，先行脑叶肿瘤切除，然后作为窗口进入岛叶。

(6) 在肿瘤中识别豆纹动脉是困难的，通常在肿瘤中可见大脑中动脉嵌入其中（图 13-3 至图 13-5）。依照血管发出更早的原则，发现除了豆纹动脉起始于大脑中动脉的 M_1 段外，无其他方式可以识别豆纹动脉。豆纹动脉往往是穿过肿瘤而不是移位到肿瘤的内侧和边缘，这对于手术治疗是一种风险

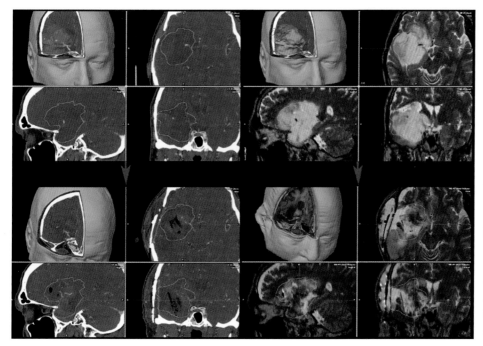

◀ 图 13-4 岛叶肿瘤患者的术前和术后影像学检查

显示磁共振及 CTA 的术前和术后情况。应用精确的影像导航，手术在麻醉下进行，术中行皮质下刺激运动功能定位。术中注意血管保护，除非游离血管末端，尽量避免电凝小血管。术中应用罂粟碱防止血管痉挛。即便注意保护血管，术后影像学检查依旧会发现颞叶新皮质和尾状核出现缺血样表现（星号）。这些改变是可逆的、无症状的。在非肿瘤的岛叶手术中缺血表现的发生率为 60%。病理显示部分进展成 III 级胶质瘤，而后患者接受放射治疗及化疗，术后患者癫痫无发作

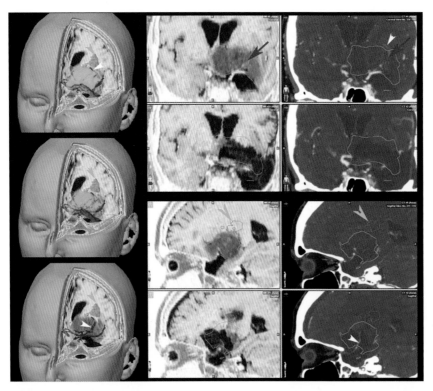

◀图 13-5　1 名 53 岁右利手女性患者，严重的血管源并发症，WHO Ⅱ 级星形细胞瘤，临床表现为癫痫。术前 CTA 可见豆纹动脉（红箭）及其主要分支（白箭头）被肿瘤包裹其中。不仅豆纹动脉被肿瘤包裹其中，而且肿瘤侵及下丘脑。手术在唤醒麻醉下进行，皮质电刺激定位颞叶皮质的语言功能区和皮质下运动功能区。精确的神经导航及神经纤维示踪技术也应用于此患者。我们希望通过保留大的血管分支，进行全切（白箭头）。过去我们曾成功地切除了 1 名患者的岛叶 – 下丘脑肿瘤（见 Mascott[103] 的研究中的表 8–7B）。本例的梗死导致永久性的运动功能损害（绿箭头）

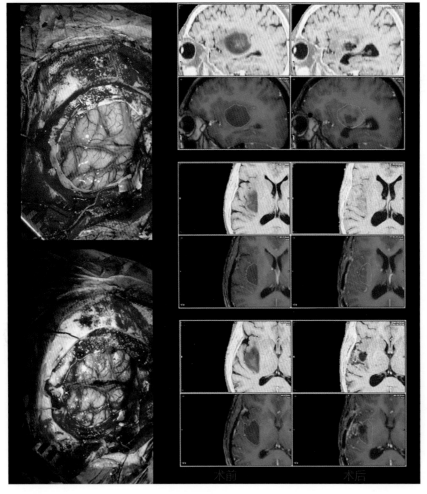

◀图 13-6　本图展示了单纯侧裂入路而无岛盖切除的岛叶手术。本入路可用于岛叶肿瘤或者岛叶皮质切除。作者没有单纯岛叶切除的图片，仅有 3 名患者在文献中进行了报道（表 13-2）。本例为 50 岁右利手女性患者，病理为 WHO Ⅱ级少突胶质细胞瘤，表现为难治性偏身感觉障碍的癫痫发作。本图显示避免应用牵开器，而是应用前述的海绵条，岛盖未见明显的挫伤（左下图）。患者术后无癫痫发作直至肿瘤复发（WHO Ⅲ级）

和挑战[101]。通常分离侧裂时采用的是通过止血海绵和避免电凝的止血技术，但是有 1 名患者出现了血管痉挛，可能是因其豆纹动脉较长并跨越肿瘤，虽然我们术中仔细保护了豆纹动脉避免了其损伤（图 13-5，白箭头），但依旧出现了血管痉挛。Šteňo 等报道在岛叶胶质瘤手术中应用 3D 超声直接可视豆纹动脉，从指导手术切除停止时机[102]。这当然值得更多考虑。

（7）对于血管的操作，作者曾像其他作者一样使用吸满罂粟碱的吸收性明胶海绵铺在大脑中动脉的分支上来避免痉挛。稀释的过氧化氢也经常在神经外科手术中被用来止血，其止血的机制被认为是通过使小血管收缩来实现的。笔者在其他（非岛叶手术）不同的文章中曾看到由于使用过氧化氢造成的严重的豆纹动脉痉挛[103]，并且强烈反对在岛叶手术中使用过氧化氢[104]。对于岛盖的血管操作[105]也可能导致局部缺血（通常是可逆的和无症状的），如图 13-4（星号）中的颞叶新皮质。

（二）岛叶非病灶性癫痫手术

由于一些起初怀疑是颞叶癫痫或者额叶癫痫的患者经 SEEG 技术证实是岛叶起源的癫痫，导致通过岛叶切除来控制癫痫发作成为现今研究的热点。历史上岛叶皮质切除仅用于在颞叶切除中术中皮质脑电监测中发现岛叶皮质有残留的癫痫样放电。这是 Silfvenius 等总结 Guillaume 等[21, 106] 以前的研究结果在 1964 年报道的。当时没有证据证实颞叶切除的患者出现岛叶放电行岛叶切除可以有更多获益。近年的报道显示随着有创性脑电记录到岛叶放电越来越多，岛叶切除也越来越多[24, 27, 46-48, 107-109]。有些学者也进行了术中脑电监测，除了少量零星病例外，术中脑电监测并不比有创性脑电监测更为实用。

七、检查与评估

（一）无创性检查

无创性检查作为癫痫患者评估的一部分是标准的，但是没有任何一种在识别确认岛叶起源的癫痫方面是可靠的。表 13-1 列举了一些可靠的症状学表现，这些表现认为与岛叶起源的癫痫相关。因为岛叶位置深在，常规的长程视频脑电监测无法较好

地获取岛叶癫痫样放电[25-28, 48, 107, 110]。在非肿瘤病例中，岛叶磁共振报告多种多样，主要为正常的、非特异性的或皮质发育不良性的描述[26, 27, 47, 48]。发作期 SPECT 可以表现为多灶性高代谢、岛叶 - 岛盖高代谢或者颞叶、额叶高代谢。PET 可以表现为岛叶低代谢[26, 27, 47, 111]。脑磁图（MEG）对于岛叶癫痫的诊断具有很高的特异性。67% 的证实为岛叶癫痫的患者，脑磁图可以显示出岛叶 - 岛盖的偶极子聚集[47, 112, 113]。

（二）有创性检查

起初，植入岛叶的电极往往与植入额叶、颞叶、顶叶的电极联合使用。按照经典的 Talairach 定向法，放置电极时通过对血管造影直视大脑中动脉及皮质静脉，立体定向电极经常是垂直植入的。现如今，CTA 采用或不采用颅骨骨性标记定位或者立体定向框架均可替代血管造影[27, 114]。岛叶电极与其他电极一起主要是为了监测岛叶的发作起始，而颞叶放电早期扩散至岛叶并不预示着仅行颞叶切除而不行岛叶切除的预后不佳[23, 46]。

技术上来说，电极植入可以通过开颅手术的方式，沿着侧裂放置适形的栅状电极[29, 108]或者打开侧裂放置条状电极[109]。电极也可以经立体定向植入，避免了开颅。电极放置方式包括经典的垂直植入（图 13-7A），经额叶斜插（图 13-7B），经顶叶斜插（图 13-7A 和图 13-8）或者兼而有之。每根经典的直插电极仅有 1~2 个触点与岛叶接触，但是可以同时监测岛叶与岛盖。斜插电极每根与岛叶接触的触点较多，但是无法监测其他组织。单独监测岛叶是非常困难的，总会有其他的深部电极或者皮质电极（栅状电极或条状电极）。深部电极可以通过经典的立体定向框架植入，植入前需要行血管造影、CTA 或者磁共振血管成像检查[115]，以避免损伤动脉和静脉。如果采用影像学引导的电极植入，作者强烈建议应用颅骨骨性标记点定位，如不采用骨性标记点定位，电极植入可能会非常不准确，导致血管损伤[114, 116]。

八、切除性手术

近期报道岛叶切除的病例中单独行岛叶切除，

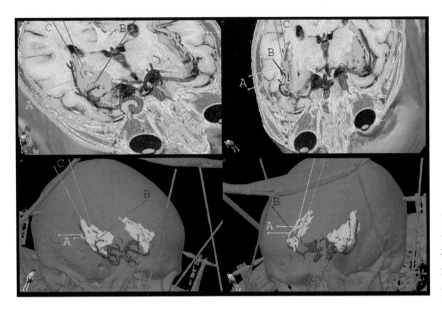

◀图 13-7 框架式 3D 计划应用于岛叶深部电极的植入，包括直插电极（A），额叶斜插电极（B），顶叶斜插电极（C）。为了显示清楚，其他未植入至岛叶的电极未显示

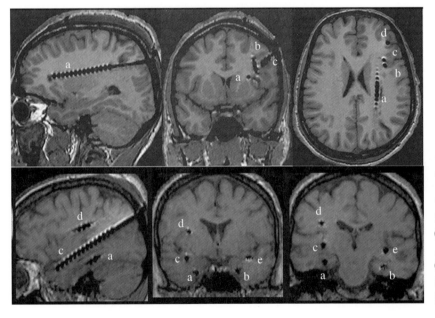

◀图 13-8 应用标准的垂直 Talairach 方法将立体定向电极植入岛叶

MRI 通常无法得到术后电极的位置（Marc Guénot，个人交流）。这张图片显示应用斜插的方式放置深部电极（图片由 Santiago Gil Robles 和 Philippe Coubes 提供）。目前很多联合方式得到了应用

不进行岛盖切除的手术很少。大部分病例包含了岛盖切除甚至是脑叶切除（表 13-2）。手术技术有时与切除低级别胶质瘤的手术技术不尽相同。

（一）技术注意事项

(1) 对于单独的岛叶皮质切除术，分开外侧裂至岛叶上的软膜，在 MCA 的 M_2 分支之间切除。尽管有些人在较低的引力设置下使用超声吸引器，但作者更喜欢用 5 号 Rhoton 吸引器进行软膜下吸除。就像在岛叶肿瘤中一样，作者个人偏好是避免使用牵开器，而选择折叠的棉条。吸除覆盖的盖部皮质可以显露更充分，但作者更喜欢牵开。软膜下吸除

最初可以保护 MCA 分支，但这些分支随后夹在两层相对容易出血的软脑膜之间。随后手术切除或抬起盖部软膜，从而显露 MCA 和岛叶。与打开外侧裂相比，这样是否导致更多的动脉操作仍有争议。系统地使用罂粟碱预防 MCA 及其穿支的痉挛是明智的。

(2) 借助显微镜和显微外科器械，穿支动脉都能够很好地显露并保留。在这些穿支动脉中只有少数滋养较深层的结构。

(3) 手术过程中只是切除很表浅的岛叶皮质。这不是切除肿瘤的手术，沿着穿支动脉残留的一小部

表 13-2　岛叶皮质切除回顾

病例数	有创性脑电	单纯岛叶切除	岛叶 + 岛盖切除	岛叶 + 脑叶切除（同时或者优先）	病　理	预后（Engel Ⅰ～Ⅱ级）	参考文献
25	17	2	16	7	不可用	23	[47]
16（儿童）	16/16	0	16	0	16 例局灶性皮质发育不良	11	[48]
17	17	2（激光）	4	11	9 例局灶性皮质发育不良 2 例胶质增生	11	[27]
6	6	0	6	0	5 例局灶性皮质发育不良 1 例胶质增生	5	[26]
13（儿童）	11	1	4	8	9 例局灶性皮质发育不良 3 例结节硬化症	10	[84]
10（儿童）	10	0	7	3	8 例局灶性皮质发育不良 1 例胚胎发育不良性神经上皮肿瘤 1 例结节硬化症	7	[25]

分岛叶灰质在功能上也会被离断。影像导航是非常有用的。

（二）开颅手术的替代治疗

经 SEEG 证实的主要起源于岛叶的癫痫的治疗亦有其他的选择。Guenot 等应用 SEEG 电极对岛叶起始的癫痫病灶进行射频毁损治疗[117]。激光消融、放射外科及反馈性神经刺激均有个案报道[27, 118, 119]，但是病例数量不足以准确分析其有效性。虽然在癫痫治疗上未经证实，聚焦超声治疗也有一定前景。

九、到哪里去：临床观点

Devaux 等在一项所有法国中心（SEEG 的诞生地，并首先将 SEEG 应用于岛叶研究）回顾性研究中指出，岛叶癫痫仅占手术治疗癫痫的 1%[120]。此项数值可能随着近年来有创性检查更多、更系统而增高。Blauwblomme 等[121] 报道了 17 名颞叶手术治疗的患者，术前电极植入均包含岛叶。所有的颞叶放电均不同程度地传导至岛叶，但这并不影响颞叶手术治疗的效果（岛叶未行手术）。Alomar 等报道，135 名岛叶植入电极的患者中有 23 名为岛叶起源的癫痫，此外还有 5 名是传导至岛叶的放电[27]。与 Blauwblomme 的报道不同，此项报道并不是单纯的颞叶癫痫病例，电极植入岛叶是根据临床症状学及无创性检查怀疑是岛叶起源的癫痫而植入的。

成功的手术治疗不仅依赖高超的手术技术，还依赖恰当适应证的判定。当谈到岛叶癫痫时，由法国 Lyon 及 Grenoble 提出的颞叶附加症概念非常重要[122]。他们把颞叶癫痫手术治疗失败归因于患者所分亚组的不同，这些患者癫痫的起始区在颞叶以外包含岛叶的旁边缘结构（如文献记载，经过 SEEG 证实的这部分患者约占典型的颞叶癫痫的 10%）[23]。最近，这种观点也在额叶癫痫中被提及，在某些典型的额叶癫痫病例中表现为复杂运动性发作，也可起源于岛叶[42]。

局限起源于岛叶皮质的发作非常少见，近期的大型岛叶癫痫研究由 Bouthillier 及 Nguyen 报道，20 年间共有 25 名[47]。

十、总结与未来展望

对于低级别胶质瘤导致岛叶癫痫的患者，癫痫控制情况及生存期与肿瘤切除的情况相关。因此，最大限度地切除治疗和最小化手术风险（功能及血管）尤为重要。这可以通过适合患者的选择、解剖及功能磁共振成像的预先计划、显微解剖技术、优化精确的影像导航、术中电生理监测（电刺激定位及唤醒麻醉）来实现[13, 85, 123]，如果可能，进行术中影像技术[101, 124]。通常情况下，岛叶肿瘤切除后患者癫痫控制良好，需要专业的肿瘤学随诊，探讨辅助治疗及有无肿瘤复发和进展。

对于非肿瘤性岛叶起源的癫痫患者，切除后最多数的病理提示局灶性皮质发育不良，有时术前磁共振可见（表13-2）。症状学及无创性检查是有提示意义的，但是诊断岛叶癫痫金标准是有创性脑电监测。为了更为精确并防止血管损伤，在电极植入岛叶时脑深部电极植入被认为是安全的，且可以与其他有创性检查联合应用。

对起源于岛叶的癫痫的未来治疗选择，作者认为应用斜插电极射频毁损联合聚焦超声是符合发展趋势的。

参考文献

[1] Penfield W, Faulk ME Jr. The insula; further observations on its function. Brain 1955;78(4):445–470

[2] Guillaume J, Mazars G, Mazars Y. [Surgical indications in the so-called temporal epilepsy] Bull Méd 1953;67(17):387–388

[3] Mesulam MM, Mufson EJ. Insula of the old world monkey. III: Efferent cortical output and comments on function. J Comp Neurol 1982;212(1):38–52

[4] Mesulam MM, Mufson EJ. Insula of the old world monkey. I. Architectonics in the insulo-orbito-temporal component of the paralimbic brain. J Comp Neurol 1982;212(1):1–22

[5] Mufson EJ, Mesulam MM. Insula of the old world monkey. II: Afferent cortical input and comments on the claustrum. J Comp Neurol 1982;212(1):23–37

[6] Mufson EJ, Mesulam MM, Pandya DN. Insular interconnections with the amygdala in the rhesus monkey. Neuroscience 1981;6(7):1231–1248

[7] Augustine JR. Circuitry and functional aspects of the insular lobe in primates including humans. Brain Res Brain Res Rev 1996;22(3):229–244

[8] Duffau H, Capelle L, Lopes M, Faillot T, Sichez JP, Fohanno D. The insular lobe: physiopathological and surgical considerations. Neurosurgery 2000;47(4):801–810, discussion 810–811

[9] Yaşargil MG, von Ammon K, Cavazos E, Doczi T, Reeves JD, Roth P. Tumours of the limbic and paralimbic systems. Acta Neurochir (Wien) 1992;118(1–2):40–52

[10] Lang FF, Olansen NE, DeMonte F, et al. Surgical resection of intrinsic insular tumors: complication avoidance. J Neurosurg 2001;95(4):638–650

[11] Zentner J, Meyer B, Stangl A, Schramm J. Intrinsic tumors of the insula: a prospective surgical study of 30 patients. J Neurosurg 1996;85(2):263–271

[12] Benet A, Hervey-Jumper SL, Sánchez JJ, Lawton MT, Berger MS. Surgical assessment of the insula. Part 1: surgical anatomy and morphometric analysis of the transsylvian and transcortical approaches to the insula. J Neurosurg 2016;124(2):469–481

[13] Hervey-Jumper SL, Li J, Osorio JA, et al. Surgical assessment of the insula. Part 2: validation of the Berger-Sanai zone classification system for predicting extent of glioma resection. J Neurosurg 2016;124(2):482–488

[14] Duffau H, Capelle L, Lopes M, Bitar A, Sichez JP, van Effenterre R. Medically intractable epilepsy from insular low-grade gliomas: improvement after an extended lesionectomy. Acta Neurochir (Wien) 2002;144(6):563–572, discussion 572–573

[15] Ius T, Pauletto G, Isola M, et al. Surgery for insular low-grade glioma: predictors of postoperative seizure outcome. J Neurosurg 2014;120(1):12–23

[16] Halonen T, Tortorella A, Zrebeet H, Gale K. Posterior piriform and perirhinal cortex relay seizures evoked from the area tempestas: role of excitatory and inhibitory amino acid receptors. Brain Res 1994;652(1):145–148

[17] Doherty J, Gale K, Eagles DA. Evoked epileptiform discharges in the rat anterior piriform cortex: generation and local propagation. Brain Res 2000;861(1):77–87

[18] Piredda S, Gale K. A crucial epileptogenic site in the deep prepiriform cortex. Nature 1985;317(6038):623–625

[19] Gunderson VM, Dubach M, Szot P, et al. Development of a model of status epilepticus in pigtailed macaque infant monkeys. Dev Neurosci 1999;21(3–5):352–364

[20] Mizobuchi M, Ito N, Tanaka C, Sako K, Sumi Y, Sasaki T. Unidirectional olfactory hallucination associated with ipsilateral unruptured intracranial aneurysm. Epilepsia 1999;40(4):516–519

[21] Silfvenius H, Gloor P, Rasmussen T. Evaluation of insular ablation in surgical treatment of temporal lobe epilepsy. Epilepsia 1964;5:307–320

[22] Ostrowsky K, Isnard J, Ryvlin P, Guénot M, Fischer C, Mauguière F. Functional mapping of the insular cortex: clinical implication in temporal lobe epilepsy. Epilepsia 2000;41(6):681–686

[23] Isnard J, Guénot M, Ostrowsky K, Sindou M, Mauguière F. The role of the insular cortex in temporal lobe epilepsy. Ann Neurol 2000;48(4):614–623

[24] Isnard J, Guénot M, Sindou M, Mauguière F. Clinical

manifestations of insular lobe seizures: a stereo-electroencephalographic study. Epilepsia 2004;45(9):1079–1090

[25] Dylgjeri S, Taussig D, Chipaux M, et al. Insular and insulo-opercular epilepsy in childhood: an SEEG study. Seizure 2014;23(4):300–308

[26] Gras-Combe G, Minotti L, Hoffmann D, Krainik A, Kahane P, Chabardes S. Surgery for nontumoral insular epilepsy explored by stereoelectroencephalography. Neurosurgery 2016;79(4):578–588

[27] Alomar S, Mullin JP, Smithason S, Gonzalez-Martinez J. Indications, technique, and safety profile of insular stereoelectroencephalography electrode implantation in medically intractable epilepsy. J Neurosurg 2018; 128(4): 1147–1571

[28] Robles SG, Gelisse P, El Fertit H, et al. Parasagittal transinsular electrodes for stereo-EEG in temporal and insular lobe epilepsies. Stereotact Funct Neurosurg 2009;87(6):368–378

[29] Bouthillier A, Surbeck W, Weil AG, Tayah T, Nguyen DK. The hybrid operculo-insular electrode: a new electrode for intracranial investigation of perisylvian/insular refractory epilepsy. Neurosurgery 2012;70(6):1574–1580, discussion 1580

[30] Oppenheimer SM, Kedem G, Martin WM. Left-insular cortex lesions perturb cardiac autonomic tone in humans. Clin Auton Res 1996;6(3):131–140

[31] Mazzola L, Mauguière F, Isnard J. Electrical stimulations of the human insula: their contribution to the ictal semiology of insular seizures. J Clin Neurophysiol 2017;34(4):307–314

[32] Guenot M, Isnard J, Ryvlin P, et al. Neurophysiological monitoring for epilepsy surgery: the Talairach SEEG method. StereoElectroEncephaloGraphy. Indications, results, complications and therapeutic applications in a series of 100 consecutive cases. Stereotact Funct Neurosurg 2001;77(1–4):29–32

[33] Krolak-Salmon P, Hénaff MA, Isnard J, et al. An attention modulated response to disgust in human ventral anterior insula. Ann Neurol 2003;53(4):446–453

[34] Mazzola L, Isnard J, Mauguière F. Somatosensory and pain responses to stimulation of the second somatosensory area (SII) in humans. A comparison with SI and insular responses. Cereb Cortex 2006;16(7):960–968

[35] Afif A, Minotti L, Kahane P, Hoffmann D. Middle short gyrus of the insula implicated in speech production: intracerebral electric stimulation of patients with epilepsy. Epilepsia 2010;51(2):206–213

[36] Enatsu R, Gonzalez-Martinez J, Bulacio J, et al. Connectivity of the frontal and anterior insular network: a cortico-cortical evoked potential study. J Neurosurg 2016;125(1):90–101

[37] Barba C, Minotti L, Job AS, Kahane P. The insula in temporal plus epilepsy. J Clin Neurophysiol 2017;34(4):324–327

[38] David O, Blauwblomme T, Job AS, et al. Imaging the seizure onset zone with stereo-electroencephalography. Brain 2011;134(Pt 10):2898–2911

[39] Hagiwara K, Jung J, Bouet R, et al. How can we explain the frontal presentation of insular lobe epilepsy? The impact of non-linear analysis of insular seizures. Clin Neurophysiol 2017;128(5):780–791

[40] Kaido T, Otsuki T, Nakama H, et al. Complex behavioral automatism arising from insular cortex. Epilepsy Behav 2006;8(1):315–319

[41] Kaido T, Otsuki T, Nakama H, Kaneko Y. Hypermotor seizure arising from insular cortex. Epilepsia 2006;47(9):1587–1588

[42] Ryvlin P, Minotti L, Demarquay G, et al. Nocturnal hypermotor seizures, suggesting frontal lobe epilepsy, can originate in the insula. Epilepsia 2006;47(4):755–765

[43] Ryvlin P. Avoid falling into the depths of the insular trap. Epileptic Disord 2006;8(Suppl 2):S37–S56

[44] Fiol ME, Leppik IE, Mireles R, Maxwell R. Ictus emeticus and the insular cortex. Epilepsy Res 1988;2(2):127–131

[45] Feindel W. Electrical stimulation of the brain during surgery for epilepsy--historical highlights. Int Anesthesiol Clin 1986;24(3):74–87

[46] Guenot M, Isnard J, Sindou M. Surgical anatomy of the insula. Adv Tech Stand Neurosurg 2004;29:265–288

[47] Bouthillier A, Nguyen DK. Epilepsy surgeries requiring an operculoinsular cortectomy: operative technique and results. Neurosurgery 2017;81(4):602–612

[48] Freri E, Matricardi S, Gozzo F, Cossu M, Granata T, Tassi L. Perisylvian, including insular, childhood epilepsy: presurgical workup and surgical outcome. Epilepsia 2017;58(8):1360–1369

[49] Zhang H, Yao Q, Zhao X, et al. A hypermotor seizure with a focal orbital frontal lesion originating in the insula: a case report. Epilepsy Res 2008;82(2–3):211–214

[50] Mufson EJ, Mesulam MM. Thalamic connections of the insula in the rhesus monkey and comments on the paralimbic connectivity of the medial pulvinar nucleus. J Comp Neurol 1984;227(1):109–120

[51] Oppenheimer SM, Gelb A, Girvin JP, Hachinski VC. Cardiovascular effects of human insular cortex stimulation. Neurology 1992;42(9):1727–1732

[52] Oppenheimer SM, Wilson JX, Guiraudon C, Cechetto DF. Insular cortex stimulation produces lethal cardiac

arrhythmias: a mechanism of sudden death? Brain Res 1991;550(1):115–121

[53] Oppenheimer SM, Cechetto DF, Hachinski VC. Cerebrogenic cardiac arrhythmias. Cerebral electrocardiographic influences and their role in sudden death. Arch Neurol 1990;47(5):513–519

[54] Oppenheimer SM, Cechetto DF. Cardiac chronotropic organization of the rat insular cortex. Brain Res 1990;533(1):66–72

[55] Oppenheimer SM. Neurogenic cardiac effects of cerebrovascular disease. Curr Opin Neurol 1994;7(1):20–24

[56] Oppenheimer S. Cerebrogenic cardiac arrhythmias: cortical lateralization and clinical significance. Clin Auton Res 2006;16(1):6–11

[57] Oppenheimer S. The anatomy and physiology of cortical mechanisms of cardiac control. Stroke 1993;24(12, Suppl):I3–I5

[58] Cheung RT, Hachinski V. The insula and cerebrogenic sudden death. Arch Neurol 2000;57(12):1685–1688

[59] Li J, Ming Q, Lin W. The insula lobe and sudden unexpected death in epilepsy: a hypothesis. Epileptic Disord 2017;19(1):10–14

[60] Brian JE Jr, Deshpande JK, McPherson RW. Management of cerebral hemispherectomy in children. J Clin Anesth 1990;2(2):91–95

[61] Oshiro Y, Fujita N, Tanaka H, Hirabuki N, Nakamura H, Yoshiya I. Functional mapping of pain-related activation with echo-planar MRI: significance of the SII-insular region. Neuroreport 1998;9(10):2285–2289

[62] Peyron R, Frot M, Schneider F, et al. Role of operculoinsular cortices in human pain processing: converging evidence from PET, fMRI, dipole modeling, and intracerebral recordings of evoked potentials. Neuroimage 2002;17(3):1336–1346

[63] Isnard J, Magnin M, Jung J, Mauguière F, Garcia-Larrea L. Does the insula tell our brain that we are in pain? Pain 2011;152(4):946–951

[64] Ploghaus A, Tracey I, Gati JS, et al. Dissociating pain from its anticipation in the human brain. Science 1999;284(5422):1979–1981

[65] Peyron R, Schneider F, Faillenot I, et al. An fMRI study of cortical representation of mechanical allodynia in patients with neuropathic pain. Neurology 2004;63(10):1838–1846

[66] Peyron R, Laurent B, García-Larrea L. Functional imaging of brain responses to pain. A review and meta-analysis (2000). Neurophysiol Clin 2000;30(5):263–288

[67] Shuren J. Insula and aphasia. J Neurol 1993;240(4):216–218

[68] Ferro JM, Martins IP, Pinto F, Castro-Caldas A. Aphasia following right striato-insular infarction in a left-handed child: a clinico-radiological study. Dev Med Child Neurol 1982;24(2):173–182

[69] Duffau H, Bauchet L, Lehéricy S, Capelle L. Functional compensation of the left dominant insula for language. Neuroreport 2001;12(10):2159–2163

[70] Duffau H, Capelle L, Sichez N, et al. Intraoperative mapping of the subcortical language pathways using direct stimulations. An anatomo-functional study. Brain 2002;125(Pt 1):199–214

[71] Spena G, Gatignol P, Capelle L, Duffau H. Superior longitudinal fasciculus subserves vestibular network in humans. Neuroreport 2006;17(13):1403–1406

[72] Mandonnet E, Nouet A, Gatignol P, Capelle L, Duffau H. Does the left inferior longitudinal fasciculus play a role in language? A brain stimulation study. Brain 2007;130(Pt 3):623–629

[73] Boucher O, Rouleau I, Escudier F, et al. Neuropsychological performance before and after partial or complete insulectomy in patients with epilepsy. Epilepsy Behav 2015;43:53–60

[74] Vorel SR, Bisaga A, McKhann G, Kleber HD. Insula damage and quitting smoking. Science 2007;317(5836):318–319, author reply 318–319

[75] Naqvi NH, Rudrauf D, Damasio H, Bechara A. Damage to the insula disrupts addiction to cigarette smoking. Science 2007;315(5811):531–534

[76] Belfi AM, Koscik TR, Tranel D. Damage to the insula is associated with abnormal interpersonal trust. Neuropsychologia 2015;71:165–172

[77] Hébert-Seropian B, Boucher O, Sénéchal C, et al. Does unilateral insular resection disturb personality? A study with epileptic patients. J Clin Neurosci 2017;43:121–125

[78] Türe U, Yaşargil MG, Al-Mefty O, Yaşargil DC. Arteries of the insula. J Neurosurg 2000;92(4):676–687

[79] Türe U, Yaşargil DC, Al-Mefty O, Yaşargil MG. Topographic anatomy of the insular region. J Neurosurg 1999;90(4):720–733

[80] Varnavas GG, Grand W. The insular cortex: morphological and vascular anatomic characteristics. Neurosurgery 1999;44(1):127–136, discussion 136–138

[81] Tanriover N, Rhoton AL Jr, Kawashima M, Ulm AJ, Yasuda A. Microsurgical anatomy of the insula and the sylvian fissure. J Neurosurg 2004;100(5):891–922

[82] Tanriover N, Kawashima M, Rhoton AL Jr, Ulm AJ, Mericle RA. Microsurgical anatomy of the early branches of the middle cerebral artery: morphometric analysis and classification with angiographic correlation. J Neurosurg 2003;98(6):1277–1290

[83] von Lehe M, Wellmer J, Urbach H, Schramm J, Elger CE,

Clusmann H. Epilepsy surgery for insular lesions. Rev Neurol (Paris) 2009;165(10):755–761

[84] Weil AG, Le NM, Jayakar P, et al. Medically resistant pediatric insular-opercular/perisylvian epilepsy. Part 2: outcome following resective surgery. J Neurosurg Pediatr 2016;18(5):523–535

[85] Gil Robles S, Gatignol P, Capelle L, Mitchell MC, Duffau H. The role of dominant striatum in language: a study using intraoperative electrical stimulations. J Neurol Neurosurg Psychiatry 2005;76(7):940–946

[86] Duffau H, Gatignol P, Mandonnet E, Peruzzi P, Tzourio-Mazoyer N, Capelle L. New insights into the anatomo-functional connectivity of the semantic system: a study using cortico-subcortical electrostimulations. Brain 2005;128(Pt 4):797–810

[87] Yasargil MG, Türe U, Yasargil DC. Impact of temporal lobe surgery. J Neurosurg 2004;101(5):725–738

[88] Wong PC, Parsons LM, Martinez M, Diehl RL. The role of the insular cortex in pitch pattern perception: the effect of linguistic contexts. J Neurosci 2004;24(41):9153–9160

[89] Kelly JB. The effects of insular and temporal lesions in cats on two types of auditory pattern discrimination. Brain Res 1973;62(1):71–87

[90] Fifer RC. Insular stroke causing unilateral auditory processing disorder: case report. J Am Acad Audiol 1993;4(6):364–369

[91] Fallon JH, Benevento LA, Loe PR. Frequency-dependent inhibition to tones in neurons of cat insular cortex (AIV). Brain Res 1978;145(1):161–167

[92] Marien P, Pickut BA, Engelborghs S, Martin JJ, De Deyn PP. Phonological agraphia following a focal anterior insulo-opercular infarction. Neuropsychologia 2001;39(8):845–855

[93] Manes F, Springer J, Jorge R, Robinson RG. Verbal memory impairment after left insular cortex infarction. J Neurol Neurosurg Psychiatry 1999;67(4):532–534

[94] Kumral E, Ozdemirkiran T, Alper Y. Strokes in the subinsular territory: clinical, topographical, and etiological patterns. Neurology 2004;63(12):2429–2432

[95] Hentschel SJ, Lang FF. Surgical resection of intrinsic insular tumors. Neurosurgery 2005;57(1, Suppl):176–183, discussion 176–183

[96] Duffau H, Taillandier L, Gatignol P, Capelle L. The insular lobe and brain plasticity: lessons from tumor surgery. Clin Neurol Neurosurg 2006;108(6):543–548

[97] Sanai N, Polley MY, Berger MS. Insular glioma resection: assessment of patient morbidity, survival, and tumor progression. J Neurosurg 2010;112(1):1–9

[98] Wang Y, Wang Y, Fan X, et al. Putamen involvement and survival outcomes in patients with insular low-grade gliomas. J Neurosurg 2017;126(6):1788–1794

[99] Duffau H. A personal consecutive series of surgically treated 51 cases of insular WHO Grade II glioma: advances and limitations. J Neurosurg 2009;110(4):696–708

[100] Martino J, Mato D, Marco de Lucas E, et al. Subcortical anatomy as an anatomical and functional landmark in insulo-opercular gliomas: implications for surgical approach to the insular region. J Neurosurg 2015;123(4):1081–1092

[101] Moshel YA, Marcus JD, Parker EC, Kelly PJ. Resection of insular gliomas: the importance of lenticulostriate artery position. J Neurosurg 2008;109(5):825–834

[102] Šteňo A, Jezberová M, Hollý V, Timárová G, Šteňo J. Visualization of lenticulostriate arteries during insular low-grade glioma surgeries by navigated 3D ultrasound power Doppler: technical note. J Neurosurg 2016;125(4):1016–1023

[103] Mascott CR. Insular resection. In: Baltuch GH, Villemure JG, ed. Operative Techniques in Epilepsy Surgery. New York, NY: Thieme Medical Publishers Inc.; 2009:66–80

[104] Mut M, Yemisci M, Gursoy-Ozdemir Y, Ture U. Hydrogen peroxide-induced stroke: elucidation of the mechanism in vivo. J Neurosurg 2009;110(1):94–100

[105] Finet P, Nguyen DK, Bouthillier A. Vascular consequences of operculoinsular corticectomy for refractory epilepsy. J Neurosurg 2015;122(6):1293–1298

[106] Guillaume J, Mazars G, Mazars Y. [Surgical indications in so-called temporal epilepsy] Ann Med Psychol (Paris) 1953;111(2 4):552–553

[107] Isnard J, Mauguière F. [The insula in partial epilepsy] Rev Neurol (Paris) 2005;161(1):17–26

[108] Surbeck W, Bouthillier A, Weil AG, et al. The combination of subdural and depth electrodes for intracranial EEG investigation of suspected insular (perisylvian) epilepsy. Epilepsia 2011;52(3):458–466

[109] Weil AG, Fallah A, Lewis EC, Bhatia S. Medically resistant pediatric insular-opercular/perisylvian epilepsy. Part 1: invasive monitoring using the parasagittal transinsular apex depth electrode. J Neurosurg Pediatr 2016;18(5):511–522

[110] Guenot M, Isnard J. [Epilepsy and insula] Neurochirurgie 2008;54(3):374–381

[111] Dupont S, Bouilleret V, Hasboun D, Semah F, Baulac M. Functional anatomy of the insula: new insights from imaging. Surg Radiol Anat 2003;25(2):113–119

[112] Mohamed IS, Gibbs SA, Robert M, Bouthillier A, Leroux JM, Khoa Nguyen D. The utility of magnetoencephalography in the presurgical evaluation of refractory insular epilepsy. Epilepsia 2013;54(11):1950–1959

[113] Heers M, Rampp S, Stefan H, et al. MEG-based identification of the epileptogenic zone in occult peri-insular epilepsy. Seizure 2012;21(2):128–133

[114] Mascott CR. In vivo accuracy of image guidance performed using optical tracking and optimized registration. J Neurosurg 2006;105(4):561–567

[115] Minkin K, Gabrovski K, Penkov M, et al. Stereoelectroencephalography using magnetic resonance angiography for avascular trajectory planning: technical report. Neurosurgery 2017;81(4):688–695

[116] Mascott CR, Sol JC, Bousquet P, Lagarrigue J, Lazorthes Y, Lauwers-Cances V. Quantification of true in vivo (application) accuracy in cranial image-guided surgery: influence of mode of patient registration. Neurosurgery 2006;59(1, Suppl) 1):ONS146–ONS156, discussion ONS146–ONS156

[117] Guénot M, Isnard J, Ryvlin P, Fischer C, Mauguière F, Sindou M. SEEG-guided RF thermocoagulation of epileptic foci: feasibility, safety, and preliminary results. Epilepsia 2004;45(11):1368–1374

[118] Irislimane M, Mathieu D, Bouthillier A, Deacon C, Nguyen DK. Gamma knife surgery for refractory insular cortex epilepsy. Stereotact Funct Neurosurg 2013;91(3):170–176

[119] Smith JR, Fountas KN, Murro AM, et al. Closed-loop stimulation in the control of focal epilepsy of insular origin. Stereotact Funct Neurosurg 2010;88(5):281–287

[120] Devaux B, Chassoux F, Guenot M, et al. [Epilepsy surgery in France] Neurochirurgie 2008;54(3):453–465

[121] Blauwblomme T, David O, Minotti L, et al. Prognostic value of insular lobe involvement in temporal lobe epilepsy: a stereoelectroencephalographic study. Epilepsia 2013;54(9):1658–1667

[122] Ryvlin P, Kahane P. The hidden causes of surgery-resistant temporal lobe epilepsy: extratemporal or temporal plus? Curr Opin Neurol 2005;18(2):125–127

[123] Neuloh G, Pechstein U, Schramm J. Motor tract monitoring during insular glioma surgery. J Neurosurg 2007;106(4):582–592

[124] Pamir MN, Özduman K, Yıldız E, Sav A, Dinçer A. Intraoperative magnetic resonance spectroscopy for identification of residual tumor during low-grade glioma surgery: clinical article. J Neurosurg 2013;118(6):1191–1198

第14章 下丘脑错构瘤的治疗策略：显微外科与内镜

Treatment Strategies for Hypothalamic Hamartomas: Microsurgery versus Endoscopy

Ruth E. Bristol　P. David Adelson　**著**

刘长青 **译**

翟　锋 **校**

摘要

在过去 15 年中，下丘脑错构瘤（HH）患者的管理和治疗经历了迅速的发展。由于位置较深，错构瘤多年来一直被认为不能手术。随着显微外科技术的进步，使得 HH 的切除及治疗选择也随之增加。同样，神经外科内镜技术的进步也为治疗 HH 开辟了新的途径。这一发展趋势也随着激光间质治疗而继续。HH 的切除有两个"开放性"入路。第一个是翼点入路或眶颧入路，此入路最适于大病灶和第三脑室下方病灶。第二个是经纵裂入路，利用大脑两半球之间的空间进入第三脑室；这种方法最适合于第三脑室内的病变，但它不能提供良好的外侧视野。神经内镜技术的进步持续提高了治疗效果和降低了风险。光纤技术的进步允许更小巧和更灵活的内镜。切除病变的装置现在已经被开发出来并可以安装在内镜上。然而，除了肿瘤的大小和位置之外，内镜的应用还有其他的局限。内镜手术需要脑室足够大来放置镜头，并留出视野和操作角度。脑室较小的患者周围组织受到损伤的风险也较高。对于第三脑室下方生长或外侧的肿瘤，内镜也不是理想的选择。显微神经外科医生将持续改进手术技术，并继续为那些对其他治疗无效的病例提供治疗。

关键词

下丘脑错构瘤，癫痫，性早熟，痴笑发作状态

一、概述

下丘脑错构瘤（hypothalamic hamartoma，HH）是一种非肿瘤性的灰质病变，通常发生在第三脑室内或下方。最常见的表现是痴笑型癫痫发作和性早熟。病变部位和症状之间存在一定的相关性，第三脑室内的病变更容易引起癫痫[1]。

少见的情况下，较大病变会对邻近结构产生占位效应或导致脑脊液（CSF）循环障碍。大多数病例是在儿童时期确诊的，仔细的病史询问常会发现这些症状从很小的时候就出现，甚至是从出生时开始。HH 可根据 DeLalande 分类进行分类[2]，其分类基于病变附着的位置（图 14-1）。由于它是错构瘤，随着时间增长，肿瘤也不会向大脑其他部位过度生长。

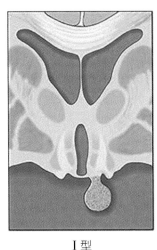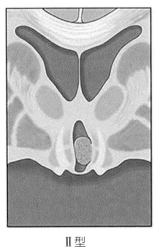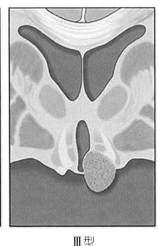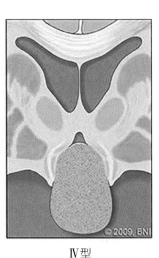

| Ⅰ型 | Ⅱ型 | Ⅲ型 | Ⅳ型 |

▲ 图 14-1　下丘脑错构瘤的 DeLalande 分类

二、病理生理学

下丘脑错构瘤组织具有内在致病性，术中监测和体外单细胞记录均证实了错构瘤神经元的自发放电[3]。由这种组织产生的特殊类型癫痫被称为"痴笑型"，药物治疗不佳。HH 的形态和附着位置是多样的，其附着位置决定着症状学。它们有些位于第三脑室内，占据第三脑室底部或沿下丘脑漏斗附着。有些病灶伴有囊变。在较大的病灶，可能很难确定附着的部位，也可能看起来像附着于多个部位。单纯附着于漏斗的病变更倾向于导致性早熟而非癫痫。错构瘤细胞和垂体系统细胞之间的相互联系尚不十分清楚。

三、临床特点

痴笑型癫痫是最常见的首发症状。症状通常包括不恰当的、不可控制的、非环境激发的笑声。痴笑发作每天可达到数百次，通常只持续几秒钟。但持续的发作状态或称"痴笑发作持续状态"也曾有报道[4]。许多 HH 患者也会出现其他类型的癫痫，并存在可能的继发性致痫区。复杂部分性发作是最常见的其他发作形式。

HH 的另一个表现是内分泌紊乱。虽然性早熟是最常见的，其他内分泌疾病也曾见到。尿崩症和生长激素缺乏在术前和术后均会出现。许多性早熟的患者可以用促性腺激素释放激素激动药治疗，直到性发育正常或已行手术切除。

由于乳头体的频繁受累，患者往往会出现记忆障碍，随着年龄的增长，可能会出现学习功能下降。这也被认为是一个治疗指征，因为癫痫能够完全缓解，他们的学习能力有可能随之改善[5]。病程最短、功能受损最重的患者，术后改善最佳。

最后，攻击性行为和"愤怒发作"也是常见的症状。较年轻的患者可能需要限制以保证其安全，而年老患者也会因自伤和伤人而被收容。幸运的是，这些症状也很可能随着错构瘤切除而改善。

四、诊断与神经影像

HH 通常是通过磁共振成像（MRI）诊断，因为 HH 具有特征性影像表现。它们通常呈 T_2 高信号、T_1 等 / 低信号（图 14-2 和图 14-3）。伴发的囊肿并不少见，且很少有增强。以下是用于最佳诊断的推荐 MRI 序列。其中，冠状位 T_2 序列是确认病变的最佳方法。

- 3D T_1——1mm 各向同性体素。
- 矢状位 T_1——min TE；3mm 层厚，0.5mm 间隔；FOV 20cm。
- 矢状位 T_2（FSE）——2mm 层厚，无间隔；FOV 20cm。
- 冠状位 T_2（FSE）——2mm 层厚，无间隔；FOV 16cm。
- 冠状位 T_1——3D SPGR；2mm 层厚；FOV 24cm。
- 轴位 T_2（FSE）——常规脑部扫描。

如前所述，HH 根据可 DeLalande 分类进行分类[2]，其分类基于附着处位置。磁共振波谱分析可以发现，胶质/神经元比例的相关性。胶质成分较多的病变在 T_2 像上信号更高[6]。

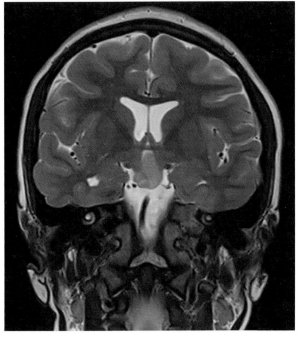

▲ 图 14-2　T_2 加权 MRI 显示 III 型下丘脑错构瘤在第三脑室内部和下方

病变呈高信号

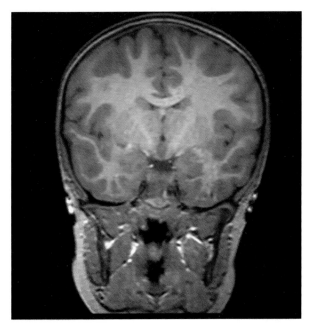

▲ 图 14-3　T_1 加权 MRI 显示 II 型下丘脑错构瘤位于第三脑室内部

病变与皮质相比呈等信号，与周围白质相比呈低信号

虽然许多病灶看起来是附着于双侧，但我们经常发现只有一侧是真正的附着，而对侧仅为接触。这个细节在磁共振成像上并不总是能够分辨得出来。然而，标准功能磁共振成像、弥散张量成像或 PET 扫描尚不能提供能够改变目前诊疗方式的更多信息。静息状态功能磁共振成像最近在区分附着点和错误信号方面很有用[7]。

五、手术干预指征

对 HH 干预的决定是个体化的，并由团队指导。由于痴笑型癫痫药物治疗不佳，手术切除是治疗癫痫发作的最佳选择。然而，许多 HH 的患者也会出现其他类型的癫痫，这些类型的癫痫通常比痴笑型癫痫对药物更敏感。每天多次痴笑性发作或其发作频率增加的患者通常需考虑手术。同样，性早熟和其他对药物治疗没有反应的内分泌紊乱也是手术干预的指征。尽管确实存在耐受性，许多性早熟的患者可以通过亮丙瑞林治疗很长一段时间。最后，越来越多的证据表明具有严重行为障碍的患者在 HH 切除术后可能会有显著的改善。一组有 4 名患者、仅针对无法控制的行为障碍（愤怒发作，威胁他人的行为）而行手术治疗的研究显示，在手术后出现了显著的改善[8]。目前 HH 手术没有特别的禁忌证。通常，家庭和护理团队要仔细权衡手术干预的风险。

手术干预的方式有很多，包括：①开颅手术（纵裂入路或眶颧入路）；②内镜切除；③立体定向激光消融（SLA）；④立体定向放射外科。每种方式都有其特点和适应证。虽然立体定向放射外科提供了一种更为微创的治疗选择，但我们发现其疗效往往需要 12~18 个月，甚至长达 24 个月才显现，一些文献甚至建议等待至 3 年[9]。因此，这种治疗方法只适用于症状较轻或发作少见，或保守治疗病情稳定的患者。与内镜手术一样，放射外科手术也受到病变大小的限制。病变＞3cm 的不适合内镜和放射治疗，紧邻视束或视交叉的病变也被排除在外。因此，我们将主要介绍开放性手术和微创外科技术。

六、外科技术

（一）开颅手术（纵裂或眶颧入路）

Jeffrey Rosenfeld 描述了 HH 经胼胝体穹窿间入

路[10, 11]，Harold Rekate 和 Barrow 神经研究所团队在 2003 年进一步改进了此入路[12]。此入路是开放性手术切除的最常见的入路，它充分提供了第三脑室的视野，允许使用各种切除方法。患者仰卧位，头部旋转 90°，使大脑镰与地板平行。这可使大脑镰牵引"上侧"半球，使重力牵引"下侧"半球，通常不需要固定的牵开器并可减少组织压力。立体定向引导用于确定胼胝体的中线，确保穹窿间切开以进入第三脑室（图 14-4 和图 14-5）。肿瘤位于第三脑室壁，可采用包括显微切除和超声吸引在内的标准肿瘤切除技术。此入路的缺点是可能损伤精细的穹窿结构及随后的记忆丧失风险。儿童似乎比成人更能耐受此入路[13]。在某些患者，特别是存在脑室扩大的情况下，另一种手术入路如分离脉络膜裂或通过扩大的室间孔而进行手术也是可能的。在年幼患者，存在脑脊液流动障碍和随后出现假性脑膜膨出的风险。因此，对于 2 岁以下的儿童，使用临时的脑室外引流有助于恢复并可避免其后可能导致的脑室分流。

位于第三脑室底下方的病灶需要经翼点入路或眶颧入路切除。对于 10 岁以下的患者，一般不需要眶颧入路，标准的翼点开颅手术就足够了。这种方法可以保护血管结构、垂体柄和视交叉。在颈动脉和大脑前动脉的穿支血管之间解剖时需要小心。

这种方法的缺点之一是对同侧乳头体和下丘脑的视野较差。因此，需要从 HH 附着点的对侧进行开颅。

（二）内镜切除

随着光学、照明和切除技术的进步，第三脑室内小型 HH 病变可以通过内镜切除。患者仰卧，头部在中间位置，通过钻孔和内镜鞘进入病灶附着部对侧的脑室。病灶即可在通过室间孔后的对侧脑室壁上显露（图 14-6）。因为很难达到分离病灶的角度，不建议从同侧入路手术。第一步切除目标应在病灶基部，使其与下丘脑离断。如果在切除结束时才切除附着部，即使在影像引导下也将很难达到满意的切除效果。错构瘤是容易切除的，因为其缺少血管并且通常容易通过内镜垂体咬骨钳切除。咬骨钳与附着壁平行放置，闭合时轻轻压入病灶；轻轻扭转，标本在咬骨钳内与周围组织分离，然后取出咬骨钳。标本收集后，再次进入咬骨钳。交替使用两个咬骨钳可以节省时间。一旦基底全部离断，病变就会被切除，通常是一块或分块切除。

适配于内镜的吸引 / 切割工具，以及（铥）激光热凝器可以替代咬骨钳的手动切除，它们提高了效率、缩短了手术时间。病灶大部分被切除后，如果怀疑有残余组织，可以使用吸引装置或激光刮除残余肿瘤。同样，气动或锁定臂和内镜"微操作器"

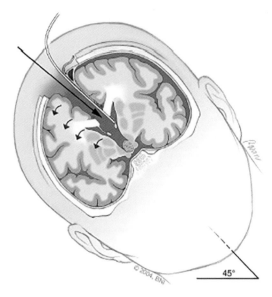

▲ 图 14-4 半球间入路的头部和牵开器位置

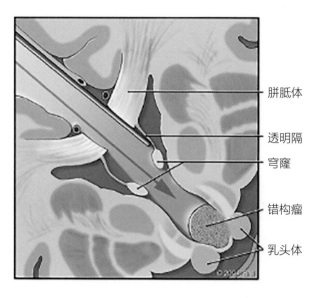

▲ 图 14-5 第三脑室半球间和穹窿间入路的近距离视图

胼胝体

透明隔

穹窿

错构瘤

乳头体

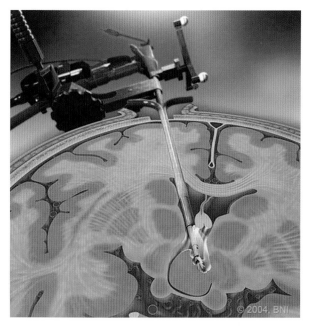

▲ 图 14-6　经右侧侧脑室的内镜入路

可以辅助错构瘤的切除。虽然内镜手术应带来较低的记忆丧失率，但在一组内镜切除术的研究中，永久性记忆丧失率仍达 8%[14]。

内镜手术的优点是恢复快，住院时间短，手术并发症少，其主要缺点是切除大的错构瘤有困难。在内镜吸引切除器更成熟之前，不建议内镜切除用于 > 1.5cm 的病变。由于大部分切除是用显微垂体咬骨钳进行的，每次只能切除 1mm 的错构瘤。此外，位于第三脑室后部的病变可能更难通过室间孔看到，同时对穹窿的损伤也更重。

七、替代方式

除继续观察外，其他方法也可用于治疗 HH，其中包括放射外科、激光热消融术（SLA）、射频消融[15]、迷走神经刺激、脑深部电刺激[16] 和间质放射外科，其他可供选择的手术入路包括额下入路或称"经眉"开颅术。这些备选方式中的多数仅在小样本研究中报道过，而且通常用于非典型病灶。在较大样本的研究中，并发症与标准治疗相似。

立体定向激光消融

立体定向激光消融是一种微创技术，它利用激光加热和破坏肿瘤或脑组织。对于 HH，并不需要用激光消融整个病灶，而是破坏错构瘤与大脑 / 周围组织的连接。在此手术过程中，手术计划是将探头穿过附着处置入 HH，这样随着加热和消融，错构瘤与其他组织的网络连接也就中断了。毫米级的精度对于避免手术计划轨迹上的各种重要解剖结构（如乳头体）是必要的。因此，需使用立体定向框架来确定最佳路径。之后，用磁共振来确认激光探头放置准确，模拟消融效果，并设置安全温度参数，以便在病变和周围健康组织被加热时自动关闭激光。

八、特别注意事项

无论开放性手术还是立体定向手术，肿瘤和下丘脑之间的模糊边界显然是 HH 治疗的最大难点。由于肿瘤组织本身与周围的下丘脑大体上相同，因此很难用在解剖学明确切除的范围。

巨大的病灶通常需要多途径治疗。这包括 3 种手术入路的任意组合，以及立体定向放射外科或消融手术。

内分泌不良反应是第二个难点。高达 60% 的患者可能发生体重增加，34% 的患者可能出现其他激素紊乱[13, 17]。

短暂的记忆缺陷是常见的，永久性丧失为 8%。为最大限度地保留记忆，应尽一切努力减少单侧乳头丘脑束的损伤。尤其在对已经有解剖损伤的患者进行第二次手术时，必须考虑到这一点。

试图切除较大病灶的所有部分可能弊大于利。巨大的 HH 通常会延伸到桥前池，并与基底动脉穿支在同一蛛网膜平面。这些病变通常可以在附着处层面离断，任何垂在鞍下的病变都可以在离断后留下。随着时间的推移，这些组织会萎缩。

立体定向放射外科治疗有疗效延迟的缺点。患者在治疗后前 3 个月内癫痫发作增加，随后病情才好转也是很常见的。体温改变、体重增加、抑郁和焦虑也有报道[1]。

九、手术关键点

(1) 入路侧别从对侧进入第三脑室有助于分离病灶附着部。这适用于开放性手术和内镜入路。特别是在翼点入路，很难从同侧看到错构瘤附着于下丘脑的部位。

(2) 开放性手术中的（无框架）立体定向导航在纵裂入路中，导航有助于识别透明隔和到达病灶的路径。对于翼点入路，则有助于帮助确定附着于下丘脑的部位。

(3) 内镜手术中的（无框架）立体定向导航导航有助于确定到达病灶的路径和进入较小的侧脑室，切除范围也经此确定。

(4) 脑脊液外引流对于术前有脑室扩张的患者，建议行脑室外引流。若没有曾患脑积水的证据，则不需要。

(5) 术中 MRI 由于很难从大体上确定病变边界，术中 MRI 在治疗 HH 时有重要价值。

(6) SLA（有框架）使用框架可使经病变同侧入路的手术可达毫米精度。不需要消融整个病灶，仅需将消融聚焦于错构瘤与脑的附着处。

十、手术风险

与所有脑室内镜检查一样，需要强调进入脑室系统操作的常见风险。这些包括小脑室、立体定向引导的决定，以及解剖标识的识别。推荐立体定向引导用于所有 HH 切除术，这减少进入脑室的大多数风险。如果室间孔很大，且在 T_2 MRI 冠状位上可见，则小脑室并不应是一种较大的风险。

当使用气动臂固定内镜时，还必须考虑气动臂的故障。不稳定或不可预测的移动可能在该部位造成重大风险。如果手臂发生故障，则需要助手扶镜。

在所有的方法中，肿瘤和下丘脑正常组织模糊的边界显然是 HH 手术中最大的挑战。由于肿瘤组织本身与周围的下丘脑在大体上相同，确定切除范围的解剖学手段很少。乳头体的显露是有帮助的，但它们通常位于病变的远侧，因此在只能在分离的后期见到。我们发现，识别一些很小的穿支血管可帮助确定病变的边界，尽管这并不总是与 MRI 上 T_2 高信号部分组织的完全切除相关。立体定向引导在这方面很有用。这些中线的结构，定位较少出现偏移。过度切除则会导致更严重的术后并发症，特别是内分泌不良反应（如肥胖）。切除不全会导致癫痫控制不佳。

错构瘤不能全切导致癫痫无法缓解是常见的并发症之一。其原因为难以将 HH 与正常下丘脑组织区分出来。如果残留病灶在 MRI 扫描中可见，可重复手术或其他方法。

邻近脑桥前池及其穿支血管是另一个少见并发症的来源。这个区域的损伤可能影响脑干和丘脑的穿支血管。卒中和偏瘫均见诸报道，恢复程度不一。

术后脑积水在内镜手术中较开放性手术中少见。如前所述，术前的脑积水应适当引流。

十一、疗效与预后

下丘脑错构瘤不是一组同质性病变。尽管肿瘤都会附着在下丘脑或漏斗上，但许多肿瘤附着部的大小和形状上都是独特的。治疗效果与这些因素有很大关系。单纯附着于漏斗部的病变，其完全切除率要高得多，且通常不伴有癫痫发作。具有较大和双侧附着部的病灶有更高的内分泌、记忆并发症和癫痫复发的风险。总体而言，29%～48% 的患者实现了癫痫完全缓解，而 40%～70% 的患者癫痫发作至少减少 90%。文献报道死亡率为 10%、永久性内分泌障碍发生率为 30%、体重增加率为 60%[1, 13, 14]。尿崩症和甲状腺功能减退症较肾上腺功能不全更为常见。

最大的一组内镜下 HH 切除研究包括 90 名患者[18]。7 名患者（7.8%）需要后续的手术治疗，其他治疗方法有 15.8% 的患者需要后续的手术治疗。在接受内镜切除的患者中，有 49% 在随访的前 20 个月内癫痫发作完全停止。长期随访（平均 58 个月）中，这个数字下降到 29%[13]。据报道，55%～91% 的患者癫痫发作减少。许多内分泌异常和记忆障碍是暂时的，并随着时间的推移而显著改善[1]。内镜手术患者的平均住院时间较开放手术患者更短，分别为 4.1 天和 7.7 天。

十二、立体定向激光热消融术（SLA）

目前还没有该新技术对患者长期癫痫发作结果的报道，但癫痫完全缓解率表明 SLA 在疗效上至少可以与开放性切除术比较。作为一种微创手术，SLA 可缩短住院时间、减少手术相关不适、增加不能行开放性切除手术的患者获得手术治疗的机会。同样，SLA 可以减少开放性手术并发症的发生率，如额叶损伤、神经认知功能和内分泌功能障碍。

十三、结论

HH 手术的目的是破坏错构瘤与大脑其他部分的网络连接。通过多种技术，可以取得良好的手术效果。在"前激光消融时代"，手术切除是 HH 的主要治疗手段。现有的开颅手术入路都有其风险和优点。大的病灶可能仍然受益于广泛切除，即使没能完全切除，继之以微创方法也可以完成离断。有经验的重症监护小组，以及神经内科和内分泌科医生是保障术后治疗安全所必需的。

脑室神经内镜为 HH 切除提供了一种创伤更小的方法，且仍然适用于有特定指征的病变。小病灶因其血管很细小且组织柔软，是内镜下切除的理想选择。平均来说，其住院时间较短且与开放性手术的癫痫控制率相当。内镜技术的进一步发展将会改善切除技术，进而扩大切除错构瘤的适应证，使更多患者受益。

参考文献

[1] Abla AA, Shetter AG, Chang SW, et al. Gamma Knife surgery for hypothalamic hamartomas and epilepsy: patient selection and outcomes. J Neurosurg 2010;113(Suppl):207–214

[2] Delalande O, Fohlen M. Disconnecting surgical treatment of hypothalamic hamartoma in children and adults with refractory epilepsy and proposal of a new classification. Neurol Med Chir (Tokyo) 2003;43(2):61–68

[3] Steinmetz PN, Wait SD, Lekovic GP, Rekate HL, Kerrigan JF. Firing behavior and network activity of single neurons in human epileptic hypothalamic hamartoma. Front Neurol 2013;4:210

[4] Ng YT, Rekate HL. Emergency transcallosal resection of hypothalamic hamartoma for "status gelasticus". Epilepsia 2005;46(4):592–594

[5] Wethe JV, Prigatano GP, Gray J, Chapple K, Rekate HL, Kerrigan JF. Cognitive functioning before and after surgical resection for hypothalamic hamartoma and epilepsy. Neurology 2013;81(12):1044–1050

[6] Amstutz DR, Coons SW, Kerrigan JF, Rekate HL, Heiserman JE. Hypothalamic hamartomas: correlation of MR imaging and spectroscopic findings with tumor glial content. AJNR Am J Neuroradiol 2006;27(4):794–798

[7] Boerwinkle VL, Wilfong AA, Curry DJ. Resting-state functional connectivity by independent component analysis-based markers corresponds to areas of initial seizure propagation established by prior modalities from the hypothalamus. Brain Connect 2016;6(8):642–651

[8] Ng YT, Hastriter EV, Wethe J, et al. Surgical resection of hypothalamic hamartomas for severe behavioral symptoms. Epilepsy Behav 2011;20(1):75–78

[9] Régis J, Scavarda D, Tamura M, et al. Gamma knife surgery for epilepsy related to hypothalamic hamartomas. Semin Pediatr Neurol 2007;14(2):73–79

[10] Rosenfeld JV, Harvey AS, Wrennall J, Zacharin M, Berkovic SF. Transcallosal resection of hypothalamic hamartomas, with control of seizures, in children with gelastic epilepsy. Neurosurgery 2001;48(1):108–118

[11] Rosenfeld JV. The evolution of treatment for hypothalamic hamartoma: a personal odyssey. Neurosurg Focus 2011;30(2):E1

[12] Feiz-Erfan I, Horn EM, Rekate HL, et al. Surgical strategies for approaching hypothalamic hamartomas causing gelastic seizures in the pediatric population: transventricular compared with skull base approaches. J Neurosurg 2005;103(4, Suppl):325–332

[13] Drees C, Chapman K, Prenger E, et al. Seizure outcome and complications following hypothalamic hamartoma treatment in adults: endoscopic, open, and Gamma Knife procedures. J Neurosurg 2012;117(2):255–261

[14] Ng YT, Rekate HL, Prenger EC, et al. Endoscopic resection of hypothalamic hamartomas for refractory symptomatic epilepsy. Neurology 2008;70(17):1543–1548

[15] Fujimoto Y, Kato A, Saitoh Y, et al. Stereotactic radiofrequency ablation for sessile hypothalamic hamartoma with an image fusion technique. Acta Neurochir (Wien) 2003;145(8):697–700, discussion 700–701

[16] Khan S, Wright I, Javed S, et al. High frequency stimulation of the mamillothalamic tract for the treatment of resistant seizures associated with hypothalamic hamartoma. Epilepsia 2009;50(6):1608–1611

[17] Freeman JL, Zacharin M, Rosenfeld JV, Harvey AS. The endocrinology of hypothalamic hamartoma surgery for intractable epilepsy. Epileptic Disord 2003;5(4):239–247

[18] Wait SD, Abla AA, Killory BD, Nakaji P, Rekate HL. Surgical approaches to hypothalamic hamartomas. Neurosurg Focus 2011;30(2):E2

第 15 章　多软膜下横切术

Multiple Subpial Transections

Francesco G. Pucci　Albert E. Telfeian　**著**

崔志强　**译**

翟　锋　**校**

摘要

　　癫痫的外科手术方法可分为切除性手术和非切除性手术，后者主要包括神经调控和阻断癫痫扩散的离断性手术。多软膜下横切术是一种非切除性手术，通过离断的方法阻断皮质环路，阻断癫痫传播，适合于不能切除的功能区癫痫。

关键词

　　多软膜下横切术，大脑皮质，功能区，部分性癫痫持续状态，Landau-Kleffner 综合征

一、概述

　　癫痫的发作可根据病因、临床症状学、解剖区域、涉及的脑网络和相关的综合征进行分类。在 1964 年，作为拥有 120 位欧洲成员的国际抗癫痫联盟的主席，法国神经病学家 Henri Gastaut 尝试将癫痫发作进行了第一次现代化分类[1]。考虑到当时该领域的局限性，国际抗癫痫联盟提出癫痫的分类会随着我们对其科学的认识而不断更新。在这一理念指导下，1981 年，在总结大量视频脑电图数据后，国际抗癫痫联盟再次将癫痫进行了分类[2]。2017 年修订的癫痫操作性（实用性）分类就源于 1981 年版本[3]。从根本上说，癫痫的分类基于其发作起源，即局灶的、全面的和未知起源的。在局灶性的发作类型中，更详细的描述包括"意识改变""运动起源"和"由局灶到双侧强直 - 阵挛"。

　　在国际抗癫痫联盟关于癫痫的分类框架内，局灶起源的癫痫在癫痫外科中占重要历史性地位，局部症状学的表现基于解剖学，切除解剖学癫痫起源意味着术后可能完全控制癫痫。但实际上，癫痫外科手术非常复杂，其疗效受诸多因素影响。第一，任何个体的发作性事件都由发作起源、扩散、发作终止三部分组成，发作中电生理有明显的变化进程，同样癫痫发作都有治疗性干预的机会。第二，电生理和影像学资料提供的数据可能与临床症状学不一致，导致癫痫发作起源的不确定性。第三，致痫区部位脑组织不适合手术切除，强行切除将导致功能缺失。此外，局灶性发作实际上可能为多灶性，即包含几个癫痫起源灶。还有很多因素，如原发性全面性癫痫、多灶性癫痫，也可从外科手术干预中受益，可以减轻癫痫发作的程度。

　　癫痫起源与传播的复杂特性，既限制了癫痫外科医生的手术治疗，同时也激发医生去创新治疗方法。例如，现时阶段神经调控是一个非常活跃的研

究领域。然而，历史上这些治疗方法中，离断手术是一个主要的方法，手术的主要目的是限制癫痫的传播，同时破坏产生癫痫的神经网络。多软膜下横切术（multiple subpial transection，MST）是一种非切除性手术，通过离断技术，使新皮质的小区域与脑回内相邻区域在解剖上断开，以阻止发作产生及在皮质拓扑结构中的传播。

二、从基础到手术室

Frank Morrell 和他的 Rush 医学院同事，基于对新皮质解剖和生理学知识的理解，构思了多软膜下横切术。在 Morrell 取得突破性工作的 2 个世纪前，Francesco Gennari 首先观察到灰质皮质呈层状结构分布，在距状皮质灰质内，可以清晰地观察到一平行于软脑膜的白色带状结构[4]。在下一个世纪，随着显微镜和组织学的进展，现代神经解剖学的创始人 Gustaf Retzius 和 Santiago Ramóny Cajal 进一步描述了大脑皮质的层状结构。后来，Korbinian von Brodmann 精确描述了人类大脑皮质的结构，即皮质由 6 个不同的层次组成[5]，使这个工作达到了顶峰。

对大脑皮质层状结构的理解还要了解皮质的垂直互联，如位于Ⅲ和Ⅴ锥体细胞的顶部树突垂直跨越皮质结构的多层接受突触输入。20 世纪 50 年代，Vernon Mountcastle 通过研究猫的躯体感觉皮质，阐明皮质表面下同一方向输入的神经纤维具有功能相似性[6]。他假设初级躯体感觉皮质被分成许多狭窄的柱状体，每一个圆柱是一个独立的接受区域，在非人类灵长类动物中也有同样的发现[7]。Mountcastle 花费了整个职业生涯，建立了新的理论，这个理论指出整个新皮质被分为很多独立的模块柱，每一个柱内都包含类似的微电路，都是一个信息处理的功能单位[8, 9]。而此时，David Hubel 和 Torsten Wiesel 正在进行哺乳动物视觉系统的开创性研究工作，在初级视觉皮质中，他们同样也发现了感受区域沿垂直方向排列[10-12]。最重要的是，他们发现在初级视觉皮质柱状结构中，方向选择性[13, 14] 和视觉优势[15, 16] 都被分割成独立的垂直单元。Roger Sperry、Hubel 和 Wiesel 共同获得了 1981 年的诺贝尔奖。Sperry 在哺乳动物皮质的多个区域进行了一系列强有力的损伤性实验，支持皮质功能柱

的说法，并强调放射状的皮质内连接比切向连接更重要。在一项实验中，用刀垂直灵长类动物感觉运动皮质表面切入，并没有造成明显的运动功能和协调功能缺失[17]。在一组类似的实验中，将钽丝和云母板插入猫和猕猴的视觉皮质，从而把皮质分成独立的垂直柱，在行为学方面，形状和图案感知并没有明显改变[18, 19]。

受 Sperry 关于皮质垂直柱实验的鼓舞，Morrell 开始了自己的软膜横切实验，进一步更成熟地理解以前描述的皮质柱状结构。此外，基于 Hams Lueders 的电生理实验和同事的药物癫痫动物模型，他还确定了横切的适当间隔。独立的、稳定的癫痫样棘波活动的产生是由大量皮质神经元同步化放电引起（通常需要 $\geq 12.5 mm^2$ 的脑皮质区域）。同样，2 个发作期产生的棘波间隔 > 6mm，它们将独立存在，但间隔 < 4mm 的棘波则彼此依赖并同时放电[20-22]。所有的成果收集起来，这些数据表明，产生足够的同步化放电活动需要一定量的柱状皮质体积。因此，Morrell 建议脑回横切间隔为 5mm。值得注意的是，大量离体试验数据表明，癫痫样电活动可以在几百微米薄的和几毫米宽的急性脑切片中产生，虽然这些矛盾的意义及生理学基础尚不完全清楚，但多软膜下横切术的潜在机制，可能为横切使整块皮质分离成小柱状结构，不能维持足够的皮质同步化放电，从而不能产生临床癫痫发作事件。

MST 的另一个机制可能是阻止癫痫起源灶通过皮质侧方扩散，即向远隔部位传播。癫痫样放电活动可通过多种途径传播扩散，如皮质纹状体和皮质 – 丘脑网络、皮质间的联系、联合纤维、直接侧方皮质传播。最新的癫痫传播的方式是由对"杰克逊癫痫（Jacksonia march）"最早描述推断而来，在部分性癫痫中，感觉和运动症状最早表现在局部，并随躯体感觉分布图蔓延到身体的更多部位。因此，早期脑电图扩散方向与临床症状学的演变密切相关[23]。最近，体外研究显示，皮质层状构筑的特异性使皮质内癫痫样放电活动向水平方向扩散，在癫痫发作活动急性脑片药物模型中，垂直切开脑皮质，可以离断癫痫扩散所必需的脑片桥。皮质Ⅴ层的大锥体细胞，最容易发生皮质内癫痫波的侧方扩散，而位于Ⅱ～Ⅲ皮质内的皮质间连接桥需要高剂

量的促惊厥药物才能维持癫痫样放电[24]。同样的试验，在皮质V层局部应用抗癫痫药物，可以有效终止癫痫样放电的传播。簇发放锥体细胞位于皮质V层，它的一个子集整合了跨皮质多层面的外侧突触输入[25]，构成了皮质震荡活动的基础[26]，即所谓的上行激活状态[27]，同族细胞群经由局部抑制环路可以互相同步化[28]。人们可能会假设软膜下横切干扰了簇发放锥体细胞，破坏了癫痫横向扩散的关键模式。然而，一项小型研究显示，在外科切除的人脑癫痫皮质中，并没有发现簇发放神经元[29]。

三、外科技术

Morrell 等最初描述了多软膜下横切术[30]，在需要操作脑回凸面侧方并靠近脑沟部位，用11号手术刀片在软膜–蛛网膜处切开一个小洞。特制的横切刀由粗钢丝做成，末端呈钝角勾状，直角和锐角的钩子有挂破血管及蛛网膜的风险。刀的末端圆钝，以免损伤蛛网膜。软膜刀有角度的部分长4mm，与皮质灰质的厚度差不多，避免损伤下方的U型纤维、投射纤维和血管。入点定位在脑回凸面两侧的脑沟内，横切刀垂直于脑表面，呈弧形推向对侧脑沟方向。横切刀的尖端位于软膜上，蛛网膜下，并向入点方向拖拽。这样横切，使横切方向与脑回长轴垂直。重复上述操作，每隔5mm横切一刀。用凝血酶浸泡凝胶泡沫止血。

我们对上面描述的操作方法进行了一些改进。选择脑回顶部中点作为入点，远离脑沟内的血管，动作轻柔且用低功率双极电凝入点处的软膜，25号针头刺破电凝的软膜，也有的医生用位点透热疗法来打开软膜，建立横切刀插入的通道。在我们的技术中，横切刀在同一入点插入2次，分别向2个相反的方向切开。末端勾刀为4～5mm的纤维外科球形探针，角度为100°，横切刀顶端是钝的，避免损伤软脑膜及脑沟、血管。横切间隔同样为5mm，横切方向与脑回长轴垂直。功能区皮质尽量不用双极电凝烧灼，术中大多数病例单纯应用凝血酶浸泡凝胶泡沫止血效果就很好。在图15-1中，照片显示了电极放置的位置、癫痫病灶、切除癫痫病灶并联合应用了软膜下横切。在图15-2中，术后磁共振成像（MRI）（矢状位和冠状切片）显示了横切的确

切解剖位置。

同 Morrell 早期描述一样，所有病例均采用了术中电生理记录。在大多数病例中，横切后，皮质异常棘波发放消失。如果术后癫痫样放电波形持续存在，就要检查横切是否彻底，尤其是脑沟深部的灰质。如果癫痫病灶同时涉及功能区和非功能区，通常横切手术与切除性手术联合应用。我们推荐先切除病变，然后在实施横切手术。如果癫痫病灶不适合切除，在安全的情况下，应该取少量皮质做病理标本。

在 Morrell 的最初的病例中，所有患者均在清醒状态下完成手术。如果术前皮质脑电图定位癫痫病灶和功能区明确，结合术中躯体感觉诱发电位和未用肌松药，那么全麻下实施中央沟附近区域横切手术是安全的。对于涉及语言区的癫痫，特别是需要切除性手术和横切手术联合应用时，首选清醒开颅。

四、术前评估

考虑外科手术治疗的患者通过对疾病诊断治疗策略有全面认识的多学科背景的团队进行评估。多学科团队应包括高级别的癫痫专业神经内科医生、高级别癫痫专业神经外科医生、电生理学家、神经心理学家、精神科医生、神经放射科医生、神经病理学专家、专业护理人员、理疗和职业治疗师、语言康复师、神经危重症护理人员等。团队应具备药物治疗、神经调控治疗、立体定向毁损技术、开颅手术技术的能力。

对患者要进行详细的临床评估，包括出生史、癫痫发作史、癫痫发作的症状学。长程视频脑电图是必须做的，磁共振检查可以判断是否脑内有结构性病变。^{18}F-2-脱氧葡萄糖正电子发射体层摄影（PET）和单光子发射计算机体层摄影（SPECT）在定位癫痫病灶上非常有帮助。计划行软膜下横切的患者术前都要做有创性电生理监测，如硬膜下条状电极、栅状电极、深部电极或立体脑电图。对于高度怀疑癫痫病灶定位于功能区者，硬膜下栅状电极是首选。作为评估的一部分，这些有创性的监测一般在癫痫监测病区完成，但有些情况下，也在术中软膜下横切时直接应用。有创性的监测有2个目的：

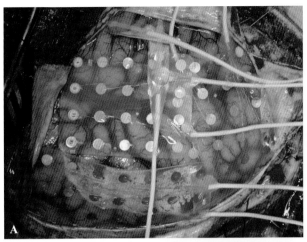
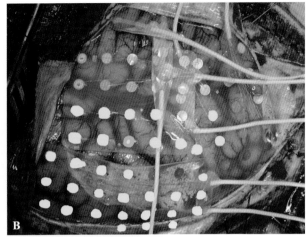
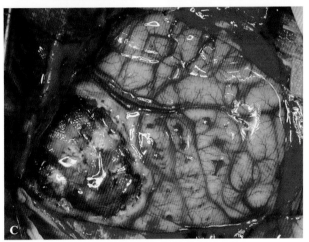

▲ 图 15-1　术中照片

术中使用数码摄影创建皮质图以记录电极位置，将感觉和运动映射与电极记录和无框立体定向病变定位联系起来，并向神经病学团队传达术中发现。A. 右侧额颞顶开颅，条状电极和栅状电极尽可能覆盖致痫区（可见侧裂静脉、颞叶、额叶、顶叶）。B. 黄点表示癫痫监测单元中记录的致痫区。绿点表示皮质发育不良区域，术中通过 MR 引导的无框架立体定向手术定位。C. 术后显示：运动感觉区给予 MST（可见穿刺点多处小出血点），运动感觉区前病灶切除

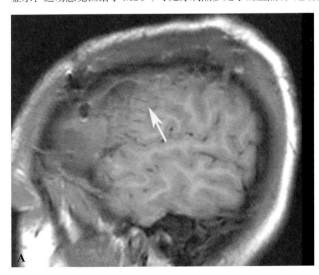
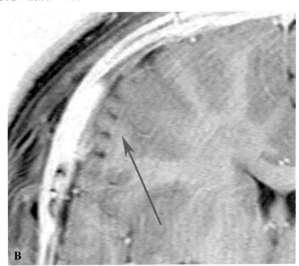

▲ 图 15-2　术后 MRI（与图 15-1 为同一病例）

A. 矢状位 MRI 显示运动感觉皮质的横切间距（白箭）；B. 冠状位 MRI 显示灰质内合适的横切深度（黑箭）

①定位癫痫病灶，同时确定间歇期异常放电，作为评估 MST 效果的参照标准；②通过直接皮质电刺激定位功能区。术前 Wada 试验、功能 MRI、术中躯体感觉诱发电位、术中皮质电刺激、清醒开颅均可能被采用，以验证功能区。在实施软膜下横切前，手术医生必须清楚地了解癫痫病灶和明显有功能而不能切除的位置。

五、特殊适应证

(1) 局灶起源的功能区癫痫：MST 经典的手术适应证为癫痫病灶位于重要功能区，这些区域的癫痫病灶不能做切除性手术，也不能做消融性手术，重要的功能皮质包括中央前回、中央后回、Broca 区、Wernicke 区相关脑区（优势侧的颞下回后部、角回、缘上回）。Morrell 早期实施软膜下横切病例的适应证基本都是这种情况[30]，但实际上，还有更具体的一些适应证，如癫痫病灶一部分位于功能区皮质，另一部分位于非功能区皮质，这种情况下，可以将 MST 与切除性手术联合应用。通常这些患者影像学没有明显的病变，但是由于高分辨率 MRI 的改进及更多的应用，有些结果可能会改变。有些疾病为局限性病变，如神经节细胞瘤、胚胎发育不良性神经上皮肿瘤，术中皮质监测显示放电区域超出了病变边界[31, 32]，有些学者建议切除病变后再次切除病变周边放电区域皮质，直到皮质脑电图监测显示放电完全消失，这种策略被应用与颞叶神经胶质瘤的癫痫患者[33, 34]，术后癫痫无发作率明显提高。同样，即使支持上述做法的直接证据非常有限。如果皮质脑电图支持上述策略，我们也可以考虑对病变周边放电皮质实施 MST，尤其是功能区皮质为不能切除者。

(2) 部分性癫痫持续状态：部分性癫痫持续状态（epilepsia partialis continua，EPC），又称局灶性癫痫持续状态，1894 年俄国神经病学家 Kozhevnikov 描述其为类似于单纯部分性发作的癫痫持续状态[35]，并认为其基本病因为慢性感染。现在已经明确，很多病因均可导致这种症状，如隐匿性皮质发育不良。对于 EPC 的患者，初级运动皮质和相邻皮质有相应电生理变化，如果脑电图支持且症状明显，呈进展性、药物难治性，可以考虑外科治疗。EPC 大多表现为运动性癫痫发作，癫痫病灶部分或全部涉及重要功能区，是不适合切除性手术的。多个癫痫持续状态的个案病例用 MST 得到了成功治疗[3, 36-39]。由于数据有限，不能得出概括性结论，但对于某些特定患者，MST 不失为一种有用的治疗技术。

(3) Landau-Kleffner 综合征：获得性癫痫性失语，又称 Landau-Kleffner 综合征，是一种罕见的综合征，于 1957 年首先被描述[40]，典型表现为正常发育的孩子在 3—7 岁失去语言功能，男孩发病稍多于女孩。随着疾病进展，大多数孩子表现为自闭症特征。多数 Landau-Kleffner 综合征患者病因不明确。夜间睡眠脑电图有利于诊断，特征表现为夜间睡眠期的电持续状态[41]。在疑似和确诊病例中，糖皮质激素和抗惊厥药物为常规药物治疗。这种情况的自然史很少有记录，本质上累及的皮质应该是功能区。Morrell 报道了一系列患者，14 名 Landau-Kleffner 综合征患者，在术中电生理和 Wada 试验证实的语言区皮质，实施了软膜下横切手术[42]，受试者均发育正常，自闭症状无倒退。50% 的患者语言恢复正常，5 名患者语言有提高，在当时这些数据表明手术干预的患者预后要好于病程的自然进展。Morrell 之后的病例和系列报道也同样喜忧参半，自闭症状倒退仍然是一个令人困惑的因素[43-47]。对于获得性癫痫性失语，MST 仍然是一个治疗选择，但应该在恰当的术前评估下谨慎地应用。

(4) Rasmussen 脑炎：是一种慢性局灶性脑炎，特征表现为一侧半球受累，症状包括偏瘫、认知功能障碍、偏盲和癫痫发作。平均发病年龄为 6 岁，成年人发病罕见。其确切的病因仍不明确，但大量的因素表明可能与自身免疫有关，即脑内 T 淋巴细胞浸润，自身抗体对抗 NMDA 受体[48] 和乙酰胆碱受体[49]，外周 $CD8^+T$ 淋巴细胞增殖[50]。在急性期治疗的主要目的是应用肾上腺皮质激素和免疫球蛋白来减轻炎症，接下来活动性炎症消失，但功能缺失持续存在，而癫痫的存在使该疾病这两个阶段复杂化。对于药物难以控制的癫痫发作，首选的治疗方法为解剖性半球切除或功能性半球切除。在有些病例，发生偏瘫之前皮质功能仍然存在，可以单独应用多软膜下横切术，也可以联合其他离断手术或切除性手术[51-55]。

（5）婴儿痉挛症：婴儿痉挛症又称为 West 综合征，多在 1 岁内发病，典型的 3 个特征为痉挛性发作、脑电图高度节律失常和发育迟缓。该病可能与遗传和代谢病有关。药物治疗包括促肾上腺皮质激素（ACTH）和类固醇。一小部分婴儿痉挛被认为是局灶性的，甚至有皮质发育不良。极少数病例实施了 MST，术中皮质脑电图能够定位放电的患者可在痉挛发作方面获得一定的改善[56-59]。

六、疗效数据

（1）术后疗效：由于手术例数的限制、缺乏前瞻性研究、患者个体差异大，MST 的术后疗效很难分析。Morrell 最早报道了 20 名 MST 术后疗效[30]，35% 的患者术后无发作，45% 的患者有进展性潜在疾病（如 Rasmussen 脑炎和亚急性硬化性全脑炎）、癫痫复发。Morrell 和 Whisler 报道了迄今为止最全面的一组 MST 病例，97 名患者实施了 172 次 MST 手术[52]。术后疗效大致与以前报道的一致，53% 的患者达到 Engel Ⅰ 级[60]（无致残性癫痫发作）、11% 的患者达到 Engel Ⅱ 级（罕见的致残性癫痫）、36% 的患者为 Engel Ⅲ～Ⅳ 级（分别为改善明显和改善不明显）。Susan Spencer 和同事在耶鲁大学做了一项最大单一系列 MST 术后 Meta 分析[61]，包括 6 个中心的 211 名患者，其中包括他们中心的患者（但不包括 Morrell 最早的一组病例），把每个月癫痫发作频率减少＞ 95% 认为非常有效。对于局灶起源的癫痫（如复杂部分性发作和单纯部分性发作），在 MST 与切除性手术联合应用的病例中，68.3% 的患者（n=158）术后疗效为非常有效，在 MST 单独应用的手术病例中，62.5% 的患者（n=40）术后疗效为非常有效。MST 对全面性发作也有很好的疗效，在 MST 与切除性手术联合应用的病例中 87% 的患者（n=53）术后疗效为非常有效，在 MST 单独应用的手术病例中，71% 的患者（n=14）术后疗效非常有效。总之，数据表明在选择好合理适应证的情况下，MST 与切除性手术控制癫痫的疗效相当。

（2）手术的功能影响和并发症：在功能区的癫痫病灶处理上，选择 MST 而不是其他手术方式，主要是因为其能够保留功能。因此，术后是否达到功能保留的目标至关重要。在 Morrell 最初的报道

中提到[30]，MST 不会造成横切组织明显的功能缺失，但仔细检查就会发现几乎所有患者都有不易察觉的功能损害。在一些患者中，横切手术不仅控制了癫痫发作，还促进了该皮质术后的功能改善，尤其是 Broca 区。在 Morrell 和 Whisler 大样本病例系列中[52]，109 名患者实施了 rolandic 区新皮质的 MST，只有 2 名患者术后发生了轻微瘫痪（足下垂），其原因均为皮质下静脉出血。所有患者均无明显的感觉缺失。50% 的患者实施了中央后回的 MST，却出现了手指快速活动功能的下降。在 Broca 区的 MST 中，13%（n=3/23）的患者出现了语言障碍，在 Wernicke 区和顶下小叶的 MST 中，8.9%（n=4/45）患者出现了命名及单词替换等方面的困难。在 Spencer 等的 Meta 分析中[61]，MST 联合切除性手术，术后新的功能缺失发生率为 23%，而单独应用 MST，术后功能缺失的发生率为 19%，单独应用 MST 术后无失语及感觉功能缺失的患者。因此，对于经验丰富的外科医生来说，MST 是安全的，但术前要考虑到可能发生的并发症，并与患者充分交流。

七、未来的思考

在癫痫外科治疗中，明确 MST 的确切角色，仍然充满挑战性。可能的因素包括每年实施 MST 手术的病例数仍然很少、癫痫病理基础的多样性、文献中缺乏标准的报告结果、MST 与其他切除性或离断性手术联合应用等。尽管如此，一些位于重要功能区的癫痫病灶，不能切除或毁损，在这种情况下，有限的数据表明，MST 是相对安全的，也能够有效地控制癫痫。为了更好地评估 MST 的有效性，理想状态下，应该设计前瞻性研究，但因适合 MST 手术的病例数少，这项工作实施非常困难。最近，神经调控成为替代 MST 的一个选择。反应性神经刺激（RNS）是一种闭环神经刺激装置，可以监测到癫痫样放电，通过植入硬膜下的电极刺激放电皮质，来缓解癫痫发作。功能区局灶起源的癫痫被设想非常适合这种刺激方法。在 126 名植入 RNS 系统的患者中，2 年后癫痫发作平均减少了 44%，6 年后平均减少 61%～76%[62]，其结果可以与 MST 的疗效做比较。一些局灶起源的功能区癫痫患者，

植入神经刺激装置也许是不合适或禁忌的。对于无法切除的功能区癫痫，MST 可能仍然是一个重要的有效的外科手术方法，也可以与其他手术方法联合应用。

参考文献

[1] Arnautova EN, Nesmeianova TN. A proposed international classification of epileptic seizures. Epilepsia 1964;5:297–306

[2] From the Commission on Classification and Terminology of the International League Against Epilepsy. Proposal for revised clinical and electroencephalographic classification of epileptic seizures. Epilepsia 1981;22(4):489–501

[3] Fisher RS, Cross JH, French JA, et al. Operational classification of seizure types by the International League Against Epilepsy: Position Paper of the ILAE Commission for Classification and Terminology. Epilepsia 2017; 58(4): 522–530

[4] Gennari F. De Peculiari Structura Cerebri: Nonnullisque Ejus Morbis. Parma, Italy: Ex Regio Typographeo; 1782

[5] Brodmann Kv. Vergleichende Lokalisationslehre der Großhirnrinde: in ihren Prinzipien dargestellt auf Grund des Zellenbaues. Barth JA, editor. Leipzig; 1909

[6] Mountcastle VB. Modality and topographic properties of single neurons of cat's somatic sensory cortex. J Neurophysiol 1957;20(4):408–434

[7] Powell TP, Mountcastle VB. Some aspects of the functional organization of the cortex of the postcentral gyrus of the monkey: a correlation of findings obtained in a single unit analysis with cytoarchitecture. Bull Johns Hopkins Hosp 1959;105:133–162

[8] Mountcastle VB. The columnar organization of the neocortex. Brain 1997;120(Pt 4):701–722

[9] Mountcastle VB. An organizing principle for cerebral function: the unit model and the distributed system. In: Edelman GM, Mountcastle VB, eds. The Mindful Brain Cortical Organization and the Group-Selective Theory of Higher Brain Function. Cambridge, MA: The MIT Press; 1978

[10] Hubel DH, Wiesel TN. Anatomical demonstration of columns in the monkey striate cortex. Nature 1969; 221(5182): 747–750

[11] Hubel DH, Wiesel TN. Receptive fields and functional architecture of monkey striate cortex. J Physiol 1968;195(1):215–243

[12] Hubel DH, Wiesel TN. Shape and arrangement of columns in cat's striate cortex. J Physiol 1963;165:559–568

[13] Hubel DH, Wiesel TN. Sequence regularity and geometry of orientation columns in the monkey striate cortex. J Comp Neurol 1974;158(3):267–293

[14] Wiesel TN, Hubel DH. Ordered arrangement of orientation columns in monkeys lacking visual experience. J Comp Neurol 1974;158(3):307–318

[15] LeVay S, Hubel DH, Wiesel TN. The pattern of ocular dominance columns in macaque visual cortex revealed by a reduced silver stain. J Comp Neurol 1975;159(4):559–576

[16] Wiesel TN, Hubel DH, Lam DM. Autoradiographic demonstration of ocular-dominance columns in the monkey striate cortex by means of transneuronal transport. Brain Res 1974;79(2):273–279

[17] Sperry RW. Cerebral regulation of motor coordination in monkeys following multiple transection of sensorimotor cortex. J Neurophysiol 1947;10(4):275–294

[18] Sperry RW, Miner N. Pattern perception following insertion of mica plates into visual cortex. J Comp Physiol Psychol 1955;48(6):463–469

[19] Sperry RW, Miner N, Myers RE. Visual pattern perception following sub-pial slicing and tantalum wire implantations in the visual cortex. J Comp Physiol Psychol 1955;48(1):50–58

[20] Goldensohn ES, Zablow L, Salazar A. The penicillin focus. I. Distribution of potential at the cortical surface. Electroencephalogr Clin Neurophysiol 1977;42(4):480–492

[21] Lueders H, Bustamante L, Zablow L, Krinsky A, Goldensohn ES. Quantitative studies of spike foci induced by minimal concentrations of penicillin. Electroencephalogr Clin Neurophysiol 1980;48(1):80–89

[22] Lueders H, Bustamante LA, Zablow L, Goldensohn ES. The independence of closely spaced discrete experimental spike foci. Neurology 1981;31(7):846–851

[23] Jasper H. Mechanisms of propagation: extracellular studies. In: Jasper HH, Ward AA, Pope A, Merritt HH, eds. Jasper's Basic Mechanisms of the Epilepsies, Including Hippocampus. Boston, MA: Little Brown; 1969:421–440

[24] Telfeian AE, Connors BW. Layer-specific pathways for the horizontal propagation of epileptiform discharges in neocortex. Epilepsia 1998;39(7):700–708

[25] Telfeian AE, Connors BW. Widely integrative properties of layer 5 pyramidal cells support a role for processing of extralaminar synaptic inputs in rat neocortex. Neurosci Lett 2003;343(2):121–124

[26] Silva LR, Amitai Y, Connors BW. Intrinsic oscillations of neocortex generated by layer 5 pyramidal neurons. Science 1991;251(4992):432–435

[27] [27] Lőrincz ML, Gunner D, Bao Y, et al. A distinct class of slow (~0.2–2 Hz) intrinsically bursting layer 5 pyramidal neurons determines UP/DOWN state dynamics in the neocortex. J Neurosci 2015;35(14):5442–5458

[28] Hilscher MM, Leão RN, Edwards SJ, Leão KE, Kullander K. Chrna2-martinotti cells synchronize layer 5 Type A pyramidal cells via rebound excitation. PLoS Biol 2017; 15(2): e2001392

[29] Telfeian AE, Spencer DD, Williamson A. Lack of correlation between neuronal hyperexcitability and electrocorticographic responsiveness in epileptogenic human neocortex. J Neurosurg 1999;90(5):939–945

[30] Morrell F, Whisler WW, Bleck TP. Multiple subpial transection: a new approach to the surgical treatment of focal epilepsy. J Neurosurg 1989;70(2):231–239

[31] Aronica E, Redeker S, Boer K, et al. Inhibitory networks in epilepsy-associated gangliogliomas and in the perilesional epileptic cortex. Epilepsy Res 2007;74(1):33–44

[32] Duchowny M, Jayakar P, Levin B. Aberrant neural circuits in malformations of cortical development and focal epilepsy. Neurology 2000;55(3):423–428

[33] Englot DJ, Berger MS, Barbaro NM, Chang EF. Factors associated with seizure freedom in the surgical resection of glioneuronal tumors. Epilepsia 2012;53(1):51–57

[34] Kameyama S, Fukuda M, Tomikawa M, et al. Surgical strategy and outcomes for epileptic patients with focal cortical dysplasia or dysembryoplastic neuroepithelial tumor. Epilepsia 2001;42(Suppl 6):37–41

[35] Vein AA, van Emde Boas W. Kozhevnikov epilepsy: the disease and its eponym. Epilepsia 2011;52(2):212–218

[36] D'Giano CH, Del C García M, Pomata H, Rabinowicz AL. Treatment of refractory partial status epilepticus with multiple subpial transection: case report. Seizure 2001; 10(5): 382–385

[37] Ma X, Liporace J, O'Connor MJ, Sperling MR. Neurosurgical treatment of medically intractable status epilepticus. Epilepsy Res 2001;46(1):33–38

[38] Molyneux PD, Barker RA, Thom M, van Paesschen W, Harkness WF, Duncan JS. Successful treatment of intractable epilepsia partialis continua with multiple subpial transections. J Neurol Neurosurg Psychiatry 1998;65(1):137–138

[39] Ng YT, Kim HL, Wheless JW. Successful neurosurgical treatment of childhood complex partial status epilepticus with focal resection. Epilepsia 2003;44(3):468–471

[40] Landau WM, Kleffner FR. Syndrome of acquired aphasia with convulsive disorder in children. Neurology 1957;7(8):523–530

[41] Hirsch E, Marescaux C, Maquet P, et al. Landau-Kleffner syndrome: a clinical and EEG study of five cases. Epilepsia 1990;31(6):756–767

[42] Morrell F, Whisler WW, Smith MC, et al. Landau-Kleffner syndrome. Treatment with subpial intracortical transection. Brain 1995;118(Pt 6):1529–1546

[43] Blount JP, Langburt W, Otsubo H, et al. Multiple subpial transections in the treatment of pediatric epilepsy. J Neurosurg 2004;100(2, Suppl Pediatrics):118–124

[44] Grote CL, Van Slyke P, Hoeppner JA. Language outcome following multiple subpial transection for Landau-Kleffner syndrome. Brain 1999;122(Pt 3):561–566

[45] Irwin K, Birch V, Lees J, et al. Multiple subpial transection in Landau-Kleffner syndrome. Dev Med Child Neurol 2001;43(4):248–252

[46] Nass R, Gross A, Wisoff J, Devinsky O. Outcome of multiple subpial transections for autistic epileptiform regression. Pediatr Neurol 1999;21(1):464–470

[47] Neville BG, Harkness WF, Cross JH, et al. Surgical treatment of severe autistic regression in childhood epilepsy. Pediatr Neurol 1997;16(2):137–140

[48] Takahashi Y, Mori H, Mishina M, et al. Autoantibodies and cell-mediated autoimmunity to NMDA-type GluRepsilon2 in patients with Rasmussen's encephalitis and chronic progressive epilepsia partialis continua. Epilepsia 2005;46(Suppl 5):152–158

[49] Watson R, Jepson JE, Bermudez I, et al. Alpha7-acetylcholine receptor antibodies in two patients with Rasmussen encephalitis. Neurology 2005;65(11):1802–1804

[50] Schneider-Hohendorf T, Mohan H, Bien CG, et al. CD8(+) T-cell pathogenicity in Rasmussen encephalitis elucidated by large-scale T-cell receptor sequencing. Nat Commun 2016;7:11153

[51] Hufnagel A, Zentner J, Fernandez G, Wolf HK, Schramm J, Elger CE. Multiple subpial transection for control of epileptic seizures: effectiveness and safety. Epilepsia 1997;38(6):678–688

[52] Morrell F, Whisler WW. Multiple subpial transection. In: Shorvon S, Dreifuss F, Fish D, Thomas D, eds. The Treatment of Epilepsy; 1996

[53] Mulligan LP, Spencer DD, Spencer SS. Multiple subpial transections: the Yale experience. Epilepsia 2001;42(2):226–229

[54] Sawhney IM, Robertson IJ, Polkey CE, Binnie CD, Elwes RD. Multiple subpial transection: a review of 21 cases. J Neurol Neurosurg Psychiatry 1995;58(3):344–349

[55] Smith MC. Multiple subpial transection in patients with

extratemporal epilepsy. Epilepsia 1998;39(Suppl 4):S81–S89

[56] Caplan R, Guthrie D, Mundy P, et al. Non-verbal communication skills of surgically treated children with infantile spasms. Dev Med Child Neurol 1992;34(6):499–506

[57] Chuang MF, Harnod T, Wang PJ, Chen YH, Hsin YL. Effect of multiple subpial transection on patients with uncontrolled atypical infantile spasms. Epilepsia 2006;47(3):659–660

[58] Kang HC, Jung DE, Kim KM, Hwang YS, Park SK, Ko TS. Surgical treatment of two patients with infantile spasms in early infancy. Brain Dev 2006;28(7):453–457

[59] Shields WD, Shewmon DA, Chugani HT, Peacock WJ. Treatment of infantile spasms: medical or surgical? Epilepsia 1992;33(Suppl 4):S26–S31

[60] Engel J. Surgical Treatment of the Epilepsies. New York: Raven Press; 1993

[61] Spencer SS, Schramm J, Wyler A, et al. Multiple subpial transection for intractable partial epilepsy: an international meta-analysis. Epilepsia 2002;43(2):141–145

[62] Jobst BC, Kapur R, Barkley GL, et al. Brain-responsive neurostimulation in patients with medically intractable seizures arising from eloquent and other neocortical areas. Epilepsia 2017;58(6):1005–1014

第16章 药物难治性癫痫的激光热治疗

Laser-Induced Thermal Therapy for Medically Refractory Epilepsy

Nitesh V. Patel　Timothy Wong　Shabbar F. Danish **著**

王雄飞 **译**

翟　锋 **校**

摘要

　　微创手术已成为医学的一个热门领域。神经外科涌现出了大量的新手术技术，这些新技术专注于通过越来越小的切口来达到更好的手术效果。癫痫作为一种复杂且具有挑战性的疾病，手术治疗往往被视为最后的手段。在这种情况下，目标便是确定致痫区并安全地进行手术切除。在过去的50年中，包括开颅手术在内的外科治疗，通常要求牵拉或切除关键功能结构。近年来，微创消融技术的发展，尤其是磁共振引导下的激光间质热疗（MRgLITT）已被应用于神经外科。MRgLITT已用于局灶性致痫性疾病，如内侧颞叶癫痫、局灶性发育不良和错构瘤病。本章将探讨MRgLITT用于治疗药物难治性癫痫的历史、物理学基础、手术步骤和目前的成果。

关键词

　　激光，癫痫激光治疗，消融，内侧颞叶癫痫，癫痫手术，药物难治性癫痫

一、概述

　　所有临床医生都知道癫痫诊疗相关的挑战：通常 > 30% 接受药物治疗的患者无法通过传统的治疗方式很好地控制癫痫[1, 2]。这些药物难治性癫痫（DRE）患者通常会留下严重残疾，影响他们的医疗、社会心理和经济。局灶性癫痫，如内侧颞叶癫痫（MTLE）、局灶性发育不良和错构瘤，通常内科治疗困难。在这种情况下，手术干预往往可以实现无癫痫发作。对比开颅手术，如病灶切除术、前颞叶切除术（ATL）或选择性杏仁核海马切除术（SAH）已成为标准手术方式，微创手术仍在探索阶段。射频消融术和最近的激光消融术在治疗这些

具有挑战性的病例中亦有良好的效果[1, 2]。

　　磁共振引导下的激光间质热疗（MRgLITT）在过去的 10 年中激增，尤其是在神经外科[1-4]。MRgLITT 作为一种微创的选择，可以产生有意义的结果，故已成为神经外科装备库中潜在的有价值工具，颅内疾病如脑肿瘤、疼痛产生环路、致痫区等已成为这种新微创方式的治疗靶点[4, 5]。MRgLITT 在局灶性癫痫中的应用一直是人们关注的焦点。过去，手术治疗局灶性癫痫涉及各种手术技术。从局灶切除到大面积半球切除，癫痫手术往往涉及复杂的手术计划，需要高超的手术技巧，以防止非计划的损伤。MRgLITT 微创手术方法在特定病例中提供了一种开颅手术的替代方法，因为它只需要钻一个小骨

孔，并且可以缩短患者住院的时间 [3, 4]。MRgLITT 通过热消融方式，基本上是原位熔化组织，并且该过程主要在磁共振成像（MRI）组件中执行。本章的目的是概述癫痫中 MRgLITT 治疗的历史、手术步骤、机制和目前对于 MRgLITT 治疗癫痫的观点。

二、历史

自 20 世纪初 Penfield 将脑电图（EEG）纳入手术过程以来，癫痫的外科手术方式一直被应用至今 [6, 7]。Penfield 教授的最初工作集中在 EEG 指导下的前颞叶切除术，他获得了一定的成功，然后通过进一步的研究调整方法。Penfield 随后将这种术式应用于内侧颞叶结构切除术，随后获得了更为成功的结果。Penfield 强调了一个关键点，即在颞叶切除术中，切除包括杏仁核和海马在内的内侧颞叶结构是非常重要的。这导致了多种其他方法，如经外侧裂和经皮质技术的发展 [7]。然而，所有这些开放的手术方法都伴随着损害患者语言、神经心理和认知障碍的风险。此外，开颅手术需要较大的骨瓣和相对较长的住院时间。几十年来，各种选择性方法的发展目标是在尽量减少损伤的同时实现无癫痫发作，于是 MRgLITT 应运而生。

微创消融颅内病变的方法已经存在了几十年，Bown 在 1983 年首次提出了利用激光实现热消融的手术方式 [8]，他首次提出激光消融的概念，即激光能量可以通过柔性光纤传输，靶向消融人体内的任何病灶，而不会损伤周围的正常组织，因此激光消融术在神经外科的优势立即显现出来。然而，由于术中无法监测热能沉积和消融区域，激光消融的广泛应用受到了阻碍。1988 年，Jolesz 等建议使用 MRI 来绘制 Nd:YAG 激光对组织的时空效应 [9]。他们的研究小组认为，MR 对组织水的流动性和分布变化的高度敏感性使其特别适合于监测热能沉积。1994 年晚期，Kahn 等报道术中 MRI 在监测激光消融治疗反应方面是可行和有效的 [10]。直到 20 世纪 90 年代后期，磁共振热成像技术才得以实现对温度变化的实时监测 [11]。这一进展使得磁共振成像系统得以商业化发展，两种现代磁共振成像系统被广泛应用。Medtronic（Visualase；Medtronic Inc., Minneapolis，MN）和 Monteris（Neuroblate；

Monteris Inc., Minneapolis，MN）系统是目前存在的两种系统。每一种都有相同的原理，既激光能量通过二极管光纤传输，并通过实时磁共振成像监测热损伤。Medtronic（Visualase）系统在能量波长方面具有潜在的优势，因为 980nm 波长激光已被证明可以达到更快和更大的消融区域。Monteris 系统在定向激光发射方面具有优势，它允许术者更好地控制治疗。不管怎样，两者都展现出与 Bown 最初工作相比的重大历史性进步 [8]。

三、相关病理生理学

MTLE 涉及的结构包括杏仁核海马复合体和相关的病理变化（图 16-1）。在组织学上，海马的细胞结构和组成上发生了变化，如硬化和变性。MTLE 倾向于在高热惊厥、感染和创伤等早期损伤后出现。癫痫发生的确切病理生理机制尚不完全清楚。然而，一个普遍的假设表明，腺苷的波动可能在癫痫的发生中发挥着某种作用。损伤的胶质细胞可能会出现腺苷水平的升高和随后腺苷激酶的上调 [12]。在腺苷的浓度达到一定阈值后，胶质细胞会出现不规则的突触活动。另一个假说涉及炎症介质，如引发胶质细胞损伤的细胞因子 [12]。事实上，目前为止没有一个假说得到证实。

其他形式的局灶性癫痫，如局灶性皮质发育不良和错构瘤性病变，其发病机制与假定的 MTLE 不同。对于局灶性皮质发育不良，我们认为异常神经元增加了 NMDA 受体的表达，因此神经元的兴奋性相应的增强 [13]。除了受体的变化外，还认为这些区域的突触连接紊乱，从而有利于癫痫的发生。颅内电活动记录表明，致痫区的范围可能超出可识别的病变边界。这种病灶的扩展增加了外科手术的难度，特别是在 MRgLITT 的背景下 [13]。下丘脑错构瘤导致的癫痫发作被描述为痴笑（笑性）癫痫发作。通过对于多个错构瘤患者并发癫痫发作的病例研究，我们猜想癫痫的发作可能与激素表达异常、正常组织局部刺激等过程相关，又或者起源于异常组织本身 [14]。

四、物理学与硬件注意事项

激光在医学上经常被用于治疗用途和作为手术

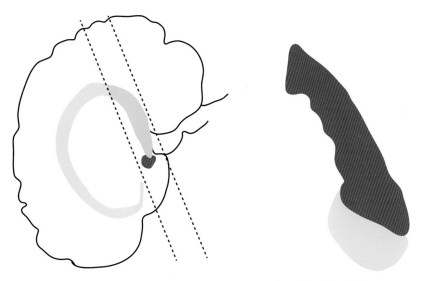

▲ 图 16-1　颞叶和杏仁核海马复合体的解剖示意图

杏仁核和海马在左图的顶部。右图是杏仁核和海马的三维模型。这两种结构的形状没有清晰的解剖线，因此存在解剖学上的变异。这对 MRgLITT 的规划很重要

器械使用。从纯物理的角度来看，它们代表了通过一束能量传递的非电离辐射。吸收和渗透之间的良好平衡对于实现组织的有效加热是至关重要的[4, 11]。大脑是一种含水量较高的介质，波长是穿透这种介质的关键。需要注意的是，脑组织并非完全是水，组织灌注、蛋白质含量和接近流体都会影响激光的吸收和穿透效果。红外光谱附近的光波长在光子散射超过吸收方面更好，从而导致更快速的加热[4, 11]。

当代用于大脑干预的现代手术激光具有高度的可移动性和较小的尺寸，被归类为第 4 类固态二极管激光器。输出功率范围为 2～40W，通常为 10～20W，适用于大多数消融过程[4, 11]。氧合血红蛋白和脱氧血红蛋白在较低的红外光谱范围（850～1100nm）吸收最佳，而水的最佳吸收范围更高。这是现代 MRgLITT 系统选择 980nm（Visualase）和 1064nm（Monteris）波长的基本原因。在这个范围之外，类似的能量传递吸收会下降，组织加热的速率也会降低[4, 11]。

激光能量传递是通过长而柔韧的光纤和包层材料完成的，直径为 400μm[4, 11]。这些光纤的长度＞ 10m，因为它们必须从磁共振控制装置中穿过进入患者磁共振扫描仪孔的房间，这是现代磁共振成像系统的典型设置。由于高温会损坏激光纤维，现代的核磁系统采用内置冷却机制。通常，这些机制包括使用二氧化碳气体或流动水（盐水）的同轴冷却系统。冷却系统就位后，光纤系统的总直径范围为 1.8～3.3mm，具体取决于所用激光器的类型。

磁共振引导是 MRgLITT 的一个关键特征，因此准确刻画热损伤对该程序至关重要。利用质子共振频率（PFR）监测来实现温度监测[4, 11]。现代系统 MRgLITT 软件可以在梯度回波（GRE）图像上捕捉这种 PFR 频移，并将其转换成温度。这个系统的灵敏度为 0.01 ppm / ℃，并且结果可在 MR 图像上叠加。激光消融过程中目标组织温度在导管和目标的界面处保持在＜ 100℃的范围内，在正常组织与目标组织交界，温度应保持在 60℃以下，以防止不可逆转的损伤。温度数据的时间获取，可以通过 Arrhenius 方程等模型，转换为损伤估计，PFR 位移预测的温度和显露时间为该模型的变量输入[4, 11]。

五、手术步骤

基于术前 MRI 的手术步骤规划对靶点准确性和消融效果的优化至关重要。一旦确定了进入点、目标和轨迹，就可明确骨孔位置，接下来插入导管，然后进行激光消融。尽管市面上存在多个 MRgLITT 系统，但一般步骤如下（图 16-2 和图 16-3）。Patel 等以前已经发表了讲解具体的步骤论文，文章中他们所使用美敦力的 Visualase 系统被广泛应用于所有

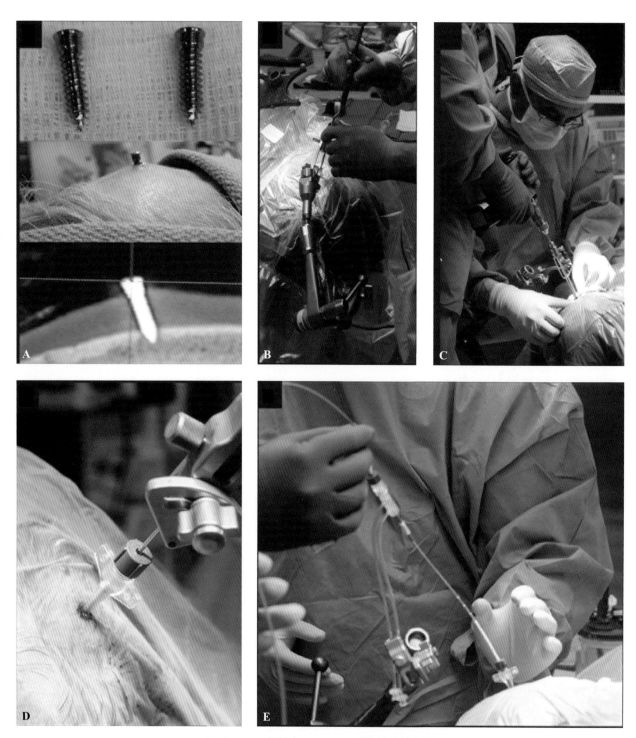

▲ 图 16-2　美敦力 Visualase 系统的关键组件

A. 在无框架病例中，颅骨内固定螺钉被用作骨内基准。这些螺钉提供精确的定位，并帮助减少误差至亚毫米范围；B 和 C. 手术轨道选择后，完成误差最小化，Vertek 臂被固定在位（美敦力 Stealth 工作站系统的一部分；Medtronic Inc.，Minneapolis，MN）；D. 钻孔并固定；E. 所示为激光光纤和冷却导管并行置入（经 Patel 等[4] 许可转载）

颅内 MRgLITT 病例[4]。当使用 MRgLITT 治疗癫痫时，手术计划高度依赖于致痫区的类型（如 MTLE、局灶性发育不良、错构瘤）。对于 MTLE，激光通常是从枕骨的骨孔开始，激光头延伸到杏仁核海马复合体。执行一系列连续的"拉回"动作，以形成一个消融柱。对于局灶性发育不良和其他病变，其

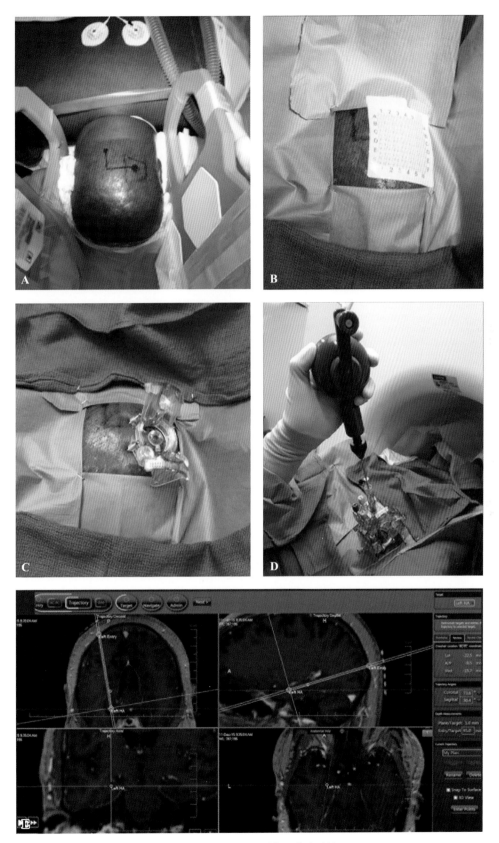

▲ 图 16-3 **Monteris 神经消融系统**

在 Monteris 神经消融 MRgLITT 系统示例中，ClearPoint（MRI Innovations，Irvine，CA）框架用于立体定向配准。A. 手术计划
入点；B. 规划网格安装；C 和 D. 固定平台和打骨孔；E. 放置激光导管，然后开始计划（经 Patel 等[4]许可转载）

入路和轨迹完全取决于解剖位置。在下丘脑错构瘤的病例中，选择额骨入口，类似于脑深部电刺激电极轨道，一般步骤有以下4点。

（一）注册与骨孔

确定入点和靶点，从而指导轨迹规划。注册方式可以通过轨迹引导平台、无框架和基于立体定向框架来实现。此外，也可以在机器人的协助下进行。表面标记、钆基准点或植入基准点可用于无框架病例。某些病例，可以使用轨迹导向平台；这些平台固定在头骨上，用作立体定向参考，如 ClearPoint 系统所见（MRI Innovations, Irvine, CA）。典型的立体定向框架也可用于 MRgLITT，其规划类似于立体定向活检。在计划好路径后，在预定的入点钻一个骨孔，一个小的骨锚固定激光导管。

（二）激光导管放置

一旦颅骨和硬脑膜打开完成，骨锚固定到位，激光导管标记好测量的轨迹长度。值得注意的是，从锚定装置/螺栓上导管进入点开始测量路径长度和任何附加的导向套管长度是很重要的。一旦激光导管对准目标，锚就锁定了。

（三）激光消融术

激光及其冷却线与磁共振成像控制室的 MRgLITT 工作站相连。一旦一系列的 MR 图像确定了导管的位置，就可选择最佳的治疗平面。此治疗平面将作为手术的参考图像。也可以最佳的正交方向，选择二级和三级平面（取决于 MRgLITT 系统）。一旦试验剂量确定适当的热传递，则执行该程序。温度图和损伤预估图可叠加在参考 MR 图像上，以确定消融程度（图 16-4）。

（四）术后

一旦消融结果令人满意，患者立即进行 MRgLITT 后的正式 MRI 检查，然后从 MRI 机上移出。移除激光导管、冷却导管和骨锚。通常用一条可吸收缝线缝合切口。术后24h行MRI检查。患者通常在24~48h出院。

六、疗效

微创手术治疗药物难治性癫痫并不是一个新的

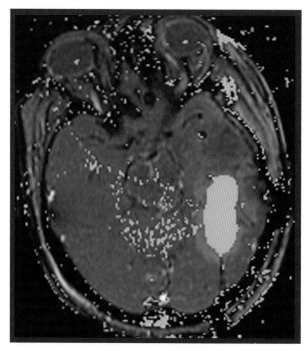

▲ 图 16-4　热损伤评估

作为 Visualase 系统的一部分，热消融评估显示为橙色叠加图像。当组织受热时，组织的共振特性发生变化，这种变化通过 Arrhenius 模型可实现损伤范围估计

概念，然而术中监测日益复兴。开颅手术已经使用了50多年，从颞叶切除到选择性杏仁核海马切除术，已有多个方法报道。近10年来 MRgLITT 的实时温度和损伤监测能力的出现引起了人们对癫痫应用的极大兴趣。药物难治性癫痫的临床应用包括 MTLE（包括海马硬化）、下丘脑错构瘤、发育异常、皮质异位和局灶性发育不良[2, 7]。

MRgLITT 在癫痫治疗中的首次应用是由 Curry 等于2012年提出的[5]。他们的研究涉及5名不同致痫病理的儿童病例，如扣带结节性硬化症、海马硬化（HS）、下丘脑错构瘤和皮质发育不良。值得注意的是，他们使用立体定向框架进行激光定位，并使用了可视化系统。在他们的研究中，随访时间为2~13个月，5名患者中有2名取得了 Engel Ⅰ级疗效，其余3名患者均无癫痫大发作，但其中1名下丘脑错构瘤患者有短暂的非功能丧失性记忆障碍。本研究样本量小，病理范围广，限制了对结果的解释。然而，将 MRgLITT 应用于此类病例，并由此产生无癫痫发作的结果，引起了许多研究者的注意。后续的工作主要集中在 MRgLITT 所应用的特定病理和对比研究的结果。

（一）内侧颞叶癫痫

内侧颞叶癫痫是一个常见而有挑战性的情况，手术往往是唯一的解决办法。MTLE 的一个常见外科指征是 HS 的存在，因为存在一个更明确的致痫区。非 HS-MTLE 病例似乎手术治疗的难度更大，因为没有明确的病理边界。在过去的 5 年里，一些研究已经评估了 MRgLITT 在 MTLE 中的作用（图 16-5）。世界各地的多个中心成功地将该技术应用于 HS 和非 HS-MTLE。

手术目标包括切除海马和杏仁核，也考虑并发症的情况。开颅手术切除包括选择性杏仁核海马切除术和颞前叶切除术[7]。MRgLITT 与之相比具有较短的住院时间和较低的围术期并发症发生率[3, 4, 15 16]。Willie 等在 2014 年对 13 名患者进行了 MRgLITT 治疗，其中 9 名患者伴发有 HS[17]，随访时间为 5～26 个月，其中 10 名（77%）患者疗效显著。10 名患者中，7 名无功能丧失性癫痫发作，9 名 HS 患者中，6 名（67%）无癫痫发作。报道中指出患者术后的住院时间中位数为 1 天，并同时报道了 1 名无关的硬膜下出血的并发症。

Waseem 等进行了一项比较研究，其中 14 名患者被分为两组，分别是 MRgLITT 组 7 名和 SAH 组 7 名[18]。他们的研究集中在 50 岁以上的患者身上，因为这个人群与年轻患者相比，接受开颅手术的风险更大。他们的结果显示 MRgLITT 在 1 年内癫痫无发作率为 80%，而在颞叶内前叶切除术后癫痫无发作为 100%。他们还评估了次要终点，如住院时间和并发症。他们的研究结果表明，MRgLITT 组的住院时间较短，神经心理学结果也有与此相当的结果。报道还指出，使用 MRgLITT 的患者疼痛药物使用率较低。但有 2 名接受 MRgLITT 治疗的患者出现术后部分视野缺损的并发症。尽管如此，他们的结果显示 MRgLITT 在降低围术期常见风险的同时对老年患者有良好的疗效。

2016 年，Kang 等报道了 20 名接受 MRgLITT 治疗的 MTLE 患者的研究结果[19]。在治疗 6 个月后，15/20 的患者进行了随访，53% 的患者没有复杂性癫痫发作。术后 1 年随访 11 名，癫痫发作控制率 36.4%；2 年随访 5 名，控制率 60%。尽管他们的研究结果不如以前的研究有意义，但他们认为 MRgLITT 是一种安全的替代治疗，患者术后不适感和恢复时间较少。最近，Jermakowicz 等发表了 23 名 MRgLITT 治疗 MTLE 的系列报道[20]，其中 20 名术前影像学有 HS 的证据。尽管研究结果显示 23 名受试者中有 15 人为 Engel I 级预后，但他们的研究值得进行全面的影像学分析。利用分层追踪技术，他们测量了杏仁核和海马体积及消融区。他们的研究结果表明，海马近内侧头部消融不充分与癫痫发作结局差有关。重要的一点是，不一定是杏仁核海马的多少被切除了，而是哪个部分被切除了。这意味着操作者应确保正确的激光位置，并在

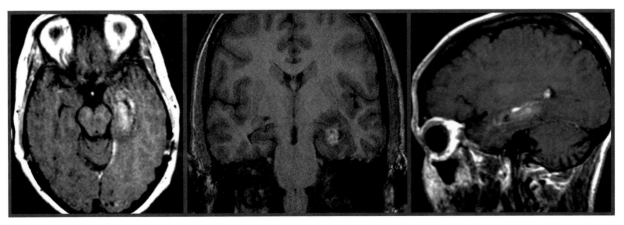

▲ 图 16-5 内侧颞叶癫痫 MRgLITT 治疗后的 MRI 轴位、冠状位和矢状位图像（从左到右）

消融部位周围有微弱的强化环。消融附近的皮质显示轻度水肿

实时监测期间充分消融内侧海马。

考虑到以上这些研究，大大支持了 MRgLITT 在 MTLE 治疗中的应用。然而，在选择合适的待术者时，开发一个综合的、决策树样的方法是很重要的。Gross 等 2016 年发表的关于选择性激光在选择性杏仁核海马切除术（SLAH）中的作用，提供了一个很好的决策方案[21]。Gross 等提出了候选标准、医学和非医学选择，以及对 HS 和非 HS-MTLE 使用 MRgLITT[21]。他们的候选标准包括症状学、MRI、PET、脑电图和神经心理记忆测试。癫痫发作形式为伴有或不伴有先兆内侧颞叶癫痫发作。MRI 和 PET 可能分别显示 HS 和相应的组织代谢低

下。正如预期的那样，通常基于长程视频的脑电图应该定位在颞叶前部。如果存在记忆缺陷，则应是部分性的，并局限于病变侧。然而，在尚不清楚的情况下，建议先进行 Wada 试验。根据从这些测试中获得的数据，临床医生可以转到 Gross 等提出的决策树（图 16–6）[21]。

Gross 等的决策树的核心主要依赖于 3 个因素，包括明确的 HS、致痫区定位和记忆中心定侧定位。简而言之，无论脑电图是单侧或双侧阳性，只要是明确的 HS 和 PET 结果提示，那么 MRgLITT 是有用的。在脑电图或 PET 不明确的情况下，建议在 MRgLITT 前进行有创性脑电图和记忆测试。注意，

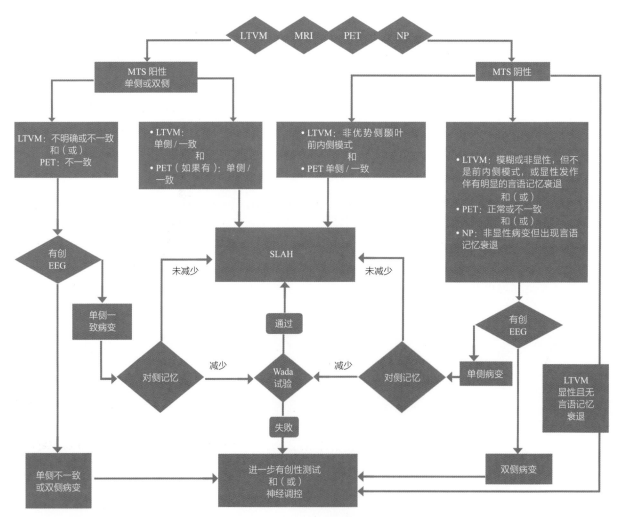

▲ 图 16–6　内侧颞叶癫痫 LITT 决策算法——Gross 教授团队在内侧颞叶癫痫治疗中提出的决策树

该诊断树以无创性检查开始，以定位和明确癫痫发作的病因。MRI、PET、LTVM（长期视频监测）和 NP（神经精神测试）的组合与海马硬化（HS）的存在或不存在有关。当所有这些因素都符合特定的解剖学因素时，就需要进行激光选择性杏仁海马消融术（SLAH）（经 Gross 等[21] 许可转载）

记忆测试可能需要 Wada 试验来验证记忆中心定侧。当这些措施不能明确刻画致痫区时，建议进一步的有创性测试和（或）神经调控。对于非 HS-MTLE，Gross 等提出了类似的决策策略。当脑电图提示非优势侧颞叶前内侧起始且 PET 结果相一致的情况时，MRgLITT 是推荐的。然而，当 EEG、PET 和（或）神经精神测试不明确时，建议进行有创性 EEG 和记忆测试（如 HS 病例中的建议）。

有 > 1/4 的开颅切除病例与 LITT 治疗失败相关[21, 22]。对于 MRgLITT 失败的病例，通常选择重复消融或开颅切除。重复磁共振成像有助于识别任何残留的杏仁核海马组织。重复 MRgLITT 手术应针对这些残余物或相关结构，如下托区、外侧海马或海马后部[21]。一个重要的问题是，临床医生在 MRgLITT 后什么时候断定治疗失败。Gross 等将最初的 6 周定义为急性围术期，并建议在这种"逐渐下降现象"期间癫痫发作并不一定意味着失败[21]。他们将癫痫发作持续存在 > 2 个月定义为治疗失败，并建议仅在症状学改变时，再次行脑电图测试[21]。

MTLE 是癫痫外科治疗最常见的指征之一，MRgLITT 的临床应用具有深远影响。由于激光消融术位于有创性手段的中间地带，通常可能适用于拒绝开颅手术的患者。对于这些患者，Gross 等提出，与 MRgLITT 相比，对照组应该是最优的药物治疗，而不是开颅手术和 MRgLITT[21]。这是一个重要的思维框架转变，因为 MRgLITT 的癫痫无发作往往高于单纯的药物治疗。下一个将是评估激光消融治疗 MTLE 的大规模多中心试验，逐步标准化 MRgLITT 在治疗谱中的确切地位。

（二）发育异常或病变导致癫痫

在文献中也提到使用 MRgLITT 治疗癫痫的其他原因，如局灶性发育不良和海绵状血管畸形。报道的系列在数量规模上很小。然而，它们带来了有趣的发现。值得注意的是，McCracken 等将 MRgLITT 应用于一个由 5 名海绵状血管畸形患者组成的小队列[23]。在他们的随访中，5 名患者中有 4 名（80%）在 12~28 个月的随访中有 Engel Ⅰ 级预后。随访期图像显示病灶明显缩小，无严重并发症或出血。Lewis 在 2015 年发表了 17 名耐药癫痫患者的系列报道[24]，在这 17 名患者中，11 名有局灶性皮质发育不良。他们报道在非颞叶病例中有 54%~66% 的癫痫发作缓解率。然而，他们的研究提示了病理诊断的重要意义。由于病变的影像学分类并不等同于组织病理学分类，所以消融程度和癫痫发作的结局可能并不相关。尤其是在局灶性发育不良的病例中，癫痫发生的区域往往超出可识别病变的边界。因此，尽管病变可能出现消融，但可能致痫区消融是不完整的。由于 MRgLITT 中没有组织病理学的直接结果，这些发现可能会遭到一些人的怀疑。关于 MRgLITT 的最初争论包括通过数学模型提供的热消融损伤估计。使用者面临的问题是，预测的消融是否确实准确。Ahrar 等证明了犬科动物热损伤评估的准确性，但这对人类来说是一项更具挑战性的工作[25]。Patel 等将热损伤评估与脑清创后 MRI 测量的消融体积联系起来，他们的结果表明，两者的保真度非常高[26]，在局灶性发育不良的病例中，扩大病灶边界以外的消融可能是有意义的。扩大程度有待进一步研究。

脑室周围灰质异位症（PVH）是一种具有挑战性的疾病，因为可能没有明确的致痫区，解剖位置可能限制手术入路的安全性。灰质异位症是由于神经元的放射状迁移中断导致灰质的层状或团块样聚集。因此认为，该灰质本身可能表现出致痫特征，或可能诱发相对应覆盖的新皮质[27]。此外，PVH 还可能有伴发的 MTLE。在这些情况下，切除异位灰质组织可以减轻或消除癫痫的负担。Thompson 等发表了他们在 2 名 PVH 中的经验。第 1 例中，他们使用 MRgLITT 治疗靠近右脑室房部和侧脑室颞角的 PVH。在他们的第 2 个病例中，除了覆盖团块样异位外，患者还有一个右内侧颞叶起源的病灶。第 2 名患者接受右 ATL 联合 MRgLITT 治疗手术难以到达的团块样组织。这两个病例在 6~12 个月的随访中都没有癫痫发作[27]。这项研究提出了一种特别的"联合方法"，协同使用开颅切除术和 MRgLITT。更重要的是，它显示了 MRgLITT 在神经外科手术难以到达区域中的巨大潜力。

目前还没有关于局灶性发育不良、海绵状血管畸形或 PVH 所致癫痫的 LITT 诊疗方针或标准化方案。然而，将 MRgLITT 作为主要、辅助或缓解性治疗应用于这些疾病，表明了这项技术在治疗这些疾病方面具有巨大的潜力。

（三）儿童癫痫综合征

MTLE 和局灶性皮质发育不良在儿童和成人癫痫中均有。在儿童人群中，癫痫的其他病因包括下丘脑错构瘤、结节性硬化综合征、岛叶性癫痫病灶、肿瘤、MTLE（有或无 HS）和异位。Ravindra 等担心，在儿科患者中，由于成本、赤字风险和对新的医疗选择的希望，患者家属可能会对手术有些犹豫 [21, 28-31]。然而，对年轻患者的手术干预尤为重要，因为发育可塑性的窗口更大，长期缺陷的风险就更低。

MRgLITT 在错构瘤性癫痫中的应用也有文献报道。Rolston 和 Chang 发表了一份报道，描述了 MRgLITT 在 2 名对药物和放射外科治疗无效的下丘脑错构瘤的 LITT 应用 [32]。2 名患者均接受 MRgLITT 治疗，随访 5 个月和 7 个月时均无癫痫发作。后续报道称，这 2 名患者中有一个存在少见的非功能丧失性先兆。

Curry 和 Lewis 等在他们的队列中都纳入了结节性硬化症等复杂病例 [5, 24]。结节性硬化症中的结节可能是致痫区，但这取决于其位置。因此，对于多发性结节性病变，需要仔细的脑电图研究来制订手术方案。Lewis 和 Curry 等在他们的队列中都显示出良好的结果，这是可展望的，因为这些病变可能在手术难以接近的地方，所以 MRgLITT 可能是非常有用的。

岛叶接近颞叶，岛叶癫痫往往是一个具有挑战性的类型 [33, 34]。因为解剖和临床表现上与颞叶癫痫类似，通常有必要使用有创性脑电图研究，从更常见的颞叶病灶中刻画出岛叶病灶。2014 年 Hawasli 等报道用 MRgLITT 治疗的岛叶癫痫病例 [35]，他们利用 Monteris 神经消融系统，随访 23 个月无癫痫发作。然而，目前文献中没有关于 MRgLITT 治疗岛叶癫痫的其他重要报道。更大规模的研究将会有所帮助，但这些病例并不像其他癫痫那样常见。不管怎样，用 MRgLITT 治疗其他形式的癫痫的疗效可推测岛叶癫痫的有效性。

随着 MRgLITT 在神经外科的普及，MRgLITT 在儿科药物难治性癫痫中有很大的应用潜力。Ravindra 等将 MRgLITT 纳入 DRE 的诊断和治疗考量中。基于该决策树，MRgLITT 适用于：①有癫痫发作脑电图证据的局灶性病变；②影像学无病灶的脑电图局灶性孤立性致痫区。这种方法不是目前的标准，但有文献报道的数据支持。

七、并发症

尽管 MRgLITT 的有创性很小，但确实存在并发症的风险。可能遇到的陷阱与任何立体定向手术相似。颅内出血可能继发于物理损伤或热损伤。激光导管沿着轨迹穿过，如果遇到血管，可能会形成血肿。而操作者可能没有意识到这一并发症，因为：①患者处于镇静状态，因此神经检查的变化不是很明显；②切口不允许直接观察；③在消融部分开始之前通常无法获得放射学图像 [16, 36, 37]。热诱导出血的另一个至关重要的可能原因是损伤内出血。虽然 MRgLITT 可以实现热消融，但它不能凝血。实时磁共振成像引导有助于监测这一点，但出现相对较小的出血，热损伤估计的可靠性也会降低。血液的存在会影响 PRF 的移位，从而影响估计的热消融 [11]。与任何立体定向手术一样，操作者应该知道穿过脑室的轨迹。机械性脉络膜损伤可导致大出血，同时还应注意脉络膜热损伤的可能性。

对于癫痫患者，其激光轨迹可能比肿瘤患者长得多。MTLE 案例就是一个很好的例子。当激光轨迹从枕入路延伸时，计划是至关重要的。轨迹越长，出血、进入脑室的风险越高，位置不佳的可能性也越大。与放置脑室外引流管类似，进入时的微小角度误差会极大地影响激光尖端的位置。在 MTLE 中，由于光辐射可能受到损害，过于偏侧的损伤会导致视野缺损。过于内侧的病变可影响脑神经Ⅲ和Ⅳ，导致瘫痪。先前的研究已经报道了此类并发症，并且使用了术后类固醇疗程，迅速改善了症状 [5, 17, 21]，减少这种错误的方法是使用类似于美敦力 Steath 工作站的 Vertek 臂（Medtronic Inc.）的锁定臂系统 [4, 36-38]。这样可以让操作者安全地锁定轨迹，并允许使用立体定向棒在手术的每一点进行轻松的"重新检查"。机器人手臂正在被开发用于神经外科，并可能在这方面提供一些改进 [39]。

热监测和热能分布是 MRgLITT 特有的重要因素。两种常用的 MRgLITT 系统都能提供温度反馈，并且可以在病变附近标绘安全界限。这些限制起到了硬止动的作用，一旦温度达到特定的程度，它们就会停止消融。直观地说，这是一个有用的特性，并提供了防止意外伤害的保护机制。然而，重要的是不要将这些限制设置得太靠近病变边界，因为消融可能过早结束。这种"跳闸"的概念可以避免，并促进更流线型的消融。靶区附近的液体也会影响消融[40]。脑室、大血管或囊性结构可以起到散热器的作用，导致热分布不对称。因此，术前病变评估对于评估完全消融的可能性非常重要。一些作者在 MRgLITT 之前实施了病变优化策略，以降低这种散热发生的可能性[40]。

八、未来方向

尽管 MRgLITT 是一种很有吸引力的治疗方法，但重要的是要考虑最终的问题，如 MRgLITT 的癫痫控制率是否能与更开放的治疗方法相媲美？激光在医学上的应用是一种非常有吸引力和市场前景的方法，但微创方法的总体好处应该与癫痫无发作的可能性相权衡。一些研究报道，采用开放性方法（如 ATL 和 SAH）可控制癫痫发作[2, 41, 42]。ATL 与控制癫痫发作的相关概率为 70%～80%，而 SAH 则略低，为 65%～75%。然而，ATL 有较高的语言问题风险[43]。对 MRgLITT 的疗效进行了大规模研究，但以往文献的评估显示，MRgLITT 的有效率为 30%～80%。这一范围显然很广泛，需要进行随机、多中心试验来进一步确定比率。

MRgLITT 的关键限制之一与术中监测有关[4]。由于 MRgLITT 软件包可以在二维图像上估计损伤程度，因此目前还不可能对消融进行真正的三维预测，这可能导致对消融范围的错误印象。这不仅是癫痫病例的问题，也适用于肿瘤病例。尽管出现完全消融，但仍可能残留致痫区，使患者无法治愈。由此得知过度消融可能会损坏附近的关键结构。研制一种三维热损伤估算方法（3D TDE）将引起 MRgLITT 用户的极大兴趣。

此外，要避免并发症。Patel 等发表了一个大型激光消融系列报道，描述了 100 次消融过程中遇到的一些并发症[16]。导管错位在癫痫病例中尤其有害，因为激光穿过大脑的许多重要区域，并与关键结构和关键束相邻，也可能遇到其他手术风险，如颅内血肿和感染。仔细使用立体定向引导和无菌技术可以减少此类并发症的发生。

九、结论

随着微创技术在外科领域的广泛应用，神经外科术者们对 MRgLITT 的研究产生了极大的兴趣。药物难治性癫痫是一种具有挑战性且范围广泛的病症。从历史上看，它是通过开颅外科手术途径来管理的。然而，MRgLITT 已被应用于 MTLE 和其他形式的局灶性癫痫。结果显示早期数据支持 MRgLITT 在癫痫外科治疗中有很大潜力这一观点。随着这项技术的应用不断扩大，应该进行更大规模的研究，以确定结果的真正衡量标准。

参考文献

[1] Chang BS, Lowenstein DH. Epilepsy. N Engl J Med 2003;349(13):1257–1266

[2] LaRiviere MJ, Gross RE. Stereotactic laser ablation for medically intractable epilepsy: the next generation of minimally invasive epilepsy surgery. Front Surg 2016;3:64

[3] Diaz R, Ivan ME, Hanft S, et al. Laser interstitial thermal therapy: lighting the way to a new treatment option in neurosurgery. Neurosurgery 2016;79(Suppl 1):S3–S7

[4] Patel NV, Mian M, Stafford RJ, et al. Laser interstitial thermal therapy technology, physics of magnetic resonance imaging thermometry, and technical considerations for proper catheter placement during magnetic resonance imaging-guided laser interstitial thermal therapy. Neurosurgery 2016;79(Suppl 1):S8–S16

[5] Curry DJ, Gowda A, McNichols RJ, Wilfong AA. MR-guided stereotactic laser ablation of epileptogenic foci in children. Epilepsy Behav 2012;24(4):408–414

[6] Penfield W, Flanigin H. Surgical therapy of temporal lobe seizures. AMA Arch Neurol Psychiatry 1950;64(4):491–500

[7] Wicks RT, Jermakowicz WJ, Jagid JR, et al. Laser interstitial

thermal therapy for mesial temporal lobe epilepsy. Neurosurgery 2016;79(Suppl 1):S83–S91

[8] Bown SG. Phototherapy in tumors. World J Surg 1983;7(6):700–709

[9] Jolesz FA, Bleier AR, Jakab P, Ruenzel PW, Huttl K, Jako GJ. MR imaging of laser-tissue interactions. Radiology 1988;168(1):249–253

[10] Kahn T, Bettag M, Ulrich F, et al. MRI-guided laser-induced interstitial thermotherapy of cerebral neoplasms. J Comput Assist Tomogr 1994;18(4):519–532

[11] Stafford RJ, Fuentes D, Elliott AA, Weinberg JS, Ahrar K. Laser-induced thermal therapy for tumor ablation. Crit Rev Biomed Eng 2010;38(1):79–100

[12] O'Dell CM, Das A, Wallace G IV, Ray SK, Banik NL. Understanding the basic mechanisms underlying seizures in mesial temporal lobe epilepsy and possible therapeutic targets: a review. J Neurosci Res 2012;90(5):913–924

[13] Marin-Valencia I, Guerrini R, Gleeson JG. Pathogenetic mechanisms of focal cortical dysplasia. Epilepsia 2014;55(7):970–978

[14] Wu J, Gao M, Shen JX, Qiu SF, Kerrigan JF. Mechanisms of intrinsic epileptogenesis in human gelastic seizures with hypothalamic hamartoma. CNS Neurosci Ther 2015;21(2):104–111

[15] Patel NV, Danish SF. Laser ablation for recurrent intracranial ependymoma. J Neurosurg Pediatr 2015;15(4):362

[16] Patel P, Patel NV, Danish SF. Intracranial MR-guided laser-induced thermal therapy: single-center experience with the Visualase thermal therapy system. J Neurosurg 2016;125(4):853–860

[17] Willie JT, Laxpati NG, Drane DL, et al. Real-time magnetic resonance-guided stereotactic laser amygdalohippocampotomy for mesial temporal lobe epilepsy. Neurosurgery 2014;74(6):569–584, discussion 584–585

[18] Waseem H, Osborn KE, Schoenberg MR, et al. Laser ablation therapy: an alternative treatment for medically resistant mesial temporal lobe epilepsy after age 50. Epilepsy Behav 2015;51:152–157

[19] Kang JY, Wu C, Tracy J, et al. Laser interstitial thermal therapy for medically intractable mesial temporal lobe epilepsy. Epilepsia 2016;57(2):325–334

[20] Jermakowicz WJ, Kanner AM, Sur S, et al. Laser thermal ablation for mesiotemporal epilepsy: analysis of ablation volumes and trajectories. Epilepsia 2017;58(5):801–810

[21] Gross RE, Willie JT, Drane DL. The role of stereotactic laser amygdalohippocampotomy in mesial temporal lobe epilepsy. Neurosurg Clin N Am 2016;27(1):37–50

[22] Josephson CB, Dykeman J, Fiest KM, et al. Systematic review and meta-analysis of standard vs selective temporal lobe epilepsy surgery. Neurology 2013;80(18):1669–1676

[23] McCracken DJ, Willie JT, Fernald BA, et al. Magnetic resonance thermometry-guided stereotactic laser ablation of cavernous malformations in drug-resistant epilepsy: imaging and clinical results. Oper Neurosurg (Hagerstown) 2016;12(1):39–48

[24] Lewis EC, Weil AG, Duchowny M, Bhatia S, Ragheb J, Miller I. MR-guided laser interstitial thermal therapy for pediatric drug-resistant lesional epilepsy. Epilepsia 2015;56(10):1590–1598

[25] Ahrar K, Gowda A, Javadi S, et al. Preclinical assessment of a 980-nm diode laser ablation system in a large animal tumor model. J Vasc Interv Radiol 2010;21(4):555–561

[26] Patel NV, Frenchu KS, Danish SF. Does the thermal damage estimate correlate with the magnetic resonance imaging predicted ablation size after laser interstitial thermal therapy Oper Neurosurg 201 8;15(2):179–183

[27] Thompson SA, Kalamangalam GP, Tandon N. Intracranial evaluation and laser ablation for epilepsy with periventricular nodular heterotopia. Seizure 2016;41:211–216

[28] Kwan P, Arzimanoglou A, Berg AT, et al. Definition of drug resistant epilepsy: consensus proposal by the ad hoc Task Force of the ILAE Commission on Therapeutic Strategies. Epilepsia 2010;51(6):1069–1077

[29] Engel J Jr, Wiebe S, French J, et al. Practice parameter: temporal lobe and localized neocortical resections for epilepsy. Epilepsia 2003;44(6):741–751

[30] Karsy M, Guan J, Ducis K, Bollo RJ. Emerging surgical therapies in the treatment of pediatric epilepsy. Transl Pediatr 2016;5(2):67–78

[31] Ravindra VM, Sweney MT, Bollo RJ. Recent developments in the surgical management of paediatric epilepsy. Arch Dis Child 2017;102(8):760–766

[32] Rolston JD, Chang EF. Stereotactic laser ablation for hypothalamic hamartoma. Neurosurg Clin N Am 2016;27(1):59–67

[33] Ryvlin P, Picard F. Invasive investigation of insular cortex epilepsy. J Clin Neurophysiol 2017;34(4):328–332

[34] Tao Sun FW, Cui J. Insular cortex and insular epilepsy. J Neurol Neurosci 2015;6:2–8

[35] Hawasli AH, Bandt SK, Hogan RE, Werner N, Leuthardt EC. Laser ablation as treatment strategy for medically refractory dominant insular epilepsy: therapeutic and functional considerations. Stereotact Funct Neurosurg 2014;92(6):397–404

[36] Barnett GH, Voigt JD, Alhuwalia MS. A systematic review and meta-analysis of studies examining the use of brain

laser interstitial thermal therapy versus craniotomy for the treatment of high-grade tumors in or near areas of eloquence: an examination of the extent of resection and major complication rates associated with each type of surgery. Stereotact Funct Neurosurg 2016;94(3):164–173

[37] Pruitt R, Gamble A, Black K, Schulder M, Mehta AD. Complication avoidance in laser interstitial thermal therapy: lessons learned. J Neurosurg 2017;126(4):1238–1245

[38] Patel NV, Jethwa PR, Shetty A, Danish SF. Does the real-time thermal damage estimate allow for estimation of tumor control after MRI-guided laser-induced thermal therapy? Initial experience with recurrent intracranial ependymomas. J Neurosurg Pediatr 2015;15(4):363–371

[39] Brandmeir NJ, Savaliya S, Rohatgi P, Sather M. The comparative accuracy of the ROSA stereotactic robot across a wide range of clinical applications and registration techniques. J Robot Surg 2018;12(1):157–163

[40] Wong T, Patel NV, Feiteiro F, Danish SF, Hanft S. Lesion optimization for laser ablation: fluid evacuation prior to laser-induced thermal therapy. World Neurosurg 2017;104:192–196

[41] Engel J Jr, McDermott MP, Wiebe S, et al; Early Randomized Surgical Epilepsy Trial (ERSET) Study Group. Early surgical therapy for drug-resistant temporal lobe epilepsy: a randomized trial. JAMA 2012;307(9):922–930

[42] Wiebe S, Blume WT, Girvin JP, Eliasziw M; Effectiveness and Efficiency of Surgery for Temporal Lobe Epilepsy Study Group. A randomized, controlled trial of surgery for temporal-lobe epilepsy. N Engl J Med 2001;345(5):311–318

[43] Sherman EM, Wiebe S, Fay-McClymont TB, et al. Neuropsychological outcomes after epilepsy surgery: systematic review and pooled estimates. Epilepsia 2011; 52(5): 857–869

第四篇　术中功能定位
INTRAOPERATIVE MAPPING

第 17 章　癫痫手术中运动、感觉和语言的皮质功能定位
Motor, Sensory, and Language Mapping in Epilepsy Surgery

Brett E. Youngerman　Pranav Nanda　Marla J. Hamberger　Guy M. McKhann II　著

钱若兵　韩一仙　译

翟　锋　王梦阳　校

摘要

　　运动、感觉和语言皮质功能定位技术在很大程度上扩展了药物难治性癫痫的安全切除范围。由于脑功能区分布存在个体差异，尤其在神经电生理或结构异常的患者中，在靠近功能区手术操作时，单纯依靠解剖标志和结构影像不足以实现最大限度地降低术后神经功能障碍的目标。虽然多模态神经影像技术、Wada 试验和术前的皮质刺激技术对皮质功能定位有一定的辅助作用，但均不及术中电刺激功能定位（electrical stimulation mapping，ESM）可靠。所幸的是，虽然组建一支经验丰富的术中定位团队很关键，但目前已有较多术中辅助技术被开发出来并得到不断改进，使之愈加安全和可靠。合适的患者和任务选择对于可靠性也至关重要。由于对术中电刺激结果的解读和其对于术后功能恢复意义的认识存在不同，因此在不同的单位实施 ESM 的方式也存在差别。尽管如此，对于不同皮质区域的手术，选择何种 ESM 和对各种 ESM 任务的意义的认识仍在不断深化，如 ESM 定位的重要功能区靠近或位于致痫区所在区域，可能会限制手术切除的范围，因此在术前须确立患者的轻重缓急。持续的 ESM 数据研究及结合辅助成像技术，将进一步提高癫痫手术功能定位技术的可靠性。

关键词

　　功能区皮质，直接电刺激，电刺激定位，手术外定位，躯体感觉诱发电位，运动诱发电位，立体脑电图

一、概述

对于药物难治性癫痫患者，若癫痫发作起始区定位明确，手术切除是行之有效的方法[1]。然而，致痫区可能与脑皮质功能区（包括运动、感觉和语言功能区）重叠。因此，癫痫外科手术一直存在着术后神经功能障碍的风险[2, 3]。为降低这些风险发生的可能性，已有数种技术被用于脑功能定位，进而提高手术的安全性。

二、历史

在癫痫外科发展的早期，为避免术后失语和其他语言功能障碍，左半球的大部分区域被视为"禁区"[4, 5]。基于对皮质解剖的初步了解，外科医生试图通过各种拓扑结构来保护语言功能[6-8]，即使遵循这些原则进行手术，术后仍有出现功能障碍的可能，尤以语言功能为著[9]。

在19世纪后期，人们发现直接电刺激（direct electrical stimulation，DES）可影响皮质功能活动水平[10]。在此后的数十年里，DES技术被用于清醒麻醉的癫痫手术患者的皮质功能定位[11]，从运动和感觉皮质区域的分区和亚区开始[12, 13]。DES在运动和感觉区可引出阳性反应（如刺激后可诱发运动或主观感觉改变），但在应用于语言皮质时，则产生阴性反应，刺激时可表现为语言相关能力下降[14, 15]。Penfield和Roberts通过使用皮质电刺激定位技术，定位电刺激后物体命名功能出现障碍的皮质区域，进而绘制出语言功能皮质分布图[4]。Ojemann等随后阐述了语言功能的模式和变异，发现DES时反复出现命名功能障碍的皮质被切除后，可导致术后语言功能障碍[7, 16]。

术中定位得到的语言、运动、感觉功能皮质，不同患者之间存在较大的差异，尤其是在癫痫和占位性病变的患者当中[14, 17, 18]，这种差异性更加体现了术中个体化功能皮质定位的重要性。基于ESM技术提供的术中定位信息，外科医生可以很好地定位并保护语言、运动、感觉功能区，从而扩大了对药物难治性癫痫的安全切除范围[4, 19, 20]。近年来，各种术前功能和解剖定位方法，包括磁共振成像（MRI）[21, 22]、功能磁共振成像（fMRI）[23, 24]、脑磁图（MEG）[25, 26]、正电子发射体层摄影（positron emission tomography，PET）[27, 28]和弥散张量成像（diffusion tensor imaging，DTI）[29, 30]，皆被视为手术计划的辅助技术。

三、患者选择与术前功能定位

具有相关癫痫发作症状学特点的患者最有可能得益于运动、感觉和语言皮质定位，因其发作方式有助于致痫区的定位，如癫痫发作早期表现为言语暂停，可能表明致痫区累及语言区[31]，而诸如杰克逊发作可能表明致痫区累及运动皮质[32]。

术前脑功能严重缺陷的患者很难进行皮质功能的定位。对于语言能力较弱的患者（视图命名任务的准确度＜70%～75%），语言区定位存在难度，而对于严重偏瘫的患者，运动皮质定位更具挑战性。具体地说，术前功能缺陷使判断刺激期间的表现是归因于刺激本身问题还是仅反映其术前情况变得困难。尽管ESM曾应用于年龄低达2岁的患儿，但实际上ESM较少应用于儿童[33]，部分原因是幼儿的大脑皮质似乎对DES相对不敏感（尽管可通过复杂的刺激参数来克服）[34, 35]。此外，儿童和不能合作的成年人可能无法完成唤醒手术[5]。因此，对于此类患者，只能通过全麻下术中定位运动皮质、无创性成像、植入硬脑膜下或立体脑电图（SEEG）电极进行感觉运动和语言功能定位，尽管这不是最佳选择。

结构MRI可用于初步评估重要功能区与致痫区的距离，特别是癫痫病灶明确者。在轴位和矢状位成像中，中央沟可通过扣带回边缘支被准确定位（图17–1），并且优势半球额叶岛盖部的沟回分布特点可用于定位前运动区腹侧的运动言语区，但考虑到这些区域中功能皮质，尤其是语言功能的分布存在很大差异[21, 36]，所以结构MRI可能最适合用来识别需进一步术中定位的患者。

还有其他一些研究可为指导定位和手术入路提供有益信息，但均不及皮质刺激定位可靠。Wada试验，又称为颈动脉内异戊巴比妥钠注射试验（intracarotid amobarbital procedure，IAP），该项检查一直是确定语言侧别和半球记忆能力的金标准[37, 38]。通过对脑血管无明显异常的患者行颈内动脉置管，分别向双侧颈内动脉注射异戊巴比妥钠，该方法可引起一过性偏身感觉障碍，从而可以分别评估双侧半球的功能[39, 40]。如果无法使用异戊巴比妥，可以使用麻醉药替代，包括依托咪酯、甲氧西他汀、戊巴比妥或丙泊酚[41]。Wada试验是一种有创性检查，具有血管造影术的固有风险[42]。此外，虽然选择性更强（如大脑后动脉）的Wada试验可在保留语言功能的同时抑制海马记忆功能，但Wada试验仅能判断语言皮质的侧别。

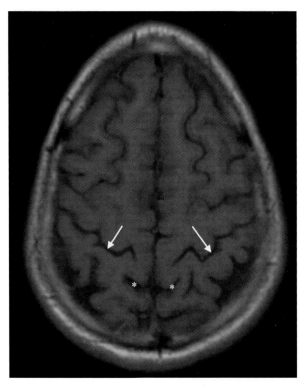

▲ 图 17-1　轴位 MRI 显示中央沟与扣带回边缘支的关系

白箭表示中央沟，星号（＊）表示扣带回边缘支

任务态 fMRI、MEG 和 PET 与 Wada 试验在识别语言区的侧别 [24, 28, 43, 44] 和大致语言区 [27, 45] 方面有高度一致性，上述技术在某些癫痫中心已取代了 Wada 试验。但是，对更精确的语言区域的识别能力一直不如 ESM [46, 47]，至少部分原因是由不同任务和方案导致的功能定位存在差异 [48]。术前 fMRI 的使用也可能由于其对语言功能区域缺乏特异性而受到限制，相反语言任务时激活更大的区域 [49]。DTI 技术可使皮质下白质纤维束可视化，从而有助于定位语言皮质 [29, 30]，并提供所有相关功能解剖的更完整视图，尤其是在癫痫病灶可能使白质束移位的情况下。将这些模式与 ESM 结合使用，可以提高总体敏感性和特异性 [50, 51]。

通过在颅内植入电极进行术前刺激，提供了另一种定位方法。植入颅内电极后的监测结果通常用于确认或识别致痫区 [52]。在观察癫痫发作并定位后，将抗癫痫药恢复到治疗水平，通过电极可加以电刺激以行功能定位 [53]。图 17-2A 和 B 显示硬膜下条状和栅状电极的放置，以及根据致痫区定位和语言功能定位所拟定的切除范围。植入电极可用

于不能耐受术中功能定位的患者，但其有几个局限性，包括手术外刺激定位的范围受预定的电极位置的限制，硬脑膜下条状和栅状电极在脑深部定位中的用途有限，并且需要相对较大的开颅范围，这在双侧或多脑叶定位中可能不切实际或创伤巨大。SEEG 在欧洲多个中心长期使用，随着机器人辅助系统 [54] 的使用，以及对安全性的认可，SEEG 在美国越来越受欢迎 [55]。SEEG 的优点是并发症发生率相对较低，可定位深部、双侧和多脑叶区域 [56, 57]；但是在皮质表面上的电极覆盖范围较小，从而限制了连续皮质区域之间的精确定位 [58-60]。在使用 SEEG 提供的信息来进行癫痫病灶及功能区定位方面，仍可能需要进一步深入研究 [61]。

许多手术外定位方法可以识别语言功能区，但这些区域可能是语言功能非必需的，而且可能无法在术中由 DES 所验证 [62, 63]。因此，手术外定位技术有助于手术计划的制订，但不能替代术中 ESM [63]。图 17-2C 和 D 显示了在手术外语言功能定位之后，术中 ESM 确定的其他语言功能区，以及最终手术切除后的图片。为了准备术中语言功能定位，对要使用的任务执行基线测试。为使 ESM 有效进行，需选择患者可以轻松完成的刺激任务。尽管由于镇静和心理压力，基线可能会在手术室设置中发生偏移，但上述选择可使手术团队合理地确定，刺激期间引起的任何错误实际上都是由于刺激引起的。否则，需要更多的时间明确使用"未选择的"任务时刺激期间的错误率与患者基线错误率是否显著不同。对于运动和语言功能定位，术前与神经心理学家或其他人员来指导患者进行术前任务训练，有助于帮助患者为手术唤醒做准备。监测抗癫痫药的水平，以确保在手术中其处于较高的治疗范围，以最大限度地降低 ESM 过程中诱发癫痫发作的风险。

四、术中刺激技术

在准备唤醒手术前应采取一些预防保护措施，安全和舒适的体位非常重要。在颞叶语言功能区定位时，侧卧位是最佳体位，可以使大脑矢状面大致与地面平行。放置腋窝卷或生理盐水袋可保护臂丛神经，同时将颈部固定在 Mayfield 头架的中立位，可在麻醉期间最大限度地提高患者舒适度并保护患

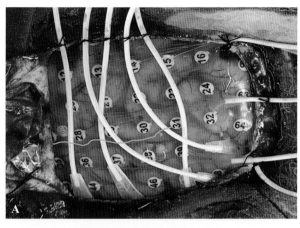
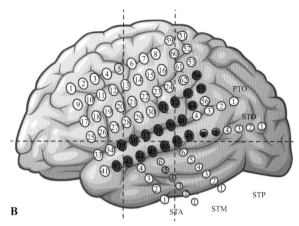
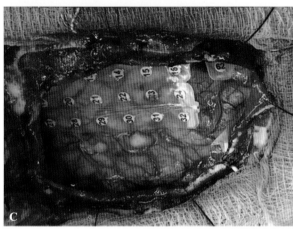
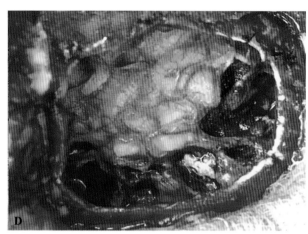

▲ 图 17-2 用硬膜下条状和栅状电极进行术外描记，然后行术中皮质电刺激语言定位的病例

A. 手术照片，显示硬膜下栅状电极置于颞叶后部、额叶后部和顶叶前部，且有 4 个条状电极（3 个颞下部电极和 1 个顶枕后部电极）。侧裂由叠加线（浅蓝色）标记。患者有左颞叶疱疹性脑炎伴前颞叶脑软化病史。癫痫发作的症状学特征是言语障碍继发全面性发作。左颞顶后部和左额颞区记录到局部易变的癫痫发作期脑电图和发作间期癫痫样放电。B. 根据术前癫痫监测和语言定位拟定的切除术范围（深蓝色）示意图。皮质定位确定的听觉命名（红色）、视物命名（黄色）和阅读（紫色）区域。浅蓝色表示由于疼痛无法测试的颞下部。C. 手术照片，显示拟切除范围和在术中皮质电刺激定位中因语音中断定位的语言区（标有外科吸收性明胶海绵）。D. 手术照片显示最后的切除。软脑膜下切除病灶，以保护脑沟内血管向邻近脑组织供血

者的气道。临时使用喉罩或鼻咽导管也可以保护气道 [64]。通常使用异丙酚镇静和短效阿片类药物（如瑞芬太尼）联合麻醉。在头钉部位、皮肤切口和颞肌 [5, 65] 等部位可使用短效联合长效局麻药（如利多卡因和丁哌卡因）进行局部神经阻滞麻醉。在定位手术中应用抗癫痫药物的同时采取以上联合麻醉方式可以最大限度地减少后发放（after discharge，AD）和癫痫发作 [66]。此外，应用 4℃冷生理盐水快速冲洗受刺激脑表面也是一种终止癫痫发作的有效方法 [67]。

在制订功能区定位方案时，必须综合考虑个体化需求和假定的癫痫发作区 [68]。癫痫发作区通常在最后测试 [5]，因其对刺激诱发癫痫的可能性较为敏感，甚至可能存在危险，并可能导致后续的语言能力下降而促使 ESM 终止，同时要兼顾手术时间的长短，即患者是否能够耐受长时间的定位过程 [69]。在癫痫发作区附近定位对于确定拟切除组织的功能至关重要 [5]。

语言功能区定位时，首先在可疑部位进行 DES，并将错误率与基线错误率（即无刺激的对照试验）[70, 71] 或设置截止值 [70, 72] 进行比较。在 ESM 时，神经外科医生通常会使用一套比较一致的成熟的技术参数 [5, 71, 73]，旨在最大限度地降低诱发癫痫发作的风险，同时仍能有效地干预功能区皮质的活动。因此，需要在进行语言测试之前确定 AD 的刺激电流的上限值，DES 电流通常比 AD 阈值低 0.5～1mA，最大值为 10mA [5]。实际上，术中清醒

的患者，＜4～5mA 的电流刺激（在双极 Ojemann 刺激器设置 2～2.5mA）即可引起患者的功能改变或 AD。虽然持续 10s 的电流刺激不会对人脑造成组织学损害[74]，但是临床上通常使用持续时间较短的电流刺激（3～4s），常用单极刺激频率为 50～60Hz，双相方波时程 1～1.25ms[66, 69, 75]。为了全面定位语言区皮质界限，需要依次对 15～20 个位点进行刺激。阳性部位可用小纸标或吸收性明胶海绵标记并拍照记录（图 17-2C）。每个潜在的语言位点共需刺激 4～6 次，以定位图片命名、听觉命名和阅读区。也可以将刺激的重点放在拟切除区域内。如果刺激后反复产生语言功能错误（可能包括语义或语音异常、应答不能、新词、言语延迟及理解错误[6]），则该部位可以视为语言区的中心。阳性（即刺激后语言功能障碍）部位可以确保阴性部位的可靠性，只要刺激参数合适，没有必要完全清楚阴性部位，也可以安全切除。当功能定位的区域仅有阴性结果时，手术切除不可超出该范围[76]。

在 DES 进行感觉和运动功能区定位时，通常使用频率为 50～60Hz 且单相持续时间为 0.2～0.5ms 的双相方波脉冲刺激[6]。刺激从低电流开始（如 2mA），每 0.5～1mA 递增，直至引起机体反应或达到电流最大值（设置同语言区定位）。刺激过程中要求患者进行重复运动任务（即手张开和合拢），监测其功能是否受损，或者静止时观察和记录对应肌肉的肌电图（electromyographic，EMG）监测其运动[77]。相同的刺激强度还可刺激皮质下的白质了解下行运动传导束的功能，其引起的反应可能包括感觉减退或感觉异常（必须由患者传达）或复合肌肉运动（尤其是上肢运动）[78]。在刺激过程中，如果患者感到轻度乏力，亦可定位运动功能区，如在切除接近手部运动区时，进行手部握力或近端的肌力测试[79]。运动功能定位可在患者清醒或全麻下进行，而感觉功能区需要在唤醒状态下依据患者的反应和交流能力来定位。

躯体感觉诱发电位（somatosensory evoked potential，SEP）是另一种识别初级运动和感觉皮质的方法。与 DES 相比，SEP 具有不诱发癫痫的优势，且几乎不受麻醉影响[80]。SEP 刺激部位包括正中神经或胫神经（通常刺激频率为 2～5Hz，脉冲持续时间为 0.1～0.3ms），在中央区产生固定的镜像波形[81]。该波形可由垂直于中央沟方向（刺激正中神经时记录电极位于侧裂上方 4cm 处，刺激胫神经时记录电极在旁中央小叶顶点或内侧）的条形电极所描记。正中神经刺激通常更易于定位。SEP 的典型表现是刺激后 20ms 在中央后回出现一个负相波，25ms 产生一个正相波（N20 / P25），而在中央前回则出现反向的 P20 / N25（20ms 后出现正相波，25ms 出现负相波）[82]。中央前回和中央后回的波极性对立变化（称为"相位反转"）可用于识别中央沟（图 17-3）。刺激三叉神经可用来确定面部运动和感觉区域[83]。

运动诱发电位（motor evoked potential，MEP）监测可用来评估运动皮质周围切除手术的安全性。根据 ESM 或 SEP 所确定的中央沟位置，反复刺激具有最大 SEP 反转相位或最低运动刺激阈值的皮质位置，记录来自对侧不同肌肉群（如前臂屈肌、鱼际肌和股四头肌）的 MEP[84-86]。通常刺激频率为 200～800Hz，以 5 个 0.2～0.5ms 的单极阳矩形脉冲进行刺激，逐渐增加刺激强度，直到引出患者对侧肌肉的动作电位或达到刺激最大值（如达到 20mA）。术中应连续监测 MEP[84-86]，如每分钟刺激 2～3 次[85]。MEP 的不可逆消失，振幅降低（＞

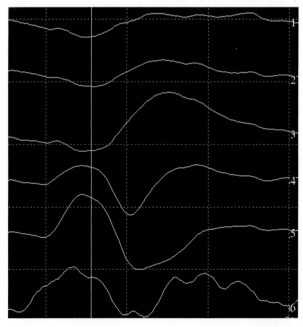

▲ 图 17-3　双极导联的躯体感觉诱发电位，表明电极 3～4 的相位反转

80%）或潜伏期延长（＞15%），是预测术后永久性运动功能缺陷的可能和严重程度的指标[85-87]。

五、语言任务选择和语言功能模式

皮质功能定位是通过刺激后语言任务是否被干扰来识别的，因此任务的选择至关重要[5]。不同的外科医生和研究者ESM所使用的语言任务有所不同，最主要的是包括一系列任务，测试一些高级语言处理过程，并制订出术者和受试者熟悉的测试方案。

研究人员最常使用视图命名[88]。长期以来，人们认为保留命名能力可避免大多数术后失语[5, 7, 71]。视物命名的测试相对简单。命名性失语是大多数失语症候群的必备特征，切除命名功能相关区域是术后语言功能下降最主要的因素。但是，仅视物命名可能无法预测语音和理解等更复杂的语言功能。听觉描述命名或响应性命名任务（如对"国王戴在头上的是什么"的口头回答）可能更具有意义，因为其囊括了听力和基于会话环境的概念，而命名性失语通常是概念本身的缺失[72, 89, 90]。与视觉和命名不同，听觉语言区通常位于颞叶的前部，因此仅测试视物命名会忽略该位置。其他高级任务包括阅读、理解、动词生成和短期口头回忆[14, 72, 90-93]。自动语音（如计数）过程中语音中断的可靠性较其他语言任务低[93]，在皮质刺激时不能依赖此项任务，但在皮质下切除术中，患者可以进行对话式交流，若在刺激时或手术操作中出现言语中断，可作为限制切除范围的标志。

许多研究尝试使用ESM来定义任务相关的语言功能的分布模式，这些研究使人们对语言加工的皮质结构有了更多的认识（图17-4，见Hamberger[5]的评论），但将这些发现整合到临床决策中是很困难的，因为在任务选择、不同患者间皮质功能分布范围，以及大脑区域的精确定义方面存在着巨大的差异[5]。

大量基于病例的研究表明，尽管个体间大体语言功能区的分布方式是一致的，但个体之间仍存在很大的差异，尤其是在合并病变等病理情况下[63]。基于对语言功能区解剖的初步了解，外科医生试图通过使用解剖学标志（如切除范围限制在颞叶前

4～5cm、中央区皮质下部之前或Labbé静脉的前方，并避免损伤颞上回）[6-8]来保护优势半球侧裂周围的语言功能。即便严格遵循上述解剖标记，仍有术后失语的发生[9]。因此，尽管可以使用语言功能解剖来指导特定患者的任务选择，术中ESM仍然是金标准。

部分有用的语言区组织模式在指导ESM和结果解释方面值得更多关注。刺激后引发可靠的语言缺陷的区域被视为"必要"区域，而其他可靠性较差的区域则被称为"部分参与"位点[16]。皮质表面刺激能可靠地预测皮质下切除术后的结果，表明语言功能区很大程度上是垂直分布的，并且优先位于脑回上[6]。考虑到脑沟皮质的体积，除了语言区是脑回表面扩展到脑沟的，语言功能区定结果位提示其他脑沟往往并无语言区分布[6, 94, 95]。

ESM主要用于在优势半球的侧裂周围皮质的语言功能定位，对该区域进行语言功能定位最为可靠[69]，且此处病变最有可能产生永久性的术后语言功能障碍。此时，这个区域皮质功能定位特别有指导性[6]。大多数患者在侧裂周围具有多个语言功能区，多数至少为一个额叶区域和一个颞顶部区域[69]。然而也有很大的差异性，20%患者缺乏上述两者之一[69]，这种差异可能与患者的某些特征有关，如与IQ得分较高的患者相比，IQ得分较低的患者更有可能在顶叶或有多个命名语言区，而智商得分较高的患者的功能区通常位于颞叶后上部[70, 96]。前颞叶语言功能区（另一种非典型语言区）更多见于言语IQ得分较低，左利手和癫痫发作年龄较早的患者。有一种假设是早期左半球损伤可能会使"经典"语言功能区转移[70, 97]，这些患者术后语言功能缺陷的可能性较小，表明这些非典型语言区可能在语言功能网络中仅扮演很有限的角色[97]。

DES也显示语言功能区分布于辅助运动区（supplementary motor area，SMA）和颞底皮质，后者主要支持初级视物命名和理解[98, 99]，但SMA范围内切除通常只会导致暂时性的语言障碍（尽管语言障碍最明显的是缄默症，最初可能症状较为严重）[100]，只要皮质下纤维束（如额枕下束）得以保留，颞底皮质切除通常也不会产生永久性语言功能障碍[92, 98]。

语言重组至对侧是相对较少见，但在5岁之前

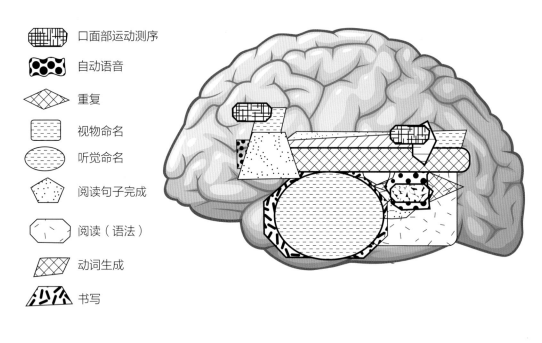

口面部运动测序
自动语音
重复
视物命名
听觉命名
阅读句子完成
阅读（语法）
动词生成
书写

A

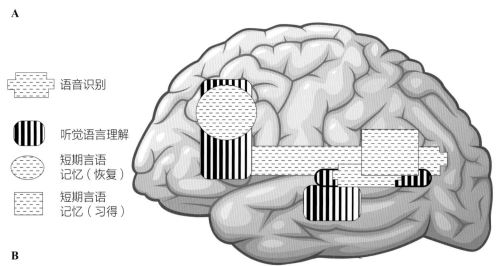

语音识别

听觉语言理解

短期言语
记忆（恢复）

短期言语
记忆（习得）

B

▲ 图 17-4　图解说明电刺激会影响语言表达的部位（**A**）和影响语言接收功能的部位（**B**）

经 Hamberger[5] 许可转载

左侧语言皮质有较大病变的患者更有可能发展为右半球语言[33]。在那些语言区主要位于左侧半球的人群中，局灶性癫痫患者更有可能将语言功能区集中在颞后上部[72]，而无病灶性癫痫的患者则位于整个颞外侧区域[5]。

　　某些人群需要特殊考虑。双语和多语患者得到的语言功能区似乎较为分散，不同语言区由各自及共同的区域组成，部分取决于语言习得的年龄[65, 101, 102]。在双语患者中定位两种语言区可能是保持语言功能最安全的方法。考虑到安全性和配合

能力，儿童对刺激的组织反应可靠性较低，以及语言功能区较成年人少，ESM 较少应用于儿童。通常需要 4—5 岁的心理年龄才可行 ESM。研究表明语言功能区的数量随着年龄的增长而增多[5]，而 10 岁以下的儿童其数量明显下降[103]。

六、切除后的临床结果

　　在不同患者群体中已被反复证明，使用术中运动、感觉和语言皮质功能定位技术，长期并发症发生率较低[7, 79, 104-110]。

切除的边缘与功能区的距离在预测术后功能缺陷中尤为重要，其距离越小与术后功能障碍越相关[7, 104]。初步研究表明，为避免永久性的语言障碍，切缘和视物命名任务定位的语言区应留出≥1cm 的距离[7, 104, 111]。然而，在保护语言功能方面，诸如保留脑沟边界和所有贯穿脑沟的血管系统，以及避免切除白质深度到重要语言区等操作可能比"1cm 规则"更为重要。后来一项相对较大的回顾性研究发现，对于有或无术中视物命名 ESM 的难治性左颞癫痫患者进行手术切除，术后视物命名并无差异[5, 112]。而似乎切除干扰听觉命名任务的区域可能与术后语言功能下降更相关，因为已证明切除听觉命名区域会导致听觉和视物命名能力显著下降[7, 16, 89, 111]。

大多数术后失语会随着时间而改善或治愈，持续性语言障碍危险因素包括年龄 40 岁以上、术前已有失语[6, 113, 114]。尽管在中央区周围切除术后短暂的运动功能障碍很常见，在 DES 功能定位指导下的限制性切除术，其持续的功能障碍很少见（＜5%）[79, 110]。

值得注意的是，鉴于 ESM 和 SEP 已被纳入治疗标准，尚无已发表文献将癫痫手术患者随机分为有和无 ESM 或 SEP 组，此类研究不太可能获得机构审查委员会的批准[5, 112]。

在癫痫病灶附近或内部定位出语言功能区，可能会限制手术切除范围。做出手术决策时，必须权衡患者癫痫发作的严重程度、预期语言障碍的性质和程度，以及患者的言语和功能优先级。这些优先事项可能取决于多种因素，包括术前功能基线水平、功能定位类型和患者个人选择[5]。术前确定患者的目标和优先级至关重要。

七、局限性

对药物难治性癫痫患者行术中语言、运动和感觉功能的皮质电刺激定位具有一些局限性，包括：①需要人员和测试强度；②不能定位皮质表面以外的潜在语言区（如半球间、颞底、SMA 内侧和脑沟区域）[5]；③在测试高级复杂的功能（尤其是语言）时，ESM 仅限于高度简化的任务，从而引发了其生态有效性的问题[5]。术中定位显示皮质区域与某些功能有关，但不一定是其功能必需区域，尤其是考虑到术后代偿机制。ESM 在某种程度上还取决于对阳性语言区的定位，如果没有发现阳性语言区，可能是由于 AD 阈值过低限制了测试，刺激电流过小，或者仅仅是没有刺激到相关区域，此时必须考虑阴性部位的有效性。在有经验和神经生理学的团队合作下，外科医生才能预测排除术中故障，以确保不会出现假阴性结果。在定位和切除过程中，患者的积极反馈是确保手术安全的最佳方法。

八、结论

皮质定位技术在很大程度上扩大了药物难治性癫痫的安全切除范围。各种成像技术、Wada 试验和术前皮质（刺激）定位均可能是有用的辅助技术，但不及 ESM 可靠。组建一支经验丰富的团队对 ESM 的安全至关重要，所幸的是，目前已开发并改进了多种术中技术，以使其相对安全可靠。适当的患者和任务选择对于可靠性也至关重要。尽管各单位实施 ESM 的方式存在区别，对某些术中发现和术后功能恢复的影响尚待明确，人们对特定任务和不同解剖位置的 ESM 的意义有了日益加深的认识。癫痫病灶靠近或者包含功能区可能会限制手术的范围，因此在术前须确立患者的优先级。持续的 ESM 数据研究及结合辅助成像技术，将进一步提高癫痫手术定位技术的可靠性。

参考文献

[1] Wiebe S, Blume WT, Girvin JP, Eliasziw M; Effectiveness and Efficiency of Surgery for Temporal Lobe Epilepsy Study . Group. A randomized, controlled trial of surgery for temporal-lobe epilepsy. N Engl J Med 2001;345(5):311–318

[2] Schramm J. Temporal lobe epilepsy surgery and the quest for optimal extent of resection: a review. Epilepsia 2008;49(8):1296–1307

[3] Pondal-Sordo M, Diosy D, Téllez-Zenteno JF, Girvin JP, Wiebe S. Epilepsy surgery involving the sensory-motor cortex. Brain 2006;129(Pt 12):3307–3314

[4] Penfield W, Roberts L. Mapping the speech area. In: Penfield W, ed. Speech and Brain Mechanisms. Princeton, NJ: Princeton University Press; 1959:103–118

[5] Hamberger MJ. Cortical language mapping in epilepsy: a critical review. Neuropsychol Rev 2007;17(4):477–489

[6] Serafini S, Waldau B, Hagland MM. Motor, sensory, and language mapping and monitoring for cortical resections. In: Winn HR, ed. Youmann and Winn Neurological Surgery. Philadelphia, PA: Elsevier; 2017:454–462

[7] Haglund MM, Berger MS, Shamseldin M, Lettich E, Ojemann GA. Cortical localization of temporal lobe language sites in patients with gliomas. Neurosurgery 1994;34(4):567–576, discussion 576

[8] Fried I. Anatomic temporal lobe resections for temporal lobe epilepsy. Neurosurg Clin N Am 1993;4(2):233–242

[9] Heilman KM, Wilder BJ, Malzone WF. Anomic aphasia following anterior temporal lobectomy. Trans Am Neurol Assoc 1972;97(2):291–293

[10] Bartholow R. Experimental investigations into the functions of the human brain. Am J Med Sci 1874;67:305–313

[11] Borchers S, Himmelbach M, Logothetis N, Karnath H-O. Direct electrical stimulation of human cortex - the gold standard for mapping brain functions? Nat Rev Neurosci 2011;13(1):63–70

[12] Krause F. Die operative behandlung der epilepsie. Med Klin 1909;5:1418–1422

[13] Penfield W, Boldrey E. Somatic motor and sensory representation in the cerebral cortex of man as studied by electrical stimulation. Brain 1937;60(4):389–443

[14] Hamberger MJ, Cole J. Language organization and reorganization in epilepsy. Neuropsychol Rev 2011; 21(3): 240–251

[15] Hamberger MJ. Cortical mapping. In: Kreutzer JS, DeLuca J, Caplan B, eds. Encyclopedia of Clinical Neuropsychology. New York, NY: Springer Science; 2011

[16] Ojemann GA. Individual variability in cortical localization of language. J Neurosurg 1979;50(2):164–169

[17] Duffau H. Lessons from brain mapping in surgery for low-grade glioma: insights into associations between tumour and brain plasticity. Lancet Neurol 2005;4(8):476–486

[18] Barcia JA, Sanz A, Balugo P, et al. High-frequency cortical subdural stimulation enhanced plasticity in surgery of a tumor in Broca's area. Neuroreport 2012;23(5):304–309

[19] Penfield W, Jasper H. Epilepsy and the Functional Anatomy of the Human Brain. Boston, MA: Little Brown; 1954

[20] Penfield W, Perot P. The brain's record of auditory and visual experience. Brain 1963;86:595–696

[21] Quiñones-Hinojosa A, Ojemann SG, Sanai N, Dillon WP, Berger MS. Preoperative correlation of intraoperative cortical mapping with magnetic resonance imaging landmarks to predict localization of the Broca area. J Neurosurg 2003;99(2):311–318

[22] Berger MS, Cohen WA, Ojemann GA. Correlation of motor cortex brain mapping data with magnetic resonance imaging. J Neurosurg 1990;72(3):383–387

[23] Binder JR, Sabsevitz DS, Swanson SJ, Hammeke TA, Raghavan M, Mueller WM. Use of preoperative functional MRI to predict verbal memory decline after temporal lobe epilepsy surgery. Epilepsia 2008;49(8):1377–1394

[24] Sabbah P, Chassoux F, Leveque C, et al. Functional MR imaging in assessment of language dominance in epileptic patients. Neuroimage 2003;18(2):460–467

[25] Lee D, Sawrie SM, Simos PG, Killen J, Knowlton RC. Reliability of language mapping with magnetic source imaging in epilepsy surgery candidates. Epilepsy Behav 2006;8(4):742–749

[26] Baumgartner C, Pataraia E. Revisiting the role of magnetoencephalography in epilepsy. Curr Opin Neurol 2006;19(2):181–186

[27] Bookheimer SY, Zeffiro TA, Blaxton T, et al. A direct comparison of PET activation and electrocortical stimulation mapping for language localization. Neurology 1997;48(4):1056–1065

[28] Tatlidil R, Xiong J, Luther S. Presurgical lateralization of seizure focus and language dominant hemisphere with O-15 water PET imaging. Acta Neurol Scand 2000;102(2):73–80

[29] Leclercq D, Duffau H, Delmaire C, et al. Comparison of diffusion tensor imaging tractography of language tracts and intraoperative subcortical stimulations. J Neurosurg 2010;112(3):503–511

[30] Bello L, Gambini A, Castellano A, et al. Motor and language DTI Fiber Tracking combined with intraoperative subcortical mapping for surgical removal of gliomas. Neuroimage 2008;39(1):369–382

[31] Gabr M, Lüders H, Dinner D, Morris H, Wyllie E. Speech manifestations in lateralization of temporal lobe seizures. Ann Neurol 1989;25(1):82–87

[32] Murphy JT, Kwan HC, MacKay WA, Wong YC. Physiologic basis for focal motor seizures and the Jacksonian "March" phenomena. Can J Neurol Sci 1980;7(2):79–85

[33] Duchowny M, Jayakar P, Harvey AS, et al. Language cortex representation: effects of developmental versus acquired pathology. Ann Neurol 1996;40(1):31–38

[34] Goldring S, Gregorie EM. Surgical management of epilepsy using epidural recordings to localize the seizure focus. Review of 100 cases. J Neurosurg 1984;60(3):457–466

[35] Jayakar P. Physiological principles of electrical stimulation. Adv Neurol 1993;63:17–27

[36] Ebeling U, Steinmetz H, Huang Y, Kahn T. Topography and identification of the inferior precentral sulcus in MR imaging. AJNR Am J Neuroradiol 1989;10(5):937–942

[37] Knake S, Haag A, Hamer HM, et al. Language lateralization in patients with temporal lobe epilepsy: a comparison of functional transcranial Doppler sonography and the Wada test. Neuroimage 2003;19(3):1228–1232

[38] Brockway JP. Two functional magnetic resonance imaging f(MRI) tasks that may replace the gold standard, Wada testing, for language lateralization while giving additional localization information. Brain Cogn 2000;43(1–3):57–59

[39] Snyder PJ, Harris LJ. The intracarotid amobarbital procedure: an historical perspective. Brain Cogn 1997; 33(1):18–32

[40] Yetkin FZ, Swanson S, Fischer M, et al. Functional MR of frontal lobe activation: comparison with Wada language results. AJNR Am J Neuroradiol 1998;19(6):1095–1098

[41] Patel A, Wordell C, Szarlej D. Alternatives to sodium amobarbital in the Wada test. Ann Pharmacother 2011;45(3):395–401

[42] Loddenkemper T, Morris HH III, Perl J II. Carotid artery dissection after the intracarotid amobarbital test. Neurology 2002;59(11):1797–1798

[43] Sabsevitz DS, Swanson SJ, Hammeke TA, et al. Use of preoperative functional neuroimaging to predict language deficits from epilepsy surgery. Neurology 2003;60(11):1788–1792

[44] Bowyer SM, Moran JE, Weiland BJ, et al. Language laterality determined by MEG mapping with MR-FOCUSS. Epilepsy Behav 2005;6(2):235–241

[45] Lurito JT, Lowe MJ, Sartorius C, Mathews VP. Comparison of fMRI and intraoperative direct cortical stimulation in localization of receptive language areas. J Comput Assist Tomogr 2000;24(1):99–105

[46] Roux F-E, Boulanouar K, Lotterie J-A, Mejdoubi M, LeSage JP, Berry I. Language functional magnetic resonance imaging in preoperative assessment of language areas: correlation with direct cortical stimulation. Neurosurgery 2003;52(6):1335–1345, discussion 1345–1347

[47] Rutten GJM, Ramsey NF, van Rijen PC, Noordmans HJ, van Veelen CWM. Development of a functional magnetic resonance imaging protocol for intraoperative localization of critical temporoparietal language areas. Ann Neurol 2002;51(3):350–360

[48] Benson RR, FitzGerald DB, LeSueur LL, et al. Language dominance determined by whole brain functional MRI in patients with brain lesions. Neurology 1999;52(4):798–809

[49] Benke T, Köylü B, Visani P, et al. Language lateralization in temporal lobe epilepsy: a comparison between fMRI and the Wada Test. Epilepsia 2006;47(8):1308–1319

[50] Kamada K, Houkin K, Takeuchi F, et al. Visualization of the eloquent motor system by integration of MEG, functional, and anisotropic diffusion-weighted MRI in functional neuronavigation. Surg Neurol 2003;59(5):352–361, discussion –361–362

[51] Kamada K, Sawamura Y, Takeuchi F, et al. Expressive and receptive language areas determined by a non-invasive reliable method using functional magnetic resonance imaging and magnetoencephalography. Neurosurgery 2007;60(2):296–305, discussion 305–306

[52] Arroyo S, Lesser RP, Awad CA, Goldring S, Sutherling WW, Resnick TJ. Subdural and epidural grids and strips. In: Engel J Jr., ed. Surgical Treatment of the Epilepsies. New York, NY: Raven Press; 1993: 377–386

[53] Ojemann JG, Ojemann GA, Lettich E. Cortical stimulation mapping of language cortex by using a verb generation task: effects of learning and comparison to mapping based on object naming. J Neurosurg 2002;97(1):33–38

[54] González-Martínez J, Bulacio J, Thompson S, et al. Technique, results, and complications related to robot-assisted stereoelectroencephalography. Neurosurgery 2016; 78(2):169–180

[55] Mullin JP, Shriver M, Alomar S, et al. Is SEEG safe? A systematic review and meta-analysis of stereo-electroencephalography-related complications. Epilepsia 2016;57(3):386–401

[56] Cardinale F, Cossu M, Castana L, et al. Stereoelectroencephalography: surgical methodology, safety, and stereotactic application accuracy in 500 procedures. Neurosurgery 2013;72(3):353–366, discussion 366

[57] Cossu M, Cardinale F, Castana L, et al. Stereoelectroencephalography in the presurgical evaluation of focal epilepsy: a retrospective analysis of 215 procedures. Neurosurgery 2005;57(4):706–718, discussion 706–718

[58] Enatsu R, Bulacio J, Najm I, et al. Combining stereo-electroencephalography and subdural electrodes in the diagnosis and treatment of medically intractable epilepsy. J Clin Neurosci 2014;21(8):1441–1445

[59] Zumsteg D, Wieser HG. Presurgical evaluation: current role of invasive EEG. Epilepsia 2000;41(Suppl 3):S55–S60

[60] Gonzalez-Martinez J, Bulacio J, Alexopoulos A, Jehi L, Bingaman W, Najm I. Stereoelectroencephalography in the "difficult to localize" refractory focal epilepsy: early experience from a North American epilepsy center. Epilepsia 2013;54(2):323–330

[61] Gonzalez-Martinez J, Mullin J, Vadera S, et al. Stereotactic placement of depth electrodes in medically intractable epilepsy. J Neurosurg 2014;120(3):639–644

[62] Gil Robles S, Gelisse P, Vergani F, et al. Discrepancies between preoperative stereoencephalography language stimulation mapping and intraoperative awake mapping during resection of focal cortical dysplasia in eloquent areas. Stereotact Funct Neurosurg 2008;86(6):382–390

[63] Chang EF, Raygor KP, Berger MS. Contemporary model of language organization: an overview for neurosurgeons. J Neurosurg 2015;122(2):250–261

[64] Tongier WK, Joshi GP, Landers DF, Mickey B. Use of the laryngeal mask airway during awake craniotomy for tumor resection. J Clin Anesth 2000;12(8):592–594

[65] Lucas TH II, McKhann GM II, Ojemann GA. Functional separation of languages in the bilingual brain: a comparison of electrical stimulation languagemapping in 25 bilingual patients and 117 monolingual control patients. J Neurosurg 2004;101(3):449–457

[66] Hamberger MJ, Seidel WT, Goodman RR, McKhann GM II. Does cortical mapping protect naming if surgery includes hippocampal resection? Ann Neurol 2010;67(3):345–352

[67] Sartorius CJ, Berger MS. Rapid termination of intraoperative stimulation-evoked seizures with application of cold Ringer's lactate to the cortex. Technical note. J Neurosurg 1998;88(2):349–351

[68] Gordon B, Hart J, Boatman D, Lesser R. Cortical stimulation (interference) during behavior. In: Feinberg TE, Farrah MJ, eds. Behavioral Neurology and Neuropsychology. New York, NY: McGraw-Hill; 1997

[69] Ojemann G, Ojemann J, Lettich E, Berger M. Cortical language localization in left, dominant hemisphere. An electrical stimulation mapping investigation in 117 patients. J Neurosurg 1989;71(3):316–326

[70] Devinsky O, Perrine K, Hirsch J, McMullen W, Pacia S, Doyle W. Relation of cortical language distribution and cognitive function in surgical epilepsy patients. Epilepsia 2000;41(4):400–404

[71] Ojemann GA. Brain organization for language from the perspective of electrical stimulation mapping. Behav Brain Sci 1983;6(2):189–206

[72] Hamberger MJ, Goodman RR, Perrine K, Tamny T. Anatomic dissociation of auditory and visual naming in the lateral temporal cortex. Neurology 2001;56(1):56–61

[73] Ojemann GA. Cortical organization of language. J Neurosci 1991;11(8):2281–2287

[74] Gordon B, Lesser RP, Rance NE, et al. Parameters for direct cortical electrical stimulation in the human: histopathologic confirmation. Electroencephalogr Clin Neurophysiol 1990;75(5):371–377

[75] Zhang X, Zhang G, Yu T, et al. Surgical treatment for epilepsy involving language cortices: a combined process of electrical cortical stimulation mapping and intra-operative continuous language assessment. Seizure 2013;22(9):780–786

[76] Sanai N, Mirzadeh Z, Berger MS. Functional outcome after language mapping for glioma resection. N Engl J Med 2008;358(1):18–27

[77] Vitaz TW, Marx W, Victor JD, Gutin PH. Comparison of conscious sedation and general anesthesia for motor mapping and resection of tumors located near motor cortex. Neurosurg Focus 2003;15(1):E8

[78] Suess O, Suess S, Brock M, Kombos T. Intraoperative electrocortical stimulation of Brodman area 4: a 10-year analysis of 255 cases. Head Face Med 2006;2:20

[79] Cohen-Gadol AA, Britton JW, Collignon FP, Bates LM, Cascino GD, Meyer FB. Nonlesional central lobule seizures: use of awake cortical mapping and subdural grid monitoring for resection of seizure focus. J Neurosurg 2003; 98(6):1255–1262

[80] Rowed DW, Houlden DA, Basavakumar DG. Somatosensory evoked potential identification of sensorimotor cortex in removal of intracranial neoplasms. Can J Neurol Sci 1997; 24(2):116–120

[81] Wood CC, Spencer DD, Allison T, McCarthy G, Williamson PD, Goff WR. Localization of human sensorimotor cortex during surgery by cortical surface recording of somatosensory evoked potentials. J Neurosurg 1988; 68(1): 99–111

[82] Reithmeier T, Krammer M, Gumprecht H, Gerstner W, Lumenta CB. Neuronavigation combined with electrophysiological monitoring for surgery of lesions in eloquent brain areas in 42 cases: a retrospective comparison of the neurological outcome and the quality of resection with a control group with similar lesions. Minim Invasive Neurosurg 2003;46(2):65–71

[83] McCarthy G, Allison T, Spencer DD. Localization of the face area of human sensorimotor cortex by intracranial recording of somatosensory evoked potentials. J Neurosurg 1993;79(6):874–884

[84] Taniguchi M, Cedzich C, Schramm J. Modification of cortical stimulation for motor evoked potentials under general anesthesia: technical description. Neurosurgery 1993;32(2):219–226

[85] Neuloh G, Pechstein U, Cedzich C, Schramm J. Motor evoked potential monitoring with supratentorial surgery. Neurosurgery 2004;54(5):1061–1070, discussion 1070–1072

[86] Kombos T, Suess O, Ciklatekerlio O, Brock M. Monitoring of intraoperative motor evoked potentials to increase the safety of surgery in and around the motor cortex. J

Neurosurg 2001;95(4):608–614

[87] Cedzich C, Taniguchi M, Schäfer S, Schramm J. Somatosensory evoked potential phase reversal and direct motor cortex stimulation during surgery in and around the central region. Neurosurgery 1996;38(5):962–970

[88] Hamberger MJ, Drake EB. Cognitive functioning following epilepsy surgery. Curr Neurol Neurosci Rep 2006;6(4):319–326

[89] Hamberger MJ, Seidel WT. Auditory and visual naming tests: normative and patient data for accuracy, response time, and tip-of-the-tongue. J Int Neuropsychol Soc 2003;9(3):479–489

[90] Malow BA, Blaxton TA, Sato S, et al. Cortical stimulation elicits regional distinctions in auditory and visual naming. Epilepsia 1996;37(3):245–252

[91] Boatman D, Lesser RP, Gordon B. Auditory speech processing in the left temporal lobe: an electrical interference study. Brain Lang 1995;51(2):269–290

[92] Lüders H, Lesser RP, Hahn J, et al. Basal temporal language area demonstrated by electrical stimulation. Neurology 1986;36(4):505–510

[93] Schwartz TH, Devinsky O, Doyle W, Perrine K. Function-specific highprobability "nodes" identified in posterior language cortex. Epilepsia 1999;40(5):575–583

[94] Gregorie EM, Goldring S. Localization of function in the excision of lesions from the sensorimotor region. J Neurosurg 1984;61(6):1047–1054

[95] Berger MS. The impact of technical adjuncts in the surgical management of cerebral hemispheric low-grade gliomas of childhood. J Neurooncol 1996;28(2–3):129–155

[96] Ojemann GA, Whitaker HA. Language localization and variability. Brain Lang 1978;6(2):239–260

[97] Schwartz TH, Devinsky O, Doyle W, Perrine K. Preoperative predictors of anterior temporal language areas. J Neurosurg 1998;89(6):962–970

[98] Krauss GL, Fisher R, Plate C, et al. Cognitive effects of resecting basal temporal language areas. Epilepsia 1996;37(5):476–483

[99] Lüders H, Lesser RP, Hahn J, et al. Basal temporal language area. Brain 1991;114(Pt 2):743–754

[100] Rostomily RC, Berger MS, Ojemann GA, Lettich E. Postoperative deficits and functional recovery following removal of tumors involving the dominant hemisphere supplementary motor area. J Neurosurg 1991;75(1):62–68

[101] Dehaene S, Dupoux E, Mehler J, et al. Anatomical variability in the cortical representation of first and second language. Neuroreport 1997;8(17):3809–3815

[102] Kim KH, Relkin NR, Lee KM, Hirsch J. Distinct cortical areas associated with native and second languages. Nature 1997;388(6638):171–174

[103] Schevon CA, Carlson C, Zaroff CM, et al. Pediatric language mapping: sensitivity of neurostimulation and Wada testing in epilepsy surgery. Epilepsia 2007; 48(3): 539–545

[104] Ojemann GA, Dodrill CB. Verbal memory deficits after left temporal lobectomy for epilepsy. Mechanism and intraoperative prediction. J Neurosurg 1985;62(1):101–107

[105] Ebeling U, Schmid UD, Ying H, Reulen HJ. Safe surgery of lesions near the motor cortex using intra-operative mapping techniques: a report on 50 patients. Acta Neurochir (Wien) 1992;119(1–4):23–28

[106] Simon MV, Cole AJ, Chang EC, et al. An intraoperative multimodal neurophysiologic approach to successful resection of precentral gyrus epileptogenic lesions. Epilepsia 2012;53(4):e75–e79

[107] Stone SSD, Rutka JT. Utility of neuronavigation and neuromonitoring in epilepsy surgery. Neurosurg Focus 2008;25(3):E17

[108] Stapleton SR, Kiriakopoulos E, Mikulis D, et al. Combined utility of functionalMRI, cortical mapping, and frameless stereotaxy in the resection of lesions in eloquent areas of brain in children. Pediatr Neurosurg 1997;26(2):68–82

[109] Matz PG, Cobbs C, Berger MS. Intraoperative cortical mapping as a guide to the surgical resection of gliomas. J Neurooncol 1999;42(3):233–245

[110] Keles GE, Lundin DA, Lamborn KR, Chang EF, Ojemann G, Berger MS. Intraoperative subcortical stimulation mapping for hemispherical perirolandic gliomas located within or adjacent to the descending motor pathways: evaluation of morbidity and assessment of functional outcome in 294 patients. J Neurosurg 2004;100(3):369–375

[111] Hamberger MJ, Seidel WT, McKhann GM II, Perrine K, Goodman RR. Brain stimulation reveals critical auditory naming cortex. Brain 2005;128(Pt 11):2742–2749

[112] Hermann BP, Perrine K, Chelune GJ, et al. Visual confrontation naming following left anterior temporal lobectomy: a comparison of surgical approaches. Neuropsychology 1999;13(1):3–9

[113] Ilmberger J, Ruge M, Kreth F-W, Briegel J, Reulen H-J, Tonn J-C. Intraoperative mapping of language functions: a longitudinal neurolinguistic analysis. J Neurosurg 2008;109(4):583–592

[114] Bello L, Gallucci M, Fava M, et al. Intraoperative subcortical language tract mapping guides surgical removal of gliomas involving speech areas. Neurosurgery 2007;60(1):67–80, discussion 80–82

第18章　皮质离断术

Cortical Disconnections

Helio R. Machado　Marcelo Volpon Santos　**著**

隋立森　**译**

翟　锋　**校**

摘要

目前，在癫痫手术中心，多种大脑部分离断的策略已被广泛接受，这主要是基于以下事实，在儿童中，颞叶外癫痫远比颞叶癫痫更常见（与成人相比），而这一年龄组最常见的病理基础是皮质发育不良，通常表现为更广泛的致痫区。此外，与传统的广泛切除术相比，离断术并发症发生率低，但控制癫痫发作和功能保护方面结果相似。在本章中，作者将大脑离断术分为前部（额叶离断术）、后头部（颞顶枕或顶枕离断术）和半球部（大脑半球切开术），并详细讨论了手术解剖和技术。

关键词

癫痫手术，额叶离断术，后头部离断术，大脑半球切除术

一、概述

"离断性手术"是指为隔离广泛的致痫区（EZ）而进行的一系列手术过程，其中多数情况下包括一个或多个脑叶[1-4]。这些手术对儿童尤为重要，在儿童中颞叶外癫痫非常常见（占小儿年龄组外科手术的20%～30%）[5, 6]。不过，这类病例不太可能完全控制癫痫发作，但严格的患者选择、术前检查及细致的手术技术，可以改善这类手术的预后[6, 7]。

本章的目的是概述用于治疗药物难治性癫痫的大脑离断术的相关解剖结构和技术。显然，最有效的策略是完全切除EZ的局部皮质切除术[5]。然而，由于某些患者的癫痫起源可能广泛存在于额叶、顶叶和枕叶，因此局灶性切除的方法很难实现。在这种情况下，需要进行扩大手术切除。尤其是在儿童中，离断性手术比传统的脑叶切除术更可取，因为离断术可以达到相同控制癫痫发作的效果，同时减少与广泛切除相关的并发症，如大量失血、脑积水和更长的手术时间[8]。如果致痫皮质与周围脑组织和下行纤维完全离断，即使病灶留在原位，也足以控制癫痫发作[7, 8]。

二、术前评估检查

周密的术前临床评估是成功的离断术的关键。为避免术后神经功能缺损，术前应该为外科手术团队提供离断区界限所需的解剖和功能学信息。为此，必须有核医学检测、高分辨率成像和电生理学检查。

理想的术前方案包括详细的临床和神经系统评估，如头皮脑电图（EEG）、脑磁共振（MR-3T）扫描、发作期和发作间期视频脑电图（VEEG）、神经心理学和精神病学评估、社会工作评估，以及在选定的病例中，还要行发作期和发作间期与 MR 融合标记的单光子发射计算机体层摄影（SISCOM）、正电子发射体层摄影（PET）、功能磁共振成像（fMRI）、有创性监测（硬膜下及深部电极）和 Wada 试验。

三、手术适应证

当癫痫患者的药物治疗无效，且临床和脑电图表现一致时，应进行离断性手术。例如，额叶癫痫通常在临床上表现为强直/阵挛性癫痫发作（反映了 Brodmann 6 区或 4 区的累及），过度运动性发作或愣神发作[1, 9]（图 18-1），而局灶性癫痫发作伴单侧颞顶枕（TPO）起源或全身性癫痫发作伴有不对称临床或脑电图特征提示有病灶起源于 TPO 区[10]（图 18-2 和图 18-3）。同样，在 MR 扫描或功能成像中明确存在单侧局限病变或半球病变（这需要进行半球切开术）是离断术的重要先决条件[10-12]。

在儿童中，皮质发育不良（CD）是手术的主要病理学指征。虽然 II 型 CD 更常见，但在这些病例中也可以看到 I 型 CD。最终，由于局部离断后

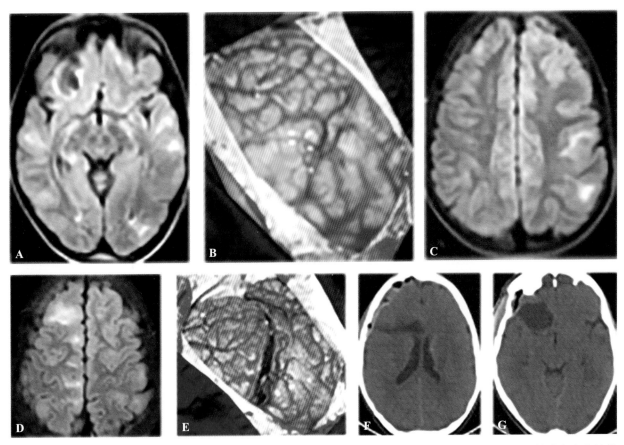

▲ 图 18-1　一个 5 岁的男孩，从 6 月龄开始癫痫发作，抗癫痫药（AED）治疗无效，认知发育迟缓，被诊断患有结节性硬化症（TSC）

A、C 和 D. 磁共振扫描显示多结节病灶。B. 术中照片显示在额叶区域的结节。手术：右额叶离断 + 额叶结节切除。E. 照片描绘离断的额叶皮质切口。F 和 G. 术后计算机断层扫描（CT）图像显示额叶离断。患者术后无癫痫发作

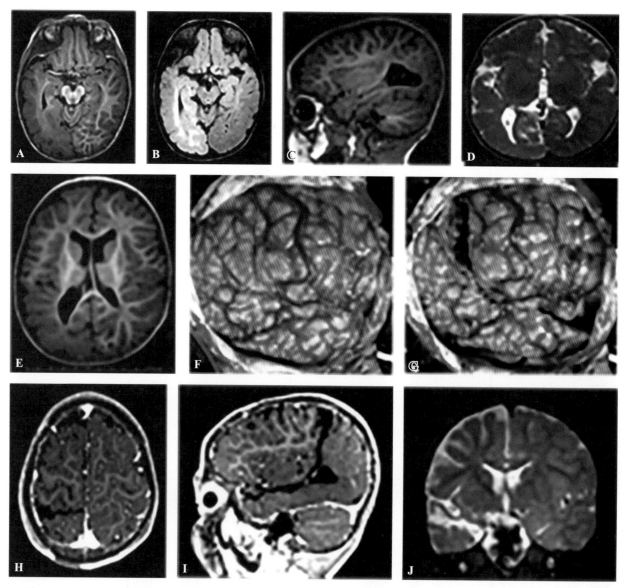

▲ 图 18-2　**1 岁 8 个月男童，认知发育迟滞，左侧运动功能减退，主要为手无力；产前（妊娠期）癫痫，对抗癫痫药（AED）无效，发展到每天多达 50 次癫痫发作**

视频脑电图显示后头部局灶性癫痫持续状态。磁共振扫描（A 至 E）显示典型的半侧巨脑畸形。手术选择后象限离断术。F 和 G 分别展示离断前和离断后的术中图像。手术后 4 年没有癫痫发作。持续左侧轻偏瘫，但能够独立行走，认知和语言能力提高。H 至 J 展示术后 1 年 MR 图像。病理学结果显示 Ⅱ b 型 CD（半侧巨脑畸形）

癫痫发作仍存在，其中一些病例将需要行大脑半球切开术（图 18-4 和图 18-5）。另一个良好的手术指征是不对称半侧巨脑畸形，主要发生在额叶或后头部[13]。此外，小儿癫痫中一些典型的病例，建议采用离断术，如缺血性、外伤性或血管性病变（图 18-5）、结节性硬化综合征（TSC；图 18-1）、Sturge-Weber 综合征（图 18-6 和图 18-7）和一些运动功能尚好但致痫区广泛的病例。

四、手术解剖

（一）大脑皮质

所有的离断过程均始于中央脑叶的识别，中央区皮质由侧面的中央前回（运动）和中央后回（感觉）组成，这部分必须谨慎地分离并保留（图 18-8）。中央区脑叶位于外侧裂上方，稍倾斜，直达中线。内侧面的中央旁小叶，以后方扣带沟缘升支为界。

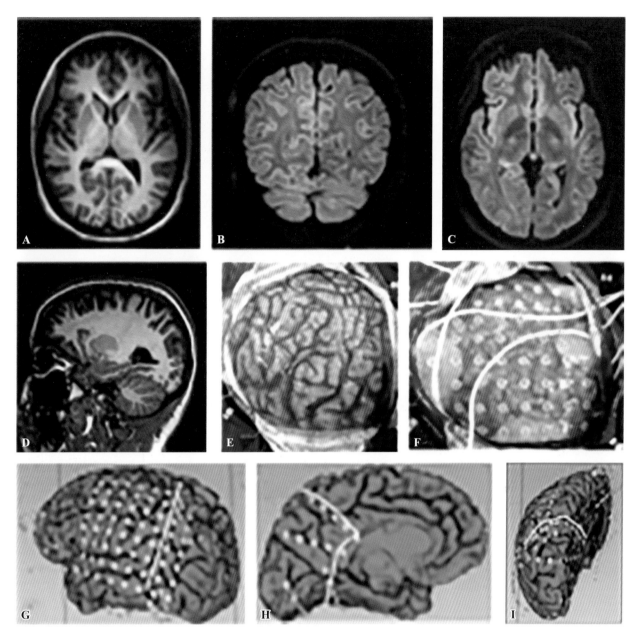

▲ 图 18-3　18 岁女孩，2 岁 6 个月开始癫痫发作，症状表现为点头失张力发作；癫痫发作改善了 5 年，然后以全身感觉异常、凝视、低头和意识丧失的形式复发，发作非常频繁（每天约 60 次），有时为簇性发作；AED 治疗无效，颅内视频脑电图显示 EZ 位于左后头部区，发作期 SPECT 和 PET 无明显异常

A 至 D. MR 未见明显异常，功能性 MR 证实语言区位于左半球。E 和 F. 长程视频脑电监测证实 EZ 位于左后头部。G 至 I. 结构重建显示手术离断线。手术：顶枕离断术。病理学：Ⅱa 型 CD。术后无癫痫发作

　　额叶离断的前界应保留中央区，达到中央前沟。包括额上、中、下回，直至颅底的额蝶沟。下方的脑回围绕着被称为 Broca 区的额叶盖部和三角区部。到这里，离断范围将包括外侧、前侧和内侧眶回。

　　额底表面的一个显著标志是嗅神经，它代表直回的界限，也是中线部位。未能认出这一重要结构有损伤对侧额叶的风险。

　　在大脑半球内侧面，中央前沟前的离断必须向下到达扣带回和胼胝体的膝和嘴，并保留双侧的大脑前动脉。辅助运动区边界不清，就位于中央前回的前方，在中线部位与额上回的内侧部毗邻。在颅

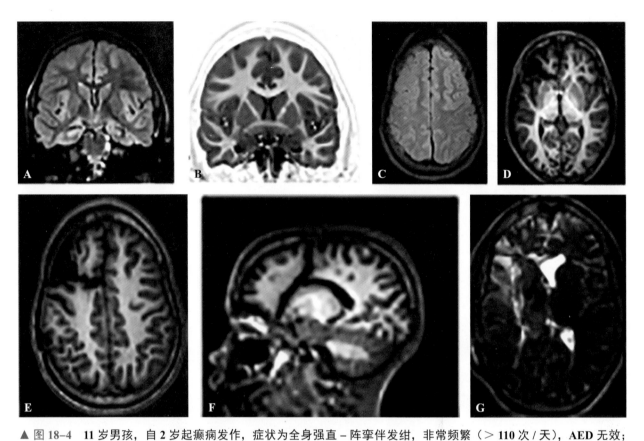

▲ 图 18-4　11 岁男孩，自 2 岁起癫痫发作，症状为全身强直 - 阵挛伴发绀，非常频繁（＞ 110 次 / 天），AED 无效；婴儿痉挛和跌倒发作，明显的认知发育迟滞，视频脑电图考虑癫痫性脑病和 Lennox-Gastaut 综合征，但未能明确 EZ

A 至 C. MR 扫描显示右额叶区模糊。手术：额叶离断术。病理学：Ⅱ a 型 CD。D 至 F. 术后 MR 扫描显示额叶离断。患者在 8 个月内临床上有了很大的改善。随后，癫痫发作以相同的症状和频率复发。他随后接受了大脑半球切开术。G. 术后 MR 显示大脑半球完全离断，顶叶和颞叶轻度缺血性损伤。术后无癫痫发作

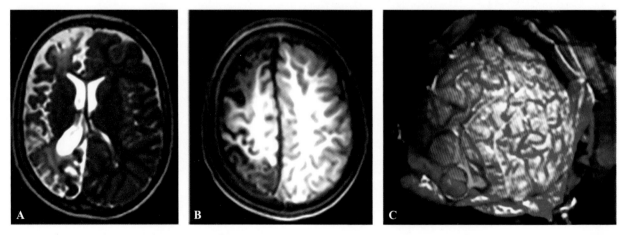

▲ 图 18-5　2 岁男孩，创伤性脑损伤（跌倒）后癫痫，自 9 月龄开始出现癫痫发作；抗癫痫药（AED）无效，每日数次发作，表现为婴儿痉挛、头部下垂，有时偏向左侧，左侧肢体无力

视频脑电图：致痫区位于右半球后头部。A 和 B. 术前 MR 显示右半球萎缩，中央区显示良好。术后 MR 显示右后头部完全离断。C. 术中显示额叶大部萎缩。蓝线示意离断的位置（蓝圆圈示手部区域）

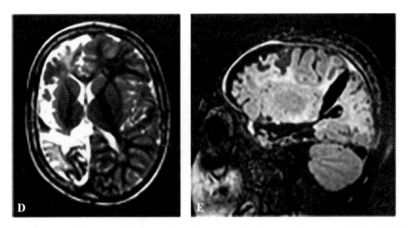

▲ 图 18-5（续）　**2 岁男孩，创伤性脑损伤（跌倒）后癫痫，自 9 月龄开始出现癫痫发作；抗癫痫药（AED）无效，每日数次发作，表现为婴儿痉挛、头部下垂，有时偏向左侧，左侧肢体无力**

D 和 E. 术后 MR 显示右后象限区完全离断。术后 1 个月没有癫痫发作，后以相同的症状复发。最终决定于第一次手术后 1 年再进行大脑半球切除术。患者在 1 年的随访中无癫痫发作

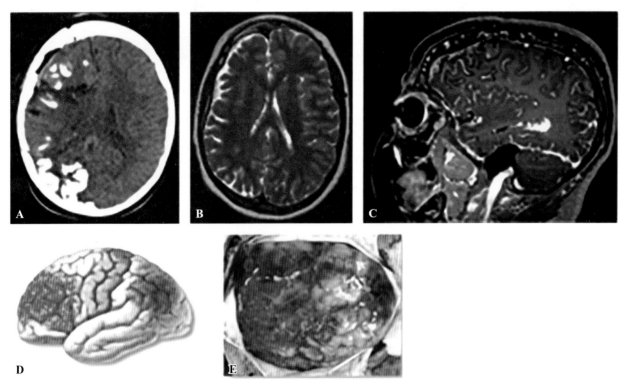

▲ 图 18-6　**5 岁女孩，诊断为 Sturge-Weber 综合征和药物难治性癫痫，但无运动障碍，右侧面部血管瘤（红葡萄酒色），轻度智力低下，家属不愿意接受任何术后运动障碍**

A. CT 扫描显示右半球有钙化；B 和 C. 磁共振扫描显示右半球萎缩，蛛网膜表面强化；D. 软脑膜血管瘤示意图；E. 术中照片显示血管瘤的延伸和中央区的间隙

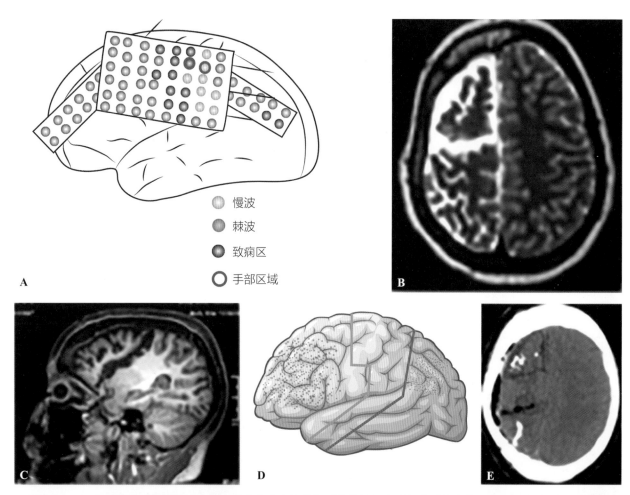

▲ 图 18-7　**A.** 有创性监测后皮质示意图，显示癫痫病灶前部（更明显）和后部邻近中央区；**B** 和 **C.** 最初的手术策略是额叶离断，如 MR 所示。术后癫痫在几个月内复发，症状相同。为了保留运动功能，最后的决定是提出一个联合离断，包括与先前的额叶离断及相关的后头部离断；**D.** 保留中央叶的最终手术操作示意图。患者无癫痫发作，随访无运动障碍；**E. CT** 扫描显示中央区保留

底方向，嗅旁回切口与直回切口相连，从而完成额叶离断。

　　后头部离断（及其改良术式，即顶枕叶离断）开始于顶叶或颞前区。在上部，皮质切开开始于中央后沟后面，一直延伸到缘上回，然后穿过颞上回。在大脑半球内侧面，切开处位于扣带沟缘支后方及楔前叶上方，直至扣带回峡部，即胼胝体压部的后方。这个顶叶内的切开位于岛叶后面，会显露侧脑室，注意不要损伤脉络丛中的脆弱血管（动脉和静脉）。

　　接着，后头部的离断转向颞叶，从颞上回开始，深达白质，直到显露下岛叶环状沟。在白质内横向切开，显露侧脑室颞角及海马全长，从杏仁核一直到海马尾。颞窝大部分显露后，在前面形成一个软脑膜下平面。从颞叶顶端开始，沿着小脑幕切迹，离断颞叶，内侧结构，如杏仁核、海马和海马旁回，直至到达先前显露的扣带回峡部。此时，后头部完全离断，再次提醒注意保留 Labbé 静脉和大脑后动脉，以尽量减少剩余脑组织缺血性损伤。当颞前叶保留时（通常是在枕顶叶离断术），将从缘上回切开至颞窝底，包括颞下回、梭状回和海马旁回。

　　（二）白质通路

　　前部（额部）和后部（后头部和顶枕部）离断术的目的都是为了保留起源于 Brodmann 4 区并穿过内囊后肢连接脑干的皮质脊髓束。

额叶离断将破坏位于外侧裂周围连接颞叶、顶叶和额叶的上纵束（SLF）的主要长联络白质纤维。弓状束是该系统的一部分。切断的纤维束还包括额枕下束，其连接源自前额叶背外侧和眶额皮质，与钩束平行，直达视辐射。走行在颞下回中的下纵束，前后连接部分颞叶和枕叶，在顶枕离断时被切断（图18-8B）。

连接颞叶前部和额叶眶部内、外侧的钩束，也被切断。胼胝体的嘴和膝的离断将离断大脑半球主要的连合纤维的前部。

后部离断的目的是破坏前文提到的SLF，也包括内侧纵束（从角回到颞叶）、下纵束（从颞叶后部到枕叶）和额枕下束。切开胼胝体的压部会离断这个大联合的后部纤维和其旁边的扣带回。

在深部，切断连接岛回和额叶、顶叶、颞叶的纤维系统的最外囊，同时也切断从外侧膝状体发出，止于枕叶距状裂的视辐射。

在颞区，海马伞是杏仁核、海马的传出纤维，向后离断穹窿达丘脑枕，最终完成后头部离断。

五、离断手术过程

（一）外科辅助设备

在这些类型的手术中，通常使用神经导航和皮质脑电监测（ECoG）系统，并通常进行长期监测。

尽管在某些情况下，大脑皮质的解剖结构被病理结构本身所改变，但当大脑受到准确的刺激时，通常可定位运动区。

打开硬脑膜后，首先进行手部运动区定位（也就是中央前回）。直接皮质刺激将确认运动区的确切位置，然后ECoG将显示刺激区的准确延伸（手术期间很少发生癫痫发作）。

经验丰富的神经生理学家将对这些结果进行分析，并与外科医生一起做出决定，以便随后进行手术，或最终植入栅状和条型电极以便在病房中进行长期监测。患者家属也应该要意识到这种可能性，即推迟几天（通常5～7天）后手术。在这种情况下，制订一个更好的皮质脑电图谱将使手术更加精确。

（二）额叶离断术

一般来说，对于所有这些离断的手术过程，都要使用显微神经外科技术。对于额叶离断，开颅手术的边界是以蝶骨翼和外侧裂前部为下界，上至中线，后至冠状缝后4～5cm。由于经常进行术中刺激，显露中央沟和中央前回（在冠状缝线后4cm）是很重要的。开始时，从离断的一侧获取大块皮质标本以进行组织病理学分析，随后沿着前颅底在蝶骨翼最外侧的上方切开眶上皮质，然后横向切开直达中线，并确认出同侧嗅神经；之后平行于中央前沟继续离断上方的额叶凸面，此时进入侧脑室，指

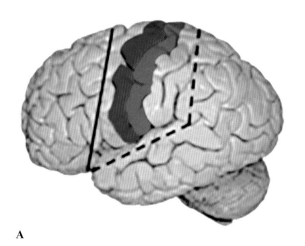

A

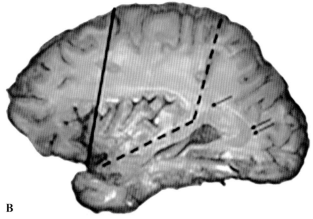

B

▲ 图18-8　**A.** 描绘中央叶的大脑上侧面（运动脑回为蓝色，感觉脑回为红色），实线标记了额叶离断的切口线，虚线表示后象限离断的切口线；**B.** 与图A中所示的切口相同，但贯穿白质通路，单箭表示上纵束（弓状束）的位置，双箭表示下纵束

引着整个侧方离断；向上切除至大脑纵裂，仔细分离内侧皮质后可见大脑镰。最后，在脑室内切开胼胝体。大脑前动脉的显露可以保证胼胝体嘴的充分离断。

（三）颞顶枕（后头部）离断术

对于后头部离断，必须清楚冠状缝位置，因为它是识别运动区的重要标志，运动区位于其后方 3～4cm。因此，开颅在冠状缝的后面 1cm 处进行，向上延伸到中线，向下延伸到颞底。

改良的后头部离断（岛叶周围颞顶枕离断）[14] 从顶叶内离断开始（同前一样，取适当的皮质组织做病理），如前所述，垂直于中央后回后方切开（图 18-2）。全长切开白质至大脑镰，沿着大脑镰及矢状窦处软脑膜下离断，下至胼胝体水平。打开脑室，沿脑室旁矢状面向后弧形切开，切断所有进入胼胝体后部的纤维。在颞上回（T_1）近侧裂处由前至后热凝 5～8mm 的软脑膜。然后在软脑膜下切除颞盖。环池下部可见大脑中动脉（MCA），注意保护 MCA 及其分支。此时，略倾斜于脑沟平面，沿环池长轴方向，朝向侧脑室颞角，用双极电凝和吸引器吸除白质，充分打开侧脑室与颞部、顶部的连接。杏仁核位于开放的侧脑室的前内侧部，软膜下切除杏仁核及钩回。杏仁核切除的上界在颞角顶部相应的水平。软膜下离断海马的前部至脉络膜裂处。从胼胝体压部离断的界限开始，脑室内壁的组织向前切开到达压部的前下方穹窿。在这里，要特别小心，以避免损伤大脑深部静脉（Galen 静脉和大脑内静脉）。不要打开软脑膜面，我们总是尝试沿着大脑镰方向环绕小脑幕缘的硬脑膜进行手术。为了离断海马后部，在此处切开穹窿。内侧软脑膜的切开必须到达脉络膜裂，以确保海马完全离断。

（四）顶枕离断术

对许多患者来说，单纯顶枕离断是足够的（如没有颞叶受累的单纯顶枕发育不良，图 18-3）。在这种情况下，皮质切开，不是向下倾向于外侧裂，而是继续直下到颞枕裂，此过程始终注意保护 Labbé 静脉。侧面皮质离断仍以相应侧脑室腔为中心。到达后头部的下侧后，以小脑幕的游离缘为参照，垂直地进行基底部离断。一旦看见幕切迹，枕叶基底部离断就完成了。最后一步是将内侧和基底部的切口连接起来，这是通过胼胝体压部水平的胼胝体切开（后胼胝体切开术）来实现的，同时切开侧脑室内侧壁到达穹窿。对于 TPO 离断，脉络膜裂一旦显露，便可保证完全离断。

（五）复合离断 / 半球次全切除术

很常见的情况是，外科医生会遇到在额叶区和后头部都有 EZ 并要保留运动功区的患者，此类患者更适合进行联合离断。当然，这种情况需要与癫痫手术医生和家属（包括孩子）进行深入广泛的讨论。保留中央叶和皮质脊髓束是可能的，而且这种手术可能成功地控制癫痫发作，而不会造成术后运动障碍（图 18-6 和图 18-7）。

同样，Rasmussen 发明了所谓的大脑半球次全切除术，保留了运动区、枕极和额极，但将它们与大脑其他部分离断，从而实现了功能完整，但解剖上达到大脑半球次全切除，这既保留了与完全大脑半球切除术相同的疗效，又仍能充分预防术后晚期并发症，如脑皮质含铁血黄素沉着症和脑积水[15, 16]。

一般来说，这两种离断会在不同的手术时间段进行。这对于大脑可塑性的发展很重要，而在手术期间进行的强化康复项目会为良好的康复打下基础。

（六）半球离断延伸

如果在上述手术后出现持续的致残性癫痫，并且在所有重做的临床和有创检查均指向半球疾病，这可能需要将皮质离断扩大到整个半球（图 18-4 和图 18-5）。这通常发生在 MR 阴性的局灶性皮质发育不良 FCD（主要是 I 型），或 CD II 型伴有不对称的皮质受累（如半侧巨脑畸形）[13]。通常，在具有持续性癫痫的患者中，可以清楚地显示出病变超过额叶或后头部离断界限而累及大脑半球。因此需要扩大手术，目的是为了在之前的 TPO 或额叶离断基础上实现完全半球离断[17]。

开颅手术的解剖标志，上为胼胝体顶，下为颞中回下，前为蝶骨翼，后为脑室腔投影。第一个困难是硬脑膜的打开。事实上，术者总是会发现硬脑膜和下面的蛛网膜、软脑膜和皮质粘连非常严重。在这个时候，外科医生需要谨慎轻柔地分离这些粘连。精密的显微手术器械和低参数设置超声吸引器非常有用。显露范围必须包括额顶骨盖的整个范围，但不包括前一个皮质切口后的区域。首先，切除外侧裂（胼胝体的近似侧位投影）上方 3～4cm 岛盖处。在软膜下分离外侧裂的上部到达上环岛叶沟，同时显露大脑中动脉的全长。此时可以创建一个与岛叶表面平行进入岛叶白质的解剖平面切除岛叶皮质。注意不要进入太深，以免损伤基底节。随后，形成一个宽大的矩形凹陷，轻轻吸引在室腔壁的白质可以打开整个脑室体。打开的侧脑室的前、后界分别为额角外侧缘和三角区。最后一步，完全离断放射冠与内囊。

在有 TPO 离断的患者中，仍然需要平行于蝶骨大翼后缘的额叶切开术。相反，有额叶离断的患者，内侧颞叶离断是必要的，而有 TPO 离断的患者则无此必要。在脑室里，侧脑室的离断线很容易地延伸到脑室的颞角，离断任何从岛叶和颞干发出的持续性纤维。现在内侧颞叶结构清晰可见，杏仁核位于前上内侧位置，整个海马位于其下。杏仁核可以从外侧裂的软脑膜表面抽除，注意不要损伤内侧海马旁的基底节。海马和海马旁回可以从海马脚一起离断。

最后，进行经脑室切除胼胝体，首先要鉴别透明隔和胼胝体下表面的过渡。用双极电凝和吸引器横切，显露胼周脑池，从而显露大脑前动脉。识别这条动脉非常关键，因为它将引导胼胝体的前后切开。如果没有这个解剖结构参考，神经外科医生很容易侵入另一个半球，或者无法完成胼胝体切开。胼胝体压部完全离断后，透过软膜可清楚看见 Galen 静脉。在穹窿与压部融合之前切开穹窿。在 TPO 病例中，完成额叶离断，仍需切断矢状层内外

部的额部水平纤维。可以通过连接放射冠的最前部和额底部切口来实现。

六、并发症

总体而言，并发症相当罕见，充分的手部运动区皮质电刺激定位可防止术后功能缺失；在所描述的手术中，皮质切开有意保留 Broca 区，可实现左侧安全离断，而不存在言语功能缺损的风险；出血和感染率也很低。

视野缺损的发生率可能更高，视野缺损通常在手术前就已经存在，这可能没有明显的临床意义。幸运的是，由于这些术式不会导致脑内大面积空腔存在，因此脑积水不再是一个令人担忧的问题。通过保留大的皮质静脉（Labbé 静脉和桥静脉）和主要动脉分支，可以防止离断组织的缺血性损伤。离断不完全可能是手术技术难度大的结果，并且随着手术团队经验的增加而趋于减少。

七、疗效

大脑离断术的疗效非常好，有研究报道其成功率为 60%～70%，年龄组（婴儿、儿童、青少年和成人）之间没有差异[18, 19]。一些与预后良好相关的临床因素包括①与 CD（52%）相比，肿瘤相关癫痫（82%）有更高的无癫痫发作率[18]；②原发性癫痫病灶位置（78% 的颞叶手术患者长期随访中无癫痫发作，而颞叶外手术患者的无癫痫发作率为 54%）[20]。

基本上，不良预后因素包括视频脑电图、影像学和临床评估结果的不一致、存在多灶性癫痫危险因素（如以前的围产期缺氧、脑炎或结节性硬化病史）、MR 或 PET 扫描未见局限性病变，以及全身性癫痫发作[10]。癫痫复发应采用上述相同的癫痫相关方案进行彻底检查。结果可能表明离断不完全，或发现一个可再次手术的不同 EZ。

参考文献

[1] Jeha LE, Najm I, Bingaman W, Dinner D, Widdess-Walsh P, Lüders H. Surgical outcome and prognostic factors of frontal lobe epilepsy surgery. Brain 2007;130(Pt 2):574–584

[2] Holtkamp M, Sharan A, Sperling MR. Intracranial EEG in predicting surgical outcome in frontal lobe epilepsy. Epilepsia 2012;53(10):1739–1745

[3] Mosewich RK, So EL, O'Brien TJ, et al. Factors predictive of the outcome of frontal lobe epilepsy surgery. Epilepsia 2000;41(7):843–849

[4] Mu J, Rampp S, Carrette E, et al. Clinical relevance of source location in frontal lobe epilepsy and prediction of postoperative long-term outcome. Seizure 2014;23(7):553–559

[5] Centeno RS, Yacubian EM, Sakamoto AC, Ferraz AF, Junior HC, Cavalheiro S. Pre-surgical evaluation and surgical treatment in children with extratemporal epilepsy. Childs Nerv Syst 2006;22(8):945–959

[6] D'Argenzio L, Colonnelli MC, Harrison S, et al. Seizure outcome after extratemporal epilepsy surgery in childhood. Dev Med Child Neurol 2012;54(11):995–1000

[7] Ansari SF, Maher CO, Tubbs RS, Terry CL, Cohen-Gadol AA. Surgery for extratemporal nonlesional epilepsy in children: a meta-analysis. Childs Nerv Syst 2010;26(7):945–951

[8] Kawai K. Epilepsy surgery: current status and ongoing challenges. Neurol Med Chir (Tokyo) 2015;55(5):357–366

[9] Duchowny M, Cross H, Arzimanoglou A. Pediatric Epilepsy. London: McGraw-Hill Medical; 2012

[10] Yang PF, Mei Z, Lin Q, et al. Disconnective surgery in posterior quadrantic epilepsy: a series of 12 paediatric patients. Epileptic Disord 2014;16(3):296–304

[11] Mohamed AR, Freeman JL, Maixner W, Bailey CA, Wrennall JA, Harvey AS. Temporoparietooccipital disconnection in children with intractable epilepsy. J Neurosurg Pediatr 2011;7(6):660–670

[12] Dorfer C, Czech T, Mühlebner-Fahrngruber A, et al. Disconnective surgery in posterior quadrantic epilepsy: experience in a consecutive series of 10 patients. Neurosurg Focus 2013;34(6):E10

[13] Santos AC, Escorsi-Rosset S, Simao GN, et al. Hemispheric dysplasia and hemimegalencephaly: imaging definitions. Childs Nerv Syst 2014;30(11):1813–1821

[14] Daniel RT, Meagher-Villemure K, Farmer JP, Andermann F, Villemure JG. Posterior quadrantic epilepsy surgery: technical variants, surgical anatomy, and case series. Epilepsia 2007;48(8):1429–1437

[15] Rasmussen T. Seizure outcome after hemispherectomy and subtotal hemispherectomy. J Epilepsy 1990; 3(Suppl): 257–260

[16] Rasmussen T. Hemispherectomy for seizures revisited. Can J Neurol Sci 1983;10(2):71–78

[17] Shimizu H, Maehara T. Modification of peri-insular hemispherotomy and surgical results. Neurosurgery 2000a;47(2):367–372, discussion 372–373

[18] Jayalakshmi S, Panigrahi M, Nanda SK, Vadapalli R. Surgery for childhood epilepsy. Ann Indian Acad Neurol 2014;17(Suppl 1):S69–S79

[19] Wyllie E. Surgical treatment of epilepsy in pediatric patients. Can J Neurol Sci 2000;27(2):106–110

[20] Wyllie E, Comair YG, Kotagal P, Bulacio J, Bingaman W, Ruggieri P. Seizure outcome after epilepsy surgery in children and adolescents. Ann Neurol 1998;44(5):740–748

第 19 章 胼胝体切开术

Corpus Callosotomy

Bertil Rydenhag 著

蔡 璞 译

周 健 翟 锋 校

摘要

　　胼胝体切开术的主要手术指征是跌倒发作，包括强直发作和失张力发作。必须遵循严格的适应证并对手术效果有一个合理的预期才考虑该手术。选择该手术的前提条件是，尽管进行了全面的癫痫手术评估，但仍无法确定可切除的致癫痫病灶。胼胝体切开术分为前 2/3 切开、切开到压部及全段切开。无论是作为独立术式还是多步骤术式中的分步术式，全段的胼胝体切开似乎越来越多地被选择，特别是幼儿患者。本文介绍了一些不同的手术技术，如经典开颅显微镜下胼胝体切开术，术中常规应用神经导航、超声吸引器、内镜辅助技术，以及立体定向技术中激光消融术的应用，还就手术并发症风险及胼胝体切开后失联合效应也进行了讨论。这类手术患者经常也是作为迷走神经刺激（VNS）的适应证，而且一个患者可能最终会同时接受胼胝体切开术和迷走神经刺激器植入术。一些专科团队看起来致力于应用导航或立体定向技术，行小骨窗以尽量减少外科开颅的创伤。

关键词

　　胼胝体切开术，跌倒发作，内镜辅助技术，失联合综合征，并发症，姑息治疗

一、概述

　　胼胝体切开术在 1940 年由 Van Wegenen 和 Herren[1] 首次提出，在技术上逐渐发展，手术适应证也得到了改进而且更加精准，这是一种姑息性手术治疗方法，用于经过评估后未发现可切除致痫区的药物难治性癫痫[2-6]。最重要的适应证是跌倒发作[2, 4]。在不同文献报道中的治疗结果有所不同[6-11]，这一类患者组经常被认为均适合行 VNS 或胼胝体切开术，但 VNS 和胼胝体切开术在治疗效果方面有一些差异[11]。必须遵循严格的适应证，并给予医方和充分知情的患者和家属一个比较实际的治疗预期，以获得一个令患者及其家属满意的最佳效果。与所有的外科手术一样，手术操作当然必须尽可能安全，以避免给患者带来不必要地风险。而且，我们还必须清醒地记住，相对患者的手术后获益，在行该姑息性手术时，任何意外的神经功能损伤其后果可能都是灾难性的，手术获益将非常低。

　　胼胝体切开术最常见的是指前 2/3 段的胼胝体切开，但现在越来越多的文献报道，无论是作为独立术式还是多步骤术式中的分步术式，更倾向

于胼胝体的全段切开。此外，还有一些保留胼胝
体压部或半个压部的折中术式[12-14]。胼胝体的全段
切开似乎会有更好的结果[15, 16]，尽管一项关于大
多数患者行前 2/3 段胼胝体切开术的大型研究报道
了良好的长期疗效，但胼胝体的全段切开看起来
似乎会有更好的结果[6]。图 19-1 显示胼胝体全段
切开。

一些文献报道了严重并发症发生率很低[17-19]，
其大多数应用了先进的技术设备（如导航[20, 21]）
和先进的手术计划系统（如 MEG[22, 23] 和围术
期脑电图监测[24]）来辅助手术，还有术中内镜
辅助[25-28]，以及机器人技术[29]（包括更微创的神经
外科手术技术）[25, 29] 的报道。此外，据报道使用激
光技术也是一种安全的方法[30]。在本章中，将讲述
瑞典 Sahlgrenska 大学医院应用超声吸引器、显微
镜和神经导航行常规经典开颅胼胝体切开术[31]。与
手术相关的解剖学近期也被 Schaller 和 Cabrilo 非常
清楚地阐述[32]，其他已报道的新技术也将被讲述和
讨论。

二、经典开颅胼胝体切开术

图 19-2 阐明了神经导航用途和最重要的标志
（嘴部、膝部及压部）。头部固定在头架上，首选四
钉头架，因为它们能确保术中应用导航时具有更高
的准确性。但在幼儿中，可能更容易选择使用三钉
头架。胼胝体切开术的手术入路选择默认非优势半
球。如果优势半球有病变、萎缩或不适合切除的可
疑致痫区，则可从该侧行胼胝体切开术。患者的手
术体位，尽管部分人建议侧卧位，但仰卧位仍是首
选[33]。笔者认为仰卧位更容易得到良好的松解及
足够的手术空间。皮肤切口和骨窗大小取决于拟切
开胼胝体长度。皮肤切开后，皮瓣翻向一侧。皮肤
切口的选择并不太重要，可根据术者的习惯做一个
扁平的 S 形切口或直切口。骨膜通常被保留，并
制成一个单独的瓣，用于处理铣骨瓣后可能出现
的中线出血。两个骨孔必须定位在中线上，然后
在预定的术侧用铣刀纵向铣开 3~4cm，另一侧横
向铣开 1~2cm。由于桥静脉有可能会影响手术操
作，就作者而言更喜欢在开颅手术的长度上留有余

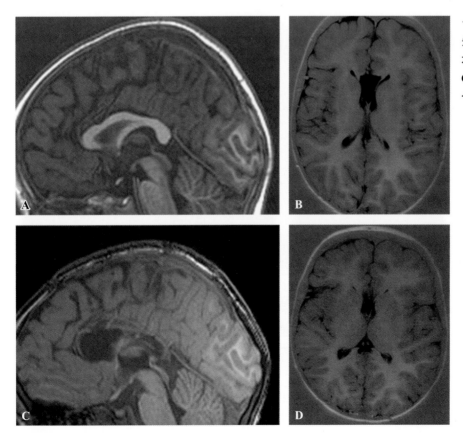

◀ 图 19-1　A. 胼胝体切开术前
矢状位 T₁ MRI；B. 胼胝体切开
术后 6 个月的矢状位 T₁ MRI；
C 和 D. 胼胝体全段切开术后 6
个月的轴位 T₁ MRI

地，特别是在后端适当地延长。不过，如果能够通过 MRI 实现静脉的解剖位置可视化，尽量地缩小骨窗当然更好。硬脑膜悬吊后，剪开硬脑膜并翻向中线。硬膜的剪开方式据具体情况而定，尽量符合桥静脉的解剖。图 19-3 描述了手术定位和切开的步骤。

术中应用甘露醇和过度换气对于获得手术操作空间有很好地帮助，通过手术切口的脑脊液释放已经能够获足够大的手术空间，因此术前不建议使用腰椎穿刺引流。利用大脑半球的轻微回缩和置于大脑镰的牵开器，可以轻易地分离任何粘连，并到达典型的"瓷白色"胼胝体，操作的同时需要辨识胼周动脉，这是前段胼胝体切开术的重要标志。严格遵循中线手术和大脑皮质软脑膜外操作，这样能将因分离错误而导致的手术风险降到最低。在确认好胼胝体后，建议分离粘连一直到胼胝体膝部，见到胼周动脉后绕胼胝体膝部向下走行，这是一个重要的标志。此时就可以使用神经剥离子、超声吸引器或双极电凝切开胼胝体。尽管打开脑室可能很少有并发症发生，还是建议术中保护好侧脑室

顶部，尽量不打开脑室。在胼胝体前部，切开最厚的部分是膝部。依靠胼周动脉和术中神经导航的应用以避免分离损伤任何一侧的额叶。通过保持两侧胼周动脉之间的操作，识别前侧的软脑膜表面，通过包绕膝部的软脑膜后到达术中必须切开的胼胝体嘴部。标准胼胝体切开手术流程并不要求离断前联合。

胼胝体前部切开后，要继续确认包括压部的胼胝体后段，后段胼周动脉不再具有标志性，术中更多地依赖大脑镰和神经导航定位。后段切开时，为了保护中线的桥静脉，需要调整胼胝体后部切开的手术路径；有时候，适当的头位角度调整有助于术区的显露。虽然胼胝体压部位置可能比较深，但术前手术计划已经明确了这些信息。胼胝体后部较前部薄，只有分离达到压部，才再次需要切开更多的胼胝体结构。在这些操作中，大脑软脑膜是非常有效的标志，以软脑膜为界能确保胼胝体的完全切开。我们也可以通过软脑膜看到大静脉。图 19-4 展示了术中切开的一些步骤，相关手术步骤也可见视频 19-1。

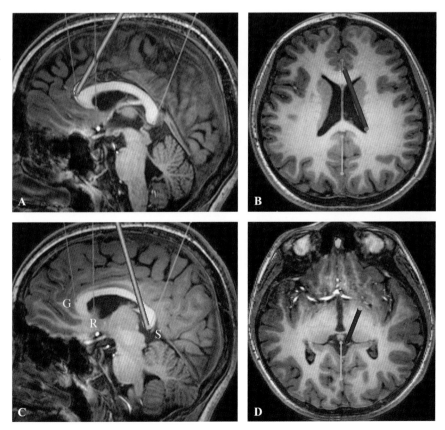

◀ 图 19-2　胼胝体切开术中的神经导航

A 和 B. 集中于膝部的前部；C 和 D. 集中于体部

G. 膝部；R. 嘴部；S. 体部；带红点的蓝线为导航的影像

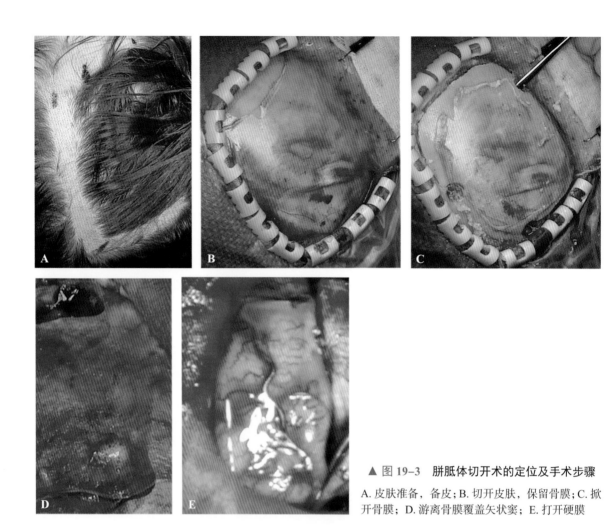

▲ 图 19-3　胼胝体切开术的定位及手术步骤

A. 皮肤准备，备皮；B. 切开皮肤，保留骨膜；C. 掀开骨膜；D. 游离骨膜覆盖矢状窦；E. 打开硬膜

三、文献报道其他技术

（一）内镜辅助手术过程

内镜下胼胝体切开术由 Bahuleyan 等首先在尸体解剖中描述[34]。Chandra 等[25] 描述了内镜技术在儿童中的应用（见本书其他章内容）。他们将其与前联合、海马和后联合离断结合在一起。

Smyth 等[27] 认为使用内镜技术可以更好地观察解剖结构，实现比开颅胼胝体切开更小的创伤。内镜下胼胝体切开的明显优点是只需要一个较小的骨窗。不过，文献中并不推荐将该技术应用于有既往手术史且术后粘连的患者，如果解剖结构已经被破坏，也不考虑应用内镜[27]。为了实现术中非常小的术野显露（1.5～2cm），可将吸引装置绑在内镜上，并使用超声吸引器切开胼胝体。文献中报道，通过前颅的一个 D 形切口小骨窗开颅进行全段胼胝体切开是可行的，其 D 形切口的直线切口位于中线处；

为了避免损伤桥静脉，术前需做静脉造影。术中使用导航，确保胼胝体从前到后的切开在胼周动脉之间进行。Sood 等[35] 描述了 1 名成人患者使用后路入路的内镜辅助下前 2/3 段胼胝体切开术的个案，胼胝体切开时略偏向中线左侧，术者认为这样能减少经典开颅胼胝体切开术引起的并发症。

（二）激光技术在胼胝体切开术中的应用

Choudhri 等[30] 描述了 CO_2 激光技术在儿童中的应用，其应用激光分离胼胝体纤维，并能减少进入脑室系统的风险。这种手术方式，除了术中使用激光，其余按常规开颅手术操作。Singh 等描述了使用激光热消融术结合立体定向机器人技术切除胼胝体的"概念性技术"[29]，认为可以通过非优势半球的顶枕旁正中入路实施前 2/3 段的胼胝体切开，并联合通过额叶附加的探针实现全段的胼胝体切开。然而，这一技术的实际应用尚未见报道。

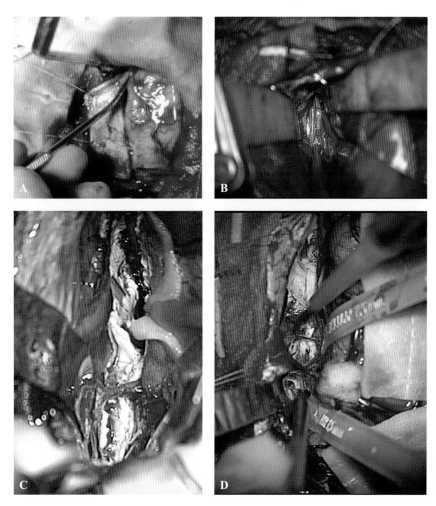

▶ 图 19-4　手术切开步骤

A. 识别大脑镰；B. 识别靠近胼胝体膝部的胼周动脉；C. 胼胝体中段离断；D. 胼胝体压部离断

（三）放射外科在胼胝体切开术中的应用

一些团队报道了应用放射外科技术进行前段、全段或后段的胼胝体切开[36-42]，第一次报道是在 1999 年[36]。不过，这些报道中病例数最多的有 8 名患者[42]，其中一些只有 1～3 名。在一项研究中报道了分 3 步走的手术流程，患者先接受了颞叶切除，然后是保留胼胝体的功能半球切除，最后医生使用放射外科技术处理胼胝体完成了整个半球切除[37]。由于术后复查图像可能只显示萎缩改变，导致在评估这些患者手术的完成度时存在问题，难以排除的还有剩余的胼胝体联系。这项放射外科技术也有延迟反应（3～6 个月）的缺点，在治疗颞叶癫痫时可以看到类似表现[43]。过去 20 年里，已发表文献的病例数均不超过 8 例，这一现实使得这项技术难以被评估。

四、评价与讨论

比较明确的是，对于以跌倒发作为主要临床表现的患者，行胼胝体切开术经常可以达到发作明显缓解的效果[2, 4, 6, 11]。在显微技术和神经导航的帮助下，使用传统经典开颅手术出现意外并发症的风险很低[17]。该手术术后有一定固有的风险——离断综合征，在某种程度上可能和患者的年龄有相关性[44]。它很可能与所实施的外科手术操作无关，而是与胼胝体切开术本身有关。在作者看来，对大脑的危害，小的开颅手术并不一定比大的开颅手术小。总之，手术患者的选择必须慎重，需要有能胜任该技术的团队，特别是神经外科医生。正如所有的神经外科手术情况一样，选择手术团队最擅长的术式尤为重要，手术技术朝着越来越无创、越来越精准的方向不断改进。

参考文献

[1] Van Wegenen W, Herren R. Surgical division of the commissural pathways in the corpus callosum. Arch Neurol Psychiatry 1940;44:740–759

[2] Asadi-Pooya AA, Sharan A, Nei M, Sperling MR. Corpus callosotomy. Epilepsy Behav 2008;13(2):271–278

[3] Graham D, Tisdall MM, Gill D. Corpus callosotomy outcomes in pediatric patients: A systematic review. Epilepsia 2016;57(7):1053–1068

[4] Malmgren K, Rydenhag B, Hallböök T. Reappraisal of corpus callosotomy. Curr Opin Neurol 2015;28(2):175–181

[5] Ritter F, Rydenhag B. Corpus callosotomy: indications and results. In: Arzimanaglou A, Cross JH, Gaillard WD, Holthausen H, Jayakar P, Kahane P, Mathern G, eds. Pediatric Epilepsy Surgery. Montrouge, France: Editions John Libbey Eurotext; 2016:437–444

[6] Stigsdotter-Broman L, Olsson I, Flink R, Rydenhag B, Malmgren K. Long-term follow-up after callosotomy--a prospective, population based, observational study. Epilepsia 2014;55(2):316–321

[7] Katagiri M, Iida K, Kagawa K, et al. Combined surgical intervention with vagus nerve stimulation following corpus callosotomy in patients with Lennox-Gastaut syndrome. Acta Neurochir (Wien) 2016;158(5):1005–1012

[8] Liang S, Zhang S, Hu X, et al. Anterior corpus callosotomy in school-aged children with Lennox-Gastaut syndrome: a prospective study. Eur J Paediatr Neurol 2014;18(6):670–676

[9] Nei M, O'Connor M, Liporace J, Sperling MR. Refractory generalized seizures: response to corpus callosotomy and vagal nerve stimulation. Epilepsia 2006;47(1):115–122

[10] Phillips J, Sakas DE. Anterior callosotomy for intractable epilepsy: outcome in a series of twenty patients. Br J Neurosurg 1996;10(4):351–356

[11] Cukiert A, Cukiert CM, Burattini JA, et al. Long-term outcome after callosotomy or vagus nerve stimulation in consecutive prospective cohorts of children with Lennox-Gastaut or Lennox-like syndrome and non-specific MRI findings. Seizure 2013;22(5):396–400

[12] Cendes F, Ragazzo PC, da Costa V, Martins LF. Corpus callosotomy in treatment of medically resistant epilepsy: preliminary results in a pediatric population. Epilepsia 1993;34(5):910–917

[13] Cukiert A, Burattini JA, Mariani PP, et al. Extended, one-stage callosal section for treatment of refractory secondarily generalized epilepsy in patients with Lennox-Gastaut and Lennox-like syndromes. Epilepsia 2006;47(2):371–374

[14] Rathore C, Abraham M, Rao RM, George A, Sankara Sarma P, Radhakrishnan K. Outcome after corpus callosotomy in children with injurious drop attacks and severe mental retardation. Brain Dev 2007;29(9):577–585

[15] Sunaga S, Shimizu H, Sugano H. Long-term follow-up of seizure outcomes after corpus callosotomy. Seizure 2009;18(2):124–128

[16] Spencer SS, Spencer DD, Sass K, Westerveld M, Katz A, Mattson R. Anterior, total, and two-stage corpus callosum section: differential and incremental seizure responses. Epilepsia 1993;34(3):561–567

[17] Bjellvi J, Flink R, Rydenhag B, Malmgren K. Complications of epilepsy surgery in Sweden 1996–2010: a prospective, population-based study. J Neurosurg 2015;122(3):519–525

[18] Rydenhag B, Silander HC. Complications of epilepsy surgery after 654 procedures in Sweden, September 1990–1995: a multicenter study based on the Swedish National Epilepsy Surgery Register. Neurosurgery 2001;49(1):51–56, discussion 56–57

[19] Lee JH, Hwang YS, Shin JJ, Kim TH, Shin HS, Park SK. Surgical complications of epilepsy surgery procedures: experience of 179 procedures in a single institute. J Korean Neurosurg Soc 2008;44(4):234–239

[20] Jea A, Vachhrajani S, Johnson KK, Rutka JT. Corpus callosotomy in children with intractable epilepsy using frameless stereotactic neuronavigation: 12-year experience at the Hospital for Sick Children in Toronto. Neurosurg Focus 2008;25(3):E7

[21] Valencia Calderón C, Castro Cevallos A, Calderón Valdiviezo A, et al. [Neuronavigation in the surgical planning of callosotomy] Neurocirugia(Astur) 2016; 27(4): 186–193

[22] Dimitriadis SI. Predictive value of MEG using gradient magnetic field topography (GMFT) for seizure outcome following anterior corpus callosotomy (ACC) in patients with drop attacks. Clin Neurophysiol 2016;127(1):12–14

[23] Kagawa K, Iida K, Hashizume A, et al. Magnetoencephalography using gradient magnetic field topography (GMFT) can predict successful anterior corpus callosotomy in patients with drop attacks. Clin Neurophysiol 2016; 127(1): 221–229

[24] Chen PC, Baumgartner J, Seo JH, Korostenskaja M, Lee KH. Bilateral intracranial EEG with corpus callosotomy may uncover seizure focus in nonlocalizing focal epilepsy. Seizure 2015;24:63–69

[25] Chandra SP, Kurwale NS, Chibber SS, et al. Endoscopic-assisted (through a mini craniotomy) corpus callosotomy combined with anterior, hippocampal, and posterior commissurotomy in Lennox-Gastaut syndrome: a pilot study to establish its safety and efficacy. Neurosurgery 2016;78(5):743–751

[26] Nasi D, Iacoangeli M, Di Somma L, et al. Microsurgical endoscopy-assisted anterior corpus callosotomy for drug-resistant epilepsy in an adult unresponsive to vagus nerve stimulation. Epilepsy Behav Case Rep 2016;5:27–30

[27] Smyth MD, Vellimana AK, Asano E, Sood S. Corpus callosotomy-open and endoscopic surgical techniques. Epilepsia 2017;58(Suppl 1):73–79

[28] Sood S, Marupudi NI, Asano E, Haridas A, Ham SD. Endoscopic corpus callosotomy and hemispherotomy. J Neurosurg Pediatr 2015;16(6):681–686

[29] Singh H, Essayed WI, Deb S, Hoffman C, Schwartz TH. Minimally invasive robotic laser corpus callosotomy: a proof of concept. Cureus 2017;9(2):e1021

[30] Choudhri O, Lober RM, Camara-Quintana J, Yeom KW, Guzman R, Edwards MS. Carbon dioxide laser for corpus callosotomy in the pediatric population. J Neurosurg Pediatr 2015;15(3):321–327

[31] Rydenhag B, Ritter F. Corpus callosotomy: surgical techniques. In: Arzimanaglou A, Cross JH, Gaillard WD, Holthausen H, Jayakar P, Kahane P, Mathern G, eds. Pediatric Epilepsy Surgery. Montrouge, France: Editions John Libbey Eurotext, 2016:381–386

[32] Schaller K, Cabrilo I. Corpus callosotomy. Acta Neurochir (Wien) 2016;158(1):155–160

[33] Fuiks KS, Wyler AR, Hermann BP, Somes G. Seizure outcome from anterior and complete corpus callosotomy. J Neurosurg 1991;74(4):573–578

[34] Bahuleyan B, Vogel TW, Robinson S, Cohen AR. Endoscopic total corpus callosotomy: cadaveric demonstration of a new approach. Pediatr Neurosurg 2011;47(6):455–460

[35] Sood S, Asano E, Altinok D, Luat A. Endoscopic posterior interhemispheric complete corpus callosotomy. J Neurosurg Pediatr 2016;25(6):689–692

[36] Pendl G, Eder HG, Schroettner O, Leber KA. Corpus callosotomy with radiosurgery. Neurosurgery 1999; 45(2): 303–307, discussion 307–308

[37] Eder HG, Feichtinger M, Pieper T, Kurschel S, Schroettner O. Gamma knife radiosurgery for callosotomy in children with drug-resistant epilepsy. Childs Nerv Syst 2006;22(8):1012–1017

[38] Feichtinger M, Schröttner O, Eder H, et al. Efficacy and safety of radiosurgical callosotomy: a retrospective analysis. Epilepsia 2006;47(7):1184–1191

[39] Celis MA, Moreno-Jiménez S, Lárraga-Gutiérrez JM, et al. Corpus callosotomy using conformal stereotactic radiosurgery. Childs Nerv Syst 2007;23(8):917–920

[40] Smyth MD, Klein EE, Dodson WE, Mansur DB. Radiosurgical posterior corpus callosotomy in a child with Lennox-Gastaut syndrome. Case report. J Neurosurg 2007; 106(4, Suppl):312–315

[41] Bodaghabadi M, Bitaraf MA, Aran S, et al. Corpus callosotomy with gamma knife radiosurgery for a case of intractable generalised epilepsy. Epileptic Disord 2011; 13(2):202–208

[42] Moreno-Jiménez S, San-Juan D, Lárraga-Gutiérrez JM, Celis MA, AlonsoVanegas MA, Anschel DJ. Diffusion tensor imaging in radiosurgical callosotomy. Seizure 2012; 21(6): 473–477

[43] Régis J, Rey M, Bartolomei F, et al. Gamma knife surgery in mesial temporal lobe epilepsy: a prospective multicenter study. Epilepsia 2004;45(5):504–515

[44] Jea A, Vachhrajani S, Widjaja E, et al. Corpus callosotomy in children and the disconnection syndromes: a review. Childs Nerv Syst 2008;24(6):685–692

第 20 章　内镜下胼胝体切开术和半球切开术：双手内镜技术

Endoscopic Callosotomy and Hemispherotomy: Bimanual Endoscopic Technique

Sandeep Sood　Gary Benjamin Rajah　**著**

买买提江·卡斯木　**译**

关宇光　任　铭　**校**

摘要

　　本章将介绍双手内镜手术的方法，描述用于内镜下胼胝体切开术的前、后手术入路，以及部分内镜下半球切开术，重点讲述双手内镜操作技巧。

关键词

　　胼胝体切开术，癫痫，内镜，半球切开术，内镜技术

一、内镜手术技术的发展

通道内镜首先是由泌尿外科医生应用并推广的，用于病变活检、电灼肿瘤或膀胱结石取出等。该技术后来被妇科医生用于内镜下输卵管结扎及子宫切除术。

在更复杂的手术中，通道内镜允许双手进行解剖操作的能力有限，这是因为通过通道进入的操作器械只能沿通道轴移动或沿通道轴旋转。因此，内镜在神经外科中的应用初期仅限于脑室内手术，如第三脑室造口术、病变活检及脑室内小病灶的切除。对于较大的病变，因为不能进行双手解剖、镜头易污染及止血能力有限，内镜不作为推荐。

在腹腔镜胆囊切除术中引入了三孔手术的概念，即通过一个孔道引入内镜装置，另外 2 个单独的孔道引入其他 2 个手术器械，允许双手解剖操作，拥有控制出血或结扎血管的能力。在过去的 10 年中，这一概念已经发展到更复杂的腹部手术，并被应用于经蝶神经外科手术中。内镜通过一个鼻孔置入，由助手持握或固定在支架及机械臂上，主刀医生经双侧鼻孔置入手术器械进行操作。无论是否使用内镜，类似的脑室通道系统已被用于深部脑肿瘤的手术，类似的管状牵开器已应用于脊柱手术。在这些方法中，如果手术范围小，内镜固定后几乎不会再移动。如果手术范围大，如半球切开术，内镜可能需要频繁重新定位，反复拆卸和重新固定。这种方法的另一个主要限制是，手术器械在到达和超过内镜前端之前在显示器上不能被看到，这意味着外科医生必须把视线从显示器上移开，每次将手术

器械移回原位时，他都必须先直视手术操作视野。最后，因为内镜和手术器械这3种仪器通过同一个手术通道进行操作，仪器的拥挤减少了可操作的手术空间，故而需要一个更大的手术切口。

为了克服这些缺点，作者使用了一个带吸引装置的内镜，它从内镜前端突出2cm。外科医生使用这个组合，像传统外科手术一样左手手持内镜，右手拿着第二个工具（如双极或剥离子）来进行手术操作。由于内镜带有吸引装置，它跟随吸引器移动到手术领域，从而避免了需要一个支架、机械臂或助手来引导内镜到达手术视野。我们初步描述了这种方法用于经胼胝体切除脑室肿瘤[1]和经窦汇下切除松果体区肿瘤[2]。Cutler等[3]使用定制的该内镜系统进行颅内血肿清除，并报告了它在前庭神经切除术和内镜辅助动脉瘤夹闭中的应用。

我们的经验表明，在这样的深度下使用2D内镜工作通常具有挑战性。有经验的术者可以在2D情况下，利用周围结构的视觉和运动轨迹来判断深度，然而这可能不是最佳或安全的操作方法。最近出现了一种轻量级的单芯片3D内镜（VisionSense），它优势在于提供了深度感知，提高了操作的方便性和舒适性。目前该内镜的缺点之一是色彩谱有限。虽然通过调整显示器和不同的参数改善颜色感知可以增强色彩，但在一定程度上消除了组织间的色彩区分。尽管有这个缺点，3D内镜依旧优于2D内镜。

离断术中的内镜入路

Guerrero和Cohen[4]对使用硬杆透镜的神经内镜下胼胝体切开术进行了评价，他们的尸体研究表明，通过在内镜旁引入显微外科手术器械，可以在直视下对胼胝体前部和后部进行解剖。类似的尸体模型[5]也证明了利用通道内镜行胼胝体前部切开的可行性，该研究采用眶上锁孔入路，通过内镜的工作通道引入钝性探针或内镜剪刀，在内镜尖端行白质纤维切断[6]。在其他尸体模型中采用在Kocher点和Frazier点上钻孔，经脑室入路行内镜下半球切开术[7]。

尽管如此，由于无法有效控制血管损伤时潜在的出血风险，以及无法双手解剖组织，这些尸体模型研究的临床应用受到限制。

为了克服这些局限性，作者将前文所述的用于肿瘤切除的双手内镜技术扩展到胼胝体切开术和半脑切开术。该技术将吸引器通过一个钳夹与内镜连接在一起，在经半球间入路进行手术时，左手使用带吸引的内镜，而右手可以使用第二种器械（如双极或剥离子等）进行操作。由于内镜是附在吸引器上的，因此不需要一个支架或助手，也不需要在手术过程中重新定位内镜。当然使用三手技术也是一种可选的方式[8]，即内镜由助手或机械臂控制，或由主刀医生在不需要双手操作时腾出一只手来操作内镜。该方法具有前面描述的一些限制，如器械拥挤、操作空间狭小，以及需要频繁重新固定内镜。

在这一章，我们将描述使用内镜与附加的吸引装置进行完整的胼胝体切开术和半球切开术[9]。

二、仪器设备与药物

- 3D 4mm刚性内镜（VisionSense）与金属冲洗鞘（图20-1）。
- Frazier吸引器可将内窥镜与耦合装置延伸2mm以上。
- 双极和内镜双极（Karl Storz GmbH & Co，Tuttlingen，Germany）。
- 神经导航系统。
- 腔隙超声吸引器（CUSA Integra）。
- 诱导时输注甘露醇（20%，1g/kg），以提供最佳的大脑放松。

手术间的设置

使用两个内镜监视器，其中一个位于头部左侧，另一个位于脚部（图20-1A和B）。神经导航被放置在手术台上靠近内镜监视器的脚端。

三、前纵裂入路内镜下胼胝体全段切开术：冠状缝前区

患者仰卧在手术台上，头部抬高20°，头钉固定。神经导航下，在冠状缝前设计一个2~3cm的正中切口（图20-2A），切口设计要避开增强磁共振中显示的粗大桥静脉。使用直径3cm的Alexis切口牵开器（Applied Medical，Rancho Santa Margarita，CA）牵开头皮（图20-2B）。然后完成内镜的神经

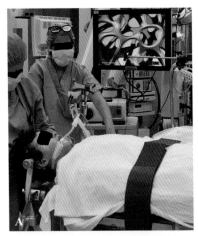
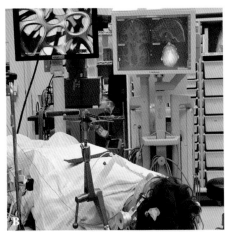

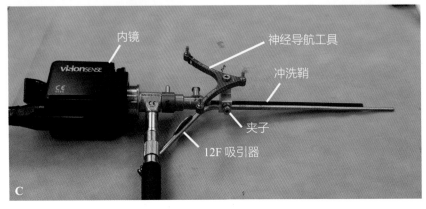

◀ 图 20-1　内镜下冠状缝前入路胼胝体切开术

A 和 B. 手术室设置、显示器放置和前入路时患者体位；C. 组装好的内镜用夹子固定在 12F 吸引器上，以便在手术过程中统一使用

导航系统注册。

中线处钻孔，铣刀形成右侧旁开 2～3cm 的骨瓣。硬膜切开悬吊形成基底朝向上矢状窦的硬膜瓣。在内镜下或直接在显微镜下进行半球间分离（图 20-2C）显露胼胝体。这种解剖操作在 2D 内镜甚至 3D 内镜下都需要丰富的手术经验，具有挑战性。在显微镜下直接到达胼胝体相对比较容易（图 20-2D）。在术野前后两端，于大脑镰和大脑半球之间放置一块折叠的棉球，直到胼胝体的水平，以保持大脑半球的正常形态，并完成手术入路。Budde 环牵开器系统（Integra）可与同侧大脑半球上的 3/8 牵开器一起使用，其保护作用大于牵开作用。术者左手持带吸引的内镜沿大脑镰向前进入。由于内镜附在吸引器上，两个设备同时移动，允许两只手操作，另一只手可以使用超声器械或双极电凝进行手术操作。用双极或镊子将大脑前动脉（ACA）彼此分离 2cm 以显露胼胝体。内镜下胼胝体切开术可以通过吸引、双极或超声吸引来完成。胼胝体切开术应全层切开胼胝体，以显示透明隔并

确定中线。胼胝体切开术沿着透明隔的中线向前延伸至膝部（图 20-2E），从膝部到胼胝体喙部被切除（图 20-2F）。这一步可能需要分离透明隔的两侧来到达胼胝体嘴部。大脑前动脉（ACA）可见位于胼胝体下方的半球间裂。前连合可在喙部下方向前切开。

我们再沿着更靠后的方向操作，需严格保持在中线上（图 20-2G）。手术床的头侧需降低以提供最佳角度视野，达到胼胝体压部。胼胝体后部切开术是在胼胝体内进行的（图 20-2H），大脑前动脉（ACA）位于切除部位的上方。一旦胼胝体压部被切断，可以通过松果体池的蛛网膜看到大脑大静脉（图 20-2I）。切除后继续切除胼胝体的下后部，直到通过切除穹窿连合到达与穹窿的交界处。

术者应站在患者的右侧，当切除胼胝体后部时观察放置在患者头端左侧的显示器，相反切除胼胝体前部时观察放置于脚部左侧的显示器。如果需要止血，内镜双极电凝或止血纱布是安全的。硬脑膜严密缝合，骨瓣重新连接复位。皮肤切口用可吸收

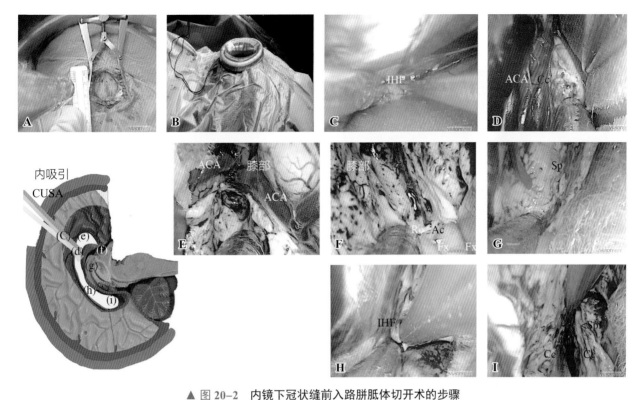

▲ 图 20-2　内镜下冠状缝前入路胼胝体切开术的步骤

AC. 前连合；ACA. 大脑前动脉；Cc. 胼胝体；Fx. 穹窿；IHF. 中央纵裂；Ro. 喙部；Sp. 胼胝体压部

缝线缝合。术中皮质脑电图（EEG）记录监测，以查找离断的去同步化效果。

四、后纵裂入路内镜下胼胝体全段切开术

后纵裂入路内镜下完整胼胝体切开术是由作者开创的，以避免行半球间分离[10]。在大脑后部，胼胝体与大脑镰非常接近。此外，大脑前动脉已向外侧移动，并已进入半球。因此不需要进行太多半球间分离解剖或显露 ACA 就可以进入胼胝体，整个过程在脑内进行，从而降低了血管损伤或血管痉挛的风险。顶枕区也相对没有桥静脉，因此很容易进入大脑后纵裂。

后纵裂入路对那些曾经做过额部手术或有潜在脑畸形的患者有利，如高位大脑镰或组织交错的半球间分离，通过前纵裂入路分离两侧半球往往非常困难。

手术过程

后纵裂入路完全胼胝体切开术的体位要求患者取 30° 头低脚高俯卧位，头部固定在头架上。颈部向后屈 25°（图 20-3A），以提供最佳的手术通道到达胼胝体嘴部层面。

在神经导航下设计 2～3cm 的枕旁手术切口（图 20-3B）。开颅手术在远离桥静脉的后枕骨区进行，这样胼胝体嘴部可以通过穹窿曲线到达。切口长 3cm，中线旁开 1.5cm 处，作基底向内的 D 形切口开颅，以上矢状窦为基底切开硬脑膜。充分大脑牵开后，前、后开颅边缘放置吸收性明胶海绵至胼胝体水平，一个牵开器放置在胼胝体上方水平。向外侧撑开大脑，轻轻形成一条 1cm 长的手术通道（图 20-3C）。随后，左手持带有吸附装置的内镜，右手握 CUSA，从胼胝体显露处开始，由后向前依次切除胼胝体，该位置一般相当于前 2/3 和后 1/3 的交界处。外科医生必须注意保持在中线上，沿着下方透明隔沟和上方纵裂进行操作（图 20-3D）。由于手术操作是在胼胝体内进行的，ACA 通常不需要干预，它们可以透过蛛网膜被看到（图 20-3E）。在前方，分开透明隔间腔，越过穹窿顶到达胼胝体嘴部（图 20-3F）。如果透明隔间腔粘连较重不易分离，可能需要经一侧侧脑室进入，沿胼胝体走行，

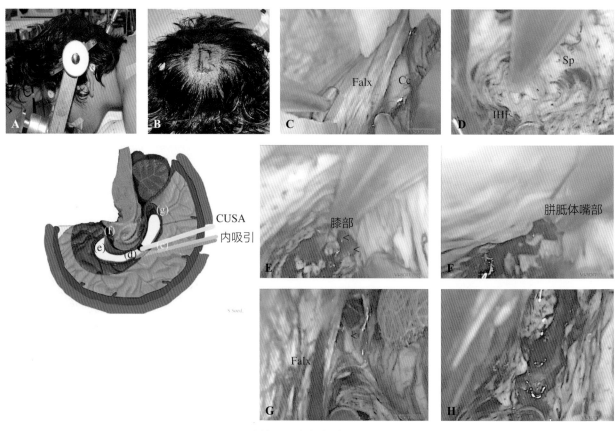

▲ 图 20-3　内镜后入路完成胼胝体切开术的步骤

Cc. 胼胝体；Falx. 大脑镰；IHF. 中央纵裂；Sp. 胼胝体压部

可以从脑室内到达胼胝体嘴部。内镜下双极电凝很容易边缘止血。

然后，手术重点集中在胼胝体后部，沿覆盖大脑大静脉的蛛网膜切除胼胝体（图 20-3G 和 H）。海马连合在中线处裂开，这种分离是向前进行的，直到在完全断开时达到穹窿的连接处。硬脑膜严密缝合，骨瓣重新连接复位。皮肤用可吸收缝线缝合。如果脑室被打开，术后 24h 内可放置脑室外引流管（视频 20-1 和视频 20-2）。

五、冠状缝前内镜（半球切开术）技术

双手内镜下半球切开术缩小了切口和开颅范围的大小，显著减少了失血和输血的需要。我们从前额到基底的分离方法[9]与 Delalande 等对垂直半球切开术的描述有所不同[11]。在后者中，额底离断直至颅前窝底的软脑膜，蝶骨翼被用作横向分离的标志。相反，我们通过胼胝体和半球间裂隙追踪

ACA，到达视交叉，然后从视交叉到达颈内动脉（ICA）的 A₁ 段和分叉处，以及大脑中动脉（MCA）的第一段，可以保证额叶完全离断。

手术步骤

患者的体位和显露与前路内镜下胼胝体切开术相似。

对于半球切开术，首先进行胼胝体前部切开术，将 ACA 显露至胼胝体嘴部水平，如上所述（图 20-4A）。利用 CUSA 将皮质切除，切除范围从 ACA 侧至 ICA 的分叉处（图 20-4C）。在某些情况下，ACA 走行曲折，在半球间裂处更靠前，可能需要在内侧额叶进行皮质切除来显露（图 20-4J）。然后将皮质切除进一步向外侧延伸至 MCA（图 20-4D）的第一段，完成前部或额底的离断。在这一点上，注意在切除胼胝体后的侧脑室房部得到足够的显露。沿脉络丛向前进入颞角，在内镜下用 CUSA 在脉络丛的外侧进行皮质切除术，沿着侧脑室的丘脑

沟从后向前展开颞角（图 20-4G），直到在额叶切断处看到 MCA（图 20-4E）。这可以完成外侧连接，将基底节外侧部分和脑岛从与丘脑的连接中分离出来。最后，向后完成胼胝体切开术，在脑室三角区丘脑上方切开穹窿（图 20-4H）。由于在穹窿左侧是最后的海马传出部位，它的切断有效地切断了同侧海马连接。尽管杏仁核是完整的，但它的主要传出神经，即颞角顶纹（颞角的顶部，就在脉络膜裂隙的外侧，沿着尾状体的尾部）被切开。另一个来自杏仁核的传出信号，也就是 Broca 区的对角带，穿过 MCA，在视神经束的前面到达前穿质。皮质切除术显露整个 ACA 和 MCA 部分。这有效地将

杏仁核及前连合的纤维与颞叶断开（视频 20-1 和视频 20-2）。

六、受益与结果

儿童行开颅胼胝体切开术有 5%～15% 的牵拉损伤、静脉梗死和血管痉挛的风险[12]。虽然在 11 例内镜下胼胝体切除手术中无手术相关并发症（表 20-1），但癫痫无发作率为 35%，其中 15% 的患者报告癫痫发作减少了 75%。与 10 例开颅胼胝体切除术相比，两种手术在癫痫发作控制方面无明显差异。

内镜手术的患者失血较少，虽然没有统计学意义，但内镜手术减少了患者的不适和术后疼痛，控

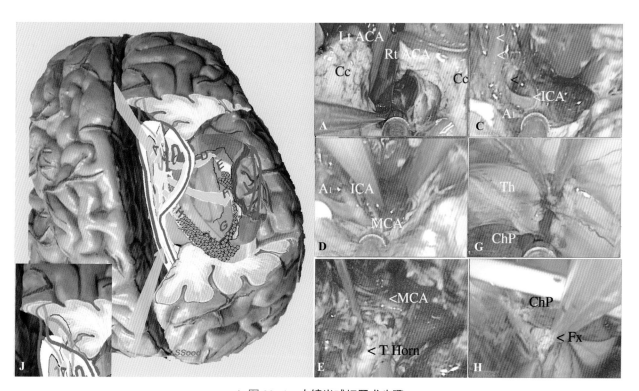

▲ 图 20-4　内镜半球切开术步骤

A₁. 大脑前动脉第一段；Cc. 胼胝体；Chp. 脉络丛；Fx. 穹窿；ICA. 大脑内动脉；Lt ACA. 左大脑前动脉；MCA. 大脑中动脉；Rt ACA. 右大脑前动脉；T Horn. 颞角；Th. 丘脑（译者注：术中图片左下角英文字母与大脑模式图中分区对应）

表 20-1　胼胝体切开术的开颅与内镜手术对比

胼胝体切开术	病例数	年龄（岁）	手术时长（h）	失血量（ml）	住院时间（天）
开颅切除	10	12.4±4	3.1±0.6	113±79	5.4±1
内镜切除	11	11.4±4	3.7±0.5	63±47	4.4±1

引自未公开的数据

制了与开颅手术相同的癫痫发作。

在 2001—2017 年，在 76 例解剖大脑半球切除术中，作者报道在功能性大脑半球切开术中平均失血量为 380ml（表 20-2）。关于目前发表的内镜下大脑半球切开术相关研究和数据显示（表 20-2），内镜下半球切除术具有 0% 的输血率，缩短住院时间，并可能因为小切口降低术后疼痛。虽然没有提到有患者出现了术后脑积水，但是仍缺少足够长的时间随访评估内镜下半球切开术的安全性及风险。

七、结论与未来展望

内镜下的姑息性癫痫治疗为顽固性癫痫患者提供了一系列的选择。这些手术是微创的，失血量低，并能有效控制癫痫的发作。此外，利用冠状缝前入路，手术可以根据患者的情况进行调整。从部分胼胝体切开术开始，一直到小切口、小失血量的半脑切开术，神经内镜的未来将随着神经外科医生广泛采用内镜技术，3D 内镜质量的提高，更小、更灵活的具备双手操作能力的内镜仪器的发展而实现。

表 20-2 半脑切除术的开颅与内镜手术对比

手　术	病例数	年龄（岁）	手术时长（h）	输血率（%）/ 失血量（ml）	住院时间（d）
解剖性					
Sood 等 [a]	76	5.9	6.8	380ml	10.0
功能性					
岛周（Limbrick 等 [13]）	35	5	6.7	391ml[b]	8.7
功能性（Limbrick 等 [13]）	14	7.2	5.6	386ml[c]	7.9
改良的外侧手术（Lew 等 [14]）	50	9.1	4.5	340ml	—
旁矢状面（Delalande 等 [11]）	83	8	—	8%	—
丘脑周（Dorfer 等 [15]）	40	5.5	—	5%	—
大脑半球之间（Iwasaki 等 [16]）	8	1	6.2±1	75%[（44±28）ml]	—
内镜					
Sood 等 [a]	7	13.3±6	5.2±1	0%[（83±64）ml]	5.3±1

预计血容量 =2×（年龄 +4）×75ml
a. 未公布的数据
b. 失血量按预计血容量的 29% 报告
c. 失血量按预计血容量的 23% 报告

参考文献

[1] Sood S, Nundkumar N, Ham SD. Interhemispheric endoscopic resection of large intraventricular and thalamic tumors. J Neurosurg Pediatr 2011;7(6):596–599

[2] Sood S, Hoeprich M, Ham SD. Pure endoscopic removal of pineal region tumors. Childs Nerv Syst 2011;27(9):1489–1492

[3] Cutler AR, Kaloostian SW, Ishiyama A, Frazee JG. Two-handed endoscopic-directed vestibular nerve sectioning: case series and review of the literature. J Neurosurg 2012;117(3):507–513

[4] Guerrero MH, Cohen AR. Endoscope-assisted microsurgery of the corpus callosum. Minim Invasive Neurosurg 2003; 46(1):54–56

[5] Tubbs RS, Smyth MD, Salter G, Doughty K, Blount JP. Eyebrow incision with supraorbital trephination for endoscopic corpus callosotomy: a feasibility study. Childs

Nerv Syst 2004;20(3):188–191

[6] Bahuleyan B, Vogel TW, Robinson S, Cohen AR. Endoscopic total corpus callosotomy: cadaveric demonstration of a new approach. Pediatr Neurosurg 2011;47(6):455–460

[7] Bahuleyan B, Manjila S, Robinson S, Cohen AR. Minimally invasive endoscopic transventricular hemispherotomy for medically intractable epilepsy: a new approach and cadaveric demonstration. J Neurosurg Pediatr 2010;6(6):536–540

[8] Chandra PS, Kurwale N, Garg A, Dwivedi R, Malviya SV, Tripathi M. Endoscopyassisted interhemispheric transcallosal hemispherotomy: preliminary description of a novel technique. Neurosurgery 2015;76(4):485–494, discussion 494–495

[9] Sood S, Marupudi NI, Asano E, Haridas A, Ham SD. Endoscopic corpus callosotomy and hemispherotomy. J Neurosurg Pediatr 2015;16(6):681–686

[10] Sood S, Asano E, Altinok D, Luat A. Endoscopic posterior interhemispheric complete corpus callosotomy. J Neurosurg Pediatr 2016;25(6):689–692

[11] Delalande O, Bulteau C, Dellatolas G, et al. Vertical parasagittal hemispherotomy: surgical procedures and clinical long-term outcomes in a population of 83 children. Neurosurgery 2007;60(2, Suppl 1):ONS19–ONS32, discussion ONS32

[12] Kasasbeh AS, Smyth MD, Steger-May K, Jalilian L, Bertrand M, Limbrick DD. Outcomes after anterior or complete corpus callosotomy in children. Neurosurgery 2014;74(1):17–28, discussion 28

[13] Limbrick DD Jr, Narayan P, Powers AK, et al. Hemispherotomy: efficacy and analysis of seizure recurrence. J Neurosurg Pediatr 2009;4(4):323–332

[14] Lew SM, Koop JI, Mueller WM, Matthews AE, Mallonee JC. Fifty consecutive hemispherectomies: outcomes, evolution of technique, complications, and lessons learned. Neurosurgery 2014;74(2):182–194, discussion 195

[15] Dorfer C, Czech T, Dressler A, et al. Vertical perithalamic hemispherotomy: a single-center experience in 40 pediatric patients with epilepsy. Epilepsia 2013;54(11):1905–1912

[16] Iwasaki M, Uematsu M, Osawa S, et al. Interhemispheric vertical hemispherotomy: a single center experience. Pediatr Neurosurg 2015;50(5):295–300

第 21 章　解剖半球切除术
Anatomical Hemispherectomy

Vivek P. Buch　Benjamin C. Kennedy　Gregory G. Heuer　Phillip B. Storm　**著**

鲍　民 **译**

王雄飞 **校**

摘要

　　手术切除或孤立致痫区是治疗药物难治性癫痫的最佳方法，然而实际上许多药物难治性癫痫患者会出现弥漫性或多灶性发作的癫痫活动。如果弥漫性癫痫源于整个半球，则可能需要对整个受累半球进行积极的手术治疗。尽管微创离断术被逐渐采用，但仍有一些情况需要对癫痫半球进行切除手术。本章将讨论解剖半球切除术的历史背景、当前适应证、详细的手术技术、术后护理，以及潜在的并发症。

关键词

　　解剖半球切除术，半球切除术，断开术，半球切开术，小儿癫痫，癫痫手术，弥漫性癫痫

一、概述

　　药物难治性癫痫手术治疗的一般原则是切除、孤立或隔离产生癫痫活动的大脑区域。通过颅内脑电监测可准确定位从而治疗这些致痫区。但在单侧半球弥漫性癫痫发作的患者中，通过更具有创性的手术方式来治疗整个受影响的半球是很有必要的。癫痫手术的最新趋势集中在功能性大脑半球切除术和离断术，以离断大脑半球之间的所有联系为目的。在某些情况下，大脑半球切除术和大脑半球离断术的结合，可以确保基底额叶和内侧颞叶结构的完全断开（图 21-1）。

　　如果一个患者在离断术后继续出现同侧的癫痫发作，可以采用解剖性半球切除术来确保该半球得到明确的切除。解剖性半球切除术是一种最彻底的

癫痫手术，即切除整个大脑皮质和受影响半球的内侧颞叶结构。

二、背景

　　1929 年，Walter Dandy 完成了第一次大脑半球切除术。Walter Dandy 对 1 名弥漫性右侧胶质瘤患者进行了整个大脑半球的切除术[1]。患者从手术中幸存下来且早期的临床效果良好，故而 Walter Dandy 认为手术具有确切的临床疗效。但随着胶质瘤复发，患者最终不幸身故。1938 年，McKenzie完成了第 1 名癫痫患者的大脑半球切除术[2]。术后患者癫痫痊愈。1950 年，Krynauw 发表了第一篇使用大脑半球切除术治疗癫痫的临床报道[3]。他描述了 12 名患者的病例，其中大多数是婴儿偏瘫综合征，12 名患者中有 10 人术后癫痫发作明显减少。

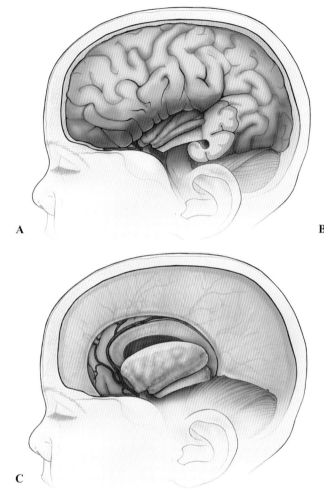

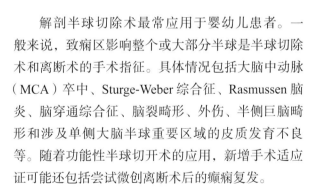

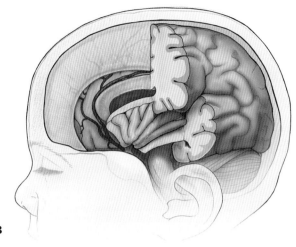

▲ 图 21-1　解剖半球切除术的分期

A. 首先进行颞叶切除术，包括切除内侧颞叶结构；B. 接下来进行额叶切除术，显露大脑镰并合并胼胝体前部切开术；C. 最后，进行剩余的顶枕叶切除术和胼胝体后部切开术。在某些情况下，可以采用微创功能性半球切开术来完成断开的最后阶段

解剖半球切除术最常应用于婴幼儿患者。一般来说，致痫区影响整个或大部分半球是半球切除术和离断术的手术指征。具体情况包括大脑中动脉（MCA）卒中、Sturge-Weber 综合征、Rasmussen 脑炎、脑穿通综合征、脑裂畸形、外伤、半侧巨脑畸形和涉及单侧大脑半球重要区域的皮质发育不良等。随着功能性半球切开术的应用，新增手术适应证可能还包括尝试微创离断术后的癫痫复发。

三、手术技术

手术麻醉必须由熟悉半球切除术和独特相关风险的专业儿科麻醉医生参与。解剖半球切除术的主要风险是失血过多。在开始手术前，要有良好的静脉通路和充足的备血。肺动脉导管建议放置在患者的中心线和动脉线，但并非常规必需。神经外科医生和麻醉医生的密切交流对于准确记录和跟踪失血量至关重要。当失血量达到一定的血容量时，应该

考虑中止手术，特别是有大量脑组织需要沿矢状窦或横窦切除时，因为这些部位易出现快速失血。

在完成麻醉并获得足够的监测，建立良好的静脉通路后，置患者于仰卧位，在同侧肩和髋关节下用胶带固定。根据年龄情况，头部由 Mayfield 头架或马蹄铁头架支撑，旋转至鼻与地面平行。如果颈部不易弯曲或担心静脉引流减少，则旋转床位直到理想的头部位置。床头升高到 30°。做切口之前，将患者头发剃净并注射抗生素和地塞米松。

手术采用 T 形切口。第一个切口在矢状面，从发际线后面的中线开始向后延伸到枕外隆凸点。在冠状面上做第二个切口，从耳前颧骨水平开始延伸，使其与中线的初始切口成直角相交。切开头皮后，将头骨更好地显露出来（图 21-2A）。在显露期间，采取措施减少失血，包括用布比卡因和肾上腺素溶液在切口周围注射，并在切口边缘放置头皮夹。

钻孔部位在矢状窦与横窦中线正上方。在完成

了一系列的钻孔后，将硬脑膜小心地剥离，该过程要尽可能减少损伤。对于 18 个月以下的儿童，硬脑膜通常从上覆骨瓣剥离下来。因此，钻孔应沿矢状缝间距设置在 2.5cm 以内。在 key 孔和颧骨上方的颞骨鳞部进行额外的钻孔，在钻孔之间使用开颅器。如有必要，用 Leksell 咬骨钳和 Kerrison 打孔器扩展骨瓣，以便充分显露矢状窦和窦汇。值得注意的是，有时开颅手术会导致大量失血，以至于必须中止手术。这在年幼的患者中更为常见。如果开颅手术由于失血过多中止，患者在 1～2 周后方可再次进行半球切除术。

骨瓣取出后，将硬脑膜基于蝶骨以 C 形打开。开口应至少在矢状窦和横窦外侧 4cm，以避开桥静脉。向矢状窦和横窦作 4～8 个放射状切口（图 21-2B），这样切口容易进行前后裁剪，以避开静脉桥。如果桥静脉不能被保留，但硬脑膜与静脉相连的部分保持完整，静脉会在供血动脉和邻近的大脑组织一起切除后止住出血。

在开始切除之前，要准备特殊的外科设备和耗材。同时使用两个双极装置可以使 2 位外科医生独立工作，有助于减少总失血量。滴水双极的应用可减少组织黏附在双极尖上，有助于手术切除。其他的辅助药物如凝血酶浸湿的棉球或 Floseal 棉条可以最大限度地减少失血。

切除应根据解剖区域逐步进行。首先进入颞中回，向下解剖脑室颞角。接下来继续解剖颞中回，深入 2cm 至灰白质交界处，并在外侧裂周围以 C 形继续解剖。然后解剖平面沿着额下回向前移动。在这部分解剖过程中，MCA 分支应被电凝止血。解剖的结果是从颞叶、外侧裂和下额叶延伸出一个 C 形槽。将槽里装满了浸有凝血酶的棉球，经过细致的止血后，颞叶和额叶同时切除。

颞叶切除术应以规范标准的方式进行，但以下情况除外。在规范标准的颞前叶切除术后，整个颞上回从外侧裂最近端开始被切除，并向后走行，直至外侧裂深部起始部位保留 Labbé 静脉保留，除非它非常狭窄或处于收缩状态以致有意外破裂的危险。远端 MCA 分支在遇到时应该电凝并切断。该过程可以使用 Weck 夹和动脉瘤夹，如果动脉充分电凝则没有必要。紧接着进行杏仁核海马切除术。

颞叶切除后，进行额叶解剖。如果 2 位外科医生同时手术，可以在切除颞叶的同时进行额叶的解剖。解剖开始于运动皮质，围绕外侧裂进行，然后向矢状窦内侧进行。解剖在前额上部继续进行直到眶上。额上回的桥静脉保持完整。切除槽里同样需要塞满浸有凝血酶的棉球。在进行细致的止血后，上、中、下额回在灰白质交界处 1cm 深处被破坏，并被大块切除。

接下来，将额上回的桥静脉从前向后电凝。矢状窦附近一旦发生出血很难止住，所以在切这些静脉时应该紧贴皮质，远离窦部。在电凝和切断桥静脉后，额叶上回的剩余部分从大脑镰侧面向内牵拉。识别并确定扣带回、大脑前动脉（ACA）和胼胝体是下一步的前提。重要的是要记住，ACA 的分支通常是以上级动脉到下级动脉的方向排列，而不是左右排列。在这个过程中必须非常小心，动脉识别错误在对侧动脉可造成意外损伤。术前成像（如血管造影或磁共振成像）也许会有助于确定血管的关系。使用软脑膜下解剖技术去除扣带回，避免使用双极，使用温和地抽吸方式可以降低损伤 ACA 分支的风险。胼胝体位于软脑膜层的外侧，用双极轻柔地抽吸使胼胝体分离。然后在后面进行解剖，完成胼胝体切开术。在解剖过程中，一旦同侧 ACA 被确认，可在胼胝体边缘起源的近端将其夹闭。

顶叶的切除方式类似于额叶的切除，起始于外侧裂周围的初始切缘水平，在顶枕沟附近的脑回后内侧操作。然后平行于矢状窦继续向前剥离，过程中注意避开桥静脉。顶叶在灰白质交界处下方 1cm 处被破坏。同样需要将进入矢状窦的桥静脉电凝。顶叶的其余部分被轻轻地从镰上提离时，将其上的全部桥静脉电凝。通过胼胝体周围动脉伴行识别确认胼胝体压部。顶叶的其余部分在扣带回上方被切开。再次用抽吸的方式进行扣带回的软膜下切除，期间避免使用双极。

最后切除的是枕叶。在切除枕叶之前，需检查进入横窦的桥静脉，特别要注意 Labbé 静脉的位置。此时枕叶是可相对移动的，外科医生必须小心不要把桥静脉从矢状窦、横窦或乙状窦上撕裂下来。我们通常在切除枕叶之前先将这些静脉电凝切断。一旦静脉被切断，枕叶就很容易探查。然而，在提起枕叶之前，必须先电凝沿着小脑幕的桥静脉。该操作起始于侧脑室的颞叶最后部。然后将双极下到小脑幕，用抽吸的方式进行。脑干位于正中，横穿小脑幕。过程中应注意保持在软脑膜平面下进行，避免在环池中电凝操作。从环池取出后，大脑后动脉（PCA）可安全凝固。下一步解剖在后内侧继续，将枕叶提离小脑幕，并凝固桥静脉。在这里脑室枕角是一个有用的解剖学参考，它可以作为切除深度的标志。随着大脑镰的接近，剥离仅在室管膜表面继续进行。在最后断开之前，通过横向牵拉枕叶来检查沿大脑镰的区域，以确保没有未电凝的静脉或动脉。枕极通常很容易抬起。在切除枕叶的过程中，应该注意黏附在静脉窦或小脑幕上的静脉。

如果在切除单个脑叶时达到足够的止血效果，则最终检查手术腔时几乎不会有残余出血（图 21-2C）。当总失血量过多或手术时间过长时，可能导致发

生凝血障碍，在围术期和术后增加出血的危险[4, 5]。在关闭之前应检查 MCA、PCA 和 ACA，以确保血管充分电凝。

在进行细致的止血后，对手术腔进行充分的冲洗以清除手术碎片。清除碎片可减少相关的术后发热的发生[6]。以水密的方式关闭硬脑膜并应用覆盖人工硬脑膜关闭硬脑膜。硬膜充分悬吊可能有助于防止硬膜外积液的形成。骨瓣用颅骨锁或连接片固定相连，切口按标准分层方式闭合。术前（图 21-3A）和术后（图 21-3B）成像比较可以确定是否正确切除。

四、术后护理

术后患者被送进重症监护室。在最初的 48h 里，让患者保持健侧卧位，给新造的空腔足够的时间填满脑脊液（CSF），使两个半球室的压力平衡，并可降低危及生命的脑组织移位的风险[7]。48h 后，患

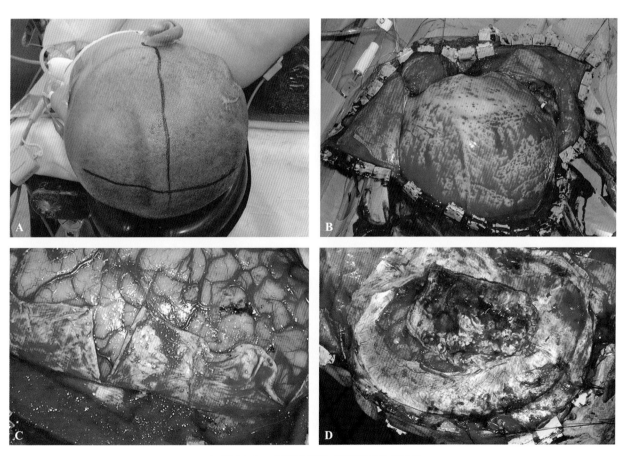

▲ 图 21-2　右半球切除术的系列手术照片

A. 切口标记；B. 皮肤切开后的术野；C. 向矢状窦放射状切开；D. 切除后的术野

注：在所有图中，内侧在图底，前部在图左

者开始早期康复治疗。仔细观察患者是否有脑积水的症状和体征。在手术后的 2～3 周，患者容易诊断出大而坚固的假性脑膜膨出。几周后诊断可能更为细致，因此患者出院前应做一次 CT 扫描。半球切除术后避免发生脑积水的一个重要技术要点是将引流管置入对侧脑室，而不是切除腔。这大大减少了假性脑膜膨出和脑脊液漏的形成，因为对侧的大脑会封闭导管形成的窦道。

五、并发症

在早期解剖学研究中，控制癫痫的大脑半球切除术是一项令人鼓舞的技术，并广泛应用于 20 世纪 60 年代。随着这项手术应用得越来越多，人们对与这种有创性手术相关的各种并发症有了更加深入的了解。其并发症包括常见的神经外科并发症，如出血、血肿形成、切口感染和脑缺血。无菌性脑膜炎可发生在术后，通常用短疗程类固醇可有效治疗 [8, 9]。冲洗术腔和清除手术碎片可减少该种并发症的发生。尽管极为罕见，但在大脑半球切除术后可能会发生明显的脑组织移位并导致猝死 [7]。与解

剖半球切除术相关的其他并发症包括脑积水和浅表性脑含铁血黄素沉着 [10]。在早期研究中，多达 1/3 的患者发生这些并发症 [11-13]，而且可在术后即刻或延迟发生脑积水 [9, 14-19]，必须通过标准分流系统来识别和处理。防治这些重要的并发症是发展大脑半球切断术的动力与方向。

六、结论

解剖半球切除术是一种重要而有效的治疗药物难治性癫痫的手术方法。为了安全地进行手术，需要对手术解剖有一个全面的了解，并且注意术中监控，尽量减少失血。技术上的改进可以在控制癫痫发作的同时减少并发症 [20-24]。最近的一系列研究显示，94% 的患者在大脑半球切除术后癫痫发作得到控制 [24, 25]。癫痫发作控制的程度部分取决于患者手术时的年龄、具体的病理情况和癫痫持续时间。在能够开展该手术并具有术后管理能力的医疗机构中，对于经过仔细筛查并确定适合手术的患者，选择解剖半球切除术可以显著减少患者原本难以控制的癫痫发作。

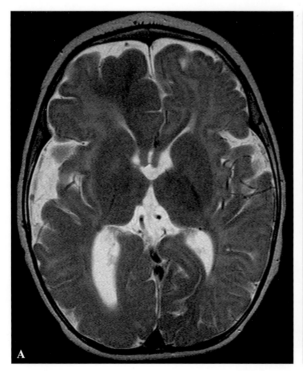
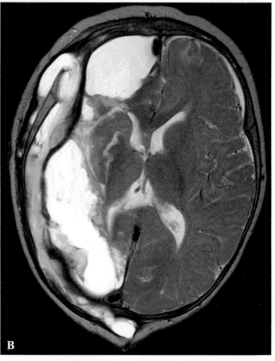

▲ 图 21-3　典型的半球病变患者接受半球切除术

A. 术前 MRI 图像显示右侧半脑畸形；B. 右半球切除术后即刻 MRI 图像

参考文献

[1] Dandy W. Physiological studies following extirpation of the right cerebral hemisphere in man. Bull Johns Hopkins Hosp 1933;53:31–51

[2] McKenzie KG. The present status of a patient who had the right cerebral hemisphere removed. JAMA 1938;111:168

[3] Krynauw RA. Infantile hemiplegia treated by removing one cerebral hemisphere. J Neurol Neurosurg Psychiatry 1950;13(4):243–267

[4] Brian JE Jr, Deshpande JK, McPherson RW. Management of cerebral hemispherectomy in children. J Clin Anesth 1990;2(2):91–95

[5] Piastra M, Pietrini D, Caresta E, et al. Hemispherectomy procedures in children: haematological issues. Childs Nerv Syst 2004;20(7):453–458

[6] Peacock WJ, Wehby-Grant MC, Shields WD, et al. Hemispherectomy for intractable seizures in children: a report of 58 cases. Childs Nerv Syst 1996;12(7):376–384

[7] Cabieses F, Jeri R, Landa R. Fatal brain-stem shift following hemispherectomy. J Neurosurg 1957;14(1):74–91

[8] Fountas KN, Smith JR, Robinson JS, Tamburrini G, Pietrini D, Di Rocco C. Anatomical hemispherectomy. Childs Nerv Syst 2006;22(8):982–991

[9] Basheer SN, Connolly MB, Lautzenhiser A, Sherman EM, Hendson G, Steinbok P. Hemispheric surgery in children with refractory epilepsy: seizure outcome, complications, and adaptive function. Epilepsia 2007;48(1):133–140

[10] de Almeida AN, Marino R Jr. The early years of hemispherectomy. Pediatr Neurosurg 2005;41(3):137–140

[11] Taylor DC, Falconer MA, Bruton CJ, Corsellis JA. Focal dysplasia of the cerebral cortex in epilepsy. J Neurol Neurosurg Psychiatry 1971;34(4):369–387

[12] Rasmussen T. Postoperative superficial hemosiderosis of the brain, its diagnosis, treatment and prevention. Trans Am Neurol Assoc 1973;98:133–137

[13] Kaufman S, Poupyrev I, Miller E, Billinghurst M, Oppenheimer P, Weghorst S. New interface metaphors for complex information space visualization: an ECG monitor object prototype. Stud Health Technol Inform 1997;39:131–140

[14] McKISSOCK W. The operative technique for cerebral hemispherectomy in the treatment of infantile hemiplegia. Zentralbl Neurochir 1954;14(1)(–)(2):42–48

[15] White HH. Cerebral hemispherectomy in the treatment of infantile hemiplegia; review of the literature and report of two cases. Confin Neurol 1961;21:1–50

[16] Davies KG, Maxwell RE, French LA. Hemispherectomy for intractable seizures: long-term results in 17 patients followed for up to 38 years. J Neurosurg 1993;78(5):733–740

[17] Kalkanis SN, Blumenfeld H, Sherman JC, et al. Delayed complications thirty-six years after hemispherectomy: a case report. Epilepsia 1996;37(8):758–762

[18] Di Rocco C, Iannelli A. Hemimegalencephaly and intractable epilepsy: complications of hemispherectomy and their correlations with the surgical technique. A report on 15 cases. Pediatr Neurosurg 2000;33(4):198–207

[19] de Almeida AN, Marino R Jr, Marie SK, Aguiar PH, Teixeira MJ. Factors of morbidity in hemispherectomies: surgical technique x pathology. Brain Dev 2006;28(4):215–222

[20] Adams HP Jr, Putman SF, Corbett JJ, Sires BP, Thompson HS. Amaurosis fugax: the results of arteriography in 59 patients. Stroke 1983;14(5):742–744

[21] Winston KR, Welch K, Adler JR, Erba G. Cerebral hemicorticectomy for epilepsy. J Neurosurg 1992; 77(6): 889–895

[22] Carson BS, Javedan SP, Freeman JM, et al. Hemispherectomy: a hemidecortication approach and review of 52 cases. J Neurosurg 1996;84(6):903–911

[23] Carson BS, Lauer JA, et al. Hemispherectomy: a review. Neurosurg Q 1996;6:155–175

[24] Kossoff EH, Vining EP, Pyzik PL, et al. The postoperative course and management of 106 hemidecortications. Pediatr Neurosurg 2002;37(6):298–303

[25] Ellenbogen RG, Cline MJ. Hemispherectomy: historical perspective and current surgical overview. In: Miller JW, Silbergeld DL, eds. Epilepsy Surgery: Principles and Controversies. New York, NY: Taylor and Francis; 2006:563–576

第22章 功能性半球切除术与岛周半球离断术
Functional Hemispherectomy and Peri-insular Hemispherotomy

Jean-Pierre Farmer　Roy W. R. Dudley　**著**

王增光　**译**

王雄飞　**校**

摘要

　　若难治性局灶性癫痫的弥漫性致痫区局限于一个半球，治疗方式常为半球切除术。相较之下，局灶切除或单个脑叶切除无明显获益。当然，半球切除术的代价常是对侧出现新的或更为严重的功能缺损。此类有创性手术的主要适应证为已经出现对侧功能缺损的疾病，如围产期大脑中动脉梗死和Rasmussen 脑炎等。然而，如果严重的半球疾病没有脑实质缺损，但也没有其他治疗方法可以选择，那么也可以采用大脑半球离断/切除术。患者应尽可能在儿童期接受手术治疗，这样的话，健侧半球可以健康发育，而不受对侧癫痫持续发作和（或）抗癫痫药物的不利影响，由于神经的可塑性，患儿的康复过程也会最大限度地受益。近50 年来，半球切除术经历了从患侧半球的完全切除，到半球的功能性切除，再到半球切除技巧的变化。近些年来，先进的神经导航技术和术中磁共振成像（iMRI）已成为神经外科医生不可缺少的重要辅助工具。除了简要回顾半球切除术治疗局灶性癫痫的历史和适应证外，本章还介绍了分别由 Rasmussen 和 Villemure 医生最先开展的功能性半球切除术和岛周半球离断术，以及怎样使用 iMRI 等的一些手术细节。最后，介绍了关于术后癫痫发作和功能预后的情况，以及应该避免的潜在风险。

关键词

　　半球切除术，功能性半球切除术，岛周半球离断术，手术技巧，术中磁共振

一、概述

　　尽管是 Walter Dandy 在 20 世纪 20 年代首次将半球切除术用于治疗恶性肿瘤[1]，但首先开展半球切除术治疗癫痫发作的却是 McKenzie[2]，并由 Krynauw 推广[3]。虽然取得了最初的成功，但是很多患者发生了明显的晚期并发症，表现为脑表面的含铁血黄素沉着[4]。随着实践的不断深入，人们认识到半球切除术之所以能够成功控制癫痫发作，最重要的决定因素是离断的程度，而不是切除多少脑组织。因此，离断技巧得以不断进步。Rasmussen 在 20 世纪 80 年代初期开展了功能性半球切除术[5]。1993 年，Villemure 提出并推广岛周半球离断术[6-9]。Delalande[10] 还介绍了一种纵向入路半球离断术，其目的是为了减少围术期的并发症，同时还能达到解剖性半球切除术控制癫痫发作的效果。

二、适应证

如今，大多数半球离断术被建议适用于治疗那些至少规范使用两种抗癫痫药物长期治疗的单侧半球弥漫性顽固性癫痫的患儿[11]。当然，这些药物也可能对大脑发育产生负面影响。患侧大脑半球的损害导致的癫痫通常相当广泛，但不应影响对侧大脑半球。因为一旦癫痫得到控制，患儿对侧大脑半球将进一步发育。患儿大脑半球的病变，可能是围产期大脑中动脉梗死、半侧巨脑畸形、Sturge-Weber 综合征或广泛皮质发育不良所导致的结果，也可能是 Rasmussen 脑炎、半球性外伤、脑出血或脑膜脑炎等疾病引起的。

脑电图（EEG）应表现为与临床缺陷相符的、涉及整个半球的广泛异常放电。起源于正常半球的异常脑电图是很常见的，但这并不是手术的绝对禁忌证，尤其是在这种异常脑电图和患侧半球的异常脑电图同时发生时[12]。

有这种半球损害的患儿经常发生抽搐或者偏瘫。虽然这些患儿因为年龄太小而无法判定他们的视野状况，但通常他们已经发生了偏盲。癫痫长期发作将会使患儿的神经功能进行性缺失。外科医生必须通过多学科联合诊疗，控制癫痫发作。同时评估是否值得以加重或丧失患侧半球的运动功能为代价来改善正常半球的认知功能发育[13]。

对于无行走能力的儿童，如果成功接受了半球切除术，最终有可能依靠单侧肢体行走。他们将对侧手臂贴近身体躯干，通过增加远端肌张力来减少对侧手的使用，而不是增加同侧手的活动。这可能是由于肌力减退或增高导致的。

一旦患儿家属理解了如何平衡运动障碍和消除癫痫（和药物治疗）所带来的认知收益，并准备好面对漫长的康复期，就可以计划手术了。同时外科医生必须提前告知患儿的预后。

神经导航技术已成为此类手术计划的重要组成部分。此外，近 10 年来我们中心也一直在使用术中磁共振成像（iMRI）。尤其是作为岛周半球离断术（我们的首选术式）术前计划的一个重要环节，我们会提前勾画出胼胝体、胼周动脉、直回、杏仁核、海马、海马伞、穹窿，以及一些重要的静脉

（图 22-1）。在手术室中，当患者麻醉后将其头部依据手术位置固定，然后进行一次新的预手术 iMRI，并将这些图像与我们的术前计划进行融合（图 22-2 和图 22-3）。这种术前计划和 iMRI 的融合，以及接下来神经导航的辅助，有助于设计适当的开颅路径，使我们能够通过外侧裂脑皮质切除术，进入侧脑室颞角、侧脑室中央部和侧脑室额角，额叶至蝶骨嵴，并充分显露颅中窝，以利于颞叶切除。因为大多数目标结构与中线的解剖关系都相对固定，所以根据我们的经验，即使在打开脑室壁后，导航仍然是相当准确的（图 22-4）。此外，还可以再次进行 iMRI 扫描，并将新的图像与术前计划融合，来重新校准导航的精度。

三、手术技巧

无论是功能性半球切除术还是岛周半球离断术，均在全身麻醉下进行，将患者的头部固定在专用的 iMRI（Noras）头部固定装置中，在同侧肩膀下方放置垫子，将颧弓作为手术区域的最高点，大脑镰相对平行于地面。在这个手术位置获得一系列三维成像（通常为 T_1 加权像），并将此导航图像结合到术前计划中进行参考。记录后，根据先前制订的术前计划，适当调整开颅手术切口的大小，使其能够适合各手术阶段的需要即可。

（一）功能性半球切除术

在某些病例中，如在弥漫性皮质发育异常或半侧巨脑畸形中，半球既没有萎缩，也没有表现为脑穿通畸形和囊肿，并且脑室大小正常。在这种情况下，可能需要切除大量的脑组织以确保有足够的手术视野可以进行完全离断。

从颧弓向后朝乳突和横窦方向翻皮瓣，使其达到人字缝的水平，然后根据术前计划，依靠神经导航来确认矢状窦位置，将皮瓣朝中线上方 1～2cm 的区域向上旋转。然后将切口向发际线方向倾斜延伸，皮瓣向前反折，在颧骨上方切开颞肌。提起颞肌，在上颞骨上留下一小束筋膜和肌肉，以便缝合复位。再次使用神经导航确定钻孔的最佳位置，分别在颞骨、翼点、乳突上方，以及冠状缝处钻骨孔，掀起骨瓣。用半圆形的切口打开硬脑膜，并在

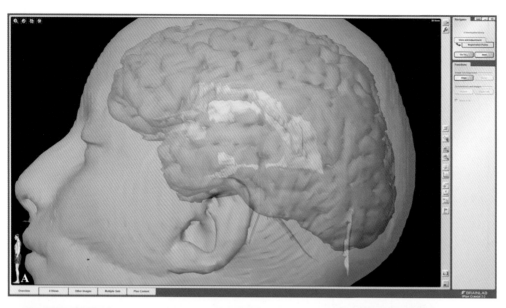

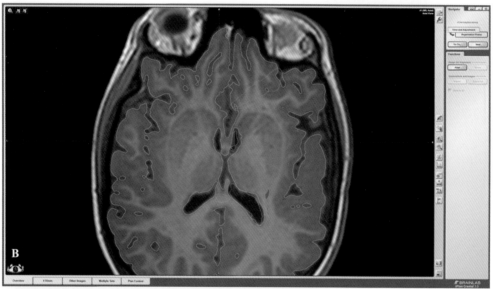

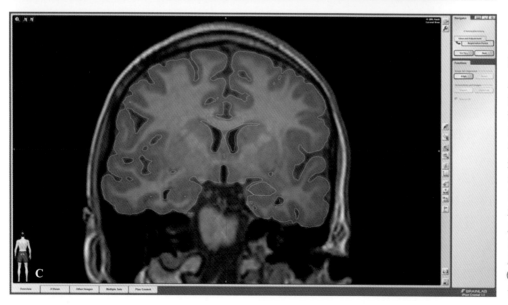

◀ 图 22-1 岛周半球离断术的术前计划

A. 矢状位 3D 像显示脑室（绿色），胼胝体体部（橙色），计划离断的额叶基底部（蓝色），杏仁核（黄色），左侧运动激活区（粉红色）和发出的纤维束；B. 相同患者的轴位 T 像显示计划离断的额叶基底部（蓝色）；C. 相同患者的冠状位 T 像，胼胝体（橙色），脑室（绿色）、杏仁核（黄色）和胼周血管（红色）

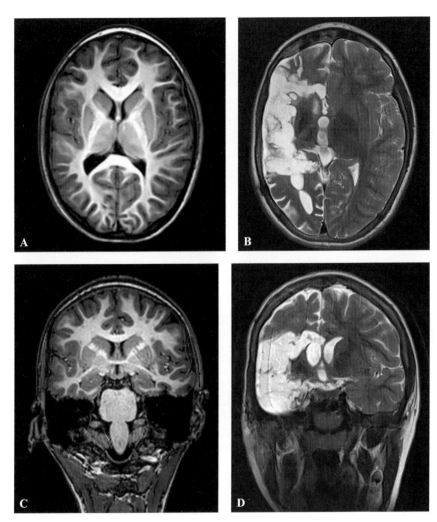

◀图 22-2 伴有右侧皮质发育不良的
药物难治性癫痫

A. 术前轴位 T 像；B. 术后轴位 T_2 像，
显示额叶基底部、胼胝体离断，颞叶
切除；C. 术前冠状位 T 像；D. 术后 1
年的冠状位 T_2 像，显示胼胝体切除、
杏仁体切除，未发生脑积水

颞皮瓣顶部反折。用缝合线固定硬脑膜，使之伸展
并保持湿润，以确保其不会在手术过程中干燥和皱
缩。这有利于一期闭合硬脑膜，而避免使用同种异
体的移植片。

　　然后使用神经导航来确认开颅切口大小是否
足够，以及是否利于接近所有要离断的关键解剖
部位。

　　功能性半球切除术的目的是完全分离患侧半
球而不完全切除半球。这个过程中的关键步骤有：
①切除颞叶，包括内侧颞叶结构；②切除包括从矢
状窦旁到胼胝体的中央皮质，将额叶的中部、顶叶
皮质，以及额极 / 额叶皮质与各自的放射冠离断；
③离断胼胝体，进一步向前和向后完全断开半球在
胼胝体膝部和胼胝体嘴部，以及胼胝体压部的连
接；④切除岛叶皮质。

颞叶切除术

　　为了充分显露侧脑室的颞角，以利于分离后颞
叶，可进行大范围的前颞叶切除术，并允许切除杏
仁核和海马。

　　软膜下超声抽吸切除技术用于切除从大脑外侧
裂软脑膜下方开始的颞上回至岛状环沟上半部的解
剖平面。然后，沿颞上回或 T_1 切除部分向颞下延
伸，注意不要损伤 Labbé 静脉或其他应保留的重要
静脉系统，避免术后残留的离断组织水肿。用超声
吸引器和双极镊子打开侧脑室颞前角，朝前向其盲
端以确认杏仁核位置。然后向前内侧进行软膜下切
除术以保留软膜，这对于确定小脑幕的游离缘和穿
过软脑膜的第三脑神经至关重要。最后切除钩回。
仍以低功率超声吸引器切除海马，目的是保留内侧
软脑膜以保护位于其深部的大脑脚。

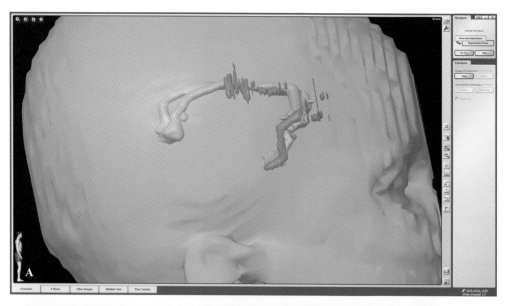

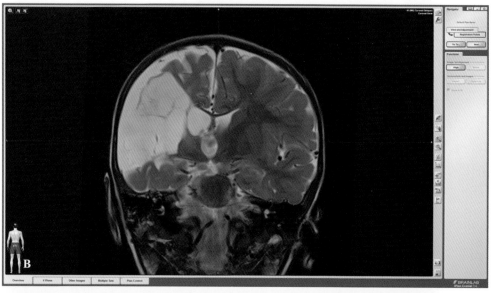

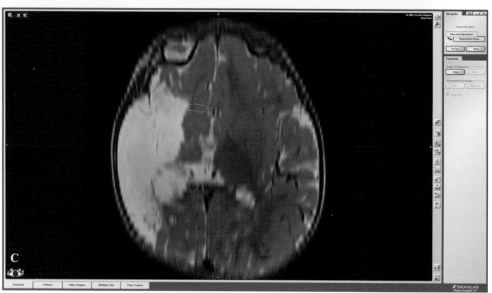

◀图 22-3　伴有先天性大脑中动脉梗死的药物难治性癫痫

A. 3D 像显示胼胝体（橙色）、胼胝体周围池（红色）和计划离断的额叶基底部（蓝色）；B. 冠状位 T₂ 像，术前计划拟行的胼胝体切开术（橙色）和胼胝体周围池（红色）；C. 轴位 T₂ 重建像，包括术前计划离断的额叶基底部（蓝色）、胼胝体周围池（红色）和胼胝体切开术（橙色）

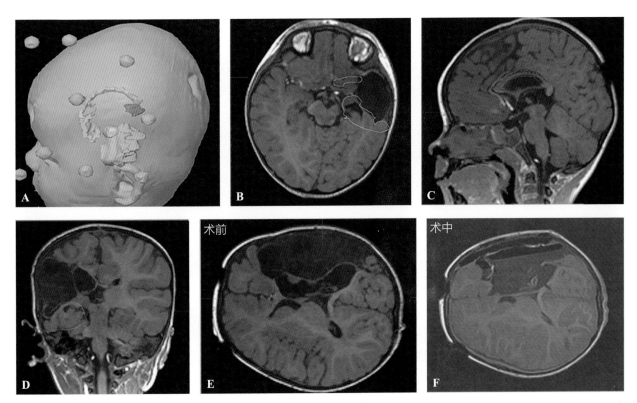

▲ 图 22-4　1 名 11 月龄弥漫性半球癫痫的女孩，出生后因左侧大脑中动脉梗死而出现右侧肢体轻瘫。尽管服用了 3 种药物，仍表现为药物难治性癫痫

A 至 D. 图像为岛周半球离断术的术前计划，显示胼胝体（橙色）、计划离断的额叶基底部（绿色）、前颞叶（黄色）和穹窿伞（蓝色）。E 至 F. 图像为术前和术中的 iMRI，显示额叶区和穹窿伞适当离断。此外，我们注意到在这个病例中，尽管打开了脑穿通性囊肿和侧脑室来进行离断，但对于这些中线离断靶点的导航精度的影响却微乎其微

（二）中央区切除

切除中央区域时，首先，水平游离额盖与顶盖软脑膜，进行软脑膜下抽吸，注意保留垂直走行的血管。通常从蝶骨翼开始，延伸到与颞上回切除的后界相应的水平；其次，沿软脑膜走行，通过神经导航确认相应区域的放射冠。还可以依据神经导航的连续视图来确定到达脑室的总体方向；最后，在脑室水平从前到后横行切开放射冠的白质以到达侧脑室。扩大显露脑室，并在脑室中填塞较大的海绵，以防止出血，并作为确定解剖平面的标志。

同时，借助于神经导航确定的桥接视图，整体切除位于脑室上方和内侧的脑组织直到大脑镰，显露胼胝体。除此之外，还要将顶叶皮质、额极 / 额叶皮质与各自对应的放射冠区域离断。然后从矢状窦旁开始，在软脑膜下离断脑组织，直到将从扣带回进入胼胝体的纤维离断为止。

1. 脑室切开

从侧脑室内部和胼胝体上方同时进行操作，找到胼周动脉，并从胼胝体膝部和胼胝体嘴部开始，游离那些从额叶、顶叶和枕叶附着到胼胝体的组织。现在，我们可以将术中神经导航图像与术前的计划相结合，帮助定位胼周动脉和胼胝体周围池。

2. 岛叶

当功能性半球切除术进行到这个步骤，剩下的唯一可能引起临床癫痫发作的功能性皮质就是岛叶。切除岛叶皮质时，应注意在血管间操作，并在软脑膜下沿环形沟周围抽吸。通常切除的范围是距离侧裂下方 5mm 的皮质。将岛叶皮质与同侧间脑分开，使整个残余的皮质与同侧和对侧结构离断。

（三）岛周半球离断术

我们通常更倾向于选择功能性半球切除术的一种改良术式，即岛周半球离断术。毫无疑问，如

果引起半球性癫痫综合征的病因（如围产期大脑中动脉破裂出血后）导致了明显的脑萎缩和脑室扩大，并伴有或不伴有脑穿通畸形，相比于传统术式，选择岛周半球离断术可减少失血量和颅骨切开的范围。

功能性半球切除术与岛周半球离断术的主要差异在于后者不进行整体的中央皮质切除术，胼胝体离断术完全在侧脑室内完成。枕叶、顶叶和大部额叶分离术不是通过中央皮质切除，而是通过岛外皮质切除。术者通过放射冠解剖路径进入侧脑室。而额叶基底的离断则是通过另外的操作步骤实现，即从侧脑室额角沿冠状解剖平面切除直回和眶皮质，直到与蝶骨嵴相邻的额盖部（详细阐述，见下文）。岛周半球离断术的切口小于经典半球切除术或功能性半球切除术的切口，而使用神经导航和 iMRI 进行头部定位，以及皮肤、颅骨和硬脑膜切开的这些步骤与功能性半球切除术相同。因此，使用神经导航对于确保在较小的侧脑室切口下充分进行所需的组织离断显得更为重要。在术中，必须到达侧脑室颞角和额角的最前端，以及侧脑室顶部和蝶骨嵴相邻的额盖部。开颅范围不需要像功能性半球切除术那样到达中线，如经神经导航系统的实时图像证实，颞上切口线达到了侧脑室的上位面，这就表明显露的范围足够大了，然后只需要向前直到冠状缝完成额叶基底部的离断即可。（图 22-5）。

正如 Villemure 和 Daniel 所描述的[13]，岛周半球离断术主要分为 3 个步骤，包括岛叶下阶段、岛叶上阶段和岛叶阶段。

1. 岛叶下阶段

通常从岛叶下开始，平行大脑外侧裂在颞上回做线性切口。我们倾向于按照 Villemure 最初的建议[7, 8]，保留从外侧裂延伸到颞叶岛盖的桥动脉和桥静脉。但是也有一些作者提出，如果进行了足够的颞叶切除，排除了脑组织因血管闭塞而肿胀的潜在的风险，那么将这些血管离断是完全没有问题的[14]。在软膜下切除颞上回，包括海马、钩回在内的结构，并最终延伸至岛状环沟的下方。接着从这里开始将颞叶白质离断直至侧脑室的颞角。打开侧脑室后，在其后部内侧放置一个小棉块，以便在随后的离断过程中指示方向。从颞角前部内侧切除杏仁核和海马。杏仁核切除的范围是在大脑中动脉 M_1 段水平的上方，对应侧脑室的顶部和外侧裂的前内

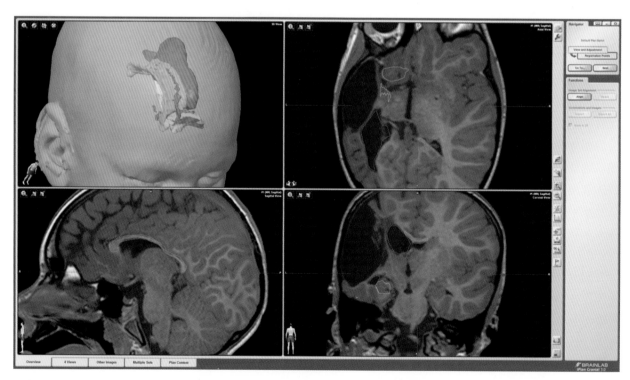

▲ 图 22-5　半球切开术的术前计划。胼胝体（橙色）、额叶基底部离断、胼胝体周围池（红色）和杏仁核（黄色）被突出显示

侧，直到小脑幕游离缘上壁。海马切除的范围是向后直至脉络膜裂，这有助于将颞叶结构与前连合、终纹、基底节、下丘脑和脑干离断。

2. 岛叶上阶段

岛叶上的操作需要将额叶（中央）和顶叶的皮质线性切开，切口位于外侧裂上方并平行于外侧裂，一直延伸到达到岛状沟的上缘。岛状沟在外侧裂上方并与其垂直，很多血管相互交织形成血管网，这些血管需要保留；在神经导航直视视图的指导下，通过放射冠的白质将切口向上延伸到达岛叶并进入侧脑室；打开侧脑室体部的整个侧壁，并用棉块充填保持其开放状态。当逐渐分离至内囊的放射冠时，也就离断了顶叶和大部分额叶皮质。侧脑室的开口也可以继续向后延伸，然后从下向上 C 形打开侧脑室顶，通过这一切口切除顶叶和颞后区的皮质，并使这些区域与内囊后方和下方的纤维离断。如果脑室较小，可以先使用 Penfield 解剖器沿侧脑室颞角确定侧脑室体部，然后再切开放射冠。

然后，从侧脑室内通过透明隔和侧脑室顶的区域（位于脉络丛和门罗孔的上方），到达胼胝体。轻柔地从胼胝体上方（也可通过扣带回的下方）进入胼胝体周围池找到胼周动脉，沿着胼周动脉向前向后切开胼胝体。可以根据术前计划提前确定胼周动脉的走行，以便顺利进入胼胝体周围池（图 22-2）。一旦分离出胼胝体压部，就可以从胼胝体压部向下沿侧脑室中间内侧壁向后至脉络裂继续进行解剖。然后离断穹窿伞的纤维（即海马后部出口）以完成海马后部的离断。

离断额叶基底部是这一阶段的收尾步骤，即沿着蝶骨嵴的后方并与之平行的冠状平面切开额叶，可以从最初切开额盖部的地方开始，在岛叶上方开窗，在额叶基底部的软脑膜内沿着嗅神经走行，穿过直回，最后到达中线旁的矢状窦。在直回的外侧边界，由于软脑膜隆起，可能被误认为是中线。在术前计划中预先标记此处的离断路径有助于避免出现组织未被彻底离断的情况（图 22-1 和图 22-2）。然后，从侧脑室的额角（胼胝体前部已经离断）和尾状核头的前方，向下分离，离断直回，这样额叶基底部的离断就完成了。通过这一步骤从而离断了

穿过前连合的纤维、豆状核向下的延伸、钩状束、弓形纤维，以及额叶与岛叶的连接。

3. 岛叶阶段

在岛叶阶段，有多种方法可以选择，可以根据不同外科医生的习惯，选择完全不伤及岛叶或者完全切除岛叶。以前我们通常使用双极镊子配合超声抽吸器，在保留的表面血管之间对岛叶进行剥离。但这种方法的离断范围较为有限，不能完全达到内侧（或深部）的解剖边界，这是它的不足。一般情况下，如果能将位于岛叶血管下方 5mm 的灰质环形切除，就已经较为满意了。最近，我们已经开始完全切除岛叶，方法是先剥离外侧裂的蛛网膜，然后提起蛛网膜，在岛叶灰质和下方的白质之间使用超声吸引器显露供应脑岛的 MCA 远端分支，将其结扎并离断，然后完全切除岛叶。通过这两种方法实行手术的患者，术后都没有观察到癫痫的继续发作。

通过 iMRI 可以确认离断已完成（图 22-3）。几个月后，各个离断区域在磁共振成像上会变得更加明显（图 22-4）。

对于功能性半球切除术和岛周半球离断术来说，重要的是要了解所有可能的并发症并积极避免发生这些并发症[15]。

在小儿中，过多的失血会导致凝血障碍、血容量不足，甚至在术中出现心肺功能不全[16]。术前用苯二酚和肾上腺素浸润头皮切口有助于减少失血。严格控制头皮和颅骨的出血非常重要，尤其是在 Sturge-Weber 综合征的病例中。如果对半侧巨脑畸形或广泛的皮质发育不良进行半球切除术，尤其是过多离断静脉或动脉时，可能会引起明显的脑肿胀[17]。因此，在岛叶上和岛叶下皮质切除时，应该小心保护从外侧裂延伸出的那些动脉和静脉，以保障残留大脑的血流供应。在进行胼胝体切开时，很多血管桥会跨越侧脑室，所以操作应该更加精细。但是，花费时间保护这些血管有助于减少术后脑组织肿胀。此外，虽然通过细致的止血和术后进行脑室引流术可以降低早期或晚期脑积水的发生率，但是半球离断术后会发生脑积水的概率为 10%～25%[15]。

在进行半球切除术时应权衡所需的切除范围。

某些时候可以从半球切除术转为功能性半球切除术，尤其是在大脑未萎缩的情况下，以便更好地显露。因此，在不同阶段对两种术式进行调整，以实现完全离断是手术的目标。在半球没有萎缩的情况下，切除更多的大脑组织可以帮助实现这一目标。最后，手术应该在完全离断患侧半球的前提下，尽量不破坏对侧半球及同侧间脑、中脑的完整性。某些病例，如围产期大脑中动脉梗死引起的癫痫，病变的半球会存在严重的脑损害。在这种情况下，软脑膜可能会缺如、变形或萎缩，而软脑膜恰恰是外科医生在整个离断手术中依赖的重要解剖结构，这使得保护间脑或中脑更具挑战性了。如果术者怀疑软脑膜的完整性，或者面对异常解剖结构而迷失方向时，iMRI 就能发挥价值了，此时应该停止手术操作，并进行 iMRI 检查，以便更好地确定当前所到达的解剖结构。当决定进行 iMRI 时，我们首先需要确保充分止血，然后可以使用临时缝合线快速闭合硬脑膜和头皮，无须放回骨瓣。将无菌宽胶带贴在切口上，并用一个足够大的"浴帽"式无菌单覆盖整个头部，然后将患者放在专用转运车上，送入与手术室（OR）相邻的 iMRI 室。然后进行 iMRI，并将新图像与术前计划相对比，帮助我们重新定位，准确识别目前的解剖结构。当患者离开 iMRI 室时，取下"浴帽"式无菌单（其下方区域仍是无菌的），然后将患者重新固定好。根据我们的经验，这种交叉 iMRI 会增加整个手术过程 30~45min 的时长。最近对本中心在 iMRI 参与下完成的前 10 例半球切除术进行随访[18]，结果显示 100% 完全离断且术后 2 年无癫痫发作。其中 1 例是由于术中迷失方向而无法确定是否完全离断，从而进行了 iMRI。识别了解剖结构后，可以在"重新校准"的导航下进一步切除，从而实现完全离断和癫痫发作的完全缓解。

半球切除术后的另一个不良后果是，尽管积极地进行了有创性的手术，但患者术后仍然有持续性的癫痫发作。术后持续性的癫痫发作可能是由于术中离断不完全、对侧半球存在单独的致痫区或者岛叶皮质存在隐匿的致痫区[19]。以前报道过一个在 iMRI 使用之前进行的病例[20]，在术中离断前额叶时，未能完全离断眶额皮质处的一个很小的区域。由于遗留了非常活跃的皮质组织，从而导致持续的同侧额叶癫痫发作。后来对该患者再次进行手术，完全离断额叶，并切除了丘脑和下丘脑前方 1cm 的非常活跃的发育不良的皮质，该患者才最终得以治愈。

多数研究表明，功能性半球切除术或半球切除术后，有 70%~80% 患者的癫痫可以治愈，但目前尚不清楚哪些因素（如个体差异、临床治疗和外科手术）与半球切除术后癫痫无发作的预后最相关。目前，一项名为"半球切除术结果预测量表"（HOPS）的多中心研究[21]，正在收集 1000 名接受过各种类型半球切除术儿童的相关数据，目的是要建立并验证一个"治愈性半球切除术"的预测工具。

四、结论

功能性半球切除术和岛周半球离断术是为了控制未成年期的癫痫发作，促进患儿大脑更好地发育而诞生的手术。对于手术的效果，离断的程度是最重要的，而切除多少脑组织是次要的。对于大多数严重影响一侧大脑半球的癫痫，这些手术术后并发症的发生率是可接受的，而且具有良好控制癫痫发作和促进患儿神经发育的优点。

参考文献

[1] Dandy W. Removal of right cerebral hemisphere for certain tumors with hemiplegia: preliminary report. JAMA 1928; 90:823–825

[2] McKenzie K. The present status of a patient who had the right cerebral hemisphere removed. JAMA 1938;111:168–183

[3] Krynauw RA. Infantile hemiplegia treated by removing one cerebral hemisphere. J Neurol Neurosurg Psychiatry 1950; 13(4): 243–267

[4] Oppenheimer DR, Griffith HB. Persistent intracranial bleeding as a complication of hemispherectomy. J Neurol Neurosurg Psychiatry 1966;29(3):229–240

[5] Rasmussen T. Hemispherectomy for seizures revisited. Can J

Neurol Sci 1983;10(2):71–78

[6] Villemeure JG, Rasmusssen T. Functional hemispherectomy: methodology. J Epilepsy 1990;3(suppl):177–182

[7] Villemure JG. Functional hemispherectomy: evolution of technique and results in 65 cases. In: Luders HO, Comair YG, eds. Epilepsy Surgery. Philadelphia, PA: Lippincott, Williams & Wilkins; 2001:733–738

[8] Villemure JG, Mascott CR. Hemispherotomy: The peri-insular approach-technical aspects. Epilepsia 1993;34(suppl 6):48

[9] Villemure JG, Mascott CR. Peri-insular hemispherotomy: surgical principles and anatomy. Neurosurgery 1995; 37(5): 975–981

[10] Delalande O, Fohlen M, Jalin C, Pinard JM. From hemispherectomy to hemispherotomy. In Luders HO, Comair YG, eds. Epilepsy Surgery. Philadelphia, PA: Lippincott, Williams & Wilkins; 2001:741–746

[11] Villemure JG. Hemispherectomy: indications. In: Resor Jr SR, Hutt K, eds. The Medical Treatment of Epilepsy. New York, NY: Marcel Dekker Inc.; 1992:243–249

[12] Smith SJM, Andermann F, Villemure JG, Rasmussen TB, Quesney LF. Functional hemispherectomy: EEG findings, spiking from isolated brain postoperatively, and prediction of outcome. Neurology 1991;41(11):1790–1794

[13] Villemure JG, Daniel RT. Functional hemispherectomy and periinsular hemispherotomy. In: Baltuch GH, Villemure J-G, eds. Operational Techniques in Epilepsy Surgery. New York,

NY: Thieme; 2011: 138–145

[14] Handler MH, O'Neill B. Hemispherectomy and hemispherotomy. In: Cohen AR, ed. Pediatric Neurosurgery: Tricks of the Trade. New York, NY: Thieme; 2015

[15] Villemure JG. Hemispherectomy techniques and complications. In: Wyllie E, ed. The Treatment of Epilepsy: Principles and Practice. 2nd ed. Baltimore, MD: Williams & Wilkins: 1996:1081–1086

[16] Brian JE Jr, Deshpande JK, McPherson RW. Management of cerebral hemispherectomy in children. J Clin Anesth 1990;2(2):91–95

[17] Freeman JM, Arroyo S, Vining EP, et al. Insular seizures: a study in Sutton's law. Epilepsia 1994;35(suppl8):49

[18] Warsi NM, Lasry O, Farah A, et al. 3-T intraoperative MRI (iMRI) for pediatric epilepsy surgery. Childs Nerv Syst 2016; 32(12):2415–2422

[19] Villemure JG, Mascott C, Andermann F, Rasmussen TB. Is removal of the insular cortex in hemispherectomy necessary? Epilepsia 1989;30(5)

[20] Mittal S, Farmer JP, Rosenblatt B, Andermann F, Montes JL, Villemure JG. Intractable epilepsy after a functional hemispherectomy: important lessons from an unusual case. Case report. J Neurosurg 2001;94(3):510–514

[21] Hemispherectomy Outcome Prediction Scale (HOPS). Available at: https://www.uclahealth.org/mattel/pediatric-neurosurgery/hemispherectomy-outcome-prediction-scale-hops

第 23 章　内镜辅助下的半球切开术
Endoscopic-Assisted Hemispherotomy

P. Sarat Chandra　Jitin Bajaj　Heri Subianto　Manjari Tripathi　**著**

袁冠前　**译**

王雄飞　任　铭　**校**

摘要

　　内镜辅助下的半球切开术（endoscopic hemispherotomy，EH）是一种新的微创治疗方法，可用于合并半球病变的药物难治性癫痫患者。这种术式可以减少手术失血、预防体温过低、提供较小的手术切口，同时可以增加手术视野。本章描述理论手术和技术的细微差别并对同一作者所采用的开放式和内镜技术进行了比较。测量的参数包括主要结果（发作频率、发作严重程度）和次要结果（认知、行为和生活质量）。还考虑了失血量、手术时间、并发症和住院时间等。在资深作者（P. S. C.）完成的开放性半球切开术（open hemispherotomy，OH）和内镜辅助下的半球切开术（EH）之间进行比较。患者共 59 名（男性 42 名），包括 27 名 OH 患者（岛叶周围 8 名，垂直）和 32 名 EH 患者。平均年龄 8.65±5.41 岁（EH:8.6±5.3 岁，OH:8.6±5.7 岁）。每天发作频率为 7±5.9 次（EH:7.3±4.6，OH:15.0±6.2）。癫痫发作持续时间（年）为 3.92±1.24（EH:5.2±4.3，OH:5.8±4.5）。药物种类 / 患者为 3.9±1.2（EH:4.2±1.2，OH:3.8±0.98）。病理学包括脑梗死后软化症 19 名（EH:11）、Rasmussen 综合征 14 名（EH:7）、半侧巨脑畸形 12 名（EH:7）、半球皮质发育不良 7 名（EH:4）、脑炎后遗症 6 名（EH:2）、Sturge-Weber 综合征 1 名（EH:1）。平均随访 40.16±17.3 个月。49 名患者中，39 名（79.5%）预后良好：ILAE 评分 Ⅰ 和 Ⅱ 在 EH 和 OH 中分别为 19/23（82.6%）和 20/26（77%）。EH 和 OH 的主要结果无差异（$P=0.15$）。EH 和 OH 的行为 / 生活质量表现有显著改善，而不是智商评分（$P < 0.01$，组间无差异）。EH 组里失血量（$P=0.02$）和住院时间（$P=0.049$）较少。在主要和次要结果方面，EH 与开放性手术一样有效，并且术后出血少，住院时间短。

关键词

　　内镜，半球切开术，半侧巨脑畸形，Sturge-Weber 综合征，Rasmussen 综合征，机器人，神经导航，术中 MRI

一、概述

由于单侧大脑半球病变，大脑半球切开术是治疗药物难治性癫痫的首选方法[1-3]。基本的入路包括岛周（侧）入路或矢状（垂直）入路，并进行了许多修改[4-14]。最近对内镜方法进行了描述[15-20]。

2015 年，资深作者（P. S. C.）描述了有史以来第一次使用内镜辅助的半球间切开术，该术式被证明是安全有效的[18, 19]。最近，他发表了由 32 名患者组成的综合系列研究，并描述了机器人辅助（ROSA；Medtech，Montpellier，France）在内镜技术中的应用[15]。从那时起，这项技术已成为我们研究所的首选程序，其成功的原因有以下 3 点。

- 内镜和摄像系统的改进有助于以最小的有创性、执行更深部的手术并且保存关键的结构。
- 减少失血，预防低血容量非常重要，因为受这些疾病影响的大多数患者是儿童。
- 这是一种在深方术野进行的切开性手术，因此很容易通过成角内镜进行（见下文）。

二、原则

Bahuleyan 等[21] 首次对内镜辅助半球切开术进行了尸体描述。他们分别制作了额叶和顶叶的钻孔，以进行前后断开。该手术提供了使用内镜进行大脑半球离断的想法，但由于通过钻孔、术中止血困难和可能出现的非最佳离断，很难将该入路转换成临床应用。我们认为，执行这项技术所遵循的最重要的原则是为大脑半球离断提供脑池和脑室通路。应该进入脑池和脑室，排出脑脊液，使大脑松弛，创造空间，并有一个适当的解剖角度。

- 止血：内镜操作过程必须在有限的空间完成，因此充分的止血是必不可少的。第一，一个具备可变阻抗并且不粘的优质双极不可或缺。第二，需要进行深入工作的较长器械，即双极钳和吸引套管。第三，需要高清晰度的内镜可视化来观察关键的神经血管结构。
- 锁孔概念：最小限度手术的概念中最重要的是锁孔的概念。手术入路应提供一个扩大的锥形区域，以便进入更大更深的范围[22, 23]。入路点的位置应确保能够从胼胝体的膝部进入到达压部。
- 前额小骨瓣开颅术：有两个原因需要在冠状缝前方开颅。第一，它将提供从胼胝体膝部到胼胝体压部的等距离通路，这一点很重要，因为我们必须进行大脑半球间的完整胼胝体切除（图 23-1）。第二，该入路避开了所有桥静脉。

这是 Delalande 选择跨皮质路线而不是跨半球路线的主要原因。图 23-2 显示了传统的矢状窦旁入路，开颅术以冠状缝线为中心，与图 23-1 相比，可以获得前后广泛的操作空间。

- 脑脊液引流与脑疏松：把脑脊液从脑池和脑室

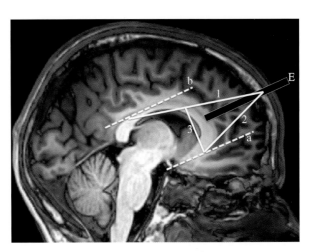

▲ 图 23-1　通过前额开颅进入内镜的优点

线 "a" 和 "b" 分别是沿着膝部和压部绘制的平行线。内镜（E）的入口点应位于这两条线之间，以便实现最佳的手术可视化。现在的锥形的可视化区域明显是一个三角形，连接手术显露的前后界限（分别是膝部和压部），入口点在头颅前部。这个三角形的底部（3）显露了整个手术区域。如图所示，前入路减少了手术区域的大小。此外，在这种方法中使用内镜（图 23-2），前入路也可以避开桥静脉。最后颅骨开口的位置由神经导航决定，以避开所有的桥静脉

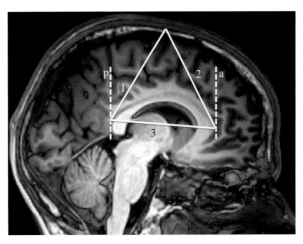

▲ 图 23-2　在经典的 Delalande 入路中产生的有效手术区域

三角形的底部（3）比图 23-1 更广泛。虽然这种方法确实提供了一个手术前后界限的等距方法，但它的缺点是外科医生需要处理更大的手术区域。因此，这种入路更适合显微镜入路，而前入路更适合内镜入路

引流使脑疏松这一步很重要。Yasargil 等[24]强调缓慢释放脑脊液，这创造了巨大的手术空间。这种方法在我们的经验中非常有助于半球切除术，即使是在非萎缩性的半侧巨脑畸形的病例中也是一样。进入脑室也有助于保持解剖角度。

• 内镜固定器的使用：我们强调使用内镜固定系统。在这里，外科医生必须以一种可控的方式处理关键结构。像 ROSA 这样的机器人装置在重新设置手术范围的同时可向外科医生提供反馈。这样可以防止重量突然落在外科医生的手上，从而防止对关键结构的损伤，并减少外科医生的疲劳。这一原理类似于现代手术显微镜，在使用这种显微镜释放磁性锁的过程中，医生手上的重量会突然下降，也可以使用气动内镜固定器（定点保持系统，Karl Storz，GmbH & Co. KG，Tuttlingen，Germany）等设备。

• 定制仪器：作者更喜欢长的吸引套管和双极钳，有助于达到较远的目标，如杏仁核。逐渐变细的可拆卸吸管有助于随手术深度和通道随时进行调整。可变阻抗和不粘双极钳非常有用，建议选择 Sutter Medizintechnik 或 Vesalius 双极系统（Medilife Technologies）。作者认为，这些是强制性的，而不是额外锦上添花的项目，因为手术涉及的解剖结构，如直回、岛叶、基底核和豆纹动脉，均有不同的组织密度。另外，单柄的双极钳对于在有限空间内操作非常有利。

三、外科技术

（一）术前检查

包括临床症状学、使用磁共振成像（MRI）和记录了几次癫痫发作的视频脑电图（VEEG）[15, 19, 25]。在两者之间没有不一致的情况下，可以进行单光子发射计算机体层摄影（SPECT）、正电子发射体层摄影（PET）和脑磁图（MEG）等高级研究[26]。然而，后者很少用于半球切开术。功能性磁共振成像（fMRI）可用于寻找语言、运动、视觉和记忆等功能[27, 28]。成人优势侧大脑半球切除术，应特别谨慎。我们中心会召集包括癫痫学家、癫痫外科医生、神经放射学家、核医学专家、研究员、博士生和住院医生在内的人员召开癫痫手术会议，集中在会议上对所有患者情况展开集中讨论，包括所需的一系列调查及其结果，提出假设，并制订计划。术前咨询非常重要。家长需要了解预期结果，经由我们向其解释术后患者可能会立即出现偏瘫，除了立即开展深入的物理治疗以改善症状之外没有更稳妥的方法。患者可能需要持续几天的通气支持，特别是对严重认知障碍的儿童。

（二）放射学分类

从实用的角度，我们将病理分为萎缩性和非萎缩性。萎缩组：①脑沟扩大，尤其是侧裂；②同侧侧脑室和颞角扩张；③脑孔囊肿。非营养性疾病包括半侧巨脑畸形、半球皮质发育不良、无皮质萎缩的 Rasmussen 综合征和 Sturge-Weber 病。这种分类是实用的，因为萎缩性病理患者更容易操作，并且在学习的初始阶段做得更好。

（三）技术（图 23-3 至图 23-5 和视频 23-1）

患者全身麻醉，仰卧位，头部弯曲 15°～20°。神经导航下避开桥静脉，设计冠状缝前 1cm 为中心行小骨瓣开颅。在开颅手术的预定中心做一个 5cm 大小的皮肤横切口，越过中线 2cm，在一侧做 4cm×3cm（矢状水平 × 冠状水平）骨瓣，矢状窦

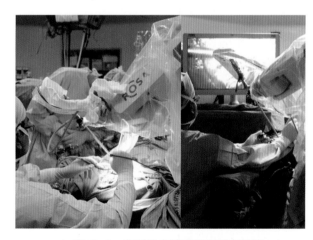

▲ 图 23-3　典型的内镜设置与固定系统

内镜具有足够的长度，因此摄像机和光附件不会干扰外科医生的器械。此外，一个硬件固定装置（在本例中是 ROSA 机器人系统）将手术范围保持在最佳状态，以便外科医生可以用双手进行手术。资深作者（P. S. C.）更喜欢坐在有足够的手和手腕支撑的手术椅上，这样手术就可以在舒适的状态下进行

不需要显露。硬脑膜瓣呈 C 形切开悬吊，基部朝向上矢状窦，由此置入内镜。我们使用一个 30cm 长，10mm 宽的内镜（Karl Storz，Tuttlingen，Germany），连接在高清摄像机上，附带一个光源，用机器人装置（ROSA）来固定内镜，这套设备还兼作神经导航工具。首先观察硬脑膜膜切口边缘下方是否有桥静脉，特别是术野前方，如果有则给予电凝离断，以防止在牵拉过程中突然撕裂出血。随着锁孔手术的概念，通常在脑深部牵拉，脑表面牵拉很轻微。我们使用 Leyla 牵开器轻轻牵开同侧大脑半球，沿大脑半球裂进入纵裂池，脑脊液缓慢释放，大脑变得松弛，并提供越来越多的空间。随着脑脊液持续的

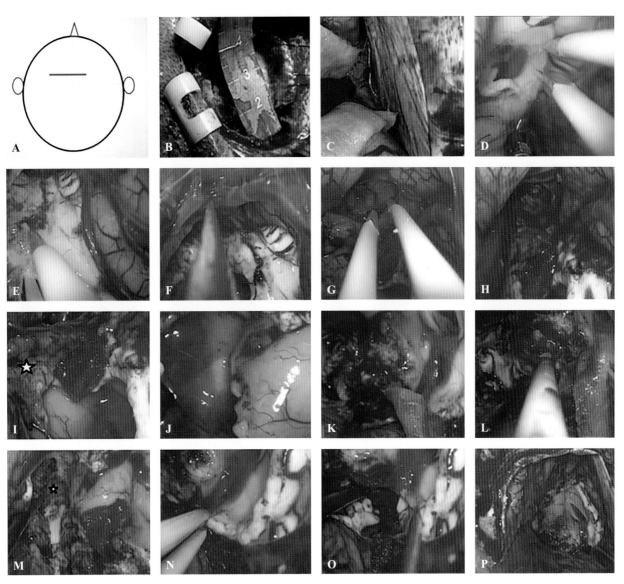

▲ 图 23-4　内镜下半球切开术的步骤

A. 横切口的位置和长度，使用神经导航放置颅骨开口（图 24-1）。注意这里显示的所有图像都是在内镜下获得的。B. 开颅手术切口 4cm×3cm，硬脑膜以 C 形方式打开，基底部位于矢状窦上方。C. 向侧面轻拉同侧大脑半球，使用内镜在硬脑膜边缘下寻找桥静脉。D. 胼胝体切除术从压部开始，进入同侧脑室。E. 胼胝体切除术是从后向前进行的。F. A2s 可以看到，必须分开才能进入膝部。G. 前部切除在膝部与 A2s 交界处，切除直回至颅前窝底后缘。H. 颅前窝底蛛网膜可见。I. 中间断开始于蝶骨嵴水平，前方断开的最外侧部分（星号）。J. 当分离从侧面进行时，囊肿腔进入视野。K. 显示豆纹动脉所在的岛叶皮质区域的图像，这需要良好双极电凝。L. 沿着脉络丛，可以看到颞角。M. 腹侧杏仁核（星号）必须被吸出，以断开颞叶与背侧杏仁核的连接，而后者又与间脑相连。N. 后叶切断包括海马尾和穹窿在内的颞叶传出纤维。这是通过切除脉络丛和压部纤维的实质来完成。O. 蛛网膜可见于大脑大静脉系统上方。P. 完成断开的 "C" 形术野

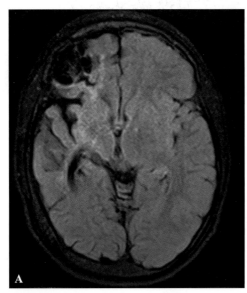
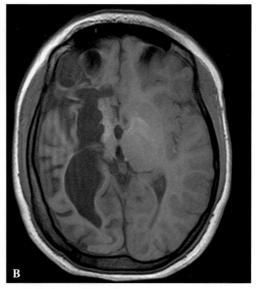

▲ 图 23-5　一名 3 岁的女童，自 9 个月大开始出现局部持续性癫痫，每天伴随 1~2 次全身样发作

A. 右侧 Rasmussen 综合征伴右半球明显萎缩和右额叶脑软化。内镜下半球切开术后。B. 患者 Ⅰ 级（ILAE）预后。术后 6 个月的 MRI 显示完全的前、中、后部断开。此外，可以看出在这一过程中也实现了岛叶断开

引流，大脑像一本"书"一样打开，胼胝体进入视野。然后分离胼胝体周围动脉（视频 23-1）。

手术有 4 个基本步骤：①胼胝体切开；②前部离断；③中间离断；④后部离断（图 23-6 和图 23-7）。

- 胼胝体离断术：首先将胼胝体从膝部至压部显露，然后从压部至膝部分离，先显露和切断弯曲的压部纤维。重要的是要进入同侧脑室，以防止对侧和透明隔的任何损伤。膝部必须切开至前连合水平。

- 前部离断：胼胝体切开后，分离大脑前动脉（ACA），在前交通动脉复合体前切除直回。开始于脑室外平面的膝状体和 ACA 交界处，以避免损伤深部的间脑核团。断开从侧面围绕尾状核头进入脑室，直到蝶骨嵴水平。在冠状面上完成这种分离。蛛网膜在颅前窝后部可见，前部离断完成。

- 中部离断：此后，再行脑室内解剖。在矢状面进行，围绕丘脑 2~3cm 深，直达脑室三角部。沿着脉络丛随后进入颞角。资深作者（P.S.C.）发现这项技术很有用，特别是在困难的非萎缩性病例中。否则，在上平面可以继续切除岛叶，进入颞角。腹侧杏仁核切除术对完全断开很重要，因为它与背侧杏仁核相连，而背侧杏仁核

又与间脑深核团相连。中间断开包括切除豆纹动脉，导致轻度出血。在这一点上，可变阻抗双极电凝是重要的，因为这些组织相当密集。

- 后部离断：包括切断位于脑室三角部水平的脉络丛和压部纤维的海马尾部和穹窿。应该进入压部，以实现完全断开。应保留大脑大静脉系统上方的蛛网膜平面。

止血后，术腔放置一根脑室外引流管（EVD）留置 48~72h。腔内注满生理盐水以防止气肿。硬脑膜闭合，骨瓣复位，标准方式闭合伤口。手术后 4h 内进行 CT 扫描。如果可以的话，可以进行术中 MRI 检查以确认半球完全断开。也可在术后 3 个月和 1 年的随访中进行。这一点很重要，因为有些病例可能由于大脑半球的离断造成萎缩而发展为晚期脑积水。

（四）术后护理

术后 5 天内使用抗生素。一旦脑脊液中没有血液，就应该立即拔除 EVD。我们发现即使没有感染，30% 的术后患者在最初的 5~7 天发热。这可能是由于血液崩解产物的致热作用，可以用对乙酰氨基酚或冷海绵物理降温处理，如果需要，可以用普萘洛尔。近年来，我们还发现溴隐亭对控制中枢性发热有一定作用。

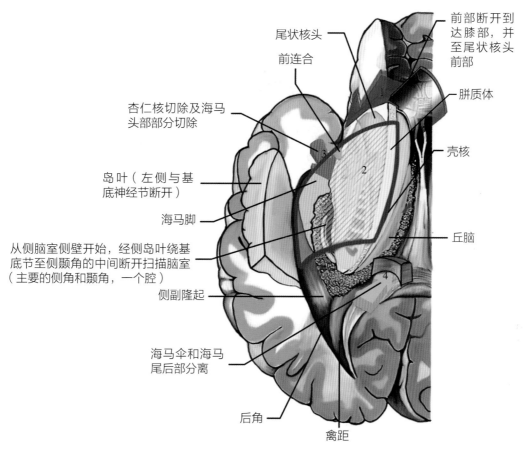

尾状核头

前连合

杏仁核切除及海马
头部部分切除

岛叶（左侧与基
底神经节断开）

海马脚

从侧脑室侧壁开始，经侧岛叶绕基
底节至侧颞角的中间断开扫描脑室
（主要的侧角和颞角，一个腔）

侧副隆起

海马伞和海马
尾后部分离

后角

禽距

前部断开到
达膝部，并
至尾状核头
前部

胼胝体

壳核

丘脑

▲ 图 23-6　内镜下半球切开术的基本步骤：①前部离断；②中部离断；③腹侧杏仁核切除；④后部离断

（图片由 Mahendra Singh Chauhan 博士提供）

四、术后疗效

使用国际癫痫联盟（ILAE）评分[29]和 Hague 癫痫严重程度评分（HASS）[30]评估癫痫发作。ILAE 评分Ⅰ和Ⅱ被认为是有利的，Ⅲ以后被认为是不利的。测量的次要结果是认知、行为和生活质量（QOL）。对于智力评估，采用来自 Binet-Kamat 测验 /Vineland 社会成熟度量表（BKT/VSMS）；对于行为问题，采用儿童行为检查表（CBCL）；对于生活质量，采用儿童生活质量量表（PedsQL）。在一些患者中，我们还使用 Likert 评分的 5 分问卷进行调查（最不满意＝ 1 分；优秀＝ 5 分）主观指标包括：①手术满意度；②小切口的总体满意度；③小切口护理的简易性；④术后局部肿胀；⑤美容效果。2013 年 4 月—2017 年 4 月，资深作者（P. S. C.）共做了 32 例内镜下半球切开术。在此之前，我们还使用跨大脑半球入路进行了 27 次开放

显微半球切开术。患者平均年龄 8.6 ± 5.3 岁，平均每天发作 7 次。癫痫症状学包括意识受损的局灶性癫痫（74%）、局灶性意识发作（46.5%）和局灶性发作继发全身性发作（39.6%）。所有患者均有多种发作类型，平均 3 种。1 名患者出现癫痫持续状态，在此期间进行了紧急半球切开术。96% 的患者术前出现轻偏瘫或偏瘫。病理学包括梗死后脑软化症（EH n=11，OH n=8）、Rasmussen 综合征（EH n=7，OH n=7）、半侧巨脑畸形（EH n=7，OH n=5）、半球皮质发育不良（EH n=4，OH n=3）、脑炎后遗症（EH n=2，OH n=4）和 Sturge-Weber 综合征（EH n=1），其中 13 名患者为萎缩性病变。为了更顺利地学习，建议在初始阶段进行萎缩性病例[15, 18, 19]。平均随访时间为 40.16 ± 17.3 个月，EH 组 82.6%（19/23）有良好的预后（ILAE 评分[29]Ⅰ和Ⅱ）（而 OH 患者为 77%）。14% 的患者发作频率和严重程度降低了 75% 以上。术后 1 年 HASS 评

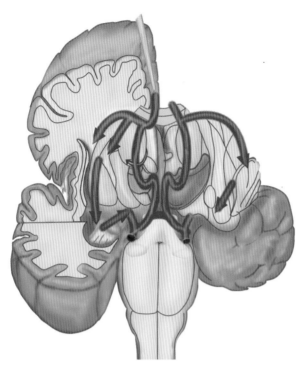

▲ 图 23-7　中部离断技术

中部离断路径（红箭）为穿过侧脑室，外侧至豆状核，内侧至岛叶，到达颞角。这可有效地实现离断（图片由 Mahendra Singh Chauhan 博士提供）

分由 40.32 ± 3.95 降至 17.6 ± 4.7（$P < 0.001$）。术后 6 个月和 1 年的智商结果无显著性差异，但术后 pedsQOL 和行为学评分（CBCL）明显改善（$P < 0.01$）。术后偏瘫 54% 无变化，46% 加重，6 个月后改善 84%。其他组也有类似的结果[11, 14, 31]，认知结果需要更长时间的随访才能评估，不应在术后 1 年或 2 年进行。家长们也注意到孩子们在术后变得不那么暴力。Wilson[32] 和 Lindsay 等[33] 很早注意到行为障碍与偏瘫的关系，以及大脑半球切开术后的改善。当代研究也证明了类似的结果[34-36]。

同一作者内镜组术中失血量为 210.42 ± 197.25ml，与开放显微手术组的平均失血量相比，明显减少。差异有显著性（$P < 0.02$，99%CI）。内镜组术后平均住院时间也明显缩短（$P=0.04$，99%CI）。在关于切口的主观父母问卷中（$n=19$），所有参数的平均得分为 4.2 分。大多数年轻的父母看到一个小切口后都感到安心。

（一）并发症

1 名患者突然出现不明原因的低血压且与手术无关，麻醉不能恢复。术后即刻 CT 扫描未见异常，他需要长时间的通气和气管切开术。磁共振扫描显示基底部和间脑区有多个低信号区。后来在半植物人状态下出院。发热 10 名，是术后住院时间延长的主要原因。术后 6～7 天与感染无关的短暂发热，应视为预期事件，就像偏瘫一样。假性脑膜膨出 1 名。采用温林格液大量灌洗、细致止血、术后引流、溴隐亭等方法有助于我们显著降低发热的发生率。

（二）结论

内镜辅助半球切开术是一种安全有效的方法，与开放显微镜下半球切开术相比，效果相当。然而，这需要使用内镜和微创原则，以及需要一个重要的学习曲线来获得专业技能和积累经验。由于其最小的有创性，这种手术避免了大的皮瓣，减少了失血，防止了体温过低，因此非常适合需要半球切开的儿童患者。

五、总结及要点

- 内镜辅助半球切开术通过小骨瓣开颅，采用锁孔概念，并通过半球间经胼胝体入路进行。

- 最佳器械包括良好的内镜支架、较长的器械和可变阻抗的双极钳。

- 避免损伤桥静脉是非常重要的，神经导航在计划开颅手术中起着至关重要的作用。小骨瓣开颅术位于 Delalande 垂直入路所描述的骨瓣之前，除了避开桥静脉外，也有助于减小手术区域的大小。

- 硬脑膜切开悬吊后，要观察边缘下所有可能隐藏的桥静脉。

- 手术包括 4 个基本步骤：完全胼胝体切开、前部离断、中部离断和后部离断。

- 我们还必须记住，最深层需要断开的组织是颞干，这是相当困难的，尤其在病理学诊断为半侧巨脑畸形的患者中。因此，这些病例可能需要在后期进行二次手术。如有必要，二次手术也变得更容易，因为有穿通畸形，更容易切开颞干。

在学习的初始阶段，选择脑萎缩患者进行手术是可取的。以后，这种手术可以在非萎缩性疾病（如半侧巨脑畸形）中进行。目前，在作者所在的研究所，这些患者都是通过内镜来进行手术的。我们发现内镜下辅助半球切开术与显微镜下半球切开术一样安全有效，且具有减少失血和缩短术后住院时间的优点。

参考文献

[1] Beardsworth ED, Adams CB. Modified hemispherectomy for epilepsy: early results in 10 cases. Br J Neurosurg 1988;2(1):73–84

[2] Bulteau C, Otsuki T, Delalande O. Epilepsy surgery for hemispheric syndromes in infants: hemimegalencepahly and hemispheric cortical dysplasia. Brain Dev 2013;35(8):742–747

[3] Carson BS, Javedan SP, Freeman JM, et al. Hemispherectomy: a hemidecortication approach and review of 52 cases. J Neurosurg 1996;84(6):903–911

[4] Delalande O, Bulteau C, Dellatolas G, et al. Vertical parasagittal hemispherotomy: surgical procedures and clinical long-term outcomes in a population of 83 children. Neurosurgery 2007;60(2, Suppl 1):ONS19–ONS32, discussion ONS32

[5] Delalande O, Dorfmüller G. Parasagittal vertical hemispherotomy: surgical procedure Neurochirurgie 2008; 54(3): 353–357

[6] Delalande O, Fohlen M, Bulteau C, Jalin C. Surgery for intractable focal epilepsy in children Rev Neurol (Paris) 2004;160(Spec No 1):S195–S202

[7] Dorfer C, Czech T, Dressler A, et al. Vertical perithalamic hemispherotomy: a single-center experience in 40 pediatric patients with epilepsy. Epilepsia 2013;54(11):1905–1912

[8] Rasmussen T. Hemispherectomy for seizures revisited. Can J Neurol Sci 1983;10(2):71–78

[9] Shimizu H, Maehara T. Modification of peri-insular hemispherotomy and surgical results. Neurosurgery 2000;47(2):367–372, discussion 372–373

[10] Villemure JG, Mascott CR. Peri-insular hemispherotomy: surgical principles and anatomy. Neurosurgery 1995; 37(5): 975–981

[11] Kawai K, Morino M, Iwasaki M. Modification of vertical hemispherotomy for refractory epilepsy. Brain Dev 2014;36(2):124–129

[12] Kovanda TJ, Rey-Dios R, Travnicek J, Cohen-Gadol AA. Modified periinsular hemispherotomy: operative anatomy and technical nuances. J Neurosurg Pediatr 2014;13(3):332–338

[13] Schramm J, Kuczaty S, Sassen R, Elger CE, von Lehe M. Pediatric functional hemispherectomy: outcome in 92 patients. Acta Neurochir (Wien) 2012;154(11):2017–2028

[14] Cook SW, Nguyen ST, Hu B, et al. Cerebral hemispherectomy in pediatric patients with epilepsy: comparison of three techniques by pathological substrate in 115 patients. J Neurosurg 2004;100(2, Suppl Pediatrics):125–141

[15] Chandra PS, Subianto H, Bajaj J, et al. Endoscope-assisted (with robotic guidance and using a hybrid technique) interhemispheric transcallosal hemispherotomy: a comparative study with open hemispherotomy to evaluate efficacy, complications, and outcome. J Neurosurg Pediatr 2018;9;23(2):187–197.

[16] Baumgartner JE, Blount JP, Blauwblomme T, Chandra PS. Technical descriptions of four hemispherectomy approaches: from the Pediatric Epilepsy Surgery Meeting at Gothenburg 2014. Epilepsia 2017;58(Suppl 1):46–55

[17] Chandra PS, Tripathi M. Letter to the Editor: Endoscope-assisted hemispherotomy and corpus callostomy. J Neurosurg Pediatr 2016;18(1):141–144

[18] Chandra SP, Tripathi M. Endoscopic epilepsy surgery: emergence of a new procedure. Neurol India 2015;63(4):571–582

[19] Chandra PS, Kurwale N, Garg A, Dwivedi R, Malviya SV, Tripathi M. Endoscopy-assisted interhemispheric transcallosal hemispherotomy: preliminary description of a novel technique. Neurosurgery 2015;76(4):485–494, discussion 494–495

[20] Sood S, Marupudi NI, Asano E, Haridas A, Ham SD. Endoscopic corpus callosotomy and hemispherotomy. J Neurosurg Pediatr 2015;16(6):681–686

[21] Bahuleyan B, Manjila S, Robinson S, Cohen AR. Minimally invasive endoscopic transventricular hemispherotomy for medically intractable epilepsy: a new approach and cadaveric demonstration. J Neurosurg Pediatr 2010;6(6):536–540

[22] Perneczky A, Boecher-Schwarz HG. Endoscope-assisted microsurgery for cerebral aneurysms. Neurol Med Chir (Tokyo) 1998;38(Suppl):33–34

[23] Fries G, Perneczky A. Endoscope-assisted brain surgery:

part 2--analysis of 380 procedures. Neurosurgery 1998;42(2):226–231, discussion 231–232

[24] Yasargil MG, Kasdaglis K, Jain KK, Weber HP. Anatomical observations of the subarachnoid cisterns of the brain during surgery. J Neurosurg 1976;44(3):298–302

[25] Chandra PS, Tripathi M. Epilepsy surgery: recommendations for India. Ann Indian Acad Neurol 2010;13(2):87–93

[26] Jayakar P, Gaillard WD, Tripathi M, Libenson MH, Mathern GW, Cross JH; Task Force for Paediatric Epilepsy Surgery, Commission for Paediatrics, and the Diagnostic Commission of the International League Against Epilepsy. Diagnostic test utilization in evaluation for resective epilepsy surgery in children. Epilepsia 2014;55(4):507–518

[27] Chaudhary K, Ramanujam B, Kumaran SS, et al. Does education play a role in language reorganization after surgery in drug refractory temporal lobe epilepsy: an fMRI based study? Epilepsy Res 2017;136:88–96

[28] Chaudhary K, Kumaran SS, Chandra SP, Wadhawan AN, Tripathi M. Mapping of cognitive functions in chronic intractable epilepsy: role of fMRI. Indian J Radiol Imaging 2014;24(1):51–56

[29] Wieser HG, Blume WT, Fish D, et al; Commission on Neurosurgery of the International League Against Epilepsy (ILAE). ILAE Commission Report. Proposal for a new classification of outcome with respect to epileptic seizures following epilepsy surgery. Epilepsia 2001;42(2):282–286

[30] Carpay JA, Vermuelen J, Stroink H, et al. Seizure severity in children with epilepsy: a parent-completed scale compared with clinical data. Epilepsia 1997;38(3):346–352

[31] Devlin AM, Cross JH, Harkness W, et al. Clinical outcomes of hemispherectomy for epilepsy in childhood and adolescence. Brain 2003;126(Pt 3):556–566

[32] Wilson PJ. Cerebral hemispherectomy for infantile hemiplegia. A report of 50 cases. Brain 1970;93(1):147–180

[33] Lindsay J, Ounsted C, Richards P. Hemispherectomy for childhood epilepsy: a 36-year study. Dev Med Child Neurol 1987;29(5):592–600

[34] Granata T, Matricardi S, Ragona F, et al. Hemispherotomy in Rasmussen encephalitis: long-term outcome in an Italian series of 16 patients. Epilepsy Res 2014;108(6):1106–1119

[35] Hu WH, Zhang C, Zhang K, Shao XQ, Zhang JG. Hemispheric surgery for refractory epilepsy: a systematic review and meta-analysis with emphasis on seizure predictors and outcomes. J Neurosurg 2016;124(4):952–961

[36] Wiebe S, Berg AT. Big epilepsy surgery for little people: what's the full story on hemispherectomy? Neurology 2013;80(3):232–233

第 24 章　经中线旁垂直入路半球离断术
Vertical Parasagittal Hemispherotomy

Georg Dorfmüller　Mikael Levy　Sarah Ferrand-Sorbets　著

郭　强　译

王雄飞　校

摘要

最早于 1992 年提出的经中线旁垂直入路半球离断术是功能性大脑半球切除术之一。到目前为止，已经有以儿童为主的近 300 名患者在我们的机构通过这种半球离断手术治疗大脑半球药物难治性癫痫。整个手术以垂直入路，达到并打开侧脑室的中央部分。大脑半球的离断本身包括一个完整的胼胝体切开术、位于侧脑室房部底面的海马尾部的切除、外侧丘脑，以及所有额叶纤维的离断。该手术的所有部分都是垂直向下进行的，借助于低能量输出的超声吸引器，从而保持软膜下层操作，避免影响主要血运。本章对这一独特的技术进行了详细的描述和说明，并简要介绍了我们的单中心系列研究中癫痫预后和并发症方面的结果。

关键词

药物难治性癫痫，半球性癫痫（综合征），功能性半球切除术，经中线旁垂直入路半球离断术，癫痫预后，术后脑积水

一、概述

当一个大脑半球内的广泛区域或多个病灶引起频繁且严重的癫痫发作，无法通过药物治疗加以控制时，就需要整个大脑半球的切除或离断——这是癫痫手术中最彻底的方式。其基本思想是完全离断患侧半球，使对侧半球尽可能正常发育，以保持较高的皮质功能，并使患儿在早期生活时获得最佳的认知功能发育。潜在的病理学并不影响临床诊断，因为它可以通过磁共振成像（MRI）或结合临床演变、癫痫综合征和脑电图（EEG）表现来确定。半球性手术适应证主要有以下 3 个关键问题。

(1) 是否一侧致痫皮质无须进行半球手术，而仅需要进行多脑叶离断或局灶性皮质切除手术，从而保留同侧半球的重要皮质区？

(2) 如果答案是否定的，我们能否确定对侧大脑半球是"正常的"，比如与患者的发作无关？换言之，一旦患侧半球被切除或离断，我们能否确定对侧大脑半球不是术后继续发作的起源？

(3) 通常通过磁共振和脑电图记录所有的癫痫发作类型，如果这可以被证实，那么我们能否预判大脑半球手术后神经功能（语言、运动、视觉）有无恶化？恶化到什么程度？

第 3 个问题无疑是最具挑战性的，必须根据

患者的实际神经功能情况、既往神经功能减退程度和演变、辅助检查（如功能性磁共振成像，尤其是语言任务态成像或不同传导通路的纤维示踪技术），从而评估功能的不对称性、侧别或损害程度。

此外，为了更少地"牺牲神经功能"，有人反对半球性手术或考虑将其推迟数月，甚至数年。但是，我们也应预见到单靠药物治疗的神经和认知功能恶化的程度。最需要关注的情况是患侧半球剩余的语言功能，以及半球之间语言转移的预计时间。例如，我们是否可以决定早期手术并接受术后的失语，这种失语最终将在接下来的几年中恢复到一定程度？或者，我们是否应该等到后期有证据表明双侧或对侧语言优势，同时接受癫痫发作对高级皮质功能可能造成的破坏性和部分不可逆转的影响？

以上提及的所有因素都必须与患者及家属一起商讨，以便决定半球离断的手术时机是否可以改善患者目前的状况，还是应该推后进行。

二、历史背景

为了减少 20 世纪 50 年代以来的第一代解剖半球切除术相关的重大并发症[1]，Theodore Rasmussen 提出功能性大脑半球切除术[2]，将脑分离的概念应用于半球性癫痫的手术治疗中。他通过把颞叶切除术和围中央区切除术相结合，大大减少了组织切除量，可显露全长的胼胝体和岛叶皮质，并随后切断包括所有白质纤维的额叶和顶枕叶。这种重大改进将减少术中失血量并避免晚期脑表面含铁血黄素沉积，同时具有相同的癫痫无发作率。Rasmussen 功能性半球切除术的出现为 20 世纪 90 年代初以后的半球离断术时代打开了大门，其共同点都在于进一步减少脑组织切除量，从而有利于离断[3]。

几乎同时出现的两种主要方法，包括 Delaland 的经脑室垂直入路半球离断术[4]（其中他首次提出了半球离断术）、Villemure 的经侧方环岛叶半球离断术[5,6]，这是 Rasmussen 功能性大脑半球切除术的演变结果。后来，Schramm 等提出了经侧裂"锁孔"入路，类似于 Villemure 的侧向入路，同时旨在进一步减少切除的次数[7]。从一开始，只有很少的出版物评议一种方法相对于其他方法的优势，因为每个进行半球性癫痫手术的中心都会展示自己的技术成果。已发表的系列文章和文献综述比较了不同类型的功能性半球切除术和不同类型的半球离断术，在癫痫预后方面没有发现显著差异[3,8,9]。

在本章中，我们将更详细地阐述 Delalande 的垂直矢状旁半球离断术（VPH）[10,11]。自 1992 年以来，该技术已在我们机构的近 300 位患者中应用。该方法以 6 个连续的步骤呈现，每个步骤均由 3 种类型的数据组成，包括具体步骤的方案、术中代表性图片和 VPH 术后 MRI（通常在术后 3 个月进行），以显示每个步骤的离断路径。

三、VPH 手术技术

（一）进入脑室：额叶后部切除（图 24-1）

在全身麻醉下，患者仰卧位，头部保持在头钉固定器的中立且略微弯曲的位置。尽管在过去的 10 年中，神经导航已被系统地用于教学目的但其并非不可或缺，这种方法特别有利于半侧巨脑畸形的患儿。在这种情况下，它有助于确定解剖标志，如开颅前双侧半球间中线的位置，并不一定与颅骨中线相对应。由于大脑过度生长，中线结构移位和脑室发育畸形可能使解剖标志的识别变得困难，因此在大脑半球离断时也很有用。

取距中线 1.5～2cm 的纵向额顶皮肤切口，旁正中开颅，宽 3～4cm，长 5～6cm，在冠状缝线的前 1/3，后 2/3。为了减少术中失血的风险，应注意保护桥静脉。相应地，切除（2.5～3）cm×（4～5）cm 的后额叶皮质可节省中间皮质。进行皮质和白质的整体切除，直至侧脑室中央部分的顶部，取标本后保存，待组织病理学检查。逐渐显露的脑室内解剖结构必须能够确定 3 个重要的结构：①室间孔（确定后应用棉片填封，避免血性脑脊液漏入第三脑室）；②后外侧，即侧脑室房部；③脑室的顶部，即胼胝体。

（二）胼胝体后部切开术（图 24-2）

此步骤是从胼胝体后半部开始半球离断（胼胝体切开术）。首先，必须清楚地看到扣带回下方的胼周动脉，根据它们向后正中走行至胼胝体压部，随后（请参阅胼胝体前部切开术部分），朝相

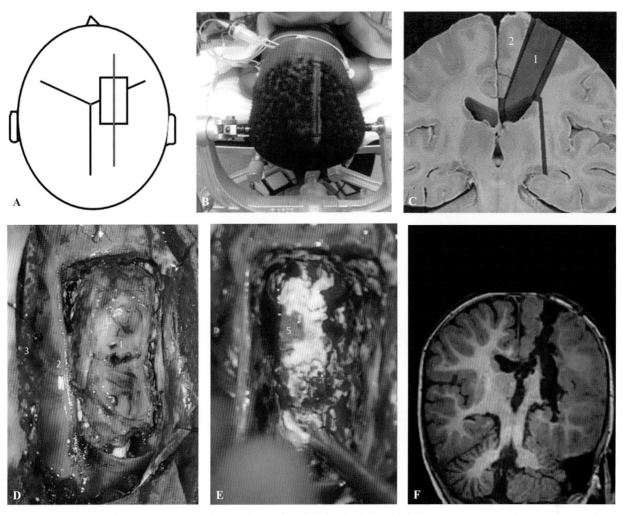

▲ 图 24-1　A 和 B. 定位和皮肤切口。患者仰卧位（头正中位）。矢状旁冠状缝附近开颅 [3.5cm×（5～6）cm，距中线 1～2cm，冠状缝线前 1/3]。C 至 E. 后额叶皮质切除 [(2.5～3)cm×（4～5)cm] 向下至侧脑室顶部的室管膜，保留中间皮质。合理交替使用双极电凝和超声吸引器，可最大限度地减少失血量。1. 皮质切除，3cm×5cm；2. 保留近中线皮质；3. 中线；4. 白质；5. 室管膜。F. 术后 3 个月的 MRI 冠状位 T_1 序列显示，皮质 / 皮质下入路至侧脑室，胼胝体切开和外侧丘脑至颞角的离断

反正中方向至胼胝体膝部。由于这个原因，显微镜必须稍微向内倾斜，在显露扣带正下方的动脉时使用超声吸引器。就胼胝体中线切开而言，在解剖上经侧脑室旁中线入路比半球间裂入路更具挑战性。但是，如上所述，这种方法可以避免损伤靠近矢状窦上方的桥静脉。为了避免对侧缺血，最重要的是避免损伤胼周动脉。应当指出的是，4%～12% 的患者单个或主要胼周动脉可能同时供应双侧半球[12, 13]。

与通过半球间入路进行胼胝体切开术一样，这种在中线上方的胼胝体切开将显露双侧脑室间的透明隔和对侧脑室的室管膜。胼胝体切开术是向后并切透压部。正因为如此，如果胼胝体压部没有完全离断至四叠体池上方的蛛网膜和后方的大脑大静脉，可能会导致大脑半球离断不完全。由于胼胝体不同部位的形状和厚度可能相差很大，应该在术前进行 MRI 分析。

（三）海马尾部切断（图 24-2）

海马尾部、伞部的纤维继续走行可到达海马间联合，然后沿着侧脑室的内侧壁转向前汇合形成穹窿体。该步骤的目的是在到达海马间联合之前，于

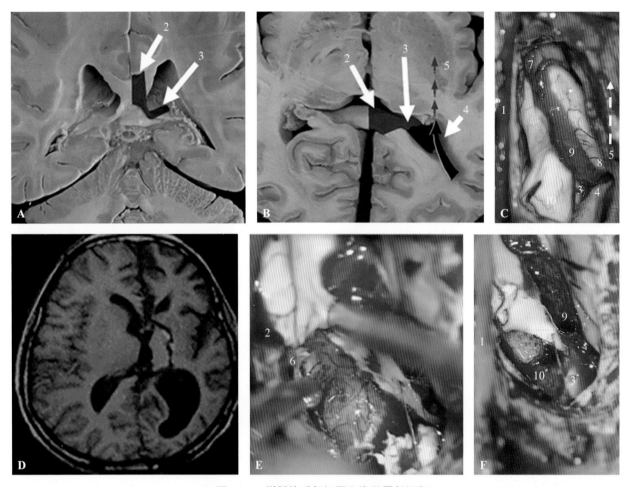

▲ 图 24-2　胼胝体后部切开和海马尾部切断

从胼胝体中部开始，沿着胼周动脉，向后直到压部。1. 中线；2. 胼胝体后部；3. 海马尾部被室管膜覆盖（中图和右图的此部位已离断，如 3*）；4. 进入颞角；5. 指示下一步路线：外侧丘脑的离断；6. 第三脑室上方蛛网膜；7. 室间孔；8. 丘脑枕；9. 脉络丛；10. 脑室房部的底面（10* 为切除后）。MRI：T₁ 轴位，术后 3 个月（图 24-6）

侧脑室房部水平中断来自海马尾部、伞部的纤维联系。为此，从胼胝体压部按外侧方向分离侧脑室房部底面，直到脉络丛的附着部位（脉络膜裂），在转为丘脑枕之前到达，最后进入颞角。

（四）外侧丘脑的离断（图 24-3）

在开始此步骤之前，应该识别上一步骤离断后的脉络丛，它围绕丘脑枕的脑室表面转入颞角。

从这一点开始，手术显微镜必须严格保持垂直方向。颞角将沿着其轴在丘脑外侧和岛叶皮质平面内侧的后前方向打开。逐渐显露下方颞角的脉络丛和内侧的海马。

一旦向前到达颞角的顶端，外侧丘脑的离断就

完成了，切除上方和内侧至海马头部的杏仁核将完成此步骤。在功能上，该步骤将颞干完全断开，包括前连合和整个岛叶皮质，但没有显露出来。在手术的最后一步，即额叶离断过程中，沿着显露的脑室底部留下一条棉片，可以很容易地找到该离断路线。

（五）胼胝体前部切开（图 24-4）

现在讨论胼胝体前部切开的过程。确定了胼胝体后部切开的起点及胼周动脉，现在朝相反的方向（即向前）进行胼胝体切开术。为了更好地可视化，必须升高手术台，使额叶充分地回收，并且调整显微镜的方向使其更加水平，以便切开胼胝体膝部的

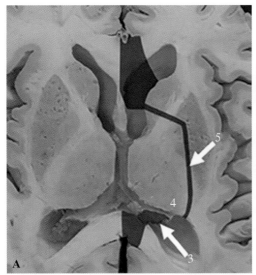
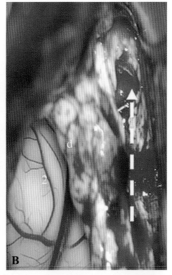
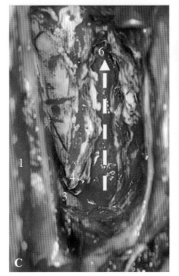
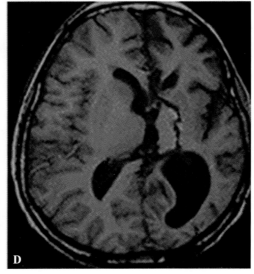

◀ 图 24-3　外侧丘脑的离断

从侧脑室房部开始，通过打开颞角，在向前的方向开始向外侧丘脑枕进行分离。显微镜位于中线位并保持严格的垂直方向。1. 中线；2. 侧脑室底部；3. 切除脑室房底并切断海马尾部；4. 丘脑后部 / 丘脑枕；5. 白虚线：外侧丘脑断开，显露颞角全长；（颞角的前尖端见图 24-5B 中的绿虚线）。MRI：T₁ 轴位，术后 3 个月（详见图 24-6）

最前端，在这里，胼周动脉会从下方弯曲走行。

通过向前追踪胼周动脉及透明隔，可以避免在最后切开嘴部时偏离对侧。胼胝体的切开完成后，开始胼胝体下皮质的切除。

逐渐切除胼胝体下皮质，直至达到直回。在这里，对侧额叶内侧面的底部和后部皮质将会被显露。切除直回的最后部，将大脑前动脉（A₁）和视交叉池的视神经显露在下方。切除胼胝体下皮质的过程中必须注意邻近的下丘脑，并始终在室间孔和前连合的假想冠状平面之前，以免下丘脑受损。尽管 VPH 引起的激素紊乱很少见，但我们发现 3% 的患者出现此并发症（短暂性或长久性）。这可能是由 VPH 这一步骤中对下丘脑的机械或血管损伤所致，但术后 MRI 的证实尚不明确。

（六）额叶离断（图 24-5）

最后一步是一条分离线，从切断的直回后部到外侧丘脑的前段，以及颞角的顶端，从而中断额叶的所有水平纤维。

最后一条路径将穿过侧脑室前角和尾状核头部。在下面，软膜下横切将使大脑中动脉干上方的软膜显露。该动脉在横向和稍向后的方向逐渐显露，直至达到侧裂。当到达颞角后，半球离断术就完成了。

在手术步骤的最后，对所有离断的裂隙和空腔

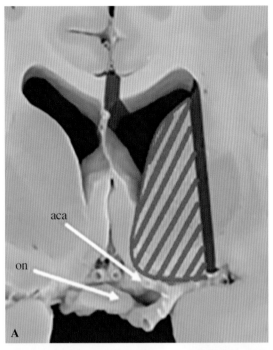

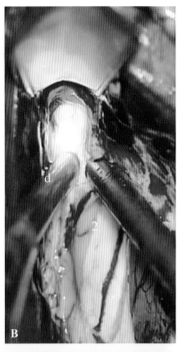

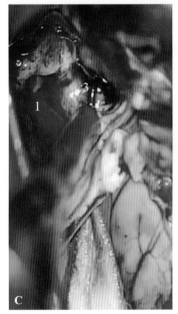

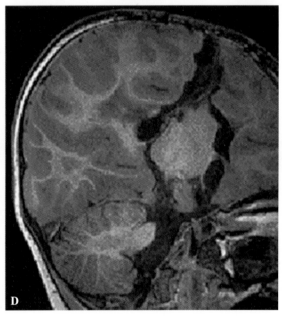

◀图 24-4　胼胝体前部切开术和胼胝体下 / 直回分离

从开始（图 24-2）切开的胼胝体前部是沿着胼周动脉至膝部和嘴部。向下弯曲的胼周动脉表示前缘，从该前缘向下切开嘴部，然后切除胼胝体下皮质和后方的直回。在下面，显露大脑前动脉 A₁ 段（aca）和视神经（on）。1. 胼胝体切开术之前（左）和之后（右）胼胝体的膝部/嘴部；2. 室间孔的水平，由棉片覆盖；3. 切除靠近半球间裂的胼胝体下皮质 / 直回，以到达额叶内侧面基底部。带有红色阴影线的表面表示以下步骤：额叶内侧面基底与外侧丘脑分离的前点之间的离断计划。MRI：T₁ 矢状位，术后 3 个月（详见图 24-6）

进行大量细致的冲洗，尽可能冲洗出所有血块。对于术中出血量多于平均水平的患者和巨脑畸形的患儿均放置脑室外引流，后一组证实较高的术后水肿和脑积水发生率[14]。

四、结果

1992—2016 年，我们机构的 3 位神经外科医生使用上述技术对 294 名患者进行了 VPH。下文中，我们总结了他们的流行病学和主要临床资料。

女性患者占 43%，左脑半球手术占 55%。手术的平均年龄为 4.4 岁（范围为 0.2—36.8 岁）。皮质发育不良（MCD）包括半侧巨脑畸形并伴有 Sturge-Weber 综合征的患者通常较年轻。共有 9.6% 的患者曾接受过神经外科干预，有 1.9% 的患者在 VPH 之前接受了立体脑电图检查（图 24-6A）。

潜在的半球组织病理 43% 为 MCD，其次是围

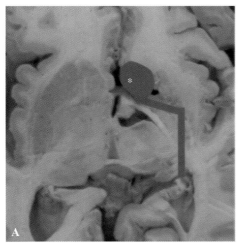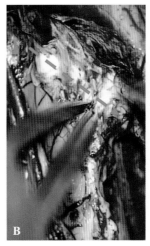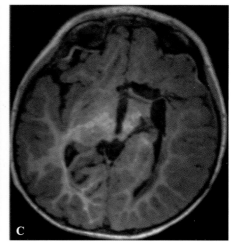

▲ 图 24-5 额叶离断

胼胝体下皮质和直回离断后，沿一条直线继续朝向外侧丘脑分离的前点（颞角的顶端）。这种额叶离断将穿过额角和尾状核头部，下面显露出大脑中动脉主干，一旦到达颞角的顶端，就完成了半球离断术。*. 术前照片中的内侧额叶离断处，上面覆盖有止血材料；绿虚箭显示额叶离断，穿过额角和尾状核头部。MRI：T_1轴位，术后 3 个月（图 24-7B）

产期局部缺血和 Rasmussen 脑炎（图 24-6B），比例相似（约 21%）。平均随访时间 6.8 年，总的癫痫无发作率为 79%（图 24-6B）。与 MCD 或围产期缺血的患者（分别为 77% 和 75%）相比，患有 Sturge-Weber 综合征或 Rasmussen 脑炎的患者的癫痫无发作率增加（分别为 88% 和 85%）（图 24-6C）。

五、并发症

我们遇到了 4 种类型的并发症，包括脑积水、脑室炎 / 脑膜炎、静脉窦血栓形成和激素紊乱。

VPH 术后最常见的并发症是脑积水和硬膜下积液，需要进行脑室 – 腹腔或硬膜下 – 腹腔分流。我们患者的发生率约 20%（294 人中有 60 人）。MCD 的患者进行分流手术的频率更高（25%）。在 3 名患者中，内镜下第三脑室造瘘术永久性地解决了脑积水。

其他并发症包括脑室炎 / 脑膜炎（28 名，占 10%）。然而，并非所有患者的脑脊液培养都呈阳性。在 8 名患者（3%）中观察到持续的下丘脑功能失调，并且其中 1 名患者死亡（由于尿崩症未得到控制）。额叶离断时应注意不要损伤下丘脑，从而可规避这些严重的并发症。3 名患者（1%）发生静脉窦血栓形成，并在术后 3～19 天被诊断出。

它们都发生在横窦（1 个半球切开侧的同侧，2 个对侧）。

5 名患者（1.7%）发生与手术相关的死亡，包括 1 名患者持续尿崩症伴脑水肿、1 名患者脑膜炎（国外治疗）、1 名患者过敏性休克、1 名患者夜间呼吸停止，以及 1 名线粒体病患者多器官衰竭后死亡。

六、不完全离断

进行半球离断术后持续发作或再次发作可能是由于对侧独立的致痫区，不包括半球离断或不完全离断引起的。尤其后一种怀疑，应通过头皮脑电图（可以确证癫痫发作从患侧到对侧半球的传播）和高分辨率 MRI 排除，以便详细研究所有离断的纤维传导通路。

在我们的病例研究中，由于癫痫持续发作和怀疑不完全离断，考虑对 5 名患者（1.7%）进行第二次手术。MCD 是最常见的病理（$n=4$），1 名患者发生围产期缺血。首次手术时他们的年龄分别为 9 个月、2 岁、5 岁、5 岁和 15 岁。不完全离断的位置均位于 3 名患者的胼胝体（2 例为压部，1 例为膝部）。在 1 名围产期缺血的儿童中，胼胝体下方的额叶皮质尚未完全离断。历史上第一位患者，关于

7A：流行病学和并发症					
所有患者	294	CSF 分流总发生率	20% (20/294)	PHV 术后 1 个月内死亡	1.7%
女性 / 男性	43%/57%			脑室炎、脑膜炎	10%
手术时年龄	4.4 岁（0.2—36.8 岁）	主要病因分流		静脉窦血栓形成	1%
右 / 左侧	45%/55%	MCD	25% (33/135)	持续下丘脑失调	3%
		SW	21% (7/33)	不完全离断再手术	1.7%
		围产期缺血	17% (11/64)		
PSVH 术前	9.6%	Rasmussen 脑炎	15% (11/64)		
平均随访时间	6.8 年				

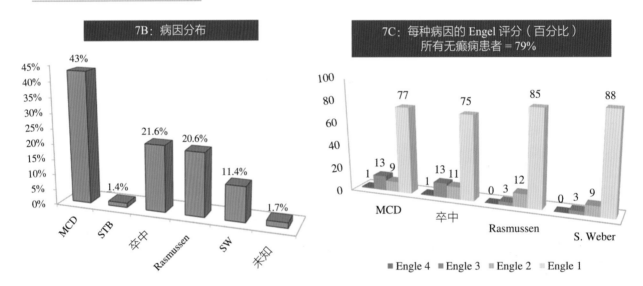

▲ 图 24-6　294 名经中线旁垂直入路半球离断术患者的研究结果

A. 患者的流行病学资料和并发症；B. 病因学的占比（%）；C. 不同病因的 Engel 分级评分（%）。总的癫痫无发作率为 79%

其潜在的不完全离断的二次手术解剖位置尚未得到充分记录。

再次手术后，2 名患者无癫痫发作（包括 1 名围产期缺血），另一名患者缓解（从 Engel Ⅲ 级改善为 Engel Ⅱ 级）。2 名患者无改善，其中 1 名患者，没有术中证实连接纤维持续存在，这可能导致不良预后。

鉴于第二次手术后 5 名患者中有 3 名获得了令人鼓舞的结果，我们认为第二次手术不应该是更彻底的手术，即其他作者提出的解剖半球切除术[15]。基于可疑的非离断纤维，我们重新分析 MRI 显示的位置。对于疑似不完全离断的患者，我们采用中线半球间入路切除胼胝体，而不是从第一次手术的矢状旁腔入路。

七、结论

严重的药物难治性癫痫且具有潜在的半球或半球以下病理的患者，没办法选择局限的皮质切除术，解剖性半球切除术是第一个能够极大改善其预后的外科治疗方法。然而，这种根本性方法会引起严重且不常见的并发症，促使其他针对功能完整的半球切除外科手术技术的发展，通过逐渐减少切除组织的量而有利于更多的分离操作。在 20 世纪 90 年代，几种大脑半球离断手术策略相继提出，其中最早的是 Delalande 垂直半球离断术[4, 10, 11]。

VPH 适用于所有半球性病理的病因，包括半侧巨脑畸形这样的极端类型，往往合并着明显的错构瘤样增生和中线结构移位。第一步中要达到的解剖结构核心结构是侧脑室的中心部分，显露半球离断所需的所有解剖标志。

主要步骤是经侧脑室入路行胼胝体切开，在侧脑室房部水平切断海马，颞角上的外侧丘脑离断，最后从额叶内侧面基底至外侧丘脑离断路径的最前端行额叶离断。通过用超声吸引从侧脑室内部，并通过白质以向外的方向和在软膜下进行整个组织解剖，可以避免对颅底、侧裂和岛叶皮质上主要血管的损伤。

在进行计算机断层扫描（CT）和 MRI 时，可以在 3 个平面上清楚地识别出半球离断线（图 24-7）。

鉴于要离断的结构（胼胝体的形状，脑室的大小和比例，巨大畸形患儿的中线结构移位），基于

术前 MRI 进行细致的分析研究，对于手术的计划和执行非常重要。

同样，强烈怀疑持续、复发性癫痫发作后仍存在不完全的半球离断术，并基于详细的术后 MRI 分析，应该提示重新探索不完全离断的纤维，而不是转向半球切除术。

VPH 方法有助于在进行第二次手术时针对疑似不完全离断的定位。

在我们的 294 例患者中（主要为儿童患者），其中 79% 在 24 年的时间里使用相同的技术进行了手术，这与最近的文献相当[9]。Rasmussen 脑炎或 Sturge-Weber 综合征患者的病情优于 MCD 或围产期缺血的患者。

在我们的 VPH 病例中，总分流率为 20%，其中 MCD 患者的出现率最高，跟其他大脑半球离断术病例报道的分流率相当[16, 17]。

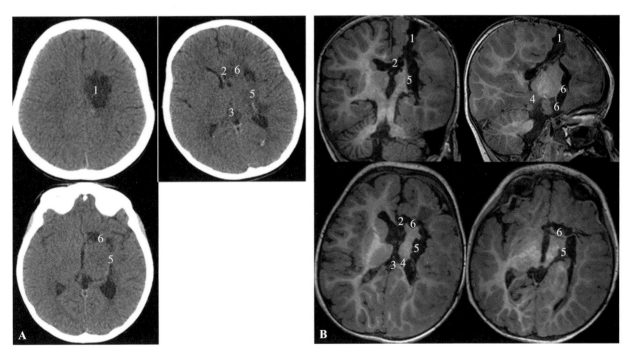

▲ 图 24-7　A. 大脑半球离断术后 3 天的 CT；B. 术后 3 个月的 MRI。1. 额叶后部皮质 / 皮质下入路至脑室；2. 胼胝体前部切开；3. 胼胝体后部切开；4. 海马尾离断；5. 外侧丘脑离断；6. 前额部离断

参考文献

[1] Oppenheimer DR, Griffith HB. Persistent intracranial bleeding as a complication of hemispherectomy. J Neurol Neurosurg Psychiatry 1966;29(3):229–240

[2] Rasmussen T. Hemispherectomy for seizures revisited. Can J Neurol Sci 1983;10(2):71–78

[3] Cook SW, Nguyen ST, Hu B, et al. Cerebral hemispherectomy in pediatric patients with epilepsy: comparison of three techniques by pathological substrate in 115 patients. J Neurosurg 2004;100(2, Suppl Pediatrics):125–141

[4] Delalande O, Pinard JM, Basdevant C, et al. Hemispherotomy: a new procedure for central disconnection. Epilepsia 1992;33(Suppl 3):99–100

[5] Villemure JG, Mascott C. Hemispherotomy: the peri-insular approach: technical aspects. Epilepsia 1993;34(suppl 6):48

[6] Villemure JG, Mascott CR. Peri-insular hemispherotomy: surgical principles and anatomy. Neurosurgery 1995; 37(5): 975–981

[7] Schramm J, Kral T, Clusmann H. Transsylvian keyhole functional hemispherectomy. Neurosurgery 2001;49(4):891–900, discussion 900–901

[8] Holthausen H, May TW, Adams CTB, et al. Seizures post hemispherectomy. In Tuxhorn I, Holthausen H, Boenigk H, eds. Paediatric Epilepsy Syndromes and Their Surgical Treatment. London: John Libbey; 1997:749–773

[9] Griessenauer CJ, Salam S, Hendrix P, et al. Hemispherectomy for treatment of refractory epilepsy in the pediatric age group: a systematic review. J Neurosurg Pediatr 2015;15(1):34–44

[10] Delalande O, Villemure JG. Callosotomy and hemispherotomy. In: Cohaden F, ed. Advances and Technical Standards in Neurosurgery. Vol. 26. Wien: Springer; 2000

[11] Delalande O, Bulteau C, Dellatolas G, et al. Vertical parasagittal hemispherotomy: surgical procedures and clinical long-term outcomes in a population of 83 children. Neurosurgery 2007;60(2, Suppl 1):ONS19–ONS32, discussion ONS32

[12] Kakou M, Velut S, Destrieux C. Arterial and venous vascularization of the corpus callosum Neurochirurgie 1998; 44(1, Suppl): 31–37

[13] Ring BA, Waddington MM. Roentgenographic anatomy of the pericallosal arteries. Am J Roentgenol Radium Ther Nucl Med 1968;104(1):109–118

[14] Di Rocco C, Battaglia D, Pietrini D, Piastra M, Massimi L. Hemimegalencephaly: clinical implications and surgical treatment. Childs Nerv Syst 2006;22(8):852–866

[15] Vadera S, Moosa AN, Jehi L, et al. Reoperative hemispherectomy for intractable epilepsy: a report of 36 patients. Neurosurgery 2012;71(2):388–392, discussion 392–393

[16] Griessenauer CJ, Salam S, Hendrix P, et al. Hemispherectomy for treatment of refractory epilepsy in the pediatric a ge group: a systematic review. J Neurosurg Pediatr 2015; 15(1): 34–44

[17] Lew SM, Matthews AE, Hartman AL, Haranhalli N; Post-Hemispherectomy Hydrocephalus Workgroup. Posthemispherectomy hydrocephalus: results of a comprehensive, multiinstitutional review. Epilepsia 2013; 54(2): 383–389

第六篇　神经调控
NEUROMODULATION

第 25 章　迷走神经刺激
Vagus Nerve Stimulation

Jared M. Pisapia　Gregory G. Heuer　Gordon H. Baltuch　**著**

徐纪文　**译**

王雄飞　周　健　**校**

摘要

迷走神经刺激（vagus nerve stimulation，VNS）是一种辅助性、非药物性的治疗方法，用于治疗难治性部分发作和全面性癫痫发作。作为神经调控的一种形式，它可降低癫痫发作频率和严重程度，在发作起始时终止癫痫发作，以及减少抗癫痫药物剂量的潜在益处。自其从最初获批上市以来，全世界已有 100 000 多名患者安全地接受了 VNS 治疗，并且 VNS 在神经精神疾病中的研究一直在进行中。由植入胸壁皮下的脉冲发生器产生的间歇性脉冲沿着导线传播到缠绕在颈部迷走神经上的电极触点。这些电信号随即通过迷走神经传入中枢神经系统，从而产生广泛的大脑效应。本章的目的是回顾 VNS 的发展史，并着重于技术方面进行介绍，包括设备组件、手术植入和相关并发症等。

关键词

迷走神经，迷走神经刺激，刺激器，神经调控，外科技巧

一、临床前研究

18 世纪 80 年代多项动物研究的结果，支持迷走神经技术的发展和其在人体中的使用。在早期的研究中，发现 VNS 可以使猫的脑电活动去同步化，并可使猫额叶的异常放电减少或消除[1, 2]。Zabara 表明，VNS 可以减轻由士的宁（番木鳖碱）诱导的狗的运动性癫痫发作，并且 VNS 产生的这种抑制作用的在急性刺激期之后仍然存在[3]。Zabara 和其他研究者进行的进一步动物研究表明，VNS 与癫痫发作频率降低相关[4, 5]。在动物模型中良好的安全性和有效性的研究结果，促进了适用于人体的、可编程的脉冲发生器和电极的发展。VNS 减少癫痫发作活动或改变人类情绪的确切机制尚不清楚。然而，VNS 被认为可以通过调节神经递质的表达[6, 7]，增加丘脑和大脑皮质中的脑血流量[8]，以及使发作期脑电图去同步化等方面来发挥抗癫痫作用[9]。Penry 和 Dean 于 1988 年报道了世界上第 1 例人体 VNS 植入手术，用于长期控制癫痫发作[10]。

二、手术适应证

1997 年，美国食品药品管理局（FDA）批准 VNS 作为 12 岁以上难治性部分性发作患者的辅助性、非药物性治疗[11]。对于 2 种及以上足量抗癫痫药物治疗失败后的癫痫患者，可考虑采用 VNS 治疗。令人意外的是，有学者报道接受 VNS 治疗的癫痫患者情绪得到改善。在随后的临床研究结果的支持下，FDA 于 2005 年批准 VNS 用于 18 岁以上，4 种及以上足量抗抑郁药物治疗失败后的慢性或复发性抑郁症患者的长期辅助治疗[12, 13]。最近，FDA 批准了 VNS 用于治疗 4 岁以上的癫痫患者。

三、设备

目前，VNS 是由迷走神经刺激装置（neurocybernetic prosthesis，NCP）系统执行完成的。该系统最初是由 Cyberonics 公司（得克萨斯州，休斯顿）开发。随后 Cyberonics 公司与一家医疗公司合并组建了 LivaNova 公司（英格兰，伦敦）。NCP 系统包括脉冲发生器（图 25-1），刺激电极（导线）和缠绕在迷走神经上的电极触点（图 25-2）。脉冲发生器由钛壳封装，内含电池。脉冲发生器通常埋藏于左侧胸壁皮下与肌肉上方的间隙中。在脉冲发生器外上方插入刺激电极，并用六角扭矩扳手拧紧固定螺丝。刺激导线长 43cm，内为铂铱合金，外用硅胶绝缘。导线的另一端由 3 个螺旋形电极组成，每

个电极含有用于缠绕迷走神经的离散形螺旋环。最下方的电极是锚定电极，可以在颈部活动时为电极提供额外的支撑。在缠绕电极时，尽量使用电极螺旋环两端的延伸线，这样不会损坏电极内部的铂金触点[14]。

脉冲发生器内部还包含一个天线，可以接收编程棒的射频信号（图 25-3）。内部天线将信号传输到微处理器，然后微处理器调节电刺激的输出，可以通过编程控制刺激电流、频率、脉冲宽度、刺激时间和休息时间等参数。此外，手持式 NCP 磁铁（图 25-4）有助于控制发作。在出现先兆或发作起始时，监护人或患者可将磁铁放置于胸壁脉冲发射器上方，来触发高于基础刺激参数的临时电刺激，这有可能阻止发作的出现或演变。新型 NCP 还可以监测实时心率与基础心率的偏差，这种偏差被认为可能与发作有关。当监测到心率快速升高超过阈值时，该设备会提供额外的刺激电流，来控制或终止发作。

四、手术解剖

熟悉迷走神经的解剖结构不仅对 VNS 设备的植入有用，而且对理解直接刺激或神经损伤引起的并发症也很有帮助。迷走神经是第 10 对脑神经，起自多个脑干核团，发挥多种作用。传出纤维主要产生于疑核并支配咽、喉部的肌肉。其他传出纤维来自迷走神经背核，发出副交感神经支配对心脏、肺和胃肠道[15]。单侧背核病变会出现构音障碍、声音嘶哑等症状，但在临床上很少有意义。然而，双侧病变会引起自主神经功能紊乱，甚至会危及生命。迷走神经的咽部分支损伤会引起吞咽困难，而喉上神经损伤会引起咽上部和环甲肌麻痹，导致明显的声音嘶哑[16]。然而，80% 的迷走神经纤维是将一般躯体感觉和特殊内脏感觉传入到大脑[17]。迷走神经将口咽和上消化道的黏膜的感觉信息传递到三叉神经脊束核，并把胸部和腹部器官的感觉信息传递到孤束核[14]。

右侧迷走神经主要支配心脏窦房结，而左侧迷走神经则投射房室结[14]。因此，通常将 VNS 电极缠绕在左侧迷走神经上，以避免电刺激可能引起的心动过缓或心跳停止[18]。但是，也有一些研究

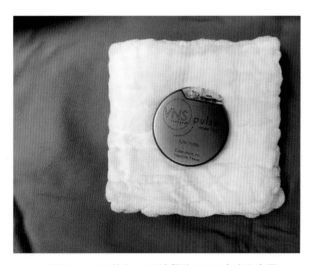

▲ 图 25-1　可植入、可编程的 VNS 脉冲发生器

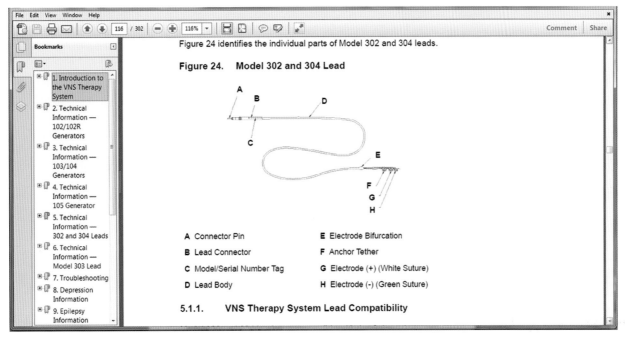

▲ 图 25-2　刺激导线及连接器插脚（**A**）、导线连接器（**B**）、型号标签（**C**）、主导线（**D**）、电极分叉（**E**）、锚定电极（**F**）、正极（白线）（**G**）、负极（绿线）（**H**）

（经 Cyberonics, Inc. 许可转载[29]）

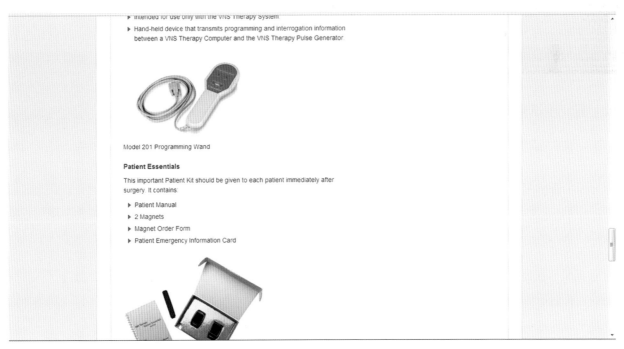

▲ 图 25-3　手持式编程棒在 **VNS** 编程计算机和 **VNS** 脉冲发生器之间传输信息

（经 Cyberonics，Inc. 许可转载[29]）

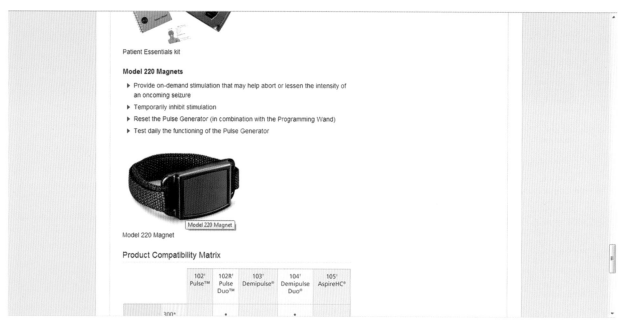

▲ 图 25-4　将磁铁放在脉冲发射器上方，可以触发高于基础刺激参数的临时电刺激，这有可能阻止发作的出现或演变。此外，在电刺激引起的不良反应很严重时，可以用这种方法使设备暂时停止工作

（经 Cyberonics，Inc. 许可转载[29]）

证实了右侧迷走神经刺激的安全性和有效性[19-21]。此外，一般将电极缠绕于迷走神经颈段中部，因为此处发出的神经分支比其他部分少。迷走神经颈段上部会向咽部、颈动脉窦发出神经分支，并发出上、下颈心支到心脏神经丛[14]。

五、手术植入

尽管植入方法各有不同，我们在这里介绍我们中心植入迷走神经刺激 NCP 系统的手术方法[22-24]。脉冲发生器植入左侧胸部上方。刺激导线穿梭于颈部切口和左侧胸部皮下囊袋之间，导线一端连接到脉冲发生器。导线的另一端位于颈部，包含缠绕在迷走神经上的电极。植入设备的总体位置如图 25-5 所示。尽管有局部麻醉情况下成功进行手术的经验，我们还是选择在全身麻醉下进行 VNS 手术。患者取仰卧位，头放在圆枕上，手臂放在身边。可以用卷起的毯子或充气设备放于肩胛骨之间，以帮助延长颈部，然后将头部旋转到右侧。主刀医生站在患者左侧，助手正对着手术台。我们首先准备脉冲发生器埋藏点。沿胸大肌外侧切开一个纵切口，用钝性解剖法形成一个足以容纳脉冲发生器的皮下囊袋。然后将注意力转移到左侧颈部。在左侧颈前部胸锁乳突肌中间位置，对应于环甲膜的水平，形成一个直线皮肤切口。出于美观原因，尽量在皮肤折痕中制作横切口。颈阔肌平行于其肌纤维方向切开，并通过垂直放置的自动牵开器保持术区开放。然后在胸锁乳突肌内侧进行解剖操作。

将装在塑料通道内的 NCP 皮下隧道工具（图 25-6）插入颈部切口。隧道通条的子弹头端放于颈部切口中，在皮下穿过锁骨上方并进入刚才形成的皮下囊袋。然后拧开并卸下子弹头。在颈部切口处拉出隧道通条，保留套在隧道通条上的塑料通道。此时，塑料通道已经连接锁骨下的胸壁切口和颈部切口。将刺激导线中与脉冲发生器连接的一端牢固地插入颈部切口的塑料通道内。然后，将其与塑料通道一起从颈部切口拉至胸壁切口，直到导线完全引出胸部切口为止。然后，在胸部切口将塑料通道移除，并将刺激导线连接至脉冲发生器。可以在任一方向上进行皮下隧道穿刺（图 25-7）。

然后再将注意力转回颈部切口。显露并打开颈动脉鞘。迷走神经通常位于颈动脉鞘内后方，颈动脉和颈静脉之间。迷走神经需要与经常跨过颈动脉

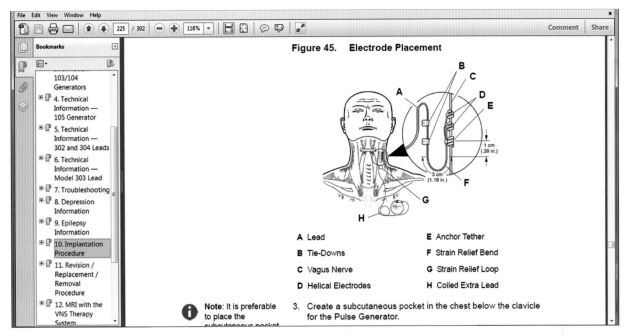

▲ 图 25-5　刺激导线（A）带有螺旋电极（D）和锚定电极（E），它们都缠绕在迷走神经（C）周围；为了提供额外的支撑，在颈部形成了应力消除襻（F）和应力消除环（G）。导线通过硅胶片（B）进一步固定。多余的导线盘绕在胸部（H）

（经 Cyberonics，Inc. 许可转载[29]）

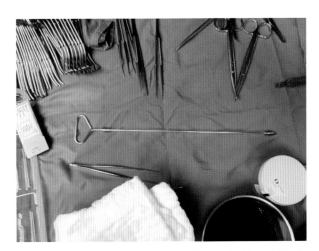

▲ 图 25-6　隧道工具，带有螺口式子弹头（最右边）和包裹其轴的透明塑料通道（中间）

鞘的颈襻分支，以及更靠近食管的喉返神经进行区分。迷走神经直径大于颈襻分支和喉返神经。使用细头的钛合金镊子将螺旋形电极和锚定电极周向拉伸 3～4mm 后缠绕于迷走神经。一旦电极完整缠绕于迷走神经，就可以沿神经长轴方向平移电极，为下一个电极缠绕腾出空间并避免拥挤。上方两个电极是刺激电极，而第三个电极是不包含刺激触点的

锚定电极。在手术过程中，将硅胶片垫于神经下方可能有助于神经与周围组织分离。电极放置于左侧锁乳突肌前缘中点水平的迷走神经上，在该处神经分支清晰可见，且低于上、下颈心支发出水平。使用六角螺丝刀将刺激导线连接到胸部的脉冲发生器。

接下来，在无菌条件下将编程棒放置于该区域。在神经科医生或技术人员使用个人数据助手执行电诊断测试时，编程棒需保持在脉冲发生器上方。高阻抗表示电极放置不当或损坏。在测试数据正常并且脉冲发生器工作后，拉紧神经上的锚定电极以支撑电极，并用导线形成一个 3cm 的襻来释放张力，随后用 1～2 个硅胶片缝合固定（图 25-4）。彻底冲洗术区后分层缝合皮肤。在我们中心，患者可以在手术当天出院。

六、刺激程控

在术中，脉冲发生器的输出电流通常设置为 0。研究表明，50Hz 以上的刺激频率可引起迷走神经永久性损伤[25]。因此，FDA 批准的常用刺激频率为 20～30Hz。药物难治性癫痫最常用的初始治疗参数

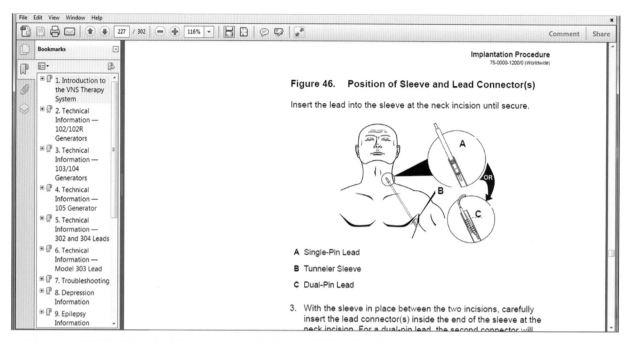

File Edit View Window Help

227 / 302 — + 116% ▾ Comment Share

Bookmarks

Implantation Procedure
75-0000-1200/0 (Worldwide)

Figure 46.　Position of Sleeve and Lead Connector(s)

Insert the lead into the sleeve at the neck incision until secure.

OR

A Single-Pin Lead

B Tunneler Sleeve

C Dual-Pin Lead

3. With the sleeve in place between the two incisions, carefully insert the lead connector(s) inside the end of the sleeve at the neck incision. For a dual-pin lead, the second connector will

▲ 图 25-7　将塑料通道（B）放置于两个切口之间后，将刺激导线接头［单通道（A）或双通道（C）］放在颈部切口塑料通道内；将塑料通道与刺激导线接头一起从胸部切口中拉出，使刺激导线接头离开胸部切口

（经 Cyberonics，Inc. 许可转载[29]）

为频率 20～30Hz，脉冲宽度 500μs，刺激 30s，休息 5min。在临床实践中，术后 2 周的刺激参数是由神经科医生根据患者的反应及耐受性进行个体化设定。

七、更换脉冲发生器和移除刺激系统

虽然已有可充电脉冲发生器，但目前大多数植入的脉冲发生器是不可充电的，因此需要在电池耗尽前进行更换。在进行脉冲发生器更换时，缠绕在迷走神经上的导线不需要更换，除非刺激导线出现断裂。但是在出现感染、无法耐受不良反应或者导线故障等情况示，需要移除刺激系统。除非出现深部感染，导线通常留在原位。一些研究显示，尽管有电极周边存在广泛组织纤维化，但仍可以在不造成迷走神经的损伤是情况下完整移除导线[26-28]。新的电极可以缠绕在神经的同一节段或相邻节段。

新型脉冲发生器可以根据刺激频率和周期来估计电池的使用寿命。根据刺激参数的不同，电池的寿命为 1～16 年[29]。我们在患者清醒、镇静的状态下进行脉冲发生器更换。术中需要避免双极热凝。更换脉冲发生器后，需要像第一次植入时一样，将

刺激参数设置为最小并且随着时间逐渐增加。

八、不良事件和并发症

迷走神经刺激的耐受性一般比较好。不良事件通常与刺激或者手术操作有关。刺激诱发的不良事件通常是暂时的，主要发生在刺激初始阶段，主要包括声音改变、喉部感觉异常和咳嗽等。患者一般可逐渐适应或通过调整刺激参数来减轻或改善这些症状。

其他的并发症实际上是结构性损伤，与手术或者设备本身相关。在第一次连接刺激系统时，0.1% 的患者会出现心动过缓或者完全性心脏传导阻滞[30]。严重的心动过缓需停止刺激并使用阿托品治疗。颈动脉鞘周边组织的损伤可以引起各种并发症，包括喉返神经损伤引起的声带麻痹、颈动脉或颈静脉损伤引起的血肿、食管损伤引起的瘘管等。感染是最常见的并发症，发生率为 3.5%～7%，其中一半的深部感染需要移除刺激系统[31]。在某些情况下，不移除刺激系统也是可行的[32]。脉冲发生器部位感染可先通过移除脉冲发生器和冲洗切口来处理，无须移除导线。出现沿导线扩散的感染时，需

要打开颈部切口探查。声音改变可能是由于电极位置不当或手术操作引起的神经牵拉性损伤[33]。我们将脉冲发生器埋藏在胸壁外侧，以减少自发性损伤。据报道，多达 16% 的患者出现导线断裂和硬件故障[31]。有些儿童可能在睡眠期间出现呼吸通气不足，可以通过正压通气治疗或改变刺激参数来控制[34]。

迷走神经刺激属于有条件性磁共振兼容，意味着在特定条件下进行磁共振检查是安全的[29]。超出特定参数的磁共振扫描可能引起电极触点过热，温度上升 > 30℃，导致组织损伤或坏死。裸露的导线末端特别容易出现发热，因此不能在导线未连接脉冲发射器或者断裂时进行磁共振检查。其他潜在风险包括设备重置、故障或损坏。在特定磁共振参数下，VNS 不会对脑内磁共振信号产生扭曲和干扰。目前只在封闭式磁共振中进行安全性测试，因此不

允许在开放式磁共振中进行扫描。最后，无论何种参数，$C_7 \sim T_8$ 的区域进行磁共振扫描是不安全的，因此这些节段不可行磁共振扫描[29]。

九、结论

对于 4 岁以上的药物难治性癫痫患者而言，迷走神经刺激是一种相对安全的治疗方法。多项前瞻性临床研究证实了其疗效，癫痫发作在短期内减少 20%～30%，长期减少 40%～50%，同时还可改善情绪、认知和整体生活质量。除 VNS 之外，对于不适合切除性手术的药物难治性癫痫患者，还可以选择反应性神经刺激或脑深部电刺激。反应性神经刺激是一种闭环神经刺激系统，能监测和识别癫痫发作前的放电模式，并立即发出电刺激来阻止这种放电的演变。

参考文献

[1] Bailey P, Bremer F. A sensory cortical representation of the vagus nerve with a note on the effects of low pressure on the cortical electrogram. J Neurophysiol 1938;1:405–412

[2] Zanchetti A, Wang SC, Moruzzi G. The effect of vagal afferent stimulation on the EEG pattern of the cat. Electroencephalogr Clin Neurophysiol 1952;4(3):357–361

[3] Zabara J. Inhibition of experimental seizures in canines by repetitive vagal stimulation. Epilepsia 1992;33(6):1005–1012

[4] Woodbury DM, Woodbury JW. Effects of vagal stimulation on experimentally induced seizures in rats. Epilepsia 1990; 31(Suppl 2):S7–S19

[5] Lockard JS, Congdon WC, DuCharme LL. Feasibility and safety of vagal stimulation in monkey model. Epilepsia 1990;31(Suppl 2):S20–S26

[6] Roosevelt RW, Smith DC, Clough RW, Jensen RA, Browning RA. Increased extracellular concentrations of norepinephrine in cortex and hippocampus following vagus nerve stimulation in the rat. Brain Res 2006;1119(1):124–132

[7] Ben-Menachem E, Hamberger A, Hedner T, et al. Effects of vagus nerve stimulation on amino acids and other metabolites in the CSF of patients with partial seizures. Epilepsy Res 1995; 20(3):221–227

[8] Vonck K, De Herdt V, Bosman T, Dedeurwaerdere S, Van Laere K, Boon P. Thalamic and limbic involvement in the

mechanism of action of vagus nerve stimulation, a SPECT study. Seizure 2008;17(8):699–706

[9] Koo B, Ham SD, Sood S, Tarver B. Human vagus nerve electrophysiology: a guide to vagus nerve stimulation parameters. J Clin Neurophysiol 2001;18(5):429–433

[10] Penry JK, Dean JC. Prevention of intractable partial seizures by intermittent vagal stimulation in humans: preliminary results. Epilepsia 1990;31(Suppl 2):S40–S43

[11] Terry RS, Tarver WB, Zabara J. The implantable neurocybernetic prosthesis system. Pacing Clin Electrophysiol 1991;14(1):86–93

[12] Groves DA, Brown VJ. Vagal nerve stimulation: a review of its applications and potential mechanisms that mediate its clinical effects. Neurosci Biobehav Rev 2005;29(3):493–500

[13] Rush AJ, George MS, Sackeim HA, et al. Vagus nerve stimulation (VNS) for treatment-resistant depressions: a multicenter study. Biol Psychiatry 2000;47(4):276–286

[14] Baumgartner J, Gretchen V. Vagus nerve stimulation for intractable epilepsy. In: Winn HR, ed. Youmans Neurological Surgery. Vol 6. Philadelphia, PA: Elsevier Saunders; 2011:806–812

[15] Brannagan T, Weimer L. Cranial and peripheral nerve lesions. In: Rowland L, Pedley T, eds. Merrit's Neurology. Vol 8. Philadelphia, PA: Lippincott Williams & Wilkins; 2010:509–510

[16] Milby AH, Halpern CH, Baltuch GH. Vagus nerve stimulation in the treatment of refractory epilepsy. Neurotherapeutics 2009;6(2):228–237

[17] George MS, Sackeim HA, Rush AJ, et al. Vagus nerve stimulation: a new tool for brain research and therapy. Biol Psychiatry 2000;47(4):287–295

[18] Hancock JC, Hoover DB, Hougland MW. Distribution of muscarinic receptors and acetylcholinesterase in the rat heart. J Auton Nerv Syst 1987;19(1):59–66

[19] Navas M, Navarrete EG, Pascual JM, et al. Treatment of refractory epilepsy in adult patients with right-sided vagus nerve stimulation. Epilepsy Res 2010;90(1)(–)(2):1–7

[20] Spuck S, Nowak G, Renneberg A, Tronnier V, Sperner J. Right-sided vagus nerve stimulation in humans: an effective therapy? Epilepsy Res 2008;82(2)(–)(3):232–234

[21] McGregor A, Wheless J, Baumgartner J, Bettis D. Right-sided vagus nerve stimulation as a treatment for refractory epilepsy in humans. Epilepsia 2005;46(1):91–96

[22] Reid SA. Surgical technique for implantation of the neurocybernetic prosthesis. Epilepsia 1990;31(Suppl 2): S38–S39

[23] Landy HJ, Ramsay RE, Slater J, Casiano RR, Morgan R. Vagus nerve stimulation for complex partial seizures: surgical technique, safety, and efficacy. J Neurosurg 1993; 78(1):26–31

[24] Horowitz G, Amit M, Fried I, et al. Vagal nerve stimulation for refractory epilepsy: the surgical procedure and complications in 100 implantations by a single medical center. Eur Arch Otorhinolaryngol 2013;270(1):355–358

[25] Agnew WF, McCreery DB. Considerations for safety with chronically implanted nerve electrodes. Epilepsia 1990;31(Suppl 2):S27–S32

[26] O'Neill BR, Wilberger JE. Revision of vagal nerve stimulator electrodes through a posterior cervical triangle approach: technical note. Neurosurgery 2010;67(2, Suppl Operative):457–460

[27] MacDonald J, Couldwell WT. Revision of vagal nerve stimulator electrodes: technical approach. Acta Neurochir (Wien) 2004;146(6):567–570, discussion 570

[28] Espinosa J, Aiello MT, Naritoku DK. Revision and removal of stimulating electrodes following long-term therapy with the vagus nerve stimulator. Surg Neurol 1999;51(6):659–664

[29] Cyberonics, Inc. VNS therapy physician's manual. Available at: https://us.livanova.cyberonics.com/healthcare-professionals/resources

[30] Ali II, Pirzada NA, Kanjwal Y, et al. Complete heart block with ventricular asystole during left vagus nerve stimulation for epilepsy. Epilepsy Behav 2004;5(5):768–771

[31] Kahlow H, Olivecrona M. Complications of vagal nerve stimulation for drug-resistant epilepsy: a single center longitudinal study of 143 patients. Seizure 2013;22(10):827–833

[32] Air EL, Ghomri YM, Tyagi R, Grande AW, Crone K, Mangano FT. Management of vagal nerve stimulator infections: do they need to be removed? J Neurosurg Pediatr 2009;3(1):73–78

[33] Ramsay RE, Uthman BM, Augustinsson LE, et al; First International Vagus Nerve Stimulation Study Group. Vagus nerve stimulation for treatment of partial seizures: 2. Safety, side effects, and tolerability. Epilepsia 1994;35(3):627–636

[34] Hsieh T, Chen M, McAfee A, Kifle Y. Sleep-related breathing disorder in children with vagal nerve stimulators. Pediatr Neurol 2008;38(2):99–103

第 26 章　海马脑深部电刺激在难治性颞叶癫痫中的应用

Hippocampal Deep Brain Stimulation in Refractory Temporal Lobe Epilepsy

Arthur Cukiert　著

徐淑军　译

周　健　王雄飞　校

摘要

　　脑深部电刺激（DBS）正被越来越多地应用于药物难治性癫痫的治疗，其治疗的靶点包括皮质下结构（以丘脑为主）和深部皮质结构（以海马为主）。海马（或海马致痫区）靶点的电刺激被认为是一种潜在的可以完全控制癫痫症状的治疗手段，而以丘脑为靶点的电刺激则相对来说是一种姑息性治疗。本章将讨论 DBS 在癫痫治疗中的机制、技术要点和预后。

关键词

　　脑深部刺激，海马，颞叶癫痫，技术，预后

一、概述

　　脑深部电刺激（DBS）正被越来越多地应用于药物难治性癫痫的治疗。目前已有 3 项包含颞叶癫痫的随机临床试验，分别为 SANTE（Stimulation of the Anterior Nucleus of the Thalamus for Epilepsy）研究[1]、Neuropace 研究[2]（其患者接受新皮质或海马的闭环刺激）及海马 DBS（hippocampal DBS，Hip-DBS）研究[3]。SANTE 和 Neuropace 的结果非常相近，尽管刺激模式和刺激设备不同，15% 的患者获得癫痫无发作。在这一方面，持续、直接的海马刺激显然产生了更好的结果，50% 的患者术后癫痫无发作（图 26-1）。

二、原理

　　在很多颞叶癫痫患者中，海马本身常是主要的致痫区，尤其是在伴有海马硬化的患者中。选择性海马切除可使患者术后的癫痫无发作率达 70%～80%[4]。此外，海马也是颞叶新皮质癫痫和部分后头部癫痫扩散和形成的重要中继点。因此，通过抑制及调节海马的活动可以有效阻碍癫痫的传导或者降低其发作的频率。

　　DBS 已被证明对多种神经系统疾病有效，尤其是对运动障碍性疾病[5]。以帕金森病为例，DBS 能够阻断底丘脑核或内侧苍白球的电活动，继而有效地减少 / 阻止患者的震颤和僵硬。目前，已经明确 DBS 的作用机制并不是直接完全终止靶点区的神经电活动（也就是 STN-DBS 并不导致偏侧投掷症），而是通过修饰靶点区域持续存在的电活动发挥的作用。

　　海马作为 Papez 环路的一部分，与其他结构如海马旁回及穹窿联系紧密。丘脑前核 DBS 治疗颞

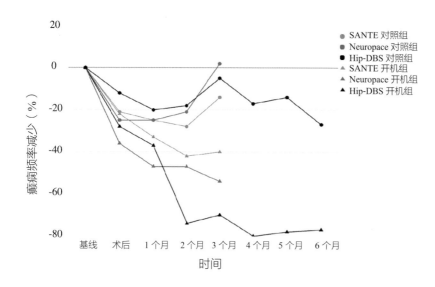

◀ 图 26-1　SANTE、Neuropace 及 Hip-DBS 三项研究的结果合成图

在 SANTE 和 Neuropace 研究中，在为期 3 个月的盲期阶段，对照组及开机组的疗效有明显的差异。这种差异在 Hip-DBS 研究中的第 1 个月就已出现。Hip-DBS 研究的盲期较长（为 6 个月，SANTE 和 Neuropace 研究的盲期为 3 个月）

叶癫痫是通过 Papez 环路间接刺激海马及颞叶，直接刺激海马可通过直接刺激和反馈性刺激更好地发挥治疗作用。尽管海马电刺激（Hip-DBS）的区域效应可能更大，但它能够调节整个边缘系统。目前尚不明确人体单侧的海马电刺激是否能够像小鼠模型一样影响双侧的 Papez 环路，因为在人类中海马连合基本不存在，而在小鼠中海马连合则非常明显。在癫痫发生和扩散的生物标志物足够明确的情况下，闭环刺激被证明是有效的。

三、时间发展线

Hip-DBS 疗法最初是在 21 世纪早期由墨西哥[6, 7]和比利时[8, 9]团队几乎同时报道，随后瑞士也报道了一组病例[10]。最近，巴西团队报道一项随机对照研究[11]。上述研究采用的是开环 Hip-DBS，Neuropace 则采用的是闭环 Hip-DBS。

四、患者选择

颞叶癫痫患者由于各种原因无法接受颞叶切除术（如担忧记忆力下降、系统性疾病、双侧病理、双侧颞叶起始，以及患者的个人意愿等），可考虑 Hip-DBS。颞叶切除术失败的患者，出现新发癫痫发作，或仍有起源于未切除颞叶的残留癫痫发作，也是 Hip-DBS 好的适应证。目前，Hip-DBS 术后的癫痫无发作率较标准颞叶切除术低（50% vs. 70%），但随着技术的发展，在不久的将来，以往非常适于

颞叶切除术治疗的患者（如内侧颞叶结构硬化患者）将成为 Hip-DBS 的适应群体。

五、靶点选择

海马可以在 MRI 图像上清晰勾勒出来，因此直接图像引导靶点定位是电极植入的最佳选择。手术计划可以通过立体定向下的 MRI 图像，或术前的 CT-MRI 融合图像进行设计。最好采用后方纵向入路，植入电极，该入路能够涵盖海马的大部分区域（海马尾的转折区除外）。利用矢状面 MRI 图像，选择能够显示海马大部分的断面，以海马头的最前端作为靶点，在同一断面上的海马中部选择一点，通过这两点确定电极植入路径及枕骨入颅点（图 26-2），术中神经导航有助于跟踪电极的推进（图 26-3），采用该方法可以保障 85% 的电极触点位于海马内（图 26-4），另有 13% 的电极触点可能位于颞角内并紧邻海马。

六、Hip-DBS 的疗效及范例

持续性海马电刺激可产生更好的癫痫无发作的疗效（50%），优于循环性电刺激（12%）及反馈性电刺激（13%）的疗效[1-3]。高频电刺激（> 130Hz）较低频电刺激更有效[12, 13]。低频电刺激可在颞叶导致时间依赖的叠加效应，而高频电刺激则不存在这种叠加效应[14]。目前双极海马刺激的设定参数为 3V、130Hz、300μs。由于患者对海马电

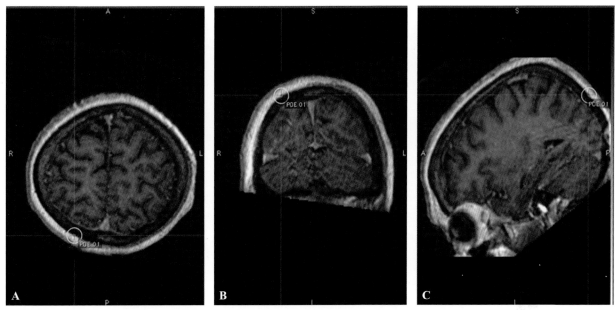

▲ 图 26-2 后方纵向入路的海马定位

在 MRI 矢状位图像上，以海马头最前端和海马上的某一点来确定枕部进入点

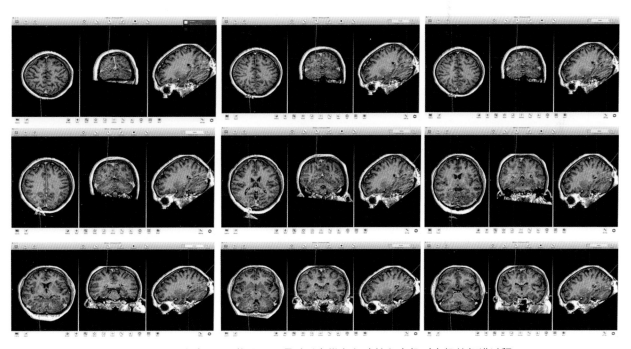

▲ 图 26-3 术中 MRI 截图显示通过后方纵向入路植入电极时电极的行进过程

刺激并无明显的感受，因而非常适合进行盲性研究

在大部分接受 Hip-DBS 的患者中可以观察到微毁损效应（microlesion effect），这种效应会持续＞ 1 个月，但偶尔会发现持续时间达数年的电极插入效应（insertional effects）[15]。

七、Hip-DBS 对记忆的影响

在治疗颞叶癫痫时，记忆力经常是备受关注的问题。过去几十年，有足够的文献资料显示海马切除术后可出现神经心理学效应（正性或负性）。我

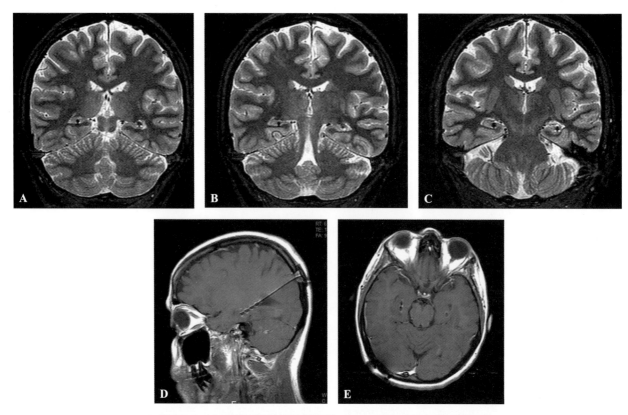

▲ 图 26-4　术后磁共振扫描显示双侧 Hip-DBS 患者的电极位置准确

们应该就颞叶切除术后可能出现的记忆问题向患者提出合理的建议。

有关 Hip-DBS 对记忆力影响的文献有限，现有资料证实接受双侧 Hip-DBS 的患者也不会导致进一步的记忆力缺失 [16]。此外，还有一些低证据级别的文献资料显示海马或穹窿 DBS 可能会改善记忆力 [17]。

参考文献

[1] Fisher R, Salanova V, Witt T, et al; SANTE Study Group. Electrical stimulation of the anterior nucleus of thalamus for treatment of refractory epilepsy. Epilepsia 2010;51(5):899–908

[2] Morrell MJ, System RNS; RNS System in Epilepsy Study Group. Responsive cortical stimulation for the treatment of medically intractable partial epilepsy. Neurology 2011; 77(13): 1295–1304

[3] Cukiert A, Cukiert CM, Burattini JA, Mariani PP, Bezerra DF. Seizure outcome after hippocampal deep brain stimulation in patients with refractory temporal lobe epilepsy: a prospective, controlled, randomized, double-blind study. Epilepsia 2017;58(10):1728–1733

[4] Cukiert A, Cukiert CM, Argentoni M, et al. Outcome after corticoamygdalohippocampectomy in patients with refractory

temporal lobe epilepsy and mesial temporal sclerosis without preoperative ictal recording. Epilepsia 2009;50(6):1371–1376

[5] Benabid AL, Chabardes S, Torres N, et al. Functional neurosurgery for movement disorders: a historical perspective. Prog Brain Res 2009;175:379–391

[6] [6] Velasco AL, Velasco F, Velasco M, Trejo D, Castro G, Carrillo-Ruiz JD. Electrical stimulation of the hippocampal epileptic foci for seizure control: a double-blind, long-term follow-up study. Epilepsia 2007;48(10):1895–1903

[7] Velasco AL, Velasco F, Velasco M, Jiménez F, Carrillo-Ruiz JD, Castro G. The role of neuromodulation of the hippocampus in the treatment of intractable complex partial seizures of the temporal lobe. Acta Neurochir Suppl (Wien) 2007;97(Pt 2):329–332

[8] Boon P, Vonck K, De Herdt V, et al. Deep brain stimulation

in patients with refractory temporal lobe epilepsy. Epilepsia 2007; 48(8):1551–1560

[9] Vonck K, Boon P, Claeys P, Dedeurwaerdere S, Achten R, Van Roost D. Longterm deep brain stimulation for refractory temporal lobe epilepsy. Epilepsia 2005;46(Suppl 5):98–99

[10] Boëx C, Seeck M, Vulliémoz S, et al. Chronic deep brain stimulation in mesial temporal lobe epilepsy. Seizure 2011;20(6):485–490

[11] Cukiert A, Cukiert CM, Burattini JA, Lima AM. Seizure outcome after hippocampal deep brain stimulation in a prospective cohort of patients with refractory temporal lobe epilepsy. Seizure 2014;23(1):6–9

[12] Boëx C, Vulliémoz S, Spinelli L, Pollo C, Seeck M. High and low frequency electrical stimulation in non-lesional temporal lobe epilepsy. Seizure 2007;16(8):664–669

[13] Stypulkowski PH, Stanslaski SR, Jensen RM, Denison TJ, Giftakis JE. Brain stimulation for epilepsy--local and remote modulation of network excitability. Brain Stimul 2014;7(3):350–358

[14] Cukiert A, Cukiert CM, Argentoni-Baldochi M, et al. Intraoperative neurophysiological responses in epileptic patients submitted to hippocampal and thalamic deep brain stimulation. Seizure 2011;20(10):748–753

[15] Schulze-Bonhage A, Dennig D, Wagner K, et al. Seizure control resulting from intrahippocampal depth electrode insertion. J Neurol Neurosurg Psychiatry 2010;81(3):352–353

[16] McLachlan RS, Pigott S, Tellez-Zenteno JF, Wiebe S, Parrent A. Bilateral hippocampal stimulation for intractable temporal lobe epilepsy: impact on seizures and memory. Epilepsia 2010;51(2):304–307

[17] Senova S, Chaillet A, Lozano AM. Fornical close-loop stimulation for Alzheimer disease. Trends Neurosci 2018;41(7):418–428

第 27 章　脑深部电刺激术：丘脑前核电刺激术

Deep Brain Stimulation: Stimulation of the Anterior Nucleus of the Thalamus

Kai Lehtimäki　著

关宇光　译

王雄飞　校

摘要

　　丘脑前核脑深部电刺激术（ANT-DBS）是最近新批准的针对难治性局灶性癫痫的辅助治疗方法。其他靶点的 DBS 植入常规由额叶皮质入路，经皮质下白质到达靶点，而 ANT-DBS 植入路径需经过侧脑室以到达位于侧脑室底部的 ANT 核，因而植入过程较有挑战。此外，相对于传统的立体定向靶点，ANT-DBS 植入路径中静脉系统丰富，ANT 核解剖位置存在个体差异，从而使得手术过程更加复杂。本章重点介绍 ANT 核区域的相关解剖，以及 ANT-DBS 手术的外科过程。

关键词

　　丘脑前核，药物难治性癫痫，植入路径，丘脑，脑深部电刺激

一、解剖学

　　丘脑前核（ANT）是边缘系统的组成部分之一，将内侧颞叶结构与额叶皮质和扣带回进行了连接，因此被选作治疗药物难治性癫痫的潜在刺激部位[1, 2]。从手术的角度来看，与其他脑深部电刺激（DBS）靶点比较，ANT 具有独特的解剖学位置和结构，因此更具有挑战性。术中挑战主要包括以下 4 个方面：① ANT 前表面和上表面的静脉突出；②部分 ANT 向侧脑室突出；③常规磁共振成像（MRI）序列中 ANT 的可视性差；④相对于经验靶点，ANT 位置存在解剖位置变异。ANT 位于脉络丛上静脉和丘脑上静脉交汇形成大脑内静脉的连接处后方，大脑内静脉穿过 Monro 孔延伸至第三脑室。因此，通常 ANT 上方有脉络丛上静脉，前

外侧有纹状体静脉，内侧有大脑内静脉。

　　ANT 被不完整的薄白质层包绕（图 27-1），即内部和外部的髓质层[3, 4]。这些白质层可以使用复杂的 MRI 技术实现可视化，如磁化预快速梯度回波（MP-RAGE）[5] 或短时反转恢复（STIR）序列[6, 7]（图 27-1），也可以通过术中微电极记录（MER）进行证实[8]。乳头丘脑束是源自乳头体（包含海马中通过的前庭纤维）的主要神经元输入通路，可以通过 MRI 清楚地识别（图 27-1 和图 27-2），因此可用于手术定位[5-7]。ANT 包含 4 个不同的亚核，即前内侧亚核、前主 / 腹侧亚核、前背侧亚核和背侧浅表亚核[1, 2]。有时使用 3T MRI 可观察到前内侧亚核（图 27-1B）和背侧浅表亚核[6]，但无法观察到前主 / 腹侧亚核。对于手术定位来说，轴位和冠状位图像通常可在多个切片中发现 ANT，而矢状位图

像对于显示乳头丘脑束走行非常有价值（图 27-2）。有时矢状位图上也可观察到 ANT 的边界轮廓（图 27-2）。对于植入了迷走神经刺激器或 DBS 的患者，可以在 1.5T、3T MRI 或使用限制性立体定向 MRI 对 ANT 进行评估[7]。

二、丘脑前核的一个立体定向靶点

文献中一般将 ANT 的立体定向坐标描述为连

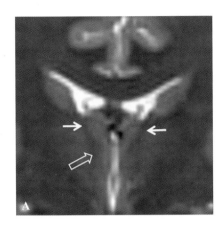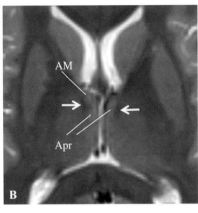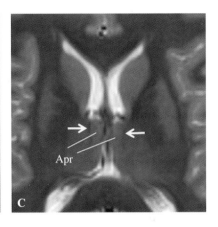

▲ 图 27-1　ANT 的正常解剖

ANT 周围的白质（白箭）可以描绘出 ANT。在连合间径中点（A）前方 2 mm 的冠状位图像右侧，可以清楚地看到乳头丘脑束（空箭）。在右侧 AC-PC 线（B）上方 12 mm 的轴位 STIR 图像中显示了前内侧亚核（AM）和前主亚核（Apr）。AC-PC 线上方 14 mm 的轴位图像显示了前主亚核的分界（C）

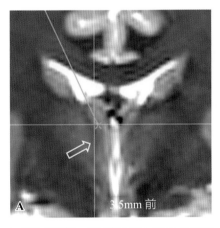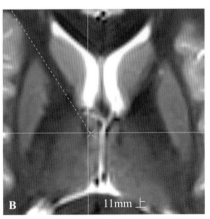

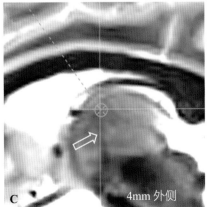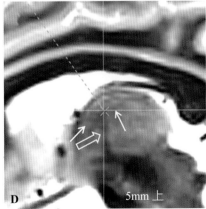

◀ 图 27-2　使用 STIR 图像定位 ANT

ANT 的额叶经脑室轨迹的手术靶点略高于乳头丘脑束的末端，并位于其中间（A、C 和 D 中的空箭）。此目标的立体定向坐标为外侧 4mm，前方 3.5mm，并且比连合间径中点高 11mm。距离中线（D）5mm 的矢状位图像比在距离中线（C）4mm 的平面更清楚地看到乳头丘脑束。这证明了可以在矢状位图像（白箭）中定位 ANT（D）。应注意，通常使用 CSF 表面与该手术靶点（功能靶点）之间的接触位置可以取得良好的临床疗效[8]

合间径中点（MCP）向上 12mm，向外侧 5~6mm，向前 0~2mm。这些坐标在 Schaltenbrand 矢状面图谱中位于前主亚核中乳头丘脑束末端稍高的位置上[3]，但是由于个体解剖差异，相同的坐标指向冠状位和轴位图谱中的解剖结构略有不同。通过 3T MRI 可以发现 ANT 的位置在不同个体的不同半球存在明显的解剖学差异[6]，这表明应使用可清晰显示 ANT 的成像方法直接显示 ANT。ANT 经前脑室植入的最佳手术定位可以定义为稍微靠近乳头丘脑束末端并位于其中间（图 27-2），在脑脊液（CSF）表面以下 3.5~4mm。该手术靶点位于 ANT 的下方，在前内侧亚核与前主 / 腹侧亚核的过渡区域中（图 27-2），如将 Medtronic 3389 导线的两个中心触点的空隙对准上述目标点，就可以将 2 个导线触点大部分置于 ANT 内部（图 27-3D）。刺激部位应位于 ANT（即颅骨至上述手术靶点）以实现良好的疗效[8, 9]。

三、ANT 的手术计划

因为 ANT 部分突出于侧脑室，使得选择最佳手术路径比较困难。既往已经提出了很多 ANT-DBS 手术路径。额叶经脑室路径在冠状缝水平入路，并穿过侧脑室[10, 11]。额叶经脑室路径是一项大型随机对照试验（SANTE）中使用的方法，并且已证明有长期疗效获益，因此可将其考虑作为标准路径[12]。

重要的是，额叶经脑室路径通常穿过丘脑纹状体静脉和脉络丛上静脉的血管窗（图 27-3A 和 B）。路径规划可能相对靠近"自由漂浮"的脉络丛上静脉，以免损伤固定在侧脑室壁的丘脑静脉。由于血管和脑沟的解剖结构，可能需要精确调整的目标位置，以防止并发症。

脑室外 ["干的（dry）"] 路径也已用于 ANT-DBS。但是，由于 ANT 突入侧脑室，并且丘脑静脉在 ANT 的前、外侧和上端的走行，手术入路可能

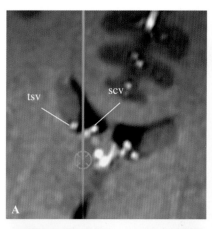
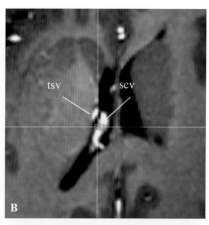

◀ 图 27-3 **ANT 的手术路径特征**
应注意规划的路径接近"自由漂浮"的脉络丛上静脉（scv），对纹状体静脉（tsv）具有较大的安全范围（A 和 B）。在轴位 STIR 图像（C）的"path eye"方向上清楚地描绘出 ANT（白箭）。使用 Medtronic 3389 导线（D）的典型经脑室 ANT-DBS 植入，其手术靶点略高于并位于乳头丘脑束终点的中间（图 27-2）。两个中间的触点之间的间隙位于手术靶点，两个触点几乎都保留在 ANT（D）中

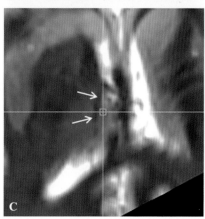
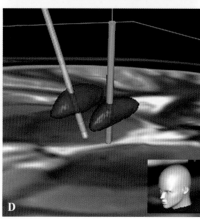

位于语言功能区皮质的外侧和后端。此外，找到可以避开脑沟和侧裂血管的路径也可能颇具挑战。在此方法中，应使用适当的成像方案明确靶点，因为仅由图谱坐标引导的侧脑室外侧轨路径常会无法到达 ANT[8]。后脑室外路径也有可能是潜在的植入路径[13]。这种技术可以将引线触点"沿 ANT 轴线"放置，并可能提供更多的程控选择。在有限的比较中，与额叶经脑室路径相比，脑室外路径的结果较差[8]。由于缺乏对这两种方法进行比较的研究，这些手术路径之间的利弊目前仍仅限于推测。

建议在使用经脑室路径时使用刚性引导套管，以避免导线放错位置。术中 MER 无论是全身麻醉还是清醒手术下，当电极穿过脑室后，只要电极穿透 ANT，均可以在 ANT 中显示尖峰[10, 11, 14]。由于 ANT 的前表面和上表面的血管窗较小，因此建议采用单轨入路（图 27-3）。

参考文献

[1] Jones EG. The Thalamus. 2nd ed. Cambridge: Cambridge University Press; 2007

[2] Child ND, Benarroch EE. Anterior nucleus of the thalamus: functional organization and clinical implications. Neurology 2013;81(21):1869–1876

[3] Schaltenbrand G, Wahren W. Atlas for Sterotaxy of the Human Brain. 2nd ed. Stuttgart: Thieme; 1998

[4] Mai JK, Paxinos G, Voss T. Atlas of the Human Brain. 2nd ed. San Diego, CA: Academic Press; 2007

[5] Buentjen L, Kopitzki K, Schmitt FC, et al. Direct targeting of the thalamic anteroventral nucleus for deep brain stimulation by T1-weighted magnetic resonance imaging at 3 T. Stereotact Funct Neurosurg 2014;92(1):25–30

[6] Möttönen T, Katisko J, Haapasalo J, et al. Defining the anterior nucleus of the thalamus (ANT) as a deep brain stimulation target in refractory epilepsy: delineation using 3 T MRI and intraoperative microelectrode recording. Neuroimage Clin 2015;7:823–829

[7] Jiltsova E, Möttönen T, Fahlström M, et al. Imaging of anterior nucleus of thalamus using 1.5T MRI for deep brain stimulation targeting in refractory epilepsy. Neuromodulation 2016;19(8):812–817

[8] Lehtimäki K, Möttönen T, Järventausta K, et al. Outcome based definition of the anterior thalamic deep brain stimulation target in refractory epilepsy. Brain Stimul 2016;9(2):268–275

[9] Krishna V, King NK, Sammartino F, et al. Anterior nucleus deep brain stimulation for refractory epilepsy: insights into patterns of seizure control and efficacious target. Neurosurgery 2016;78(6):802–811

[10] Halpern CH, Samadani U, Litt B, Jaggi JL, Baltuch GH. Deep brain stimulation for epilepsy. Neurotherapeutics 2008; 5(1):59–67

[11] Lee KJ, Shon YM, Cho CB. Long-term outcome of anterior thalamic nucleus stimulation for intractable epilepsy. Stereotact Funct Neurosurg 2012;90(6):379–385

[12] Fisher R, Salanova V, Witt T, et al; SANTE Study Group. Electrical stimulation of the anterior nucleus of thalamus for treatment of refractory epilepsy. Epilepsia 2010;51(5):899–908

[13] Van Gompel JJ, Klassen BT, Worrell GA, et al. Anterior nuclear deep brain stimulation guided by concordant hippocampal recording. Neurosurg Focus 2015;38(6):E9

[14] Möttönen T, Katisko J, Haapasalo J, et al. The correlation between intraoperative microelectrode recording and 3-tesla MRI in patients undergoing ANTDBS for refractory epilepsy. Stereotact Funct Neurosurg 2016;94(2):86–92

第28章 感应性（闭环）刺激

Responsive (Closed-Loop) Stimulation

Sanjeet S. Grewal　William O. Tatum　Robert E. Wharen Jr.　**著**

任　杰　**译**

王雄飞　**校**

摘要

　　部分局灶性或多灶性癫痫患者因为致痫区位于功能区而不能进行手术切除，本章将讨论这类患者的治疗选择，重点集中在反馈式神经刺激（RNS）。RNS 属于闭环式神经刺激，它将深部电极与硬膜下电极联合在一起，并与固定在颅骨上的刺激器相连接。通过典型病例对该项技术的应用进行介绍。通过长期随访研究，这项技术能够安全、有效地减少药物难治性癫痫患者的癫痫发作。

关键词

　　反馈式神经刺激，局灶性癫痫，闭环式刺激，药物难治性癫痫，神经调控

一、概述

局灶性癫痫是目前最常见的癫痫发作类型，在所有癫痫患者中占 60%，在成人癫痫中占 90%。接近 40% 的患者为药物难治性癫痫，在美国有 100 万药物难治性癫痫患者[1]。这部分患者中有些是非常幸运的，如 1 名 34 岁的复杂部分性发作的女性患者，MRI 示右颞叶海绵状血管瘤，EEG 提示右颞棘波，手术切除后患者癫痫控制达 Engel I 级。而大多数患者并不这么幸运，如 1 名 29 岁的严重复杂部分性癫痫患者，MRI 示双侧海马硬化，EEG 示不同步棘波及双侧独立起源的发作，且监测过程中观察到心脏停搏。虽然这部分患者有多种治疗可以选择，如迷走神经刺激（VNS）、生酮饮食、试验性药物治疗，但发作很难完全控制且要面临药物不良反应的挑战。

鉴于那些不适合切除性手术的药物难治性癫痫患者对于更好治疗方法的需求，使得医生对于仪器治疗产生了很大的兴趣。VNS、DBS、开闭环皮质刺激的临床试验正在评估中。本章主要回顾神经刺激治疗药物难治性癫痫的应用并对颅内反馈性神经刺激器（RNS System，NeuroPace，Inc.，Mountain View，CA）在治疗难治性局灶性癫痫患者中的相关细节进行介绍。

二、皮质功能定位

1870 年，德国的 2 名生理学家 Gustav Fritch 和 Eduard Hitzig 通过电刺激清醒状态下犬的大脑皮质小区域，为功能定位在大脑皮质提供了证据[2]。他们的工作由 Sir David Ferrier 进一步发展，他的脑定位工作被认为是神经生理学的一大进步。他刺激动物的皮质，并确定了与运动有关的精确区域，进而

证明了切除相应的区域可导致运动功能丧失。费里尔大胆地预测了这些发现在人类大脑中的应用，具有很好的准确性，并协助 Macewen 进行了定位及切除了 1 名患者的皮质病变，而患者的症状是单侧手指及前臂无力[3]。Penfield 和 Jasper 极大地扩展了电刺激在皮质功能定位中的应用范围，并首先报道了皮质刺激导致的癫痫发作[4]。

三、癫痫的脑深部电刺激

Cooper 和同事应用电刺激治疗癫痫的初步试验靶点为小脑[5-7]。虽然小型开放标签试验显示硬膜下刺激有效并耐受性良好，但这些结果在随后的对照试验中没有得到证实[8, 9]。一项双盲、随机对照的前瞻性试验研究中，5 名运动性癫痫患者在持续 6 个月的小脑上内侧皮质电刺激中发现强直 – 阵挛和强直性癫痫发作明显减少，但其中 4 名患者需要进一步手术[10]。

在过去的 20 年里，除了小脑外，还有各种脑靶点（丘脑中央中核[11, 12]、丘脑前核[13-15]、底丘脑核[16, 17]、海马[18]、下丘脑后部[19]、尾状核头[20]）利用多种刺激参数抑制癫痫放电的能力均在研究中。脑刺激治疗癫痫的理论基础为大多数形式的癫痫是由于抑制能力下降所致兴奋和抑制过程不平衡[21]，以及存在能够终止癫痫发作的潜在控制系统[22]。人为的刺激增强这种控制系统功能以抑制癫痫活动。实验和临床数据表明上述所有结构对发作间期和发作期癫痫电活动均有抑制作用。Loddenkemper 等构思了一种能够通过背侧中脑上丘抗痫区抑制癫痫发作的黑质控制系统，他们提出纹状体、丘脑和底丘脑核的潜在相互作用，以及以黑质为系统的中心部分，当激活时能抑制癫痫的产生和传播[17]。

在小样本、开放性临床试验中，慢性丘脑前核电刺激已被证明可以减少发作频率[13, 14]。2010 年报道了一项多中心前瞻性随机试验，评估慢性双侧丘脑前核电刺激治疗成人难治性部分性癫痫伴或不伴有继发全面发作的安全性和有效性。丘脑前核电刺激治疗癫痫（SANTE）试验报道，经过 2 年的刺激，54% 的患者发作频率减少 > 50%，15% 的患者 6 个月以上无癫痫发作[23]。在本试验中，电极位置不佳发生率为 8.2%，无临床显著出血症状，感染率

为 12.7%，癫痫持续状态发生率为 4.5%[23]。尽管取得了这些最初令人鼓舞的疗效，丘脑前核 DBS 于 2018 年被 FDA 批准用于治疗药物难治性癫痫，但自 2010 年以来，这已在欧洲的临床实践中得到应用。

小样本、开放性试验也报道了部分接受高频刺激底丘脑核治疗的患者的癫痫发作减少[16, 17, 24, 25]。

四、皮质电刺激治疗癫痫

对致痫皮质进行电刺激是治疗药物难治性癫痫的另一种方法。在动物实验及人体试验中的结果令人期待，并指出连续（开环）刺激和间歇（闭环）刺激是有效的。此外，临床数据说明反馈性刺激是安全和有效的。

开环刺激已经应用于药物难治性颞叶癫痫患者以减少发作[18, 26]。癫痫手术前 2～3 周通过海马电极试验性刺激，10 名患者中有 7 名癫痫发作频率减少[27]。

癫痫的闭环技术有两种主要形式，反馈式神经刺激（RNS）或心脏监测为基础的迷走神经刺激[28]。以下将进一步详细讨论 RNS 系统。癫痫发作患者心动过速发生率 > 70%，这是基于心脏监测的迷走神经刺激器的基础[29]。Aspire SR 是一种迷走神经刺激器（VNS，LivaNova，Houston，TX），具有基于心脏监测的癫痫发作检测设备，已经证明能够在癫痫将要发作时甚至之前探测到癫痫发作，尽管在癫痫发作探测方面有这些不错的结果，但只有 29.6% 的癫痫患者的发作频率降低达到 50% 以上[30]。最近，有人尝试对局灶性癫痫进行慢性阈下刺激，小规模的研究表明，使用这种技术，癫痫发作频率平均降低 50% 或更高[31-33]。

五、外部感受性神经刺激

早期临床观察显示在功能皮质定位过程中进行刺激能干扰放电后电位。在功能皮质定位中实行皮质刺激终止自发癫痫活动的做法也是评价癫痫手术疗效的一部分。一些病例中皮质电极能记录到电活动，而进行反馈刺激（电生理异常所在电极）能终止发作（图 28-1）。尽管当初试验设计的重点在于安全性而非有效性，从早期临床观察中也发现电活

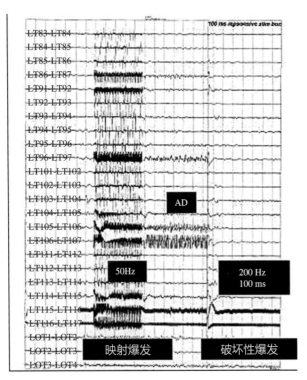

▲ 图 28-1　皮质脑电图显示，手术中电刺激功能皮质进行定位时所出现的放电后电位能够通过皮质电刺激终止

图片由 NeuroPace, Inc., Sunnyvale, CA 提供

动发生早期的刺激更有效。检测到皮质电活动后的刺激似乎对干扰及终止发作无效（图 28-2）。

在早期的临床研究中使用外置反馈性神经刺激来评估反馈刺激的安全性，这种外置非微型版本与 RNS 系统一样能自动探测癫痫发作并进行刺激。外置系统应用于放置颅内电极进行长程监测的术前评估患者。这种反馈性外置神经刺激器的可行性研究主要是评价其安全性，而次要目的是收集有效性证据（无统计学支持）。129 名患者的研究结果显示无意外的设备相关严重不良反应。这项研究还表明，刺激可以应用于多个皮质区域而不引起癫痫发作，而各种频率及放电密度均耐受良好。进一步的研究表明放电早期的刺激能改变或终止放电。可能需要在放电区域周围放置多根电极进行频繁的反馈性刺激来终止临床发作。

六、感应性电刺激系统植入

（一）RNS 系统组成

RNS 系统包括 1 个可植入的脉冲发生器，2 个可植入电极［硬膜下和（或）深部电极］，程控仪

是由扫描笔和远程通信盒的笔记本电脑组成，同样患者也有相同设备作为数据传输器（图 28-3）。

这个神经刺激器持续不断地分析患者的皮质脑电图，当医生所设定的代表发作前或发作中的癫痫样放电的特征性皮质脑电图出现时，电刺激器就会被自动触发（图 28-4）。此外，植入的刺激器可以储存信息，这些信息包括多导联皮质脑电、详细的监测及刺激数据。通过数据传输器，患者可以把这些数据信息上传到网络上，由医生进行分析。RNS 系统的技术基础大部分建立于可植入的除颤技术上，所以 RNS 在某种意义上又可称为植入性脑除颤器。

反馈式刺激最初是应用于伴或不伴全身强制痉挛的部分性发作的药物难治性癫痫患者。早期探测到癫痫起始并开始电刺激依赖于电极精确植入到致痫区或致痫区附近。

（二）植入手术

RNS 系统的植入需要在颅骨上做出合适的形状以放置金属外壳和神经刺激器，外壳设计同顶枕区颅骨形状接近。神经刺激器的植入位置必须与深部或者硬膜下条状电极相配合，基本位于致痫区周围。电极的位置不能跨越切口。此外，如果曾经行手术治疗，此次手术切口不能损伤头皮皮瓣的血运。

典型病例：1 名左颞叶致痫区患者不适合行切除性手术，其接受经枕入路立体定向下左颞植入 2 个深部电极及 RNS 系统。切口是位于左顶枕部的一个马蹄形切口（图 28-5），在左侧枕骨区域磨除部分骨质，放置脉冲发生器及金属外壳（图 28-6），然后把骨孔的基座及 RNS 系统的金属外壳固定（图 28-7）。立体定向下放置深部电极并固定于骨孔（图 28-8）。导线与神经刺激器相连并在金属外壳中放置好（图 28-9）。

植入后，设定监测程序，以保证尽可能早地监测患者发作时的癫痫活动，监测程序的标准是以储存的发作期脑电图为准。

监测参数优化后进行刺激参数程序化。刺激参数的选择是灵活多样的。刺激通路可以是 9 种触点的任意结合（8 个电极＋1 个脉冲发射器），刺激频

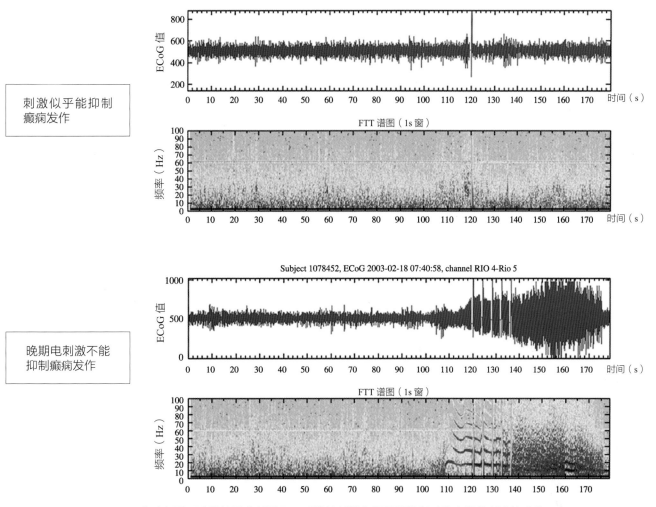

刺激似乎能抑制癫痫发作

晚期电刺激不能抑制癫痫发作

▲ 图 28-2 皮质电图及波谱能量分析显示，反馈性刺激必须早期进行才能有效抑制痫性发作

图片由 NeuroPace, Inc., Sunnyvale, CA 提供

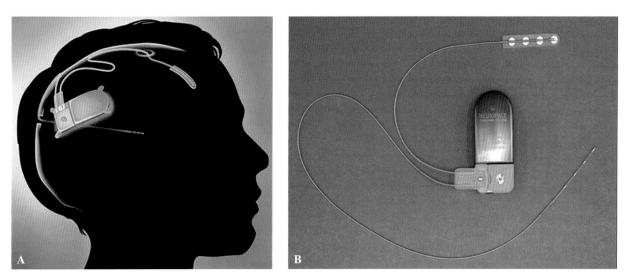

▲ 图 28-3 RNS 系统模式图（A）及照片（B）显示其包括 1 个植入神经刺激器和 2 个电极（1 个硬膜下电极和 1 个深部电极）

图片由 NeuroPace, Inc., Sunnyvale, CA 提供

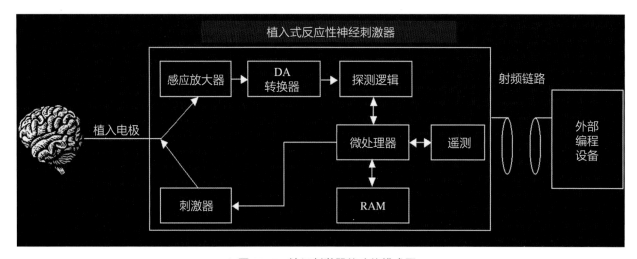

▲ 图 28-4　神经刺激器的功能模式图

图片由 NeuroPace, Inc., Sunnyvale, CA 提供

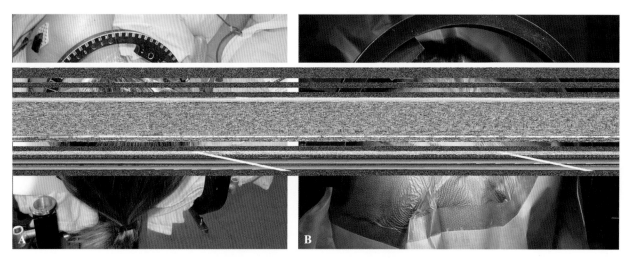

▲ 图 28-5　患者体位及手术切口（A）和准备植入 RNS 系统（B）

图片由 NeuroPace, Inc., Sunnyvale, CA 提供

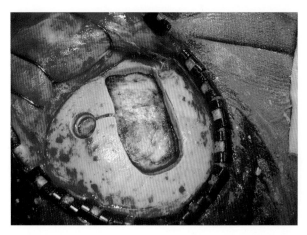

▲ 图 28-6　深部电极植入所需的骨孔及 RNS 系统金属外壳和神经刺激器植入所需的颞部骨窗

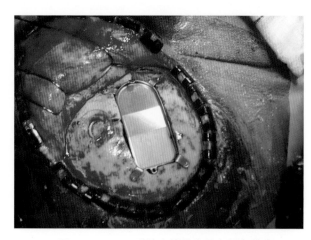

▲ 图 28-7　RNS 系统金属外壳植入颞部骨窗

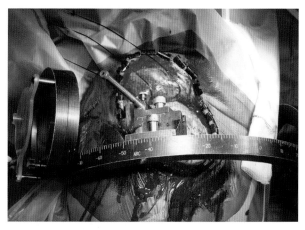

▲ 图 28-8　立体定向下植入深部电极和 RNS 系统神经刺激器

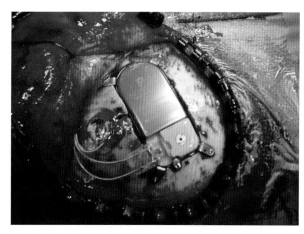

▲ 图 28-9　深部电极和 RNS 系统神经刺激器的最终位置

率、刺激持续时间、脉冲宽度、电流强度都是多种多样的。此外，刺激可以通过不同触点多种模式进行，也可单一触点单一模式进行。个体化设计每个患者的刺激模式仍是一个挑战。

七、临床试验

（一）临床试验的可行性

一项关于 RNS 系统的调查于 2006 年结束，这项调查以评价其安全性为主，其次也用以收集有效性的癫痫相关数据。患者为 18—65 岁的成年药物难治性癫痫患者，经 2 种以上抗癫痫药物治疗无效，有 1～2 个致痫区，每月发作 4 次以上。通过癫痫日记评估发作频率，并监测不良事件。有效定义为每月发作频率减少 50%。这项试验是多中心研究，包括 12 个医学中心，最初的 4 名患者纳入开放性方案，随后的患者纳入双盲方案。手术后有 28 天的稳定期进行参数调试，经过 3 个月开放或双盲有效性评价后，有 24 个月的开放延长期。24 个月的观察结束后患者纳入 5 年长期治疗试验以评价安全性和有效性。

65 名植入 RNS 系统的患者发作频率为 11 次 /28 天（表 28-1），37% 的患者有癫痫手术史，28% 的患者以前接受了 VNS 治疗，65 名患者完成了有效性评价，其中 50 人接受了刺激，14 人在不告知情况下关闭刺激，1 个开放性试验患者在有效性评价期间不接受刺激（表 28-2）。没有设备相关的严重并

表 28-1　RNS 系统可行性试验受试者信息（*n*=65）

年龄（岁）	31（18—57）
性别（女性）	52%
发病年龄（岁）	14（0—46）
先前的 VNS	28%
癫痫手术史	37%
颅内电极监测	74%
癫痫发作率的平均基线	11 次 /28 天

VNS. 迷走神经刺激
数据截至 2006 年 12 月 31 日，未完全核实

表 28-2　RNS 系统可行性试验进程

- 65 名受试者植入 RNS 系统
- 所有受试者均完成疗效评价期
- 50 名患者接受刺激
- 1 名患者从不打开系统
- 14 名患者关闭系统
- 127 名患者的经验（可行性和长期治疗试验）
- 受试者过渡到长期治疗试验
- 截至 2006 年 12 月 31 日，23 名患者过渡

发症，但是这项研究没有得出有统计学意义的有效性结论。然而有 32% 的病例复杂部分性发作（局灶知觉损害性发作）的次数减少 > 50%，63% 的病例全身强直阵挛性发作减少 > 50%，26% 的病例简单部分性发作（局灶运动性发作、局灶知觉损害性发

作）减少＞ 50%（表 28–3）。总之，这项可行性临床试验证实 RNS 系统安全性良好，未发现设备相关严重并发症，没有与手术相关的不可预料的严重并发症。有 1 名死亡病例，死因可能是癫痫所致猝死。此外，也有初步证据表明对复杂部分性发作和致残性癫痫发作有效。

（二）感应性电刺激系统在癫痫领域的关键临床研究

核心试验是一项随机双盲多中心假刺激控制的研究，目的为证实其治疗成人药物难治性癫痫的安全性及有效性。这项研究中，所有患者随机分成 1 ∶ 1 的刺激组与假刺激组，计划包括 28 个中心的 240 名患者。入组标准为年龄 18—70 岁、致痫区为 1～2 个的药物难治性部分性癫痫，在连续 3 个 28 天时间段内平均发作次数＞ 3 次，至少应用 2 种抗癫痫药物控制不佳。试验计划包括一个基础状态发作期以满足入组标准，一个双盲有效性研究及其后的所有患者均接受刺激的开放性扩展研究（表 28–4）[34]。

总共 191 名患者在 31 个医疗中心接受了植入手术。有 50% 的患者癫痫发作的起源在颞叶，这些患者中又有 73% 是由双侧颞叶起源的。在这 191 名患者中，有 175 名患者完成了 2 年的随访，有 173

名患者完成了 7 年的随访试验（长期治疗研究）。

在最初的双盲试验阶段，在致残性的癫痫发作减少方面治疗组（37.9%）与假刺激组（17.3%）相比具有统计学意义。在双盲试验阶段结束后，治疗组的癫痫预后仍然继续改善，植入 1 年后癫痫发作减少 44%，2 年后减少 55%[35]。据报道，神经调控的有效性随着时间的增加而增加，但具体机制目前还不明[36, 37]。

术后有 2.6% 的患者出现了手术部位的感染，有 1 名患者的机器被移除。有 4 名患者出现了颅内出血，其中 3 名患者进行了血肿的清除手术[35]。

（三）感应性电刺激系统：后感觉临床研究时代

在核心临床试验之后仍然面临着 3 个主要的挑战，而这也同样适用于大多数的神经调控技术。虽然这项试验已经展示了这种治疗模式的安全性及有效性，但我们仍需要更多的数据来确定合适的患者、刺激方式（VNS、DBS 和 RNS）及刺激参数[38, 39]。最近的一项综述试图对比这 3 种刺激方式，并提出它们之间的一些差别。然而，作者也告诫因为这三种试验方式的不同，很难直接对比这 3 种方式之间的安全性及有效性[40]。有一些近期的论文研究了植入 RNS 后的远期效果。一项平均随访 5.4 年的初步研究表明这种治疗方式的持久性可以展现出持续的有效性及安全性。这项研究在随访期间显示了癫痫减少的概率为 48%～66%，植入以后出现手术部位感染的概率为 9%，而 4.7% 的患者需要取出刺激器[41]。另外一个研究显示了手术部位的感染率为 10%，与这项长期随访研究相似。虽然与其他植入设备一样需要取出，但这种设备在骨瓣上独特的

表 28–3 RNS 系统可行性试验的有效性评价（*n*=50）

- 受试者显示癫痫减少＞ 50%
- CPS 者，32%（*n*=44）
- GTCS 者，63%（*n*=16）
- 26%（*n*=50）的总致残性癫痫发作（SP、CPS 和 GTC 者）

CPS. 复杂部分性发作；GTCS. 全身强直阵挛性发作；SP. 简单部分性发作
分析排除了盲法的受试者，未完全核实

表 28–4 RNS 系统核心试验：时间轴规划

		第 8 周	第 12 周	第 20 周	第 104 周
登记植入 合格植入 4 周			治疗开 治疗关		植入 2 年后
≤ 28d					
基准期（最短 12 周，最长 60 周）	术后稳定期和刺激优化期		盲性评估期（12 周）		开放标签评估期（84 周）
评估方案	治疗方案				

植入方式最终会导致骨髓炎，需要颅骨成形及重建修补[42]。

我们对患者的生活质量进行了分析，结果表明，RNS 不会对情绪产生不利影响，也不会导致自杀性行为增加，这可能与新皮质或颞叶起源的癫痫患者的生活质量改善有关[43]。

在 2 年随访期间神经认知功能的评分没有下降，而且对于颞叶癫痫患者的言语学习方面有轻度改善，对新皮质起源的癫痫患者的命名功能方面有所改善[44]。尽管这些结果令人期待，但在关于特定抗癫痫药物与不同新皮质区域受累患者进行分组后结果存在明显的异质性。因此，当讨论 RNS 对神经认知有任何潜在的积极效应时必须谨慎[45]。

RNS 不仅为癫痫提供了一种治疗方法，而且可以更进一步了解到每个癫痫患者的特定的癫痫发作特点，相当于一个长期的动态脑电图机，这最近也被用来显示咖啡因摄入量与癫痫发作加剧的关系[46]。

一个 111 名颞叶癫痫患者植入 RNS 后随访平均时间＞ 6 年的研究显示，癫痫发作频率减少 70%[47]。另外一个类似的研究分析了 126 个新皮质起源的癫痫患者，通过 6 年时间的随访，显示额叶及顶叶起源的癫痫发作频率减少了 70%，颞叶新皮质起源的发作减少了 58%，多灶性起源的发作减少了 51%[48]。

八、典型病例

（一）病例 1

患者 1，男性，29 岁，药物难治性癫痫，发作形式为局灶知觉性发作，局灶知觉损害性发作，局灶扩展至双侧强直 – 阵挛发作。皮质电极显示左颞后上部致痫区，且与功能区皮质邻近，位于以前表皮样囊肿切除手术区附近。RNS 系统采用 2 个条状电极植入，优化检测算法，对刺激疗法进行了研究。开始使用脉冲宽度 200μs，刺激时间为 100ms，电流为 8mA。自从开始治疗以来，在神经刺激器的作用下，患者癫痫治疗后完全控制，至今已 12 年（图 28-10）。患者已经考取驾照并有全职工作。皮质脑电图及治疗日志显示经过对致痫活动的探测后每天需要 40～400 次的刺激次数。

（二）病例 2

患者 2，女性，53 岁，病毒性脑炎后局灶知觉损害性发作病史 8 年。脑电图示双颞非同步放电，MRI 示双侧海马硬化。双颞内侧颅内植入深部电极（图 28-11）。图 28-12 为神经刺激器探测到的右颞发作。有效的右颞电极刺激参数可抑制右颞的癫痫活动（图 28-13）。同样的刺激参数应用于左颞叶致痫区则无效（图 28-14），需要重新调整对左颞的刺

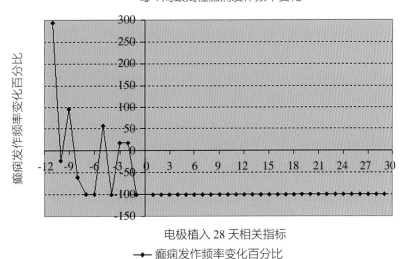

每 4 周致残性癫痫发作频率变化

电极植入 28 天相关指标

→ 癫痫发作频率变化百分比

▲ 图 28-10　病例 1 的每 4 周发作频率变化图显示刺激治疗后癫痫发作消失

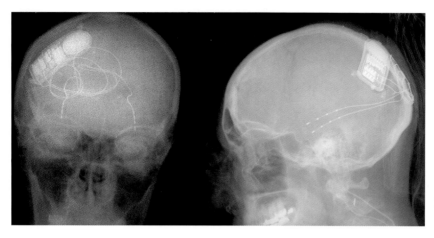

◀ 图 28-11　病例 2 的前后位及侧位 X 线图显示双颞内侧颅内深部电极和 RNS 系统神经刺激器

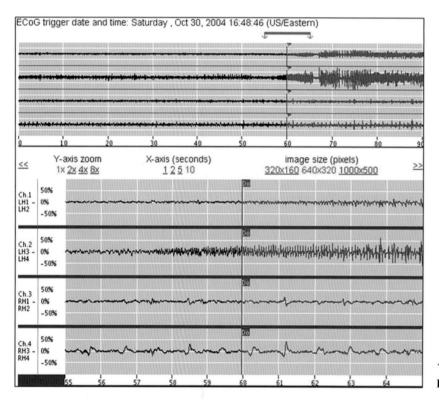

◀ 图 28-12　病例 2 的存储的 ECoG 记录显示左颞起源放电

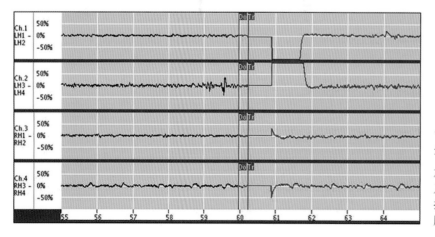

◀ 图 28-13　病例 2 的左颞叶监测示例

左颞 1 个阴极、4 个阳极接触点监测及治疗模式，刺激参数频率为 100Hz、振幅为 6mA、脉冲持续时间为 100ms、脉冲宽度为 200μs

激参数才能抑制其癫痫活动（图 28-15）。刺激有效性随着刺激持续的时间增加而增加（图 28-16）。患者匹配的刺激参数刺激 16 个月后患者癫痫发作减少了 50%。在过去的 11 年里，患者癫痫发作持续减少，目前每年只有 1～3 次发作。

九、结论

RNS 系统已经显示出优秀的安全性和有效性。

反馈刺激已应用到大脑皮质的各个区域。近期的研究也显示出神经调控疗效的持久性，甚至可能随时间延长进一步提高。不同脑电发作模式可能需要不同的刺激模式，刺激疗效也可能随着刺激时间的延长而提高。这种治疗方法对药物难治性癫痫中的一些亚组患者提供了激动人心的治疗选择，这其中包括致痫区位于功能区皮质的局灶性癫痫患者。

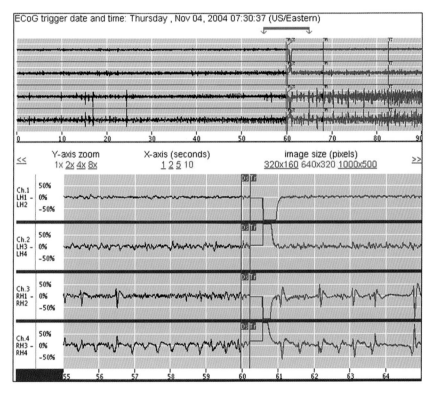

◀图 28-14 病例 2 右颞叶痫性放电时观察到的无效刺激例子，刺激参数与左颞痫性放电有效的参数相同（图 28-13），为频率 100Hz，振幅 6mA，脉冲持续时间 100ms，脉冲宽度 200μs

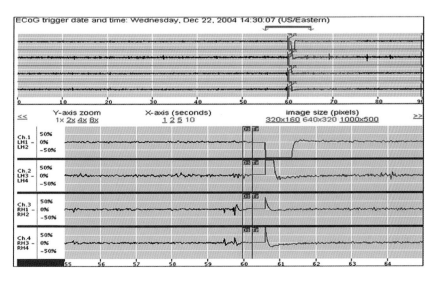

◀图 28-15 本图显示病例 2 抑制右颞痫性放电的有效刺激，刺激参数为频率 20Hz、振幅 10mA、脉冲持续时间 100ms、脉冲宽度 200μs

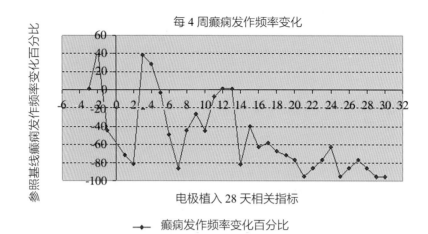

每 4 周癫痫发作频率变化

电极植入 28 天相关指标

→ 癫痫发作频率变化百分比

▲ 图 28-16　病例 2 的发作情况显示，随着刺激时间的延长，癫痫发作减少，16 个月后效果维持稳定

参考文献

[1] Hauser WA, Annegers JF, Kurland LT. Prevalence of epilepsy in Rochester, Minnesota: 1940–1980. Epilepsia 1991; 32(4): 429–445

[2] Frisch G, Hitzig E. Uber die elektrische Erregbarkeit des Grosshirns. Arch Anat Physiol Wissen 1870;37:300–332

[3] Pearce JM. Sir David Ferrier MD, FRS. J Neurol Neurosurg Psychiatry 2003;74(6):787

[4] Penfield W, Jasper H. Epilepsy and the Functional Anatomy of the Human Brain. 1st ed. Boston, MA: Little Brown & Co.; 1954

[5] Cooper ISAI, Amin I, Gilman S. The effect of chronic cerebellar stimulation upon epilepsy in man. Trans Am Neurol Assoc 1973;98:192–196

[6] Cooper ISAI, Amin I, Riklan M, Waltz JM, Poon TP. Chronic cerebellar stimulation in epilepsy. Clinical and anatomical studies. Arch Neurol 1976;33(8):559–570

[7] Cooper ISAI, Amin I, Upton A, Riklan M, Watkins S, McLellan L. Safety and efficacy of chronic cerebellar stimulation. Appl Neurophysiol 1977–1978;40(2–4):124–134

[8] Van Buren JM, Wood JH, Oakley J, Hambrecht F. Preliminary evaluation of cerebellar stimulation by double-blind stimulation and biological criteria in the treatment of epilepsy. J Neurosurg 1978;48(3):407–416

[9] Wright GD, McLellan DL, Brice JG. A double-blind trial of chronic cerebellar stimulation in twelve patients with severe epilepsy. J Neurol Neurosurg Psychiatry 1984;47(8):769–774

[10] Velasco F, Carrillo-Ruiz JD, Brito F, et al. Double-blind, randomized controlled pilot study of bilateral cerebellar stimulation for treatment of intractable motor seizures. Epilepsia 2005;46(7):1071–1081

[11] Fisher RS, Uematsu S, Krauss GL, et al. Placebo-controlled pilot study of centromedian thalamic stimulation in treatment of intractable seizures. Epilepsia 1992;33(5):841–851

[12] Velasco F, Velasco M, Ogarrio C, Fanghanel G. Electrical stimulation of the centromedian thalamic nucleus in the treatment of convulsive seizures: a preliminary report. Epilepsia 1987;28(4):421–430

[13] Hodaie M, Wennberg RA, Dostrovsky JO, Lozano AM. Chronic anterior thalamus stimulation for intractable epilepsy. Epilepsia 2002;43(6):603–608

[14] Kerrigan JF, Litt B, Fisher RS, et al. Electrical stimulation of the anterior nucleus of the thalamus for the treatment of intractable epilepsy. Epilepsia 2004;45(4):346–354

[15] Upton AR, Cooper IS, Springman M, Amin I. Suppression of seizures and psychosis of limbic system origin by chronic stimulation of anterior nucleus of the thalamus. Int J Neurol 1985–1986;19–20:223–230

[16] Chabardès S, Kahane P, Minotti L, Koudsie A, Hirsch E, Benabid AL. Deep brain stimulation in epilepsy with particular reference to the subthalamic nucleus. Epileptic Disord 2002;4(Suppl 3):S83–S93

[17] Loddenkemper T, Pan A, Neme S, et al. Deep brain stimulation in epilepsy. J Clin Neurophysiol 2001; 18(6): 514–532

[18] Velasco M, Velasco F, Velasco AL, et al. Subacute electrical stimulation of the hippocampus blocks intractable temporal lobe seizures and paroxysmal EEG activities. Epilepsia 2000;41(2):158–169

[19] Mirski MA, Fisher RS. Electrical stimulation of the mammillary nuclei increases seizure threshold to pentylenetetrazol in rats. Epilepsia 1994;35(6):1309–1316

[20] Chkhenkeli SA, Chkhenkeli IS. Effects of therapeutic stimulation of nucleus caudatus on epileptic electrical activity of brain in patients with intractable epilepsy. Stereotact Funct Neurosurg 1997;69(1–4 Pt 2):221–224

[21] Engel J Jr. Excitation and inhibition in epilepsy. Can J Neurol Sci 1996;23(3):167–174

[22] Kreindler A. Active arrest mechanisms of epileptic seizures. Epilepsia 1962;3:329–337

[23] Fisher R, Salanova V, Witt T, et al; SANTE Study Group. Electrical stimulation of the anterior nucleus of thalamus for treatment of refractory epilepsy. Epilepsia 2010;51(5):899–908

[24] Benabid AL, Minotti L, Koudsié A, de Saint Martin A, Hirsch E. Antiepileptic effect of high-frequency stimulation of the subthalamic nucleus (corpus luysi) in a case of medically intractable epilepsy caused by focal dysplasia: a 30-month follow-up: technical case report. Neurosurgery 2002;50(6):1385–1391, discussion 1391–1392

[25] Capecci M, Ricciuti RA, Ortenzi A, et al. Chronic bilateral subthalamic stimulation after anterior callosotomy in drug-resistant epilepsy: long-term clinical and functional outcome of two cases. Epilepsy Res 2012;98(2–3):135–139

[26] Jin H, Li W, Dong C, et al. Hippocampal deep brain stimulation in nonlesional refractory mesial temporal lobe epilepsy. Seizure 2016;37:1–7

[27] Vonck K, Boon P, Goossens L, et al. Neurostimulation for refractory epilepsy. Acta Neurol Belg 2003;103(4):213–217

[28] Sun FT, Morrell MJ. Closed-loop neurostimulation: the clinical experience. Neurotherapeutics 2014;11(3):553–563

[29] Leutmezer F, Schernthaner C, Lurger S, Pötzelberger K, Baumgartner C. Electrocardiographic changes at the onset of epileptic seizures. Epilepsia 2003;44(3):348–354

[30] Boon P, Vonck K, van Rijckevorsel K, et al. A prospective, multicenter study of cardiac-based seizure detection to activate vagus nerve stimulation. Seizure 2015;32:52–61

[31] Child ND, Stead M, Wirrell EC, et al. Chronic subthreshold subdural cortical stimulation for the treatment of focal epilepsy originating from eloquent cortex. Epilepsia 2014;55(3):e18–e21

[32] Lundstrom BN, Van Gompel J, Britton J, et al. Chronic Subthreshold Cortical Stimulation to Treat Focal Epilepsy. JAMA Neurol 2016;73(11):1370–1372

[33] Yamamoto J, Ikeda A, Kinoshita M, et al. Low-frequency electric cortical stimulation decreases interictal and ictal activity in human epilepsy. Seizure 2006;15(7):520–527

[34] Morrell MJ; RNS System in Epilepsy Study Group. Responsive cortical stimulation for the treatment of medically intractable partial epilepsy. Neurology 2011; 77(13): 1295–1304

[35] Heck CN, King-Stephens D, Massey AD, et al. Two-year seizure reduction in adults with medically intractable partial onset epilepsy treated with responsive neurostimulation: final results of the RNS System Pivotal trial. Epilepsia 2014; 55(3): 432–441

[36] Grewal SS, Wharen RE, Tatum WO. Delayed seizure control with responsive neurostimulation: patience is a virtue. Epileptic Disord 2016;18(1):110–111

[37] Morris GL III, Mueller WM. Long-term treatment with vagus nerve stimulation in patients with refractory epilepsy. The Vagus Nerve Stimulation Study Group E01-E05. Neurology 1999;53(8):1731–1735

[38] Dalkilic EB. Neurostimulation devices used in treatment of epilepsy. Curr Treat Options Neurol 2017;19(2):7

[39] Jehi L. Responsive neurostimulation: the hope and the challenges. Epilepsy Curr 2014;14(5):270–271

[40] Gooneratne IK, Green AL, Dugan P, et al. Comparing neurostimulation technologies in refractory focal-onset epilepsy. J Neurol Neurosurg Psychiatry 2016;87(11):1174–1182

[41] Bergey GK, Morrell MJ, Mizrahi EM, et al. Long-term treatment with responsive brain stimulation in adults with refractory partial seizures. Neurology 2015;84(8):810–817

[42] Wei Z, Gordon CR, Bergey GK, Sacks JM, Anderson WS. Implant site infection and bone flap osteomyelitis associated with the NeuroPace responsive neurostimulation system. World Neurosurg 2016;88:687.e1–687.e6

[43] Meador KJ, Kapur R, Loring DW, Kanner AM, Morrell MJ; RNS® System Pivotal Trial Investigators. Quality of life and mood in patients with medically intractable epilepsy treated with targeted responsive neurostimulation. Epilepsy Behav 2015;45:242–247

[44] Loring DW, Kapur R, Meador KJ, Morrell MJ. Differential neuropsychological outcomes following targeted responsive neurostimulation for partial-onset epilepsy. Epilepsia 2015;56(11):1836–1844

[45] Spencer D. Responsive neurostimulation and cognition. Epilepsy Curr 2016;16(2):98–100

[46] Mackow MJ, Krishnan B, Bingaman WE, Najm IM, Alexopoulos AV, Nair DR. Increased caffeine intake leads to worsening of electrocorticographic epileptiform discharges as recorded with a responsive neurostimulation device. Clin Neurophysiol 2016;127(6):2341–2342

[47] Geller EB, Skarpaas TL, Gross RE, et al. Brain-responsive neurostimulation in patients with medically intractable mesial temporal lobe epilepsy. Epilepsia 2017;58(6):994–1004

[48] Jobst BC, Kapur R, Barkley GL, et al. Brain-responsive neurostimulation in patients with medically intractable seizures arising from eloquent and other neocortical areas. Epilepsia 2017;58(6):1005–1014

第29章　药物难治性癫痫的放射外科治疗
Radiosurgery for Medically Refractory Epilepsy

Ricardo André Amorim Leite　Alessandra Gorgulho　Bruno Fernandes de Oliveira Santos　Rafael Costa Lima Maia
Antonio De Salles　著

单永治　译
王雄飞　校

摘要

　　面对药物难治性癫痫的患者，传统的开颅切除手术仍是实现局部毁损的主流方案，寻求创伤更小、费用更低、安全性更高的方案以期治疗局灶性癫痫仍然是无可厚非的。实现癫痫病灶无创化消融的方案也已达到了随机试验的证据水平，对其结局及并发症率有了确切的认识。放射外科以毁损（致痫）灶、调节毗邻的传导通路为目的。从放射生物学的角度，放射外科的原则旨在修饰DNA，阻碍正常的有丝分裂、诱发染色体不稳定从而导致细胞的改变或死亡。在致痫区，除了可能出现细胞死亡并因此阻碍那些低阈值神经元放电，也可能发生细胞的功能改变。这可能是由于胶质增生、微血管环境改变、瘢痕形成、神经递质增冗及失衡所导致。尽管采用常规参数来治疗海马硬化由于其并发症（与放射性水肿相关）发生率高而受限，但采取更严格的适应证标准、选择基于其他治疗范例发展而来的新方案，则有可能保证疗效、弥补技术缺陷。在治疗其他原因所致癫痫的过程中，我们看到了更多鼓舞人心的结果。由于动静脉畸形的存在而导致癫痫的问题可通过放射外科的治疗而解决，这激发了使用该技术来治疗癫痫病灶的热情。在海绵状血管瘤的癫痫患者中也是如此。关于采用伽马刀治疗下丘脑错构瘤的研究，历年来见诸报道的也不在少数。对不同类型的局灶性癫痫，放射外科亦可作为手术的补充方案或是在患者拒绝切除性手术时采用。

关键词

　　放射外科，伽马刀，下丘脑错构瘤，内侧颞叶癫痫，海马硬化，动静脉畸形

一、概述

自21世纪初，解剖及功能性神经影像的迅速兴起及发展，使得癫痫外科面貌一新，从而使得无创化定位致痫区成为可能，也催生出了各种微创治疗的方案[1-3]。基于上述影像，精准的立体定向外

科[4, 5]，辅以术中导航和靶标可视化技术，引发了关于激光和射频毁损癫痫病灶的热度，这些新的方案尚处于发展阶段。而采用无创的方案来消除致痫区则更令人向往，比如局部高频超声和放射外科[2, 6]。后者自 20 世纪 80 年代始[7]，已经达到了随机试验的证据水平，也充分确认了其结果和并发症率[1]。在本书中，我们将讨论放射外科在局灶性癫痫治疗中的应用，且侧重于将其与传统外科技术进行比较。该方案始于 20 世纪 80 年代，Barcia-Salorio 及合作者们的开创性工作，随着放射外科技术的改良[7-9]、依托功能性影像定位癫痫病灶，以及有创性诊断方法的安全性提升而逐渐发展。立体脑电图（SEEG）实现了对影像学检查结果的进一步确认，提高了对癫痫病灶进行无创毁损的把握性。目前，放射外科正沿着对传统的切除技术进行逐步补充和替代的方向发展。

二、无创性技术的发展

频繁的癫痫发作导致诸多贫穷患者游离于社会主流之外，而随着诊断难度的降低、对不必要的有创干预的节制及外科操作的可行化，这样一个群体也能够接受手术并获益。这正是专业团队治疗重症癫痫患者的目标。

构架良好的多学科团队包括医生、心理学家、物理治疗师、职业治疗师及称职的癫痫专家，这并不多见。世界范围内，致力于服务癫痫患者的中心可谓寥寥，究其原因就在于费用及患者管理、诊断和外科流程中的复杂性。一些多中心对照试验得出结论：当癫痫病灶定位准确时[10]，可以在 30%～90% 的患者中实现对癫痫发作的彻底控制[11]，而在那些更严格的临床随机试验的患者中，这一比例则为 65%[12]。

现代外科序列显示，因治疗药物难治性癫痫患者而需进行的评估及手术的并发症不容忽视[11, 13]。其中包括卒中、术后出血、失血及感染，这些情况也限制了开放性手术的广泛应用[14, 15]。此外，切除性手术重要的限制因素还包括当癫痫病灶位于语言优势半球时潜在可能的神经认知功能受损、恢复期的急性社会适应性反应、长期随访中的社会适应性[16-19]。对于药物难治性的患者，尽管正如美国神经病学学会所推荐的那样[20]，传统的开颅切除仍是毁损癫痫病灶的主流，但寻求创伤更小、费用更低、更安全的方案来治疗局灶性癫痫的必要性却无可异议。

当癫痫病灶（换而言之，即一组准确定位的神经元，其放电启动了异常电流在全脑的蔓延）已经得以确认，而药物治疗难以控制反复的发作，继而影响到成年人的生活质量或是儿童的正常发育，那么外科手术就是唯一的选择。手术旨在去除癫痫病灶或是通过阻断其传播的途径来中止癫痫的扩大化[21]。准确定位癫痫病灶并非是一项简单的任务，常常需要采用有创的手段。即便是 SEEG 所采用的立体定向技术也是相对的安全，仍可能致残、致死[22]。正因为这些传统外科手段的局限性，放射外科成为处理药物难治性癫痫的重要工具。

三、放射生物学的基本原理

放射外科旨在毁损癫痫病灶并调节毗邻的环路。可选择放射外科来治疗多种导致癫痫的病灶，如肿瘤、血管畸形、海马硬化（HS）、下丘脑错构瘤（HH）、局灶性皮质发育不良等[23-26]。放射外科的放射生物学原理在于 DNA 的改变引起染色体的不稳定，阻碍正常的有丝分裂，从而导致了细胞的变化和死亡。其效果与组织有多大的能力来修复那些最终将导致细胞功能改变或死亡的损伤或错误拷贝有关[27, 28]。按照反应时间可分为两组，即早期应答者和迟发应答者。早期反应可见于那些细胞更新率较高的组织，如皮肤和黏膜，由于迅速积累的突变而在数天到数周内出现反应。而迟发应答者表现出有效反应需要在数月乃至数年后则是因为细胞较低的更新率。脑组织正是迟发应答最重要的例子之一[29]。因此，可以预期的是，癫痫患者接受放射外科治疗后的反应将是延迟性的。

另外，功能的分布情况也影响了患者在接受放射外科治疗后的反应情况。细胞按序排列（换而言之，一个单元挨着另一个单元）的组织（如脊髓）由于某一个单元的崩溃即可导致环路的中断，因此较低的放射剂量即可产生影响。而当组织构架呈平行排列关系（如大脑）则需要更高的剂量才能摧毁足够多的细胞，才能实现使局部活动停止的目

的 [30]。这一点，在以切断联系的方法来阻止脑的癫痫发作中扮演了重要的角色。放射外科的目的在于破坏一个或数个细胞群组，同时又将对相邻组织的影响降到最小。在放射引起的组织反应模型中，线性平方模型是最为人所接受的 [31-34]。

在高度的精确性和准确性前提下，采用单次高剂量的照射有助于保护癫痫病灶周边的健康组织，规避了剂量分割的必要。用图来表示，就像曲线下降的过程出现多个暂停（每个片段在图上看起来像一个肩膀）。与传统的分割剂量相反，放射外科对靶点的损伤是不可逆的（受照细胞的生存曲线急剧下降）[29, 35]。当放射外科需要破坏受照组织，比如在处理肿瘤的问题时，这就很重要了。然而，当期望的效果仅仅是阻断神经元放电时，如在处理癫痫病灶时，更低、更安全的单次剂量可能就够了。我们曾报道过，采用非坏死性的放射剂量可以将癫痫的阈值提高到 150% 以上 [36]。这正是采用放射外科来治疗下丘脑错构瘤时的情况（见后文）。

在肿瘤患者中的传统放射效果可能并不适用于癫痫的治疗，对癫痫病灶采用传统的分次照射时缺乏反应。在肿瘤治疗中，剂量分割产生效果的基础包括 4 个方面，即由 Steel 在 1989 年提出的修复、再增殖、重组和再氧合。在两次照射之间，经亚致死量照射过的健康细胞在 4～6h 后启动了应对此次损伤的调节机制或者修复，该区域内的受损细胞倾向于被替换（再增殖）。同时，脆弱的新生细胞在下一次的照射中将表现得对放射线更加敏感（重组），而自由基（由照射区域的血流变化而产生，再氧合）开始损伤这些细胞的 DNA，这也提高了放疗的敏感性 [29, 30, 32, 37, 38]。尽管在治疗各种肿瘤中这是有效的，但当处理癫痫病灶内那些放电的神经细胞群时，对这些不分裂的细胞，上述生物学效应未必会发生。

四、血管作用与癫痫控制

血管内皮免疫反应亦与放射外科的局部效应有关。受照射组织内的血管结构（图 29-1）会在 20h 后出现凋亡，之后被成纤维细胞所取代，产生微血管性失调。该反应破坏微血管，其放射生物学特性与肿瘤及血管畸形的治疗效果高度相关 [8, 39, 40-44]。

事实上，正是由于采用放射外科治疗动静脉畸形（AVM）后出现了癫痫的缓解，才激发了使用该技术来处理癫痫病灶的热忱。瑞典 Karolinska 研究所的 59 名 AVM 伴癫痫的入院患者中，11 名（18.6%）完全缓解且不再服用抗惊厥药物，30 名（50.8%）在服用抗惊厥药物的情况下癫痫完全缓解，癫痫的控制率显著，达到了 69.4% [45]。这引导着 Karolinska 团队去研究放射外科处理癫痫病灶的效果 [46, 47]。

五、放射对癫痫病灶的作用

在癫痫病灶内除了出现细胞的死亡，从而阻止低阈值的神经元放电外，调节该区域的细胞功

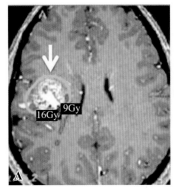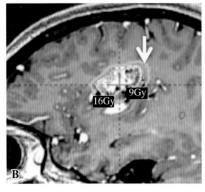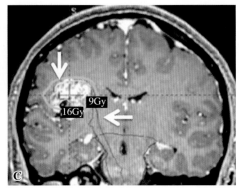

▲ 图 29-1　轴位（A）、矢状位（B）及冠状位（C）钆增强的 T_1 加权像显示 1 名动静脉畸形（AVM）导致癫痫的 22 岁患者的伽马刀治疗计划

竖箭所指的等剂量线勾勒出包绕 AVM 的致痫组织的可能范围。该区域接受的剂量 > 9Gy，故而影响了癫痫的起源区域。C 中癫痫的横箭指示的是纤维束成像展示的皮质脊髓束。其限制了 AVM 周围致痫区域可给予的剂量。尽管有这样的限制，放射外科在控制 AVM 相关的癫痫仍然是非常有效的

能也是可能发生的。这可能是因为胶质细胞增生、微血管环境改变、瘢痕形成和神经递质的新生和失衡[48]。海绵状血管瘤周边的致痫组织经放射外科治疗后产生的效果可以很好地反映这些局部致痫细胞群的改变。据报道，对于患有脑海绵状血管瘤但最初并未出现癫痫的患者，发作的风险为0%～14%[49-51]。对药物难治性癫痫的患者，要想中止发作，外科切除是需要考虑的干预选项[52]。

而当无法进行切除时，放射外科就是一种可接受的选项。Lévêque 等研究了 49 名有皮质或皮质下海绵状血管瘤的患者，其癫痫严重且长期存在，药物治疗效果差。他们采用伽马刀（GK）来治疗这些患者，周边剂量为 19.17Gy。这些患者的癫痫病程平均为 7.5 年，平均的发作频率为每月 6.9 次。癫痫的控制情况非常鼓舞人心，53% 的患者发作完全控制，另有 20% 的患者的发作次数有显著的减少。起效的原因在于海绵状血管瘤周围的致痫性铁离子浸染带中发生了神经调节性反应[53]。

六、内侧颞叶癫痫的放射外科治疗

成人药物难治性癫痫最常见的原因是内侧颞叶癫痫（MTLE）[54]。治疗海马硬化的外科技术以前颞叶切除术和杏仁核海马切除术为金标准[55]。但这两种术式都可以引起不良反应，如感染、颅内血肿、术后疼痛、一过性或永久性的神经功能缺失，以及心理学问题等。为了将这些不良反应降到最低，相对微创或无创的技术正被应用到海马硬化的治疗中去。放射外科被期望有可能对海马硬化实现控制，

避免传统的颞叶切除，从而规避合并性的损伤。放射外科的最初尝试是在那些手术风险高或是不接受切除性手术的患者中进行的[7-9]。

在 Régis 和同事尝试使用杏仁核海马放射外科治疗内侧颞叶癫痫[56]并引领风潮以来，为了探究最佳的放射外科范例[9]，各种不同的方案都得到了应用。海马硬化的放射外科治疗计划必须覆盖杏仁核、海马前部（2cm）、下方的海马旁回，剂量的选择要着眼于促进致痫组织的缺血性坏死和神经调节反应[57]。对 5.5～7.5cm³ 的 50% 等剂量体积给予24Gy 的剂量，对脑干和视觉器官的最大容忍剂量分别为 10Gy 和 8Gy[1]（图 29-2）。采用手动或半自动的逆向规划塑形，以期保护海马周边的重要结构。提倡对计划进行精调，采用更少的枪点，增强均一性，改善效果并减少并发症。然而，我们尚不清楚等中心数目是否会影响最终的癫痫治愈率[27]。

Régis 等报道了欧洲 3 家中心自 1996—2000 年采用放射外科治疗内侧颞叶癫痫的经验。研究涉及了 21 名内侧颞叶癫痫的患者，伽马刀的单次治疗剂量为（24±1）Gy。根据报道，在为期 2 年的随访之后，有 65% 的患者癫痫无发作。为了确认最佳的剂量方案，Barbaro 等牵头了一项多中心的随机试验，他们在 13 名患者中使用了 24Gy 的剂量，而作为对比，另 17 名患者接受的是 20Gy 的剂量。在36 个月的随访期之后，接受高剂量的患者中有 77%实现了癫痫的完全控制，而低剂量组中这个比例为59%[2,58]。

这个研究团队还进行了一项开放性随机试验

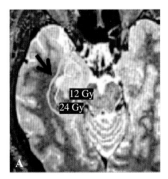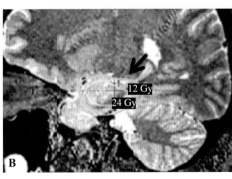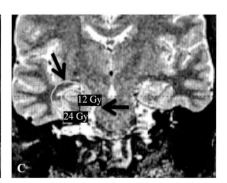

▲ 图 29-2　轴位（A）、矢状位（B）及冠状位（C）T₂ 加权像展示了放射外科内侧颞叶"切除"的伽马刀计划

斜箭指示了 12Gy 的等剂量线，在脑干（横箭）边缘是安全的。这样的杏仁核海马"切除"的处方剂量为 24Gy。如文中所述，该剂量可在相当数量的患者中实现癫痫的控制，而并发症发生率也是可以接受的

来比较外科手术和放射外科治疗内侧颞叶癫痫的情况。他们尝试评估这两种技术在费用和并发症方面的差别。共计 27 名患者被安排接受前颞叶切除术，另 31 名患者则采用放射外科治疗（50% 等剂量线的处方剂量为 24Gy）。在 3 年的随访期后，放射外科组的癫痫完全控制率为 52%，在手术切除组则为 78%[1]。癫痫患者的术后结局随着时间的延长而改变，在相当多接受海马硬化切除性手术的患者序列中，癫痫得到完全控制的患者数量在长期随访中进展性地减少。此外，放射外科的结果却沿着相反的方向发展，随着随访时间的延长，癫痫无发作率在升高。就造成神经认知受损而言，这两种技术很相似，但放射外科在实现癫痫控制之前，需要一个很长的潜伏期，通常是 2 年或更长。相比而言，外科手术在大部分患者中可迅速控制发作。

采用经典参数的放射外科的桎梏，在于放射性水肿相关的并发症率很高。Régis 等报道了一过性的不良反应，且有 45% 的观察对象存在长期的视野缺损。其他类型的永久性神经损伤尚无报道。一过性的抑郁、头疼、恶心、呕吐可见于 25% 的病例。Barbaro 等发现，对于显露在 24Gy 剂量下的患者来说，头疼和永久性视力受损的概率在增高，使用类固醇激素的必要性较高。在 Barbaro 等的病例序列中，有 1 名患者由于出现了严重的脑水肿而接受了传统的颞叶切除手术。而他们在另一项试验中，也报道了类似的结果，患者中使用类固醇激素的比例达到了 65%，而视力损伤的比例为 34%[1, 2, 58]。

尽管有这些容易分辨的并发症，放射外科仍可作为内侧颞叶癫痫的有价值的、无创性的治疗选择之一。严格把握的适应证标准，以及基于其他治疗范例发展而来的新方案，可以在保持疗效的同时，降低该技术的损伤率。

七、下丘脑错构瘤的放射外科治疗

要体现放射外科针对癫痫样放电的神经元族群的效果，错构瘤是一个经典的例子。这些神经元是增生性的异位细胞，其生长和联系的方式是紊乱的。下丘脑错构瘤的发生率为 1/100 000～1/50 000[59]。下丘脑错构瘤具有多种表征，而症状则取决于病灶的位置及大小。传统上，其与痴笑性发作（即机械性大笑）有关。癫痫是常见的症状，既可以是局灶性的，也可以是全面性的。随着受病灶癫痫样放电影响的皮质区域的不同，EEG 可相应表现为不同的形式[60]。对错构瘤的 SEEG 监测显示其确实为癫痫发作的起源所在。精神症状常见，导致出现严重的社交障碍。在部分患者中，神经内分泌的影响（如性早熟）可以是唯一的症状[61]。影响局部压迫症状的因素包括形状、大小、病灶与下丘脑的相对位置[62]。

Delalande 和 Fohlen 提出了下丘脑错构瘤的解剖分型，基于位置及大小，可分为 4 种类型。据此分型，可选择不同的外科入路[63]。病灶的全切往往是不可能的。事实上，部分性切除对于中止发作可能是足够的[64-66]。就癫痫预后而言，离断比病灶切除本身可能更重要。无论是普通的大笑还是痴笑性发作，都涉及了相同的环路，其包括了乳头丘脑束、丘脑前核、前扣带回、颞叶、眶额皮质，因此可作为外科离断的目标[67, 68]。

尽管外科切除或离断是治疗下丘脑错构瘤的经典方案，术后仅有 50% 的患者癫痫完全不发作，而在其余的患者中可以看到部分程度的发作控制[69-71]。在致痫区经外科切除或离断后，致痫环路仍有部分保留的话，可以出现继发性的癫痫起源，意味着对这些患者术后不良结局的一种可能解释[72]。而 SEEG 的出现，为探查深部结构提供了可能，使得我们能确认下丘脑错构瘤癫痫起源的根本，以及明确新皮质和其他深部结构是如何参与病理性癫痫起源环路的[73]。

近年来，有不少有关选用伽马刀作为下丘脑错构瘤的治疗方案的研究见诸报道。Khawaja 等的一项 Meta 分析总结了 10 篇文献，共计 81 名以伽马刀治疗的患者（其中 80 名患者只使用了伽马刀），23 名患者不再有癫痫发作（28.4%）、48 名患者的发作频率降低（59.3%）、13 名患者未出现明显的不良反应（16%）（译者注：原著似有误）。由此看来，伽马刀可作为下丘脑错构瘤所致癫痫的良好而安全的治疗选项。在这组患者中，可观察到行为和认知方面的显著改变。在 46 名患者中可见认知和行为的改善，占比为 56.8%。与放射外科可能相关的神经调节作用导致了下丘脑错构瘤细胞异常群落的削弱，从而减少了发作的次数。伽马刀治疗后行为学的改善也可见于 Régis 等的报道[56, 74]。

正是基于这样一个事实，仅有 50% 的下丘脑错构瘤患者可以通过外科切除或离断的方式得到治愈，同时有显著的下丘脑功能异常的风险（即严重的神经内分泌和神经功能受损），Régis 等建议伽马刀放射外科可以作为治疗下丘脑错构瘤的选项。

Delalande 分型为 I 型的病灶位于下丘脑之内，外科入路损伤下丘脑的风险很高，因而更倾向于选择伽马刀。II 型病灶位于脑室内，则适宜神经内镜或伽马刀。III 型病灶由于与第三脑室底关系密切，损伤该区域的风险高，因此倾向选择伽马刀。IV 型病灶由于体积巨大，周边的下丘脑受放射线损伤的风险高，因此第一选择为外科切除手术。若癫痫发作未能完全控制，则可采用伽马刀处理残余病灶[56]。

通过放射外科治疗控制下丘脑错构瘤所引起的癫痫发作的相关机制还知之甚少，但这是安全和有效的。根据我们的经验，病灶需要完全被覆盖，其最小剂量为 15Gy（图 29-3），而对于特别小的病灶，在安全的前提下，倾向于采用更高的剂量，可以达到 20Gy 以上[75]。

八、其他局灶性癫痫综合征的放射外科治疗

放射外科已被用于治疗不同类型的局灶性癫痫。当手术因致痫区位置的原因而不安全时，可考虑将放射外科作为第一选择，也可以作为手术的补充，或是在患者拒绝切除手术的时候采用。Sinclair 及其同事报道了使用放射外科治疗的 3 名胚胎发育不良性神经上皮肿瘤的患者。癫痫发作控制良好，可在治疗后迅速实现，或是在随访期内好转。同时，肿瘤本身也得到了有效的控制[76]。

位于中央区的皮质发育不良是癫痫外科领域的挑战之一。Boström 及其同事采用放射外科的方法治疗了 6 名功能区皮质发育不良的患者。他们报道的癫痫控制率为 33%。该结果逊于外科切除，后者报道的癫痫控制率为 40%～60%[77]。

由于永久性神经功能损伤的风险很高，癫痫起源灶位于中央区则意味着切除手术的禁忌。McGonigal 等报道了在 4 名经 SEEG 确认致痫区的患者中放射外科治疗的效果，这些患者有旁中央叶的病灶术后神经功能完好，2 名患者有部分改善（Engel I B 级）、1 名有短暂好转、1 名无变化[78]。Irislimane 等报道了 3 名病因各异的优势侧岛叶（致痫）灶患者。接受放射外科治疗后，从长期的癫痫发作转归来看，有 2 名患者为 Engel I 级（67%），另 1 名患者为 Engel II 级（33%）。放射外科治疗后，未见明显的或是永久性的损伤[79]。Wu 和同事报道了 3 名优势半球脑室旁灰质异位症的患者，实现了癫痫的良好控制。然而，有些患者出现了需要药物干预的水肿及坏死[80]。

采用放射外科进行功能性离断来中止发作是可行的。Bodaghabadi 及其同事报道了 1 名采用伽马刀进行胼胝体离断的患者，随访了 20 个月。患者的发作频率显著下降，跌倒发作完全消失，同时没

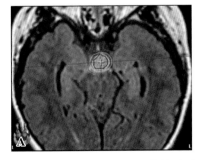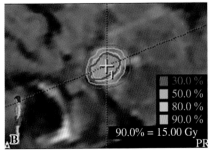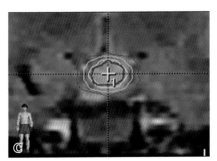

▲ 图 29-3　轴位（A）、矢状位（B）及冠状位（C）液体衰减反转恢复（FLAIR）加权像展示的是下丘脑错构瘤的放射外科治疗计划

患者系 5 岁男孩，表现为痴笑癫痫及攻击行为，处方剂量为 15Gy，该男孩的癫痫得到了控制，攻击行为得到了轻度的缓解

有出现并发症[81]。其他人也报道了以放射外科行胼胝体离断的类似结果[82, 83]。

对于结节硬化伴药物难治性癫痫，Romanelli 等则建议可以使用立体定向放射外科作为外科切除术的替代方案。对于那些致痫区定位充分、位置处于中央区或邻近的患者，放射外科是良好的选择方案[84]。

九、结论

尽管在大多数药物难治性癫痫的患者中，切除性手术仍是治疗的金标准，但放射外科治疗正在成为一种有效而有竞争力的选项。这已经被那些有外科禁忌证或是拒绝手术切除的患者所接受。然而，若外科切除术后癫痫发作仍存在，放射外科亦可作为一种优秀的补充方案。

参考文献

[1] Barbaro NM, Quigg M, Ward MM, et al. Radiosurgery versus open surgery for mesial temporal lobe epilepsy: The randomized, controlled ROSE trial. Epilepsia 2018; 59(6): 1198–1207

[2] Régis J, Rey M, Bartolomei F, et al. Gamma knife surgery in mesial temporal lobe epilepsy: a prospective multicenter study. Epilepsia 2004;45(5):504–515

[3] Willie JT, Laxpati NG, Drane DL, et al. Real-time magnetic resonance-guided stereotactic laser amygdalohippocampotomy for mesial temporal lobe epilepsy. Neurosurgery 2014;74(6):569–584, discussion 584–585

[4] De Salles AAF, Hariz M. MRI guided pallidotomy. In: Rengachary SS, ed. Neurosurgical Operative Atlas. Vol 7: Baltimore, MD: Williams & Wilkins; 1998

[5] De Salles AA, Frighetto L, Behnke E, et al. Functional neurosurgery in the MRI environment. Minim Invasive Neurosurg 2004;47(5):284–289

[6] Meng Y, Suppiah S, Mithani K, Solomon B, Schwartz ML, Lipsman N. Current and emerging brain applications of MR-guided focused ultrasound. J Ther Ultrasound 2017;5:26

[7] Barcia Salorio JL, Roldan P, Hernandez G, Lopez Gomez L. Radiosurgical treatment of epilepsy. Appl Neurophysiol 1985;48(1–6):400–403

[8] Barcia-Salorio JL, Barcia JA, Hernández G, López-Gómez L. Radiosurgery of epilepsy. Long-term results. Acta Neurochir Suppl (Wien) 1994;62:111–113

[9] Régis J, Peragui JC, Rey M, et al. First selective amygdalohippocampal radiosurgery for 'mesial temporal lobe epilepsy'. Stereotact Funct Neurosurg 1995;64(Suppl 1):193–201

[10] Spencer SS, Berg AT, Vickrey BG, et al; Multicenter Study of Epilepsy Surgery. Initial outcomes in the Multicenter Study of Epilepsy Surgery. Neurology 2003;61(12):1680–1685

[11] Rydenhag B, Silander HC. Complications of epilepsy surgery after 654 procedures in Sweden, September 1990–1995: a multicenter study based on the Swedish National Epilepsy Surgery Register. Neurosurgery 2001;49(1):51–56, discussion 56–57

[12] Wiebe S, Blume WT, Girvin JP, Eliasziw M; Effectiveness and Efficiency of Surgery for Temporal Lobe Epilepsy Study Group. A randomized, controlled trial of surgery for temporal-lobe epilepsy. N Engl J Med 2001;345(5):311–318

[13] Behrens E, Schramm J, Zentner J, König R. Surgical and neurological complications in a series of 708 epilepsy surgery procedures. Neurosurgery 1997;41(1):1–9, discussion 9–10

[14] Engel J Jr, McDermott MP, Wiebe S, et al; Early Randomized Surgical Epilepsy Trial (ERSET) Study Group. Early surgical therapy for drug-resistant temporal lobe epilepsy: a randomized trial. JAMA 2012;307(9):922–930

[15] Englot DJ, Ouyang D, Garcia PA, Barbaro NM, Chang EF. Epilepsy surgery trends in the United States, 1990–2008. Neurology 2012;78(16):1200–1206

[16] Devinsky O, Barr WB, Vickrey BG, et al. Changes in depression and anxiety after resective surgery for epilepsy. Neurology 2005;65(11):1744–1749

[17] Hermann B, Davies K, Foley K, Bell B. Visual confrontation naming outcome after standard left anterior temporal lobectomy with sparing versus resection of the superior temporal gyrus: a randomized prospective clinical trial. Epilepsia 1999;40(8):1070–1076

[18] Quigg M, Broshek DK, Heidal-Schiltz S, Maedgen JW, Bertram EH III. Depression in intractable partial epilepsy varies by laterality of focus and surgery. Epilepsia 2003;44(3):419–424

[19] Stroup E, Langfitt J, Berg M, McDermott M, Pilcher W, Como P. Predicting verbal memory decline following

anterior temporal lobectomy (ATL). Neurology 2003; 60(8): 1266–1273

[20] Engel J Jr, Wiebe S, French J, et al; Quality Standards Subcommittee of the American Academy of Neurology. American Epilepsy Society. American Association of Neurological Surgeons. Practice parameter: temporal lobe and localized neocortical resections for epilepsy: report of the Quality Standards Subcommittee of the American Academy of Neurology, in association with the American Epilepsy Society and the American Association of Neurological Surgeons. Neurology 2003;60(4):538–547

[21] Siegel AM, Cascino GD, Meyer FB, Marsh WR, Scheithauer BW, Sharbrough FW. Surgical outcome and predictive factors in adult patients with intractable epilepsy and focal cortical dysplasia. Acta Neurol Scand 2006;113(2):65–71

[22] Sperling MR, Feldman H, Kinman J, Liporace JD, O'Connor MJ. Seizure control and mortality in epilepsy. Ann Neurol 1999;46(1):45–50

[23] Bowden PJ, See AW, Dally MJ, Bittar RG. Stereotactic radiosurgery for brain and spine metastases. J Clin Neurosci 2014;21(5):731–734

[24] Chivukula S, Kim W, Zhuo X, et al. Radiosurgery for secondary trigeminal neuralgia: revisiting the treatment paradigm. World Neurosurg 2017;99:288–294

[25] Friedman WA, Bova FJ. Radiosurgery for arteriovenous malformations. Neurol Res 2011;33(8):803–819

[26] Kondziolka D, Lunsford LD, Flickinger JC. The application of stereotactic radiosurgery to disorders of the brain. Neurosurgery 2008;62(Suppl 2):707–719, discussion 719–720

[27] Rolston JD, Quigg M, Barbaro NM. Gamma knife radiosurgery for mesial temporal lobe epilepsy. Epilepsy Res Treat 2011;2011:840616

[28] Song CW, Kim MS, Cho LC, Dusenbery K, Sperduto PW. Radiobiological basis of SBRT and SRS. Int J Clin Oncol 2014;19(4):570–578

[29] Balagamwala EH, Chao ST, Suh JH. Principles of radiobiology of stereotactic radiosurgery and clinical applications in the central nervous system. Technol Cancer Res Treat 2012;11(1):3–13

[30] Nahum AE. The radiobiology of hypofractionation. Clin Oncol (R Coll Radiol) 2015;27(5):260–269

[31] Bert C, Durante M. Particle radiosurgery: a new frontier of physics in medicine. Phys Med 2014;30(5):535–538

[32] Brown JM, Carlson DJ, Brenner DJ. The tumor radiobiology of SRS and SBRT: are more than the 5 Rs involved? Int J Radiat Oncol Biol Phys 2014;88(2):254–262

[33] Lindblom E, Dasu A, Lax I, Toma-Dasu I. Survival and tumour control probability in tumours with heterogeneous oxygenation: a comparison between the linear-quadratic and the universal survival curve models for high doses. Acta Oncol 2014;53(8):1035–1040

[34] Wennberg B, Lax I. The impact of fractionation in SBRT: analysis with the linear quadratic model and the universal survival curve model. Acta Oncol 2013;52(5):902–909

[35] Kirkpatrick JP, Soltys SG, Lo SS, Beal K, Shrieve DC, Brown PD. The radiosurgery fractionation quandary: single fraction or hypofractionation? Neuro Oncol 2017;19(suppl 2):ii38–ii49

[36] Sun B, DeSalles AA, Medin PM, et al. Reduction of hippocampal-kindled seizure activity in rats by stereotactic radiosurgery. Exp Neurol 1998;154(2):691–695

[37] Chao ST, Thakkar VV, Barnett GH, et al. Prospective study of the short-term adverse effects of gamma knife radiosurgery. Technol Cancer Res Treat 2012;11(2):117–122

[38] Santacroce A, Kamp MA, Budach W, Hänggi D. Radiobiology of radiosurgery for the central nervous system. BioMed Res Int 2013;2013:362761

[39] Cheng L, Ma L, Ren H, et al. Alterations in the expression of vascular endothelial growth factor in the rat brain following gamma knife surgery. Mol Med Rep 2014;10(5):2263–2270

[40] De Salles AA, Solberg TD, Mischel P, et al. Arteriovenous malformation animal model for radiosurgery: the rete mirabile. AJNR Am J Neuroradiol 1996;17(8):1451–1458

[41] Friedman WA. Stereotactic radiosurgery of intracranial arteriovenous malformations. Neurosurg Clin N Am 2013;24(4):561–574

[42] Jahan R, Solberg TD, Lee D, et al. An arteriovenous malformation model for stereotactic radiosurgery research. Neurosurgery 2007;61(1):152–159, discussion 159

[43] Jahan R, Solberg TD, Lee D, et al. Stereotactic radiosurgery of the rete mirabile in swine: a longitudinal study of histopathological changes. Neurosurgery 2006;58(3):551–558, discussion 551–558

[44] Massoud TF, Hademenos GJ, De Salles AA, Solberg TD. Experimental radiosurgery simulations using a theoretical model of cerebral arteriovenous malformations. Stroke 2000;31(10):2466–2477

[45] Steiner L, Lindquist C, Adler JR, Torner JC, Alves W, Steiner M. Clinical outcome of radiosurgery for cerebral arteriovenous malformations. J Neurosurg 1992;77(1):1–8

[46] Hellstrand E, Abraham-Fuchs K, Jernberg B, et al. MEG localization of interictal epileptic focal activity and concomitant stereotactic radiosurgery. A non-invasive approach for patients with focal epilepsy. Physiol Meas 1993;14(2):131–136

[47] Lindquist C, Kihlström L, Hellstrand E. Functional neurosurgery-a future for the gamma knife? Stereotact Funct

Neurosurg 1991;57(1–2):72–81

[48] De Salles AA, Melega WP, Laćan G, Steele LJ, Solberg TD. Radiosurgery performed with the aid of a 3-mm collimator in the subthalamic nucleus and substantia nigra of the vervet monkey. J Neurosurg 2001;95(6):990–997

[49] Josephson CB, Leach JP, Duncan R, Roberts RC, Counsell CE, Al-Shahi Salman R; Scottish Audit of Intracranial Vascular Malformations (SAIVMs) steering committee and collaborators. Seizure risk from cavernous or arteriovenous malformations: prospective population-based study. Neurology 2011;76(18):1548–1554

[50] Moore SA, Brown RD Jr, Christianson TJ, Flemming KD. Long-term natural history of incidentally discovered cavernous malformations in a single-center cohort. J Neurosurg 2014;120(5):1188–1192

[51] Moriarity JL, Wetzel M, Clatterbuck RE, et al. The natural history of cavernous malformations: a prospective study of 68 patients. Neurosurgery 1999;44(6):1166–1171, discussion 1172–1173

[52] Delev D, Oehl B, Steinhoff BJ, et al. Surgical treatment of extratemporal epilepsy: results and prognostic factors. Neurosurgery 2018

[53] Lévêque M, Carron R, Bartolomei F, Régis J. Radiosurgical treatment for epilepsy associated with cavernomas. Prog Neurol Surg 2013;27:157–165

[54] Kwan P, Brodie MJ. Early identification of refractory epilepsy. N Engl J Med 2000;342(5):314–319

[55] Cascino GD. Surgical treatment for epilepsy. Epilepsy Res 2004;60(2–3):179–186

[56] Régis J, Scavarda D, Tamura M. Gamma knife surgery for epilepsy relatedto hypothalamic hamartomas. Semin Pediatr Neurol 2007;14(2):73–79

[57] Quigg M, Rolston J, Barbaro NM. Radiosurgery for epilepsy: clinical experience and potential antiepileptic mechanisms. Epilepsia 2012;53(1):7–15

[58] Barbaro NM, Quigg M, Broshek DK, et al. A multicenter, prospective pilot study of gamma knife radiosurgery for mesial temporal lobe epilepsy: seizure response, adverse events, and verbal memory. Ann Neurol 2009;65(2):167–175

[59] Khawaja AM, DeWolfe JL, Miller DW, Szaflarski JP. New-onset refractory status epilepticus (NORSE)-The potential role for immunotherapy. Epilepsy Behav 2015;47:17–23

[60] Wagner K, Buschmann F, Zentner J, Trippel M, Schulze-Bonhage A. Memory outcome one year after stereotactic interstitial radiosurgery in patients with epilepsy due to hypothalamic hamartomas. Epilepsy Behav 2014;37:204–209

[61] Castinetti F, Brue T, Morange I, Carron R, Régis J. Gamma

Knife radiosurgery for hypothalamic hamartoma preserves endocrine functions. Epilepsia 2017;58(Suppl 2):72–76

[62] Kovac S, Diehl B, Wehner T, et al. Gelastic seizures: incidence, clinical and EEG features in adult patients undergoing video-EEG telemetry. Epilepsia 2015;56(1):e1–e5

[63] Delalande O, Fohlen M. Disconnecting surgical treatment of hypothalamic hamartoma in children and adults with refractory epilepsy and proposal of a new classification. Neurol Med Chir (Tokyo) 2003;43(2):61–68

[64] Barajas MA, Ramírez-Guzman MG, Rodríguez-Vázquez C, Toledo-Buenrostro V, Cuevas-Solórzano A, Rodríguez-Hernández G. Gamma knife surgery for hypothalamic hamartomas accompanied by medically intractable epilepsy and precocious puberty: experience in Mexico. J Neurosurg 2005;102(Suppl):53–55

[65] Freeman JL, Coleman LT, Wellard RM, et al. MR imaging and spectroscopic study of epileptogenic hypothalamic hamartomas: analysis of 72 cases. AJNR Am J Neuroradiol 2004;25(3):450–462

[66] Mathieu D, Kondziolka D, Niranjan A, Flickinger J, Lunsford LD. Gamma knife radiosurgery for refractory epilepsy caused by hypothalamic hamartomas. Stereotact Funct Neurosurg 2006;84(2–3):82–87

[67] Arroyo S, Lesser RP, Gordon B, et al. Mirth, laughter and gelastic seizures. Brain 1993;116(Pt 4):757–780

[68] Frattali CM, Liow K, Craig GH, et al. Cognitive deficits in children with gelastic seizures and hypothalamic hamartoma. Neurology 2001;57(1):43–46

[69] Harvey AS, Freeman JL, Berkovic SF, Rosenfeld JV. Transcallosal resection of hypothalamic hamartomas in patients with intractable epilepsy. Epileptic Disord 2003; 5(4): 257–265

[70] Ng YT, Rekate HL, Prenger EC, et al. Transcallosal resection of hypothalamic hamartoma for intractable epilepsy. Epilepsia 2006;47(7):1192–1202

[71] Rosenfeld JV, Feiz-Erfan I. Hypothalamic hamartoma treatment: surgical resection with the transcallosal approach. Semin Pediatr Neurol 2007;14(2):88–98

[72] Scholly J, Staack AM, Kahane P, et al. Hypothalamic hamartoma: Epileptogenesis beyond the lesion? Epilepsia 2017;58(Suppl 2):32–40

[73] Striano S, Striano P. Clinical features and evolution of the gelastic seizures-hypothalamic hamartoma syndrome. Epilepsia 2017;58(Suppl 2):12–15

[74] Khawaja AM, Pati S, Ng YT. Management of epilepsy due to hypothalamic hamartomas. Pediatr Neurol 2017;75:29–42

[75] Selch MT, Gorgulho A, Mattozo C, Solberg TD, Cabatan-Awang C, DeSalles AA. Linear accelerator stereotactic

radiosurgery for the treatment of gelastic seizures due to hypothalamic hamartoma. Minim Invasive Neurosurg 2005; 48(5): 310–314

[76] Sinclair G, Martin H, Shamikh A, et al. Salvage gamma knife radiosurgery in the management of dysembryoplastic neuroepithelial tumors: Long-term outcome in a single-institution case series. Surg Neurol Int 2017;8:174

[77] Boström JP, Delev D, Quesada C, et al. Low-dose radiosurgery or hypofractionated stereotactic radiotherapy as treatment option in refractory epilepsy due to epileptogenic lesions in eloquent areas - Preliminary report of feasibility and safety. Seizure 2016;36:57–62

[78] McGonigal A, Bartolomei F, Gavaret M, Chauvel P, Régis J. Gamma knife radiosurgery of paracentral epilepsy. Stereotact Funct Neurosurg 2014;92(6):346–353

[79] Irislimane M, Mathieu D, Bouthillier A, Deacon C, Nguyen DK. Gamma knife surgery for refractory insular cortex epilepsy. Stereotact Funct Neurosurg 2013;91(3):170–176

[80] Wu C, Sperling MR, Falowski SM, et al. Radiosurgery for the treatment of dominant hemisphere periventricular heterotopia and intractable epilepsy in a series of three patients. Epilepsy Behav Case Rep 2012;1:1–6

[81] Bodaghabadi M, Bitaraf MA, Aran S, et al. Corpus callosotomy with gamma knife radiosurgery for a case of intractable generalised epilepsy. Epileptic Disord 2011;13(2):202–208

[82] Celis MA, Moreno-Jiménez S, Lárraga-Gutiérrez JM, et al. Corpus callosotomy using conformal stereotactic radiosurgery. Childs Nerv Syst 2007;23(8):917–920

[83] Smyth MD, Klein EE, Dodson WE, Mansur DB. Radiosurgical posterior corpus callosotomy in a child with Lennox-Gastaut syndrome. Case report. J Neurosurg 2007;106(4, Suppl):312–315

[84] Romanelli P, Verdecchia M, Rodas R, Seri S, Curatolo P. Epilepsy surgery for tuberous sclerosis. Pediatr Neurol 2004;31(4):239–247

第30章　聚焦超声在癫痫外科治疗中的应用

Focused Ultrasound as a Surgical Treatment for Epilepsy

Robert F. Dallapiazza　Tony R. Wang　Shayan Moosa　W. Jeffrey Elias　**著**

梁树立　**译**

王雄飞　**校**

摘要

经颅磁共振成像引导聚焦超声（transcranial magnetic resonance image-guided focused ultrasound, FUS）是一项新兴技术，已用于治疗特发性震颤、帕金森病、慢性疼痛和强迫症。FUS利用立体定向聚焦的声能在大脑内形成离散的热消融灶，而不需要切开切口、开颅手术或损害脑实质。在特发性震颤患者中成功的临床试验使神经外科医生和癫痫专家将FUS作为治疗局灶性癫痫的一种潜在的外科治疗方法。本章讨论了FUS的关键技术进展和推动FDA批准用于运动障碍治疗的相关临床试验。此外，还将讨论理想的FUS治疗癫痫的适应证和FUS在癫痫治疗应用中的潜在障碍。

关键词

经颅MR引导聚焦超声，高强度聚集超声，热消融，癫痫，癫痫发作，立体定向放射外科

一、概述

作为一种在脑内创建离散的、精确损伤的工具，高强度聚集超声（high-intensity focused ultrasound, HIFU）应用于大脑的概念和技术起始于20世纪50年代[1, 2]。HIFU在大脑中的广泛使用受到颅骨高水平能量耗散（导致头皮和皮质表面发热）的阻碍和无创性方法（如放射外科）的竞争。

在过去的20年里，显著的技术进步使得经颅超声更有效地传输到脑内。现代经颅超声换能器是半球形排列的，有成百上千个单独的超声元件（图30-1）[3-9]。半球结构通过将声波能量分布在较大的表面积上，最大限度地减少头骨和软组织的加热。此外，利用了一种考虑颅骨厚度、密度和轮廓变化的波相位校正算法，使得声波通过具有较大声阻抗差异的介质时可以校正声波的变化[10]。

现代经颅超声换能器系统最早用于人体脑组织消融的报道是内侧丘脑切除术治疗慢性神经病理性疼痛综合征。Martin等通过双侧中央外侧丘脑切除术治疗了9名患有多种难治性疼痛综合征的患者，初期疼痛平均缓解了68%[11]。Jeanmonod等后来报道了他们的长期结果，1年时疼痛平均改善了57%[12]。这些初步研究促使世界各地的研究人员寻求聚焦超声（focused ultrasound, FUS）技术在其他领域的应用。

继Martin和Jeanmonod等成功地采用丘脑消融术治疗慢性疼痛之后，又有3项研究评估经颅聚焦超声丘脑切开术治疗药物难治性特发性震颤的可行

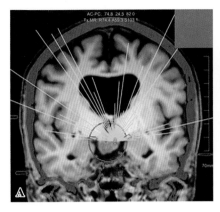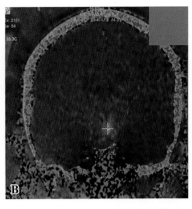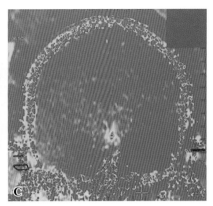

▲ 图 30-1　**MRI 引导的聚焦超声**

这种图像引导技术利用 MRI 进行立体定向计划（A）和热力监测（B 和 C），因此可以持续监测毁损过程中的治疗强度和位置

性。Elias 等报道患者 1 年后手震颤改善了 75%、残疾改善了 85%、生活质量改善了 66%[13]。Lipsman 等报道患者术后 3 个月手震颤改善达到 81%[14]，Chang 等报道了 11 名患者在震颤控制方面的类似改善[15]。

这 3 项研究促进 8 个国际中心进行了一项随机、双盲对照试验，该研究纳入了 76 名患者，术后 3 个月时，手震颤改善了 47%，生活质量测量持续改善达到 62%[16]。这项试验的结果推动 FDA 批准 FUS 用于治疗特发性震颤。

随着最近的技术进步、早期震颤试点研究的早期成功和最近 FDA 的批准，神经外科医生对 HIFU 在脑部应用重新产生了兴趣。目前，正在探索消融性 HIFU 作为一种治疗方法在帕金森病、精神障碍、脑肿瘤和一系列其他神经疾病中的应用[17]。

研究一致表明，这种经颅毁损灶模式具有亚毫米的精确度[12, 13, 15]。因此，在神经科领域显然可以用于局灶性癫痫的治疗和非局限性癫痫的姑息治疗。尽管实验室研究和可行性研究结果令人鼓舞，但到目前为止还没有发表临床试验。在这一章中，我们讨论了当前 FUS 技术应用于癫痫治疗的一些障碍，以及 FUS 治疗癫痫的几种适应证。

二、经颅 MR 引导 FUS 在癫痫治疗中应用的障碍

经颅 FUS 治疗的主要局限在于通过颅骨传递足够的能量。据估计，超过 90% 的超声能量被颅骨反射或吸收[18]。尽管换能器设计和颅骨矫正算法取得了进步，但一些参加震颤试验的患者由于声学病灶中组织温度不足而导致治疗失败。

目前的经颅 FUS 系统向波束最集中的颅骨几何中心传递声能效果最好。此外，目前 FDA 批准的中频临床系统的声学焦点仅离散到几毫米以内。为了治疗不同位置和大小的局灶性癫痫病灶，在未来的癫痫临床试验计划中必须考虑这两个因素。

（一）当前 FUS 系统的治疗范围（包络）

当超声波从低密度介质传播到高密度介质时，声阻抗失配会导致两种介质交界处的能量反射、吸收或失真。这一现象对于经颅超声特别重要，因为头皮软组织和颅骨之间存在高度不匹配。垂直于阻抗失配的入射声波更有可能畅通无阻地传播。因此，多通道半球形换能器配置不仅将声波加热分散在头皮的表面积上，而且提高了单个超声通道与头骨垂直相互作用的可能性。

这种配置将颅骨的几何中心确定为理论上最有效的经颅超声传输的最佳目标，而距离颅骨较近的外围目标的传输效率将较低。因此，现行经颅 FUS 系统中脑室旁结节状异位灰质或下丘脑错构瘤等深部位癫痫病灶较皮质发育不良等浅部位病灶更适合于 FUS 靶向（图 30-2）。

虽然这对治疗浅表性癫痫病变提出了理论上的挑战，但几乎没有直接证据可以排除对这些病变的治疗。此外，有几个个性化的颅骨因素可以影响经

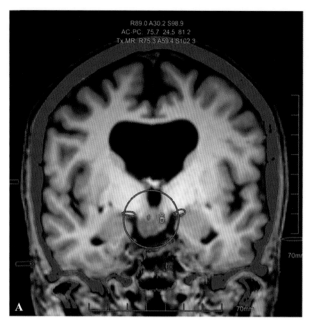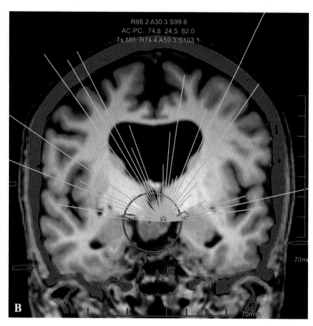

▲ 图 30-2　立体定向计划

A. 术前 CT 和 MRI 已融合，用于立体定向计划。超声换能器（蓝圆圈）描绘了治疗包络的最高强度自然焦点（绿矩形）。在治疗这种下丘脑错构瘤的过程中，需要对视束（紫椭圆形）进行额外的温度监测。B. 该多元换能器能够向立体定向目标传送 1024 个超声束。如果通过预先指定的、不可通过的区域（红），如颅内钙化、气窦或水膜褶皱，某些超声束就会脱离

颅超声传播的效率，这可以使颅骨附近的病变得到足够的组织加热。

关于颅骨及其加热的第二个考虑是超声波的远场效应，特别是对于颅底附近的目标。在一项实验室研究中，Monteith 等研究了三叉神经痛模拟治疗过程中颅底加热的情况，他们观察到颅底有明显的发热，特别是在内耳道和邻近的脑神经附近更为明显[19]。作者还发现，通过仔细掩蔽超声通道（类似于放射外科治疗的屏蔽）可以大大减轻这种发热[19]。这项研究强调了远场超声效应对颅底及其结构的重要性，这将是影响治疗内侧颞叶结构的重要因素。随着经颅 FUS 治疗患者数量的增加，人们将更好地理解经颅超声波并改进颅骨模拟算法，从而进一步提高治疗效率和安全性。

（二）声学灶与癫痫靶点体积失配

由于 HIFU 加热大脑导致热消融，通过组织学分析和 MRI 发现 FUS 病变具有与射频消融相似的表现[20]。Wintermark 等报道了在 T$_1$ 和 T$_2$ 加权图像上 3 种分区的表现，Ⅰ区和Ⅱ区弥散受限，相当于凝固性坏死，而Ⅲ区代表血管源性水肿和非永久性

组织损伤[21]。

在 MRI 上，FUS 毁损病灶的大小随着时间的推移而演变。Wintermark 等报道Ⅰ+Ⅱ区直径在 1 天、1 周和 1 个月时分别为 2.7mm、4.0mm 和 2.1mm[21]。Chang 等报道了类似 FUS 病变大小的研究，在他们的研究中，1 天、1 周和 1 个月时毁损病灶平均体积分别为 98mm^3、202mm^3 和 217mm^3[15]。

这些丘脑切开术的毁损消融体积量足以治疗特发性震颤和慢性疼痛，但可能需要更大的消融体积来毁损癫痫病灶或控制癫痫。在 FUS 治疗期可以通过几种策略来增加毁损体积消融量。第一种策略是在连续的超声治疗中简单地调整超声换能器以消融邻近组织。这一技术在文献中已经有报道，Jung 等通过实施多次传感器调整，完成双侧内囊前肢切开术来治疗强迫症[22]。虽然技术上较为简单，但显著增加了治疗时间。第二种策略是利用更大的声学焦点超声换能器，可以消融更大的体积。已有的以较低的母频工作的超声换能器可以具有较大的声学焦点，但这项技术尚未被批准用于临床。

另一个增加毁损体积的潜在策略是在超声治疗

中联合静脉注射微泡的辅助方法。Arvantis 等证明，微泡与低强度超声联合使用可以导致空化介导的消融，其体积比单独使用热消融要大得多[23]。虽然这些作者能够在一个大的动物模型脑组织中实现大消融体积，但对于空化治疗和潜在的惯性空化及邻近脑组织损伤的可能性仍存在担忧，还需要进一步的研究。

三、潜在应用

（一）下丘脑错构瘤

下丘脑错构瘤（hypothalamic hamartomas，HH）是一种罕见的（1/20 万）异位病变，典型 HH 表现为药物难治性癫痫发作、认知和激素障碍[24]。目前 HH 的外科治疗措施包括开放和内镜切除、激光间质热疗（LITT）、伽马刀放射外科手术和射频热凝[25-27]。鉴于 HH 位于脑深层次的中心位置，HH 属于当前 FUS 系统的治疗范围。虽然 HH 位于 FUS 的中间位置，但根据 MRI 上显示，HH 病灶的直径通常为 1~2cm[24]，超过 FUS 典型丘脑切开术的毁损灶大小（< 5mm）[21, 24]，因此 HH 的大小可能使

FUS 手术的时间比丘脑切除手术更长。此外，可能的限制包括直径高达 50mm 的巨大 HH，以及许多以前接受过迷走神经刺激等姑息性手术的 HH 患者，这将阻止患者应用磁共振引导的 FUS[24]。目前，弗吉尼亚大学有一项公开试验调查 FUS 治疗 HH 的可行性和安全性（图 30-3）[28, 29]。

（二）皮质发育不良

皮质发育不良包括三种类型：①伴有神经元和胶质细胞增殖或凋亡的畸形（小头畸形、巨脑畸形）；②伴有异常神经元迁移的畸形（脑室周围结节状异位症、无脑回畸形）；③伴有异常迁移后发育障碍的畸形（多小脑回畸形、脑裂畸形、局灶性皮质发育不良）[30]。随着 MRI 使用增加，高达 25% 的儿童顽固性癫痫病例中发现了此类畸形[31]。脑室旁结节状异位灰质和皮质发育不良等能在 MRI 上定位病变范围的患者应当是最适合进行 FUS 局灶性治疗。脑室旁结节状异位灰质本身可能是致痫区，但也可能同时累及其他发作回路，包括那些累及内侧颞叶结构的发作回路。目前与脑室旁异位灰质相关的癫痫的外科治疗包括切除癫痫病灶，其中可能包

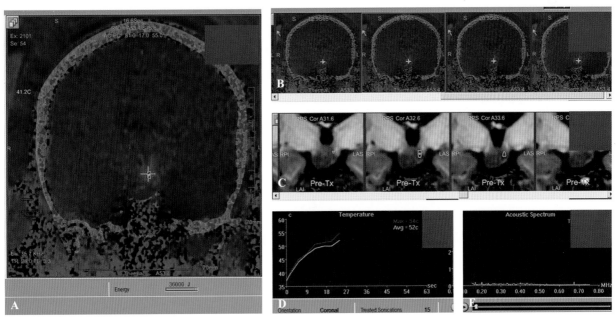

▲ 图 30-3　热成像

可以用质子共振移位序列测量每个体素中的温度变化（A）。手动移动光标（黄色＋）来监控温度。超过指定阈值的体素以红色表示。加热用序列图像（B）描述，并且对于每个体素描述为温度曲线（D）。解剖图像也可供查阅（C）。此外，每个声波的空化监测可确保安全性（E）

括或不包括脑室旁异位灰质[32]。癫痫起源于病灶的局灶性皮质发育不良可行局灶皮质切除术[33]。脑室旁异位灰质通常是多发性和双侧性的，这使得定位和 FUS 治疗变得困难。此外，考虑到颅骨的近场加热，位于脑表面的局灶性皮质发育不良（特别是与功能区相关的皮质）可能不太适合 FUS。

（三）海马硬化

海马硬化（hippocampal sclerosis，HS）是药物难治性癫痫的常见原因，见于高达 66% 的颞叶癫痫[34]。根据随机对照试验，前颞叶切除术比药物治疗更有效[35]。其他 HS 治疗方法包括伽马刀放射外科和 LITT[36, 37]。在一项尸体研究中，Monteith 等模拟了一种"虚拟颞叶切除术"，对杏仁核、沟回、海马前 20mm 和邻近的海马旁回进行了 4 次单独的超声治疗，结果显示这些区域达到了毁损温度（高达 60.5℃），颅底发热也随之发生，视神经管温度上升 24.7℃，内耳道温度上升 23.5℃[38]。虽然经颅超声足以提供治疗热剂量，但如果要在临床中对 HS 实施 FUS，则需要实施颅底封闭治疗。

（四）离断方法

传播通路的外科损毁已被用于控制癫痫发作的泛化，用于无法进行切除性手术的药物难治性癫痫患者。胼胝体切开术可以缓解全身性发作，特别是引起跌倒的失张力发作[39]。作为开放外科胼胝体切开术的替代方案，立体定向放射外科已在少数患者中使用，效果良好且风险低[40, 41]。由于胼胝体位于中心区域，FUS 也可用于实施胼胝体前切开术。值得注意的是，FUS 的有创性较小，可以进行多阶段治疗，这可以最大限度地减少单期完整胼胝体切开术后急性胼胝体分离综合征的概率和程度[42]。

癫痫的传播也被证明是通过丘脑前核（AN）发生的，该核与额叶上部和颞叶相连。SANTE 试验是一项多中心、双盲、随机试验，对部分性发作和继发性全身性癫痫患者进行双侧丘脑前核电刺激。术后 2 年时 56% 的患者癫痫发作频率减少[43]。1.5T MRI 可以识别丘脑前核，因此是 FUS 丘脑切除术的合适靶点[44]。然而，最近有关大鼠单侧和双侧丘脑前核消融治疗的研究并没有达到成功的癫痫控制[45, 46]。其他断流术包括大脑半球离断切除和多软膜下横断术，但这些手术中的离断范围和特点不适用于当前的 FUS 技术。

（五）其他致病的局灶性病变

星形细胞瘤和海绵状血管瘤等颅内肿瘤（neoplasms）可能在癫痫的发生中起作用。根据肿瘤的类型和位置，开放手术或立体定向放射外科可以作为合适的治疗选择。FUS 已被用于颅内肿瘤的热消融，特别是那些较大和位于更中心的肿瘤，以便阻止生长并降低血管丰富肿瘤的出血风险[47]。最近，迈阿密儿童研究所的一组临床医生开始研究 FUS 是否可以用于治疗儿童和年轻人的室管膜下巨细胞星形细胞瘤[48]。

此外，FUS 已被证明可以诱导免疫调节效应，从而在胶质母细胞中诱导抗肿瘤免疫反应[49]。最后，FUS 还被用来精确地破坏颅内肿瘤附近区域的血脑屏障，以帮助靶向化疗药物的输送[10, 50]。FUS 在肿瘤治疗中的多种开发应用无疑也将有助于肿瘤相关性癫痫的治疗。

四、结论

除了运动障碍之外，经颅 FUS 治疗正在被开发用于局灶性癫痫等更多的脑内疾病。尽管最近在经颅 FUS 应用方面取得了进展，但还没有 FUS 治疗癫痫的临床试验结果发表。超声治疗癫痫必须考虑几个程序因素，包括现有系统的治疗范围和治疗体积。FUS 已被建议用于治疗 HH、皮质发育不良和 HS 等引起的癫痫，还包括离断手术。

参考文献

[1] Fry WJ, Barnard JW, Fry FJ, Brennan JF. Ultrasonically produced localized selective lesions in the central nervous system. Am J Phys Med 1955;34(3):413–423

[2] Fry WJ, Mosberg WH Jr, Barnard JW, Fry FJ. Production of

focal destructive lesions in the central nervous system with ultrasound. J Neurosurg 1954;11(5):471–478

[3] Clement GT, Hynynen K. A non-invasive method for focusing ultrasound through the human skull. Phys Med Biol 2002;47(8):1219–1236

[4] Clement GT, Sun J, Giesecke T, Hynynen K. A hemisphere array for non-invasive ultrasound brain therapy and surgery. Phys Med Biol 2000;45(12):3707–3719

[5] Clement GT, White J, Hynynen K. Investigation of a large-area phased array for focused ultrasound surgery through the skull. Phys Med Biol 2000;45(4):1071–1083

[6] Clement GT, White PJ, King RL, McDannold N, Hynynen K. A magnetic resonance imaging-compatible, large-scale array for trans-skull ultrasound surgery and therapy. J Ultrasound Med 2005;24(8):1117–1125

[7] Hynynen K, Clement GT, McDannold N, et al. 500-element ultrasound phased array system for noninvasive focal surgery of the brain: a preliminary rabbit study with ex vivo human skulls. Magn Reson Med 2004;52(1):100–107

[8] Hynynen K, McDannold N, Clement G, et al. Pre-clinical testing of a phased array ultrasound system for MRI-guided noninvasive surgery of the brain-a primate study. Eur J Radiol 2006;59(2):149–156

[9] Hynynen K, Freund WR, Cline HE, et al. A clinical, noninvasive, MR imaging-monitored ultrasound surgery method. Radiographics 1996;16(1):185–195

[10] Chen PY, Hsieh HY, Huang CY, Lin CY, Wei KC, Liu HL. Focused ultrasound-induced blood-brain barrier opening to enhance interleukin-12 delivery for brain tumor immunotherapy: a preclinical feasibility study. J Transl Med 2015;13(93):93

[11] Martin E, Jeanmonod D, Morel A, Zadicario E, Werner B. High-intensity focused ultrasound for noninvasive functional neurosurgery. Ann Neurol 2009;66(6):858–861

[12] Jeanmonod D, Werner B, Morel A, et al. Transcranial magnetic resonance imaging-guided focused ultrasound: noninvasive central lateral thalamotomy for chronic neuropathic pain. Neurosurg Focus 2012;32(1):E1

[13] Elias WJ, Huss D, Voss T, et al. A pilot study of focused ultrasound thalamotomy for essential tremor. N Engl J Med 2013;369(7):640–648

[14] Lipsman N, Schwartz ML, Huang Y, et al. MR-guided focused ultrasound thalamotomy for essential tremor: a proof-of-concept study. Lancet Neurol 2013;12(5):462–468

[15] Chang WS, Jung HH, Kweon EJ, Zadicario E, Rachmilevitch I, Chang JW. Unilateral magnetic resonance guided focused ultrasound thalamotomy for essential tremor: practices and clinicoradiological outcomes. J Neurol Neurosurg Psychiatry 2015;86(3):257–264

[16] Elias WJ, Lipsman N, Ondo WG, et al. A randomized trial of focused ultrasound thalamotomy for essential tremor. N Engl J Med 2016;375(8):730–739

[17] Monteith S, Sheehan J, Medel R, et al. Potential intracranial applications of magnetic resonance-guided focused ultrasound surgery. J Neurosurg 2013;118(2):215–221

[18] Pinton G, Aubry JF, Bossy E, Muller M, Pernot M, Tanter M. Attenuation, scattering, and absorption of ultrasound in the skull bone. Med Phys 2012;39(1):299–307

[19] Monteith SJ, Medel R, Kassell NF, et al. Transcranial magnetic resonance-guided focused ultrasound surgery for trigeminal neuralgia: a cadaveric and laboratory feasibility study. J Neurosurg 2013;118(2):319–328

[20] Elias WJ, Khaled M, Hilliard JD, et al. A magnetic resonance imaging, histological, and dose modeling comparison of focused ultrasound, radiofrequency, and Gamma Knife radiosurgery lesions in swine thalamus. J Neurosurg 2013;119(2):307–317

[21] Wintermark M, Druzgal J, Huss DS, et al. Imaging findings in MR imaging-guided focused ultrasound treatment for patients with essential tremor. AJNR Am J Neuroradiol 2014;35(5):891–896

[22] Jung HH, Kim SJ, Roh D, et al. Bilateral thermal capsulotomy with MR-guided focused ultrasound for patients with treatment-refractory obsessive-compulsive disorder: a proof-of-concept study. Mol Psychiatry 2015;20(10):1205–1211

[23] Arvanitis CD, Vykhodtseva N, Jolesz F, Livingstone M, McDannold N. Cavitation-enhanced nonthermal ablation in deep brain targets: feasibility in a large animal model. J Neurosurg 2016;124(5):1450–1459

[24] Alves C, Barbosa V, Machado M. Giant hypothalamic hamartoma: case report and literature review. Childs Nerv Syst 2013;29(3):513–516

[25] Drees C, Chapman K, Prenger E, et al. Seizure outcome and complications following hypothalamic hamartoma treatment in adults: endoscopic, open, and Gamma Knife procedures. J Neurosurg 2012;117(2):255–261

[26] Shirozu H, Masuda H, Ito Y, Sonoda M, Kameyama S. Stereotactic radiofrequency thermocoagulation for giant hypothalamic hamartoma. J Neurosurg 2016;125(4):812–821

[27] Wilfong AA, Curry DJ. Hypothalamic hamartomas: optimal approach to clinical evaluation and diagnosis. Epilepsia 2013;54(Suppl 9):109–114

[28] Fountain N. A Feasibility Study to Evaluate Safety and Initial Effectiveness of MR-Guided Focused Ultrasound Ablation Therapy in the Treatment of Subcortical Lesional Epilepsy. ClinicalTrials.gov Identifier: NCT02804230; 2016

[29] Fountain N, Phil T, Quigg M, Dallapiazza R, Elias J. Potential of focused ultrasound in epilepsy surgery. J Ther Ultrasound 2015;3(Suppl)

[30] Barkovich AJ, Guerrini R, Kuzniecky RI, Jackson GD, Dobyns WB. A developmental and genetic classification for malformations of cortical development: update 2012. Brain 2012;135(Pt 5):1348–1369

[31] Kuzniecky R, Murro A, King D, et al. Magnetic resonance imaging in childhood intractable partial epilepsies: pathologic correlations. Neurology 1993;43(4):681–687

[32] Aghakhani Y, Kinay D, Gotman J, et al. The role of periventricular nodular heterotopia in epileptogenesis. Brain 2005;128(Pt 3):641–651

[33] Cross JH, Jayakar P, Nordli D, et al; International League against Epilepsy, Subcommission for Paediatric Epilepsy Surgery. Commissions of Neurosurgery and Paediatrics. Proposed criteria for referral and evaluation of children for epilepsy surgery: recommendations of the Subcommission for Pediatric Epilepsy Surgery. Epilepsia 2006;47(6):952–959

[34] de Tisi J, Bell GS, Peacock JL, et al. The long-term outcome of adult epilepsy surgery, patterns of seizure remission, and relapse: a cohort study. Lancet 2011;378(9800):1388–1395

[35] Wiebe S, Blume WT, Girvin JP, Eliasziw M; Effectiveness and Efficiency of Surgery for Temporal Lobe Epilepsy Study Group. A randomized, controlled trial of surgery for temporal-lobe epilepsy. N Engl J Med 2001;345(5):311–318

[36] Bartolomei F, Hayashi M, Tamura M, et al. Long-term efficacy of gamma knife radiosurgery in mesial temporal lobe epilepsy. Neurology 2008;70(19):1658–1663

[37] Wicks RT, Jermakowicz WJ, Jagid JR, et al. Laser interstitial thermal therapy for mesial temporal lobe epilepsy. Neurosurgery 2016;79(Suppl 1):S83–S91

[38] Monteith S, Snell J, Eames M, Kassell NF, Kelly E, Gwinn R. Transcranial magnetic resonance-guided focused ultrasound for temporal lobe epilepsy: a laboratory feasibility study. J Neurosurg 2016;125(6):1557–1564

[39] Oguni H, Olivier A, Andermann F, Comair J. Anterior callosotomy in the treatment of medically intractable epilepsies: a study of 43 patients with a mean follow-up of 39 months. Ann Neurol 1991;30(3):357–364

[40] Feichtinger M, Schröttner O, Eder H, et al. Efficacy and safety of radiosurgical callosotomy: a retrospective analysis. Epilepsia 2006;47(7):1184–1191

[41] Pendl G, Eder HG, Schroettner O, Leber KA. Corpus callosotomy with radiosurgery. Neurosurgery 1999;45(2):303–307, discussion 307–308

[42] Spencer SS. Corpus callosum section and other disconnection procedures for medically intractable epilepsy. Epilepsia 1988;29(Suppl 2):S85–S99

[43] Fisher R, Salanova V, Witt T, et al; SANTE Study Group. Electrical stimulation of the anterior nucleus of thalamus for treatment of refractory epilepsy. Epilepsia 2010;51(5):899–908

[44] Möttönen T, Katisko J, Haapasalo J, et al. Defining the anterior nucleus of the thalamus (ANT) as a deep brain stimulation target in refractory epilepsy: Delineation using 3 T MRI and intraoperative microelectrode recording. Neuroimage Clin 2015;7:823–829

[45] Hamani C, Ewerton FI, Bonilha SM, Ballester G, Mello LE, Lozano AM. Bilateral anterior thalamic nucleus lesions and high-frequency stimulation are protective against pilocarpine-induced seizures and status epilepticus. Neurosurgery 2004;54(1):191–195, discussion 195–197

[46] Hamani C, Ewerton FI, Marcolin de Almeida F, et al. Bilateral anterior thalamic nucleus lesions are not protective against seizures in chronic pilocarpine epileptic rats. Stereotact Funct Neurosurg 2009;87(3):143–147

[47] McDannold N, Clement GT, Black P, Jolesz F, Hynynen K. Transcranial magnetic resonance imaging- guided focused ultrasound surgery of brain tumors: initial findings in 3 patients. Neurosurgery 2010;66(2):323–332, discussion 332

[48] Tierney T. A Feasibility Safety Study Using the ExAblate 4000 System in the Management of Benign Centrally-Located Intracranial Tumors Which Require Clinical Intervention in Pediatric and Young Adult Subjects. NCT03028246; 2017

[49] Cohen-Inbar O, Xu Z, Sheehan JP. Focused ultrasound-aided immunomodulation in glioblastoma multiforme: a therapeutic concept. J Ther Ultrasound 2016;4:2

[50] [50] Timbie KF, Mead BP, Price RJ. Drug and gene delivery across the blood-brain barrier with focused ultrasound. J Control Release 2015;219:61–75

索 引
Index